JN301400

実用
中医薬膳学

辰巳 洋 ——［著］

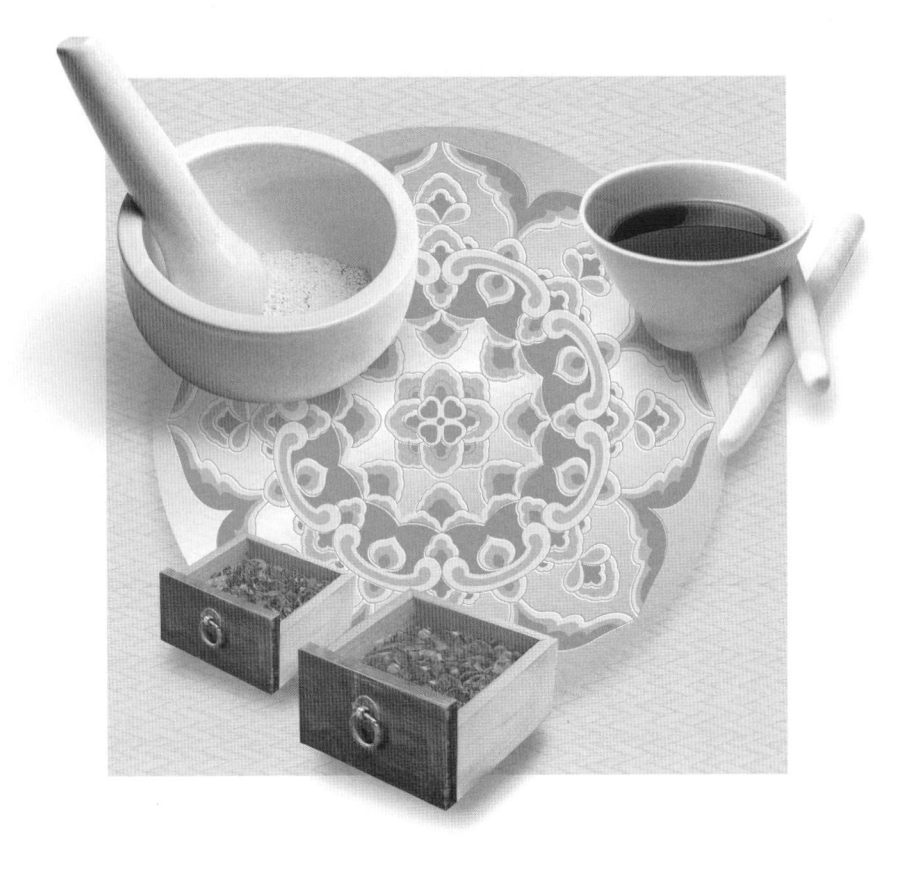

東洋学術出版社

まえがき

　北京中医薬大学を卒業して十数年の臨床医としての仕事のなかで最も痛感したことは，難治性疾患やがんといった，治すことができない病気を前にした際の医者としての無力感でした。患者の絶望のまなざしに出会うなかで，病気を治療する医者より病気にさせない医者になりたいとの思いが自然に生まれてきました。そうして辿り着いたのが薬膳でした。

　薬膳は1970年代から人々に注目され始め，一時姿を消しましたが，21世紀に入ってから再びブームが起こりました。食物が豊かになり，生活水準が高まるにつれて，生活習慣病である動脈硬化・高脂血症・高血圧・心臓病・糖尿病・がんなどの発病率は年々増加していることや，薬の副作用などが問題とされるようになってきたことで，人々は伝統医学・予防医学に注目するようになり，薬膳はかつてないほど重視されるようになりました。

　中国の唐時代の孫思邈は，「安身之本，必資于食」，すなわち「安穏で健康的な人生の根本は食にある」と啓蒙していました。2千年前の春秋戦国時代の管仲は「王者以民為天，民以食為天」，すなわち「王は政権を守るために民衆のことを最も重要とし，民衆は食のことを最も重要とする」と語りました。食は生存の根本であり，民衆は何より食を重要とします。王は政権を安定させるために，まず民衆の食の問題を解決しないといけません。食糧が豊富で，おいしい食事が食べられるということは，人が生存していくための基本であり，国の安定・繁栄につながるものです。

　中医学の基本的な特徴として，宇宙の中にいる人間は自然の移り変わりに伴って生きているため，他のすべての生き物と同じように生・老・病・死という生命過程に従うという整体観念をもっています。しかし人間は，教育を受け，知恵を生かし，健康を維持し，病気を治療し，老化防止に務めるなどにより長寿の道を辿っています。ここで中医薬膳学は大きな役目を果たしています。国や地域・文化の違いにより食文化には差異がありますが，使われる食材には同じようなものが多いことも事実です。文化の交流を通し，食材に関する考え方を学習し，食の知識が豊富になれば，食卓に並ぶ料理も多彩になります。

　中医学のもう1つの基本的な特徴は，弁証論治です。薬膳学では，私たちの年齢・体質・かかっている病気および季節・生活環境・地域などにより，個々の違いを明らかにし，それぞれに合った適切な食材・中薬を選んで食事，あるいは治療を施すこととなります。

　中国では多くの中医薬大学にいる薬膳の専門家たちが集まって編集委員会が結成され，2003年に，統一教科書『中医薬膳学』が出版されました。この教科書の出版によりそれまで民間に流布していた薬膳学は1つの独立した学科として発展し，中医学をより充実させていく役割を果たしています。日本でも，薬膳に関する書籍は続々と書店の店頭に現れるようになり，薬膳学を勉強しようと考えている人々も年々増えてきています。

本書の目的は中医薬膳学を基本とし，年齢・体質・体調・季節・病気に合わせた合理的な食生活を提唱し，人々の健康を実現するための食の教育を行うことにあります。

　この数年間，中医学・薬膳学の普及のために，薬膳学院や調理師学校での講義，各種団体主催による講演会，専門誌をはじめ女性誌・新聞への原稿執筆などのために，数多くの中国の中医薬大学の教科書や古典・専門書を勉強し直し，研究をしてきました。また薬膳学院などでは実際に料理を作り，中医薬膳学の弁証論治に則った多くのレシピもできあがってきました。本書はこれらの成果をまとめたものです。

　本書は，四季の養生・体質改善・健康維持・老化防止・ストレスの解消・体調不良への対処・病気の改善などに関する中医薬膳学の基礎知識から応用までの専門書として，薬膳に関心をもつ一般の方々はもちろん専門家の方々にも活用していただける内容と水準をもっていることと信じています。本書を参考に中医薬膳学を学ぶとともに，読者の方それぞれが身近に手に入る食材を使って日常の食事づくりに生かし，健康維持・病気の改善に役立てていただければ光栄です。

　最後に，東洋学術出版社の皆様と編集にかかわってくださった皆様に感謝の意を表します。また，支えてくれた友人たちにも心からお礼を申し上げます。

2008年2月17日
辰巳　洋

[この本の使い方]

1．初心者の方は，まずは1章の「概論篇」からお読みください。薬膳学の歴史の深さや基本的な考え方を理解することができます。

2．第2章「養生篇」では，季節・体質・年齢に合わせて健康維持をはかるための薬膳を紹介しています。身近にある食材のもつ性質・味・帰経・働きをうまく利用し，中薬を補助的に使う方法を学びます。

3．第3章「弁証篇」では，中医学で重要な「証」を見きわめる力をつけ，それぞれの証にふさわしい薬膳について学びます。この章では，食材や中薬のほかに，参考として治療によく使われる中医学の方剤も記載しています。

4．第4章「応用篇」では，臨床でよくみる症状や病気を証別に分類し，それぞれに適した薬膳の作り方を学びます。同じ症状や病名であっても，その原因やメカニズムは異なるので，弁証能力が必要とされます。ここで紹介する薬膳は，中国の普通の家庭で作られる料理を中心としていますが，薬効の高い珍しい食材を使うこともあります。薬膳の効果を出すために，中薬を積極的に加えることが多くなります。

5．症状や病名が違っても，証が一致すれば同じ薬膳を応用することができます。巻末の索引で証候名から薬膳を調べることができます。

6．それぞれの料理の作り方に記載されている材料の分量は，1人分です。

7．本文中の「食薬」という言葉は，「食材と中薬」あるいは「薬にもなる食材」を意味しています。

目　次

はじめに …………………………………………………………………… i
この本の使い方 …………………………………………………………… iii

第1章　中医薬膳学とは——概論篇

1　中医薬膳学の概念と歴史

中医薬膳学の概念 …………………… 3
中医薬膳学の歴史 …………………… 4
　夏時代 ……………………………… 4
　商時代 ……………………………… 5
　西周時代 …………………………… 5
　東周〜春秋戦国〜秦時代 ………… 6
　漢時代 ……………………………… 6
　東晋時代 …………………………… 8
南北朝時代 …………………………… 8
唐時代 ………………………………… 8
宋時代 ………………………………… 9
金元時代 ……………………………… 9
明時代 ………………………………… 10
清時代 ………………………………… 10
近現代 ………………………………… 11

2　中医薬膳学の基本理論

中医薬膳学の特徴 …………………… 12
　中医学の理論にもとづく ………… 12
　予防を中心とする ………………… 13
　陰陽調和のための食事 …………… 13
　弁証による施膳 …………………… 14
　四気五味の治療効果を得る ……… 14
　調理方法を重視する ……………… 15
中医薬膳学の内容 …………………… 15
　食用（食節） ……………………… 15
　食養（食補） ……………………… 16
　食療（食治） ……………………… 16
　薬膳 ………………………………… 16
　食忌（食禁） ……………………… 16
中医薬膳学の目的 …………………… 17
　正気を補養する（扶正） ………… 17
　邪気を取り除く（祛邪） ………… 19
　陰陽を調和させる ………………… 20

3　中医薬膳学の処方

食材の分類 …………………………… 22
　食物 ………………………………… 22
　食品 ………………………………… 23
中薬の分類 …………………………… 23
　料理に使える中薬 ………………… 23
薬膳茶（薬茶）になる中薬 ………… 24
薬膳酒に用いる中薬 ………………… 24
殻類の中薬 …………………………… 24
食材と中薬 …………………………… 24
　性味と効能 ………………………… 24

食材と中薬の配伍 …………… 27	副菜 ……………………………… 31
薬膳処方の立て方 ………………… 28	スープ（湯）……………………… 32
処方の原則 …………………… 28	薬酒 ……………………………… 33
目的別の処方 ………………… 29	飲みもの ………………………… 33
薬膳の献立法 ……………………… 30	点心・デザート ………………… 34
主食 …………………………… 30	

4　薬膳料理の基本

調理の基本 ………………………… 36	主菜の烹調 ………………………… 39
「烹」の作用 …………………… 36	水を使う烹調 …………………… 40
「調」の作用と調味料 ………… 37	油を使う烹調 …………………… 40
よく使う器具 ………………… 38	蒸気・熱気を使う烹調 ………… 41
前菜の烹調 ………………………… 38	塩を使う烹調 …………………… 41

第2章　健康のために──養生篇

1　五季に合わせた薬膳

季節のとらえ方 …………………… 45	長夏の薬膳処方 ………………… 56
二十四節気 …………………… 45	はと麦と鶏手羽のスープ／大葉とじゃがいもの粥／玉ねぎと金針菜の炒めもの
節気に合わせた食材と中薬 ……… 47	
春 …………………………………… 49	
春の養生 ……………………… 49	秋 …………………………………… 58
春の薬膳処方 ………………… 49	秋の養生 ………………………… 59
板藍根茶／しいたけと鶏肉のあわ粥／レバーとほうれん草の炒めもの／豆腐とねぎの焼き煮	秋の薬膳処方 …………………… 59
	白きくらげのデザート／梨と白きくらげのデザート／百合根の粥／山いもの粥／タラと落花生の豚骨スープ／マコモと豚肉の炒めもの／れんこんと山いもの粥／中薬詰め蒸し鶏
夏 …………………………………… 52	
夏の養生 ……………………… 52	
夏の薬膳処方 ………………… 53	冬 …………………………………… 62
緑豆薄荷茶／双花茶／にがうりと菊花の和えもの／へちまと豚肉の炒めもの／にがうりの肉詰め／トマトそうめん	冬の養生 ………………………… 63
	冬の薬膳処方 …………………… 63
	蝋八粥／五香麺茶／栗と百合根のデザート／豚マメの杜仲炒め／にらと卵とエビの炒めもの／四物羊肉湯
長夏 ………………………………… 56	
長夏の養生 …………………… 56	

2　五臓の働きをよくする薬膳

肝の生理機能 ……………………… 67	肝気を疏泄させる ………………… 68
肝の働きをよくする薬膳処方 ……… 67	茉莉花青茶／梅花龍井茶／薄荷菊

v

花茶／みかんと蓮子のサラダ
　肝血を養う ……………………………… 69
　　　四紅湯／酸棗五味ゼリー／ハマグリの蒸しもの
心の生理機能 ……………………………… 70
心の働きをよくする薬膳処方 …………… 70
　心気を丈夫にする ……………………… 71
　　　西洋人参茶／小麦大棗茶／冷やそうめん
　血液の流れをよくする ………………… 72
　　　三七花茶／紅花とみかんの皮の粥／チンゲン菜の炒めもの
　精神を安定させる ……………………… 72
　　　すいかジュース／竜眼葡萄大棗茶／緑豆粥／きゅうりの和えもの／豚ハツの野菜炒め／トマトと卵の炒めもの
脾胃の生理機能 …………………………… 74
脾胃の働きをよくする薬膳 ……………… 75
　脾胃の気を養う ………………………… 76
　　　山いもと鶏肉の団子／鶏肉粥／五色ご飯／みかんの皮ご飯／紫米飯／豚の胃袋の煮込み／山いもと豚肉の炒めもの

　脾胃の消化機能を促進する …………… 78
　　　豆粥／大根粥／うどと牛肉の炒め煮
肺の生理機能 ……………………………… 79
肺の働きをよくする薬膳処方 …………… 80
　肺を潤す ………………………………… 80
　　　百合根とバナナの牛乳煮／白きくらげと蓮子のデザート／木の実の蒸しもの／昆布とクラゲの和えもの／豚足と落花生の煮もの
　肺気を養う ……………………………… 82
　　　烏骨鶏粥／八宝飯
　肺を清める ……………………………… 83
　　　大根と昆布のサラダ／梨とセロリの和えもの／羅漢果茶
腎の生理機能 ……………………………… 84
腎の働きをよくする薬膳処方 …………… 85
　腎陽を温める …………………………… 85
　　　肉桂杜仲茶／エビとにらの炒めもの／糯米鶏粥／鶏肉のディル焼き／田ウナギの炒めもの
　腎陰を養う ……………………………… 87
　　　黒豆紅花ゼリー／ホタテ貝と百合根の炒めもの／イカとオクラの炒めもの／カキの卵炒め

3　体質に合わせた薬膳

体質の形成 ………………………………… 90
　両親からの遺伝 ………………………… 90
　環境・習慣・食生活 …………………… 90
　性別・年齢・精神的な素因 …………… 91
体質の分類と特徴 ………………………… 92
　健康な体質の特徴 ……………………… 92
　不健康な体質の特徴 …………………… 92
体質に合わせた薬膳処方 ………………… 92
　陰虚体質 ………………………………… 95
　　　生ガキのレモン風味
　陽虚体質 ………………………………… 95
　　　エビと栗の炒めもの

　血虚体質 ………………………………… 95
　　　木の実と雑穀の粥
　気虚体質 ………………………………… 96
　　　スズキの生姜焼き
　陽盛体質 ………………………………… 97
　　　セロリとこんにゃくの炒めもの
　血瘀体質 ………………………………… 97
　　　山楂子とみかんの皮の茶
　痰湿体質 ………………………………… 98
　　　三色和え
　気鬱体質 ………………………………… 98
　　　鶏手羽のラベンダー焼き

4　年齢に合わせた薬膳

中医学による年齢の分け方 ……………… 100
少年児童期 ………………………………… 100
　子供の特徴 ……………………………… 100
　子供のための食養 ……………………… 102

青春期 ……………………………………… 102
　青春期の特徴 …………………………… 102
　青春期の薬膳処方 ……………………… 103
　　　紅花益母草茶／大根サラダ

成年・中年期 ………………… 104
　　　成年・中年期の特徴 ………… 104
　　　成年・中年期の薬膳処方 …… 104
　　　　大棗玫瑰茶／麦杞茶／大棗と落花
　　　　生のデザート／八宝粥
　　老年期 ………………………… 106

　　　老年期の特徴 ………………… 106
　　　老年期の薬膳処方 …………… 107
　　　　エビの炒めもの／ししとうと鶏肉の
　　　　炒めもの／当帰鶏鍋／牛肉と大根の
　　　　煮込み

5　老化防止の薬膳

　老化の概念 ……………………… 110
　　加齢と健康 …………………… 110
　　老化の原因 …………………… 111
　老化防止のための薬膳処方 …… 112
　　百合根とバナナのデザート／山いも
　　とごまのデザート／鶏の当帰黄耆蒸
　　し／山楂乾肉／羊肉と山いものスー

プ／スズキと木の実の炒めもの／天
麻鯉魚／エビと枸杞子の炒め煮／イ
シモチのスープ／きくらげとセロリ
の和えもの／茯苓饅頭／茯苓山薬う
どん／豚肉としいたけのとろみあ
ん／豚肉と野菜のとろみあん

6　美肌のための薬膳

　美しい肌とは …………………… 119
　美肌に影響を与える要素 ……… 119
　　五臓との関係 ………………… 119
　　経絡との関係 ………………… 120
　　年齢との関係 ………………… 121
　　情緒との関係 ………………… 121
　　気候との関係 ………………… 122
　　飲食との関係
　　　　――五味調和の重要性 …… 122
　美肌のための薬膳処方 ………… 123
　　潤膚美肌法 …………………… 125
　　　八宝デザート／珍珠デザート／きく
　　　らげときゅうりの和えもの／豚の皮
　　　の煮こごり／皮つき豚バラ肉の中薬

　　　煮込み／チシャと松の実の炒めもの
　　祛風法 ………………………… 127
　　　金銀花デザート／れんこんとにが
　　　うりの和えもの
　　清熱解毒法 …………………… 128
　　　タンポポ茶
　　祛湿法 ………………………… 128
　　　ウナギとそら豆の炒めもの
　　軟堅化痰法 …………………… 129
　　　わかめと杏仁のスープ
　　活血化瘀法 …………………… 129
　　　桂花山楂酒
　　理気解鬱法 …………………… 129
　　　玫瑰陳皮茶

第3章　証に合わせる――弁証篇

1　気虚証

　虚証とは ………………………… 135
　気虚証とは ……………………… 136
　　気虚証の種類 ………………… 136

　気虚証の原因 …………………… 136
　気虚証の薬膳処方 ……………… 137
　　気虚証全般 …………………… 137

かぼちゃ粥／長鳳粥
　　心気虚証 ……………………… 138
　　　生脈茶
　　肺気虚証 ……………………… 139
　　　豆乳山いもご飯

　　脾気虚証 ……………………… 140
　　　芙蓉豆腐／黄耆茶
　　腎気虚証 ……………………… 141
　　　ウナギの混ぜご飯

2　陽虚証

　陽虚証とは ……………………… 143
　　陽虚証の原因 ………………… 143
　陽虚証の薬膳処方 ……………… 144
　　陽虚証全般 …………………… 144
　　　鶏の丸蒸し
　　心陽虚証 ……………………… 145

　　　ナマコスープ
　　脾陽虚証 ……………………… 146
　　　キムチ炒飯
　　腎陽虚証 ……………………… 146
　　　羊肉雑炊

3　血虚証

　血虚証とは ……………………… 148
　　血虚証の原因 ………………… 148
　血虚証の薬膳処方 ……………… 149
　　血虚証全般 …………………… 149
　　　にんじんひじき餅

　　心血虚証 ……………………… 150
　　　竜眼肉と落花生のデザート
　　肝血虚証 ……………………… 150
　　　豚レバーの醬油煮

4　陰虚証

　陰虚証とは ……………………… 152
　　陰虚証の原因 ………………… 152
　陰虚証の薬膳処方 ……………… 153
　　陰虚証全般 …………………… 153
　　　ホタテ貝ときゅうりの牛乳煮
　　肝陰虚証 ……………………… 154
　　　カキと枸杞のスープ
　　心陰虚証 ……………………… 155
　　　卵とトマトと豆腐の炒めもの

　　肺陰虚証 ……………………… 155
　　　果物サラダ
　　腎陰虚証 ……………………… 156
　　　豚肉と山いものごま和え
　　胃陰虚証 ……………………… 157
　　　あわとゆばの粥
　　大腸陰虚証 …………………… 157
　　　豆腐と肉団子の鍋

5　湿証

　湿証とは ………………………… 159
　　津液の概念 …………………… 159
　　湿証の原因 …………………… 160
　湿証の薬膳処方 ………………… 161
　　湿証全般 ……………………… 161
　　　白魚大豆スープ
　　寒湿困脾証 …………………… 163
　　　姜黄粥

　　脾胃湿熱証 …………………… 163
　　　豆腐と白菜のスープ
　　大腸湿熱証 …………………… 164
　　　そば涼麵
　　肝胆湿熱証 …………………… 165
　　　じゅんさいとシジミのスープ
　　脾虚湿盛証 …………………… 165
　　　鶏肉野菜粥

6 鬱証

- 鬱証とは ……………………… 167
  - 古典にみる鬱証 ……………… 167
  - 情緒と五臓・気血 ……………… 168
  - 鬱証の原因 …………………… 169
- 鬱証の薬膳処方 ……………… 170
  - 鬱証全般 ……………………… 170
    - 玫瑰陳皮茶
  - 肝気鬱結証 …………………… 171
    - 緑萼梅茶／きんかんスープ／大根の陳皮煮
- 気鬱化火証 …………………… 173
  - 菊花緑茶／蒲公英豆腐
- 気滞痰鬱証 …………………… 173
  - 里いもとたけのこの煮もの
- 心神不安証 …………………… 174
  - 竜眼肉と大棗のデザート
- 心脾両虚証 …………………… 175
  - 帰脾鶏鍋
- 陰虚火旺証 …………………… 175
  - ホタテ貝とほうれん草の牛乳煮

第4章　症状を改善する──応用篇

1 カゼ

- カゼの中医学的概念 ………… 181
- カゼの薬膳処方 ……………… 182
  - 春カゼ ………………………… 182
    - 生姜紫蘇茶／菊花薄荷茶
  - 梅雨カゼ ……………………… 184
    - とうもろこし茶／あずき粥／いんげんとうどの炒め煮
  - 夏カゼ ………………………… 185
    - 翠衣ジュース／緑豆ジュース／銀花芦根茶／とうがんスープ
  - 秋カゼ ………………………… 186
    - 桑梨デザート／玉竹豚肉粥／白きくらげと豆腐のサラダ
  - 冬カゼ ………………………… 188
    - 肉桂紅米茶／大葉粥／鶏肉黄酒粥

2 咳嗽・喘息

- 咳嗽・喘息の中医学的概念 …… 191
  - 邪気の侵入 …………………… 191
  - 臓腑機能の失調 ……………… 192
- 咳嗽・喘息の薬膳処方 ……… 192
  - 食材の選び方 ………………… 192
  - 風寒証 ………………………… 194
    - 大葉と杏仁の粥
  - 風熱証 ………………………… 194
    - びわ茶
  - 風燥証 ………………………… 195
    - ドジョウと豆腐の炒め煮
- 肺陰虚証 ……………………… 196
  - 白きくらげと麦門冬のデザート／百合根と杏仁の粥
- 肺腎気虚証 …………………… 197
  - 山いもと鶏肉の炒めもの
- 痰湿証 ………………………… 198
  - 大根の三子煮込み
- 痰熱証 ………………………… 199
  - たけのこの煮もの
- 肝火証 ………………………… 199
  - 三色野菜

3　頭痛

頭痛の中医学的概念 …………………… 201
- 古典にみる頭痛 …………………… 201
- 頭痛の弁証 …………………… 202
- 頭痛の病因病機 …………………… 202

頭痛の薬膳処方 …………………… 204
- 外感頭痛①──風熱証 …………… 204
  - 加味緑茶
- 外感頭痛②──風湿証 …………… 205
  - 鶏肉の菖蒲煮
- 外感頭痛③──風寒証 …………… 206
  - みょうが粥
- 内傷頭痛①──陽虚証 …………… 206
  - エビのくるみ揚げ
- 内傷頭痛②──陰虚証 …………… 207
  - 菊花とホタテ貝のソテー
- 内傷頭痛③──肝火上炎証 ……… 208
  - じゅんさいと豆腐のスープ／にがうりとはと麦のデザート
- 内傷頭痛④──痰湿証 …………… 209
  - 里いもあずき団子スープ
- 内傷頭痛⑤──気血両虚証 ……… 210
  - 山いもと干しぶどうの粥
- 内傷頭痛⑥──気滞血瘀証 ……… 211
  - みかんの皮と紅花ご飯

4　めまい

めまいの中医学的概念 …………… 213
めまいの薬膳処方 …………………… 214
- 実証①──肝火上炎証 …………… 214
  - 菊花梔子茶
- 実証②──気滞血瘀証 …………… 215
  - 野菜のカレー煮
- 虚証①──気血両虚証 …………… 216
  - 八珍粥
- 虚証②──腎精不足 ……………… 217
  - イカご飯
- 虚実兼証①──痰飲証 …………… 217
  - 里いもと杏仁の煮もの／とうがんと鶏団子の鍋
- 虚実兼証②──陰虚陽亢証 ……… 219
  - カキとホタテの天麻煮込み

5　不眠症

不眠症の中医学的概念 …………… 221
不眠症の薬膳処方 …………………… 222
- 虚証①──心脾両虚証 …………… 222
  - 大棗補血茶
- 虚証②──陰虚火旺証 …………… 223
  - 酸棗蓮子粥
- 虚証③──心胆両虚証 …………… 224
  - 烏骨鶏の双黄煮込み／セロリジュース
- 実証①──肝火上炎証 …………… 225
  - じゅんさいとフナのスープ
- 実証②──痰熱内擾証 …………… 225
  - 昆布とクラゲの和えもの

6　多汗

多汗の中医学的概念 ………………… 227
- 多汗の原因 ………………………… 227
- 汗の生成 …………………………… 228

多汗の薬膳処方 …………………… 228
- 肺気虚証 …………………………… 229
  - 金銀餅
- 営衛不和証 ………………………… 230
  - 甘酢ジュース
- 陰虚火旺証 ………………………… 230
  - 黒ごまプリン
- 気血両虚証 ………………………… 231
  - イカと野菜の煮もの
- 邪熱内蒸証 ………………………… 232
  - 豆腐ともやしの炒めもの

痰湿内盛証 ……………… 233
 とうがんと昆布のスープ
気滞血瘀証 ……………… 233

紅花姜黄粥
局部の発汗 ……………… 234
 桂枝梅粥

7 慢性疲労

慢性疲労の一般的概念 ……………… 236
 肉体疲労の原因 ……………… 236
 精神疲労の原因 ……………… 236
慢性疲労の中医学的概念 ……………… 237
 慢性疲労の病因病機 ……………… 237
 肉体の過労 ……………… 237
 精神的な過労 ……………… 238
慢性疲労の薬膳処方 ……………… 238
 血虚気鬱証 ……………… 238
  干しぶどうとジャスミンのデザー
  ト／玫瑰甘麦茶
 心気虚証 ……………… 240
  紅景天茶
 気陰両虚証 ……………… 240
  麦門冬と酸棗仁の粥／豚肉の黄精煮
 心脾両虚証 ……………… 242
  鶏肉と朝鮮人参の蒸しもの
 陰虚陽亢証 ……………… 242
  ほうれん草と菊の和えもの／豆腐
  の炒めもの

8 眼精疲労

眼精疲労の一般的概念 ……………… 245
 眼精疲労の原因 ……………… 245
眼精疲労の中医学的概念 ……………… 246
 五輪学説にみる目と五臓 ……………… 246
 五臓・気血・経絡と目の関係 …… 247
眼精疲労の薬膳処方 ……………… 247
 肝腎陰虚証 ……………… 247
  ホタテ貝と白きくらげの牛乳煮／枸
  杞桑椹膏／杞菊茶
 気血両虚証 ……………… 249
  レバー粥／木の実豆乳
 気滞血瘀証 ……………… 250
  プーアール薬茶／緑薬茶

9 胃痛

胃痛の中医学的概念 ……………… 252
 胃痛とは ……………… 252
 消化器官の中医学的生理機能 …… 252
 胃痛の病因病機 ……………… 253
胃痛の薬膳処方 ……………… 254
 寒邪困脾（胃）証 ……………… 254
  桂花粥／生姜もち米粥
 湿盛困脾（胃）証 ……………… 255
  菖蒲茶／いんげんカレー炒飯／と
  うもろこし粥
 飲食停滞証 ……………… 257
  大根すいとん／山楂かぶ粥／陳皮
  と山楂子の薬茶
 肝胃不和証 ……………… 258
  大根のお焼き

肝脾不和証 ……………… 259
 麻辣キャベツ／みかんの皮とかぶ
 の豚肉粥
脾胃気虚証 ……………… 260
 いんげん鶏肉粥／しいたけ鶏肉
 粥／茯苓山いも粥
脾胃虚寒証 ……………… 261
 五目ビーフン
胃熱証 ……………… 262
 きゅうりとすいかの皮ジュース
胃陰虚証 ……………… 263
 牛乳粥／ホタテ貝とゆばのあわ
 粥／小松菜と松の実の粥
瘀血証 ……………… 264
 当帰粥／紅花ご飯

10　下痢

- 下痢の中医学的概念 …………… 266
  - 古典にみる下痢 …………… 266
  - 下痢の病因病機 …………… 266
- 下痢の薬膳処方 …………… 267
  - 寒湿下痢証 …………… 267
    - 香菜粥
  - 湿熱下痢証 …………… 268
    - スベリヒユ粥
  - 飲食停滞証 …………… 269
    - 大根そば
  - 肝脾不和証 …………… 270
    - みかんの皮とサケの粥／えんどう豆とゆばの粥
  - 脾胃気虚証 …………… 271
    - とうもろこしと山いもの粥
  - 腎陽虚証 …………… 272
    - エビと桂花の粥

11　便秘

- 便秘の一般的概念 …………… 273
- 便秘の中医学的概念 …………… 274
  - 古典にみる便秘 …………… 274
  - 便秘の病因病機 …………… 274
- 便秘の薬膳処方 …………… 275
  - 熱証 …………… 275
    - 地黄茶／へちまと豚肉ときくらげの炒めもの／白菜の和えもの
  - 気滞証 …………… 276
    - かぶと豚肉の煮込み／バナナの蘇子揚げ
  - 気虚証 …………… 278
    - 豚の胃袋中薬煮／さつまいもとりんごの蜂蜜煮
  - 血虚証 …………… 279
    - ほうれん草粥
  - 陰虚証 …………… 279
    - 木の実ヨーグルト
  - 寒証 …………… 280
    - ナマコの肉蓯蓉煮込み

12　肥満

- 肥満の一般的概念 …………… 282
- 肥満の中医学的概念 …………… 283
- 肥満の薬膳処方 …………… 284
  - 胃熱傷脾証 …………… 284
    - 菊楂決明茶／こんにゃくの炒めもの
  - 痰湿内盛証 …………… 286
    - 大根の和えもの／里いもの煮もの
  - 脾虚湿困証 …………… 287
    - フナとじゃがいもの煮込み／とうがんととうもろこしの煮込み
  - 脾腎陽虚証 …………… 288
    - 羊肉カレー

13　腰痛

- 腰痛の中医学的概念 …………… 290
  - 古典にみる腰痛 …………… 290
  - 腰痛の病因病機 …………… 291
- 腰痛の薬膳処方 …………… 292
  - 寒湿証 …………… 292
    - うどと鶏の鍋
  - 湿熱証 …………… 293
    - 金針菜スープ
  - 瘀血証 …………… 294
    - 当帰生姜羊肉湯
  - 腎陽虚証 …………… 294
    - エビの蟻まぶし揚げ
  - 肝腎陰虚証 …………… 295
    - 豚足の枸杞煮

14　冷え症

- 冷え症の中医学的概念 …………… 297
- 冷え症の薬膳処方 ………………… 297
  - 陽虚証 …………………… 298
    - 雪蓮花酒／鹿肉の煮込み／鶏の冬虫夏草煮／鶏肉の冬虫夏草仕上げ
  - 陰寒内盛証 ……………… 301
    - にらと鶏肉の炒めもの／うどと牛肉の炒め煮／いんげんの炒めもの
  - 気滞血瘀証 ……………………… 302
    - なた豆粥／エビカレー
  - 血虚血瘀証 ……………………… 303
    - 四物豚レバースープ／羊肉とにんじんの水餃子

15　むくみ

- むくみの中医学的概念 …………… 305
  - 古典にみる水腫 ………… 305
  - むくみの病因病機 ……………… 306
- むくみの薬膳処方 ………………… 307
  - 実証①――風水証 ……… 307
    - 生姜粥
  - 実証②――水湿証 ……… 308
    - 里いもと大豆の炒め煮
  - 虚証①――脾気虚証 …………… 309
    - あずきご飯／コイのスープ煮
  - 虚証②――腎陽虚証 …………… 310
    - 羊肉とうもろこしスープ／鶏肉の香り煮込み

16　心疾患・脳血管疾患

- 心疾患・脳血管疾患の一般的概念 …… 312
- 心疾患・脳血管疾患の中医学的概念　313
  - 心悸・胸痺・心痛 ……… 313
  - 眩暈・頭痛・中風 ……… 314
  - 心疾患・脳血管疾患の病因病機　314
- 心疾患・脳血管疾患の薬膳処方 …… 315
  - 血瘀阻滞証 ……………… 316
    - 紅花酒／紅花三七酒
  - 肝気鬱結証 ……………… 317
    - 梅花茶／にんにくの漬けもの
  - 痰濁内盛証 ……………… 318
    - こんにゃくの煮もの／山楂荷葉茶
  - 陽虚陰盛証 ……………… 319
    - 二仙羊肉湯／田ウナギの辛子炒め
  - 気陰両虚証 ……………………… 320
    - 鶏肉とクラゲの和えもの／鳩肉と野菜の炒めもの
  - 心腎陰虚証 ……………………… 322
    - 鶏ハツと百合根の炒めもの
  - 肝陽上亢証 ……………………… 322
    - とうがんの五目蒸し
  - 肝火上炎証 ……………………… 323
    - セロリとわかめの和えもの／五君子湯
  - 気血虚損証 ……………………… 324
    - 紅景天酒／朝鮮人参鍋

17　肝炎

- 肝炎の一般的概念 ………………… 327
  - 定型的急性黄疸型肝炎 … 327
  - 急性無黄疸性肝炎 ……… 328
  - 慢性肝炎 ………………… 328
- 肝炎の中医学的概念 ……………… 328
  - 肝胆病証 ………………… 328
  - 肝炎の病因病機 ………… 329
- 肝炎の薬膳処方 …………………… 329
  - 肝胆湿熱証 ……………………… 329
    - 緑豆入りシジミご飯
  - 肝鬱気滞証 ……………………… 331
    - きんかんとトマトのスープ
  - 肝火上炎証 ……………………… 331
    - 豆腐とすいかの皮のスープ

肝血虚証 ……………………………… 332
　　　　　レバーと卵黄の粥／薬味煮卵
　　　肝腎陰虚証 …………………………… 333
　　　　　スッポンの煮込み
　　　気滞血瘀証 …………………………… 334
　　　　　田七人参茶
　　　肝脾（胃）不和証 …………………… 335
　　　　　あずきといんげんの粥

18　糖尿病

　　糖尿病の一般的概念 ……………………… 337
　　糖尿病の中医学的概念 …………………… 338
　　　消渇 ……………………………………… 338
　　　糖尿病の病因病機 ……………………… 338
　　糖尿病の薬膳処方 ………………………… 339
　　　上消──肺熱津傷証 …………………… 340
　　　　　緑豆にがうり茶／セロリ薬茶／百合根とにんじんの粥／にがうりの松の実炒め
　　　中消①──胃熱熾盛証 ………………… 341
　　　　　天花粉スープ／くずきりと豚ひき肉の和えもの
　　　中消②──気陰両虚証 ………………… 342
　　　　　山いもとほうれん草の粥
　　　下消①──腎陰虧虚証 ………………… 343
　　　　　チシャと卵の炒めもの／れんこんと豚肉の煮もの
　　　下消②──陰陽両虚証 ………………… 344
　　　　　芡実とホタテ貝の粥／蛙肉の五目炒め

19　更年期障害

　　更年期障害の一般的概念 ………………… 346
　　更年期の中医学的概念 …………………… 346
　　更年期障害の薬膳処方 …………………… 347
　　　腎虚証 …………………………………… 347
　　　　　豚マメと杜仲の炒めもの
　　　肝気鬱結証 ……………………………… 349
　　　　　陳皮甘麦大棗茶／カリフラワーの素炒め
　　　肝腎両虚証 ……………………………… 350
　　　　　セロリ餃子／マテ貝の炒めもの／トマトとカキのスープ／家常豆腐
　　　脾気虚証 ………………………………… 352
　　　　　ゆば饅頭
　　　気滞血瘀証 ……………………………… 353
　　　　　にらとアジのカレー風味

20　生理痛

　　生理痛の中医学的概念 …………………… 355
　　　古典にみる生理痛 ……………………… 355
　　　生理痛の病因病機 ……………………… 355
　　生理痛の薬膳処方 ………………………… 356
　　　腎陽虚証 ………………………………… 356
　　　　　四物烏骨鶏鍋
　　　子宮寒湿証 ……………………………… 357
　　　　　艾葉生姜茶
　　　気滞血瘀証 ……………………………… 358
　　　　　かぶときんかんのスープ／益母草膏
　　　気血両虚証 ……………………………… 359
　　　　　人参竜眼補血膏

21　貧血

　　貧血の一般的概念 ………………………… 361
　　貧血の中医学的概念 ……………………… 361
　　貧血の薬膳処方 …………………………… 362
　　　心血虚証 ………………………………… 362
　　　　　イカとトマトの炒め煮
　　　肝血虚証 ………………………………… 363
　　　　　鶏レバーの黒ごま揚げ／ライチデザート

  腎陰虚証 …………………… 364
   酸棗仁粥
  気血両虚証 ………………… 365
   いわし団子の牛乳スープ

22　皮膚疾患

 皮膚疾患の中医学的概念 ………… 367
  古典にみる皮膚疾患 ……………… 367
  皮膚疾患の分類 …………………… 368
 皮膚疾患の薬膳処方 ……………… 369
  風邪犯表証 ………………… 369
   紫蘇茶
  湿邪内盛証 ………………… 370
   白菜の蒸し餃子
  熱邪内盛証 ………………… 371
   白菜とりんごの和えもの
  疥癬虫瘙痒証 ……………… 371
   水菜と豆腐のスープ
  中毒皮損証 ………………… 372
   甘蔗あずき粥
  気滞血瘀証 ………………… 373
   チンゲン菜とくわいの炒めもの
  血虚風燥証 ………………… 374
   いちじくと豚肉の蒸しもの
  肝腎不足証 ………………… 374
   黒米粥／スペアリブの枸杞子煮

23　がん

 がんの一般的概念 ………………… 376
 がんの中医学的概念 ……………… 377
  古典にみるがん …………………… 377
  がんの病因病機 …………………… 378
 がんの薬膳処方 …………………… 378
  気虚証 ……………………… 380
   人参黄耆ご飯／野菜と木の実のサラダ菜包み
  陰陽両虚証 ………………… 381
   鴨の冬虫夏草蒸し／きくらげと大棗と豚肉の煮込み
  熱毒証 ……………………… 382
   芦根デザート／梨と魚腥草のデザート
  食欲不振 …………………… 383
   松の実しゅうまい／ひじき押麦餅／香菜と牛肉の炒めもの
  出血 ………………………… 385
   蓮葉粥
  発熱 ………………………… 385
   トマトとバナナのジュース／金銀花ドリンク

〈付録1〉食材と中薬の効能一覧 ………………………………………… 387
〈付録2〉症状から選ぶ食材と中薬 ……………………………………… 412
〈付録3〉病名別にみる食養生 …………………………………………… 415
参考文献 ……………………………………………………………………… 419
索引 …………………………………………………………………………… 421

装丁・デザイン：山口　方舟

第1章
中医薬膳学とは 概論篇

1 中医薬膳学の概念と歴史

◇中医薬膳学の概念◇

「中医薬膳学」という言葉は「中医営養薬膳学」に由来し，両者の内容はほぼ等しい。中医営養薬膳学とは，中医学の理論に従って，食材や中薬を用い，健康の維持・増進，疾病の予防・治療・回復などを目指す学問である。食材や中薬がもっている四気五味，加工による帰経・効能・応用法などを研究し，個人の年齢・性別・体質・体調・生活環境などに合わせた食生活を提案する。

中医営養薬膳学には，「営養学」と「薬膳学」の2つの内容が含まれている。「営」は，「営んでうまくおさめること」であり，「養」は「補養・生長」を意味する。これらは『詩経』小雅・黍苗篇に「営，治也」，『大戴礼記』夏小正篇には「養，長也」という記載があることからもわかる。つまり「営養」とは，身体が適切な物質を体外から取り入れることによって身体に栄養をつけて成長させ，健康に向かわせる，ということである。

また「薬膳」は，健康維持や病気の予防・治療に用いられる，特別な食事のことを指す。つまり，薬膳は中医学の弁証・立法と同じように，食材や中薬を組み合わせて，栄養・効能・色・香り・味・形など，すべてがそろうように調理した食事のことである。普通の食事で大切にされる栄養価・おいしさ・食感・満足度などよりも，食による作用や効果の方が重視される。

薬膳は昔から知られていたが，薬材や食材に高価なものを使うことが多かったため，一般の家庭には浸透していなかった。また，体によいとわかっていても，その薬臭さに耐えられないという人も多かったようである。しかし，科学技術が進歩し，生活水準が向上し，社会の高齢化が進むにつれて，健康に関心をもつ人が増えてきた。その結果，食生活にも目が向けられるようになり，疾病の予防・治療，老化防止などのために，薬膳が日常的に一般家庭でも作られるようになった。

現在の薬膳は，中医薬の理論を十分に取り入れながらも，薬臭さを極力抑える工夫がされており，おいしい料理として供されるようになってきている。しかし，薬膳を提供するには，中医学の弁証論治・中薬・食材などについて正しい知識をもち，個人差を考

慮しなければならないことはいうまでもない。

◈中医薬膳学の歴史◈

　中医薬膳学には長い歴史がある。現代栄養学は，食物の成分を分析して，糖質・脂質・タンパク質・ビタミン・ミネラル・食物繊維・水の7大栄養素に分け，代謝や身体に対する意義などを説明しているが，その歴史はわずか百年程度であるが，中医薬膳学は，すでに2千年あまりの歴史をもっているのである。

　原始社会において，人類は生きていくために，まず食の問題を解決しなければならず，大変な苦労をしたことが，後世の書物に数多く記されている。『淮南子』に「古人は雑草を食べ，水を飲み，果実を取り，腐った貝を食べるのでよく食中毒や病気になった」とあるように，その時代，食べられるものと食べられないものの区別がつかなかったため，よく中毒や病気になったことが記録されている。同様の苦労は，『山海経』の「日遇七十二毒」（毎日72の毒に遇う）という記載からもうかがい知ることができる。

　こうした長い間の実践と経験を通じて，用途が明確に分かれていったのである。穀類・肉類・魚・野菜など，口当たりがよくておいしいものは「食材」に，生姜・葱白・紫蘇・魚腥草（ドクダミ）・番瀉葉（センナ）・黄柏など，味はよくないが薬効があるものは「中薬」に分類された。また，中薬の中には大棗・枸杞子など，食材として使えるものも多く，それらは中国では「食薬」と呼ばれている。

　長い歳月をかけて，人類は「食」から「薬」を見つけ，薬によって医療行為が生まれ，医療行為によって医学が発展していった。『神農本草経』に「神農が民衆の病気を治療するために多くの草を試食し，1日に72回の毒に遇ったが，茶によって解毒された」とあるように，これが，最も原始的な食療の始まりであったといえるだろう。

　人類が進化していく過程で，火の使用は大きな役割を果たした。動物の肉や植物の生食から，火を通した食事になったことで，消化吸収が促進され，胃腸の病気が減少した。食の質・栄養状態が改善されて，脳も発達した。さらにさまざまな調理技術が現れて，食材・中薬の使い方も豊富になり，これが食文化の発生・発展につながった。

　こうした長い道のりを経て，食事・薬膳・薬学・医学が誕生し，中医薬膳学の土台を形成することになったのである。

夏時代（紀元前2100～1700）

　文字による最も古い記載が残されている夏禹の時代には，儀狄という人物が酒を作り，禹王に献呈したという記録がある。人々は，炊いた穀類や米飯の残りが自然に発酵して酒になったことから酒の作り方を知り，醸造技術を確立したと考えられる。一種の「調理」によって，穀物が新しい食品である酒に生まれ変わったのである。現在までに

発掘されている（この時代の）青銅器で一番多いのが酒器であることもまた，その時代に酒がよく飲まれていたことを証明している。

西周時代に書かれた『詩経』には，「大きな酒器でおいしい酒を飲んで酔い，健康長寿を祈る」と，当時の酒事情が記されている。その種類も，甜酒・濁酒・苦酒などがあり，酒は行事や飲用に，また治療にもよく使われていた。

「医」の古字は「醫」と書く。「醫」の下の部分にある「酉」は「酒」と同じ意味で，酒を使って医療行為を行っていたことを表している。

このように，酒と医学のつながりは，後世の薬酒に大きな影響を与えた。

商時代（紀元前1700〜1100）

商の時代は食物が豊かになり，多くの調理技術が生まれた時代であった。『呂氏春秋』に，料理が得意で食材に関する知識が豊富な「庖人（調理師）」伊尹（いいん）が，君主に「味の根本は水にある。味の調和は必ず甘・酸・苦・辛・鹹の五味にあり，最もおいしい味は四川の陽朴産の生姜と貴陽の招揺産の桂枝を組み合わせたものである」と言ったと記されている。水は味を決める基本として最も重要であり，五味は調味の基本であって，生姜の温中散寒と桂枝の辛通温経の特徴を配合すれば，さらにおいしくなる，ということである。伊尹は煎じた湯液を作り始め，『湯液経』という本を書いたという伝説が残されている。料理を通じて食材の薬効に気づき，調理方法を薬の作り方に活用し始めたのである。

西周時代（紀元前1066〜771）

西周の時代になると，飲食や健康を重要視する考え方が確立してきたため，飲食と医療における職が設置された。『周礼』天官冢宰第一篇によると，「包人」「膳夫」「医師」「食医」「疾医」「瘍医」「獣医」などの職があった。このうち食に関する職は「包人」「膳夫」「食医」であり，人数が最も多くて，合計224名にものぼる。ここに，当時の「食が重要である」という認識が強く表れている。

「包」は「庖」と同じ意味で，厨房を指す。「包人」とは厨房で働く人のことで，鶏肉など動物肉の食材に詳しかった。その人数は30名で，助手が40名である。

「膳」は食事・食べるといった意味で，「膳夫」は王とその家族の食を管理し，王の食事を先に試食するという，責任の重い仕事であった。その人数は32名で，助手は120名もいた。

「医師」は10名で，助手が20名。『周礼』に「医師の仕事は規則を掌管し，効能の強い薬によって医療行為を行い，病気の患者と怪我の患者を分けて治療をする」とあるように，「医師」の仕事は現代と違って，主に医療法律や政策を受けもつ，管理職であった。

「食医」は2名。王の飲食のバランス，四季の陰陽調和，味の配合を管理する役目で

ある。

このほかに,「疾医」が8名,「瘍医」が8名,「獣医」が4名,という制度が作られていた。

また,この時代から,穀類・豆を利用して,酢・味噌・醬油・豆豉などの製造が始まった。

東周～春秋戦国～秦時代（紀元前770～206）

西周から戦国時代を経て,秦始皇帝までの間に,中国は青銅器時代から鉄器時代に入った。またこの時期は,中国の歴史において,文学・芸術・科学・技術がともに高度に発達した時期でもあった。

この時期に書かれた『山海経』は,地理・環境・伝説が記載されている書物であるが,薬効のある魚・動物・鳥類・植物・鉱物についても多く載せられている。例えば「羊のような姿で,尾が9つ,耳は4つあり,目が背中にある」「鶏のような姿で,頭が3つ,目が6つ,足が6つ,羽が3つ」などの珍禽異獣が記載されており,同時にその食薬としての作用について,食べるとそれぞれ,腹痛・心痛・皮膚病が治るなどと書かれている。このような記載は,動物61種,植物52種,鉱物3種についてされている。

また,この時期に書かれた『黄帝内経素問』は,中医学の基礎理論の基となった経典といわれているが,その81篇の中に,食材の四気五味の特徴・作用・使い方などに関する論述が,上古天真論篇をはじめ40篇以上もあり,最も重視すべきことは治療より予防である,と述べている。精神,精気,神明,五臓六腑の働き,気・血・津液はみな助け合い,調節しながら健康体を作っている。五気・五味・五穀・五果・五畜・五菜を四季陰陽に合わせ,病気のときも,これらの寒熱温涼の性質と五味によって治療すればよくなるのである。五常政大論篇には,「強い毒性をもつ薬は,病の10分の6を除去するが,それ以上服用してはいけない。中程度の毒性をもつ薬は,病の10分の7を除去するが,それ以上服用してはいけない。弱い毒性をもつ薬は,病の10分の8を除去するが,それ以上服用してはいけない。毒性のない薬でも,病の10分の9を除去したら,それ以上服用する必要はない。それ以後は,穀物・肉類・果実・野菜などを食べることによって,気を調え養って,正常な気を回復させ,邪気をすっかり取り除いていく」とある。効果が強い中薬を毒といい,多く使うと身体の正気も傷めるので,薬は適量を使い,食材と合わせて病気を治した,ということである。『黄帝内経素問』にはこういった,食を重視する考え方がよく表れている。

漢時代（紀元前202～西暦220）

この時代,中国で最初の薬学の専門書である『神農本草経』が出版された。この書の中では365種類の薬物を,「上薬」「中薬」「下薬」の3類に分けて,詳しく説明している。

「湯液を作るときに君・臣・佐・使の配合法がある。君薬になるものを上薬といい，120種類がある。（上薬には）毒性がなく，多量に長く服用することができて延年長寿の効果がある。臣薬になるものを中薬といい，120種類がある。（中薬には）毒性があるものとないものがあって，病気を予防したり，虚弱を補う。佐使薬になるものを下薬といい，125種類がある。（下薬には）毒性があり，長く服用することはできない。寒熱邪気を取り除き，積聚などの病気を治療する」とあるように，中医学の整体観念にもとづき，自然界の陰陽に応じて，上薬（地黄・白朮・麦門冬・薏苡仁・黄耆など）を用いると養生・長寿の効果があり，中薬は病気の予防や虚弱を補うのに用い，病気を治すのには下薬を選ぶべきである，と書かれている。このように２千年以上も前に記録されていたことが，今日に至っても，薬膳に取り入れられている。

神農が「毎日多くの毒にあたり，茶によって命を救われた」という伝説から，茶には解毒作用があることがわかり，茶は中薬の中に収められている。当時，茶は，「養生の仙薬」といわれていた。東漢時代の王褒の『僮約』に，「烹茶尽具」(おうほう)（道具を使って茶を煮出す），「武陽買茶」（茶は武陽の市場で買う）という記載がある。つまりその時代にはまだ，生の茶葉を煮出して飲んでいたのである。

『後漢書』巻84列女伝第74に，こういう話が書かれている。母親を亡くした４人の兄弟が，新しい母親を嫌って，いつも悪戯をしていた。この母は，周りの人から，悪い子供たちにそんなにいじめられるなら別居しなさいとまで勧められた。しかし，この母は温厚で愛情が深く，「私が大義を教えれば彼らは自ずと良い子になる」と言ったという。あるとき，長男がひどい病気になり，母親が愛情をこめて薬膳を作って食べさせたところ，病気は治った。それで兄弟たちは反省し，母親に謝り，その後は母親の教えを素直に受け入れて，地方の名士になったという。「薬膳」という言葉が広く世間に認められるようになったのは，この話以降であるといわれている。

同時代の「医聖」といわれる張仲景は，『傷寒雑病論』を書いた。この書は現在，中医臨床の経典といわれている。その中に，第１方剤といわれる「桂枝湯」（桂枝・芍薬・甘草・生姜・大棗）がある。この処方は風寒感冒の治療方剤であるが，ほとんどが食材で構成されている方剤として，知られている。また張仲景は，処方を書くだけでなく，その飲み方も書いている。「薬を飲んでからしばらくして温かい粥を飲ませれば，薬効を高める」，さらに注意事項として，「生もの・冷たいもの・粘りのあるもの・肉・麺・刺激性があるもの・酒・乳製品・匂いが強いものを禁忌とする」とも書いている。「桂枝湯」の成分を見てみると，『黄帝内経素問』にいわれている効果が強い薬ではなく，無毒な中薬を用いて，病気を「十去其九」（10のうち9を治す）している。それに加えて食事によって，病気を完治するというのは，これがまさに名医の治療方法であることを示しているといえよう。有名な薬膳の処方に，冷えを改善する「当帰生姜羊肉湯」（羊肉の当帰生姜スープ）と，食欲不振や精神不安を改善する「百合鶏子湯」（百合根と卵のスープ）があるが，これらも同じく『傷寒雑病論』の中にある方剤である。

こうして周の時代から漢の時代にかけて，食養・食療・薬膳の基礎理論が中医学の発展に伴って確立していき，中医薬膳学の土台が作りあげられた。

東晋時代（317〜420）

この時代，葛洪(かっこう)が世界で最も早く脚気病を見つけた。『肘後備急方』に豆豉酒を脚気病の治療と予防に活用したことが，記載されている。このほか，あずき・ごまも脚気病に使われ，腹水・むくみの食療処方もこの中に多く書かれている。

南北朝時代（386〜589）

南朝の陶弘景(とうこうけい)が，『本草経集注』で初めて730種類の植物・動物を玉石・草木・虫獣・果・菜・米などに分類し，その中で果・菜・米が食療の食材と中薬に属することを明記し，禁忌と衛生について書いた。本書は漢の時代の『神農本草経』に次ぐ，中薬に関する重要な本となっている。

またこの時代から，貯蔵・運送のために，茶を茶餅などの形に加工し，東南アジアに輸出した，という記録が残されている。

唐時代（618〜907）

この時代に中国の歴史上最大の影響力を与えた出来事があった。それは，国立の医科薬科大学に相当する「太医署」が設置されたことであった。ここに博士・助教・師・工などの教員が置かれた。

またこの時代に「薬王」と尊敬される孫思邈(そんしばく)が書いた『備急千金要方』には，多くの中薬と方剤，および食事に関することが記載されている。その中で医者は，病因病機をはっきりと見極めたうえで，まずは食によって治療を行うべきで，投薬はその後の手段である，と強調している。あるいは，羊のレバー・骨髄・筋・胆や，豚のレバー，兎のレバーを利用して，目の疾病を治療することが書かれており，この時代に動物の内臓を用いて人体の臓腑を養うという，病気の予防・治療方法が確立したとみられる。さらに同書には「食治篇」があり，果実・野菜・穀類・鳥獣虫魚の4章に分類されていて，これが，最も古い食療法の専門篇となっている。

孫思邈の弟子である孟詵(もうしん)は，この『備急千金要方』食治篇をもとにして，食材と中薬を増補し，138種の薬膳の処方を編集して『食療本草』を書いた。この本が，食療法の最初の専門書となった。

このほか，陳士良の書いた『食性本草』には，食材と中薬の性味・効能・使い方・用量などについて，比較的詳しく述べられている。

またこの時代には，茶は一般の家庭では欠かすことのできない飲みものとなっており，陸羽(りくう)が世界で初めて，茶の専門書『茶経』を書いた。彼は本を上・中・下の3巻に分け，茶樹の性質，茶葉の品質と土壌の関係，茶の作り方，道具，茶の種類，煎茶・飲

茶の器具などを，源・具・造・器・煮・飲・事・出・略・図の10節に収めており，「茶聖」「茶神」と呼ばれた。この中には，「のどが渇いたら水を飲む。ストレスを取り除くために酒を飲む。眠くなったら茶を飲む」とあり，現代と同じようであったことがわかる。

同時代の張又新（ちょうゆうしん）は，『煎茶水記』を書き，世界で初めて，茶のおいしさが水と深く関係していることを強調した。

この時期は，多くの食養・食療に関する本が続々と出され，また豊富な経験を積み重ねることのできた時期であり，食療は1つの独立した専門分野として発展し始めた。

宋時代（960～1276）

この時代，国家薬局が設立され，薬物の仕入れと販売が国家の専売となった。その後，医学史上最初の薬品製造・販売のための「太医局熟薬所」（売薬所）という官立の薬局が開設され，南宋の時代に「太平恵民局」と改名された。国家により初めて『太平恵民和剤局方』という中薬と方剤の専門書が頒布された。その中には，薬膳の処方も含まれている。例えば，元気衰弱・真陽虚損に用いる「羊肉圓」（羊肉団子）である。作り方は，羊肉を酒でやわらかくなるまで煮込んでから細かくつぶし，補骨脂・山薬などの中薬粉と小麦粉を加えてドロドロの状態になるまで煮込んで，小粒の丸剤を作る，というものである。また，母乳が出ない産婦に飲ませる「豚足と通草のスープ」などもある。

唐の時代に引き続き，『太平聖恵方』『聖済総録』『太平恵民和剤局方』などの書籍に「食治門」が設けられている。

一方，処方のより優れた効果を求めるうちに，食物や中薬の性味は効能と同じくらい重要であることが，この時代に認識されていった。例えば，牛乳の性味は微寒であり，効能は止渇・補虚である。あずきの性味は酸・甘・平で，むくみ・消渇・下痢などに使う，といった具合である。

陳直（ちんちょく）の『奉親養老書』（別名『養老奉親書』『寿親養老書』『養老全書』）には，「いくら医者が薬を上手に使っても，食による治療には及ばない」と記載されている。つまり，食材に関する知識をもち，うまく食材を調合して使えば，薬の何倍も効果があるのだから，よく薬を使う人よりも上手に食を利用する人の方が優れている，というのである。この頃には食物は，長い間の実践と経験を通じて，薬効が目立つものと栄養価の高いものとに分けられ，「中薬」と「食材」に分類されていった。

金元時代（1115～1368）

金元時代は，中医学の各家学説・医学流派が盛んになった時代である。その1つに，李東垣の，脾胃の働きを最も重視する考え方がある。また，攻補兼施を主張する張従正は，「養生のためには食によって補うのは当然である」「精血不足も当然食によって補う」と提唱していた。

その後，モンゴル族がユーラシア大陸を支配したことによって，各民族間で食文化の交流が活発に行われるようになった。宮廷の太医を務めた忽思慧は，『飲膳正要』の中で，「五味は五臓を調和する。五臓のバランスがよくなれば気血が充実し，元気で爽やかとなり，精神が安定するため，寒暑のような外邪など，すべての邪気が身体に侵入できないので健康になる」と，飲食五味の五臓と身体の健康に対する重要性を述べている。さらに飲食禁忌と，スープ・粥・主菜・副菜などの献立をたくさん紹介し，食薬230種，図168枚，献立238方を載せている。この本はそれまでの食療から営養保健に注目し，営養によって疾病が予防できることを強調しており，中国では最初の営養学の専門書となった。またこの本では，中国の北方の食習慣と，遊牧民族・モンゴル族の食習慣について紹介しており，牛・羊・馬・豚以外に，象・駱駝・虎・狼などの動物についても，詳しく説明している。

この時期，薬膳学は高度に発展し，高いレベルに達するようになった。

明時代（1368～1644）

この時代に，薬膳学は中医学の進歩とともに全面的な発展と成熟の時期に入った。代表的な書物は李時珍の『本草綱目』である。

李時珍は約30年の歳月を費やして，800余りにも及ぶ古典を通覧し，『本草綱目』を完成させた。彼はその時代までの，薬用として記載されている植物・動物・鉱物などの形・効能を自ら確認し，図と説明を入れた。その内容は，水部・穀部・菜部・果部・禽部・獣部・気味陰陽・五味宜忌・四時用薬などに分けられ，薬は1,892種，方剤は11,916余りが載せられている。その中には，食療と薬膳の内容が多く含まれている。例えば，「耳鳴り・難聴の原因は，腎虚・気虚・鬱火・風熱にある。気虚の耳鳴り・難聴には黄耆・白朮・人参を使い，腎虚の耳鳴り・難聴には豚の腎・羊の腎・鹿の腎を使う」といったように，弁証により，耳鳴り・難聴の薬膳的な治療方法を提示している。また薬粥は42種，薬酒は75種が載せられており，後世に豊富な資料を提供している。

同時代の姚可成の『食物本草』では，山の水・川の水・湧き水などのおいしさと食との関係が強調され，野菜の食用法などが書かれている。

清時代（1644～1911）

この時代には，食療が重視され，多くの食材や中薬など本草に関する本が整理され，出版された。趙学敏は『本草綱目拾遺』を出版して，716種の薬を新たに追加した。曹慈山が書いた『老老恒言』には，食材と中薬を用いて作った，老人のための薬粥の献立と作り方100種が収められており，上品の粥36種類，中品の粥27種類，下品の粥37種類が載せられている。上品の第1位は蓮子の粥である。彼は，粥を作るときに土鍋を使うことを強調している。

尤乗（ゆうじょう）は『寿世青編』で，「飲食で養生できるが，あまり噛みすぎると害も生じる」と書いており，食が体によい面と悪い面の両方を及ぼすことを忠告し，素食（精進料理）を提唱した。同書には，病後における身体の調節と食事の注意が述べられている。

この時代，薬膳学は円熟の時期に進み，さらに新しい段階に入ったといえよう。

近現代（1911～　　）

薬膳学に関するさらなる整理・開発・研究が，進められている。

1997年，国家教育部は，中医薬大学に中医養生康復専門学部を置くことを正式に許可した。これによって，中医薬膳学の発展はますます加速し，食材や中薬に関する応用と研究が活発になった。2002年，全国12の中医薬大学の教授・専門家が集まり，はじめての『中医薬膳学』の教科書が編集され，発行された。これで教科書のなかった状態が改善され，中医営養薬膳学の発展は，さらに促進されることとなった。

以上のように，中医薬膳学は，上古時代の発生と発展，商・周時代の官制の設立，唐時代の発展，明・清時代の成熟，近現代の完成という長い道をたどったのちに，独特の中医薬膳学が形成されるに至ったのである。

> **Point**
> *酒・酢・味噌・醤油・豆豉が作られた時代は？
> *医療制度や職が設定されたのはどの時代？
> *『黄帝内経』『神農本草経』『傷寒論』『千金方』『食療本草』『飲膳正要』『食物本草』『老老恒言』はどの時代に著されたか？
> *医聖・薬王・茶聖とはいつの時代の誰のことか？

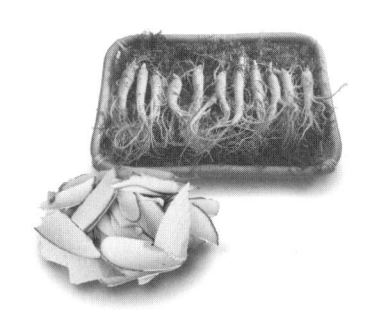

2 中医薬膳学の基本理論

◇中医薬膳学の特徴◇

中医学の理論にもとづく

　中医薬膳学は，中医学の理論に従って，適した食材・中薬を用い，飲食・養生・健康の維持・疾病の予防・病気の治療に関わる学問である。

　中医学の陰陽五行学説・蔵象学説・病因病機・四気五味・昇降浮沈・帰経などの理論は，すべて薬膳学の中に浸透している。例えば，『黄帝内経素問』上古天真論篇に，「上古のほとんどの人は，養生の道理をわきまえ，陰陽に則り，術数に合わせ，飲食に節度をもち，労働と休息にも一定の規律をもち，みだりに動くことをしなかった。それゆえに肉体と精神は，とても健やかで盛んであり，彼らが当然享受すべき年齢まで生きて，百歳をすぎて世を去った」とあるように，自然の中に生かされている人々は，常に「夜陰昼陽」の変化に従って日常生活を行い，食生活の節度と規則正しい生活習慣を守っていれば，身体と精神の健康を維持しながら長寿を全うすることができる，としている。また，四気調神大論篇に「聖人は春と夏には陽気を養い，秋と冬には陰気を養って，この根本に順う」とある。これは，春夏は陽気が次第に強くなるので，陽気の生長をよくさせるため，食事・養生には陽によいものを使用し，秋冬は収穫の季節で陰に属するので，翌年の陽を生長させるために，陰によいものをしっかり摂り込みたくわえるべきである，という意味である。

　自然界だけでなく，身体の各臓腑の生理機能は，促進し合い，病気のときにも互いに影響し合うと考えられている。生まれた時点で親から受けたものを「先天の本」といい，これは腎の中に貯蔵されている。これに対し栄養を作る脾胃は，「後天の本」という。このように，身体にとって，腎と脾の関係は非常に大事であると考えられている。自然界が提供してくれた食材と中薬は，必ず脾胃の消化・吸収作用を通じて，気血に変化し，腎を養い，生命を維持する役目を果たしているので，脾胃の機能が正常でないと，

おいしいものをいくら食べても体によいものへと変化しないため，元気にはならない。逆にいえば，生まれつき体が弱い子供でも，育て方によって元気な子供になる可能性がある，ということである。

このように，自然界・人体・臓腑・食事は密接に結びついているとする考え方が，中医学の整体観念であり，このことが中医薬膳学の中に，明確に現れている。

予防を中心とする

中医学の一番大事な目的は，健康と長寿である。『黄帝内経素問』上古天真論篇に，「上古の人はみな百歳になるまで生き，しかも動作が衰えたりしてはいなかった，と聞いている。ところが，現在の人は50歳になるやならずで動作が衰えてしまう。これは時代環境が異なっているためなのか，それとも人々が養生の道をはずれているためなのか」とあるように，黄帝が発した第1問目は薬や治療についてではなく，百歳を超えても元気でいることの秘訣であった。病気にならずにいるという，いわゆる未病医学である。「道理をよくわきまえた人は，病気になってしまってから治療方法を講ずるのではなく，まだ病いにならないうちに予防する（治未病）。国家を治めるのと同様に，騒乱が起こってしまってからこれを治める方法を研究するのではなく，騒乱の発生する前に，未然にこれを防ぐ」などとも記載されている。「治未病」の意味は2つある。1つは，医者は普段の生活において，治療より予防を中心としなければならない，ということで，「正気存内，邪不可干」「精神内守，病安従来」とあるように，食・住・衣・行動において「正気」を体内にたくわえていれば病気になることはなく，精神が安定していれば，健康を守ることができる，すなわち個人個人が自己管理し，病気に罹らないように努力する，ということである。もう1つは，病気になったときに，医者は患者に対して早期治療を行い，同時に疾病の悪化を防ぐために一番よい治療方法を選択する，ということである。薬は最後の手段として投入する。このため，『黄帝内経素問』では81篇のうちの41篇にも及ぶ，疾病の予防・養生・食習慣についての論述がある。

陰陽調和のための食事

『黄帝内経素問』生気通天論の中に，「飲食の五味の調和に注意すれば，骨格は歪まず，筋脈は柔軟で調和し，気血は流通し，腠理は緻密でしっかりする。このようであれば骨気は剛強となる。人は必ず養生法則を慎んで厳しく守らなければならない。そうすれば天与の寿命を享受することができる」とある。また，蔵気法時論篇に「五穀は人体に栄養をつけ，五果はその補助となり，五畜の肉はそれを補益し，五菜は臓腑を充実させる。気味を調和させてこれらを食べたり服用したりすれば，精気を補益する（補精益気）ことができる」と書かれている。ここでいう「気味」の「気」は陽で，「味」は陰であり，「補精益気」の「益気」は陽で，「補精」は陰である。食生活の中で五穀・五果・五畜・五

菜の陰陽属性をよく知っていてこそ栄養のバランスのとれた食生活ができる，ということをいっている。

また，普段の食生活の中で，偏食をしない，食材と調理方法を多様化する，ということも大切である。素材は食べられるところは全部使うようにする。例えば，生姜を使うときに，皮をむいてから使う人が多いが，生姜の皮も中薬であって利尿作用があり，むくみに有効なので，むかずに使ったほうがよい。

弁証による施膳

薬膳に使われる食材と中薬は，一般の素材と同じものだが，薬膳は普通の食事ではなく，何らかの目的を達成するための食生活である。遺伝・地理環境・生活習慣・職業・体質的な特徴は人によって違い，四季陰陽の変化の影響，加齢による身体の生理機能も変化していくので，それぞれの特徴に合わせ，食生活を調節することにより陰陽の動態平衡を保つのが，薬膳学の本質である。献立を立てるときには弁証による施膳が必要となり，これが食材と中薬を選択する原則にもなる。例えば，子供の場合は，体を成長させるために肉類を多めに摂る。青春期に入ると陽気が盛んになり，ニキビや吹き出物が出やすくなるため，大根・青菜など涼性のものを多めに摂る。老年期に入ると，消化機能が低下するため，温性の食材や粥など消化しやすいものを多めに摂る。このように「審因用薬」「弁証用膳」「同病異膳」「異病同膳」の原則をもとに，立膳する。

四気五味の治療効果を得る

『黄帝内経素問』蔵気法時論篇に，「辛味には発散作用が，酸味には収斂作用が，甘味には緩和作用が，苦味には堅強にし乾燥させる作用が，鹹味にはものを柔軟にする作用がある。毒性のある薬は，病邪を攻め病を治療するが，五穀は人体に栄養をつけ，五果はその補助となり，五畜の肉はそれを補益し，五菜は臓腑を充実させる。気味を調和させてこれらを食べたり服用したりすれば，精気を補益することができる。この五種類の食物には，それぞれ辛・酸・甘・苦・鹹の味があり，それぞれ五臓のうちの一臓の気の働きを助け，あるいは発散し，あるいは収斂し，あるいは緩和し，あるいは燥湿し，あるいは堅固にし，あるいは柔軟にするなどの作用をもたらす。四時・五臓にこれらを配当し適合させて病を治療するには，五味の適合する性格に従って行う」とあるように，季節による身体の不調・五臓の病気は，五味をそれぞれの働きに合わせて使うと，適切な効果が得られる，と書かれている。

大昔，食材と中薬ははっきり区別されておらず，使用目的によって同じ材料が，食材にも薬にもなった。『黄帝内経太素』調食篇には「空腹のときに食べると食材といい，病気を治療するために使うと，薬となる」とある。例えば，穀類である米は，空腹を満たすために食べると食材の米でしかないが，疲れやすい・無気力・めまいがする・食欲が

ない，などの場合に食べると，気を養う補気類の薬となるわけである。

『傷寒雑病論』にある112の処方の中でも，半分以上は成分に食薬（食材にもなる中薬）を含む処方である。

このような，中国古代から現在に至るまで伝承されてきた貴重な経験が，中医薬膳学の「食薬同源」「食医同源」説の背景となり，治療効果は日常の食生活から生み出されていた。

調理方法を重視する

薬膳学は，養生・疾病の予防・病気の治療などを目指す学問であるが，治療のために中薬を飲むのとは違い，見た目の楽しさや食べるときのおいしさがないと，「膳」とはいえない。したがって，作るときに調理方法を重視するのは当然のこととなる。例えば，虚弱で食欲がない人に対しては，食欲を誘うような工夫をする。いくら効果が高くても，食べられなければ薬膳の意味がないからである。そこで，薬膳を作る際には，目的に合わせて食材や中薬を選び，料理の色・香り・おいしさ・形の面において，すべてがそろうような，適切な調理方法を取り入れることが重視されている。

例えば，陰虚であれば，油で揚げる・焼くといった調理方法や，カレーのような辛い食事を避ける。陽虚であれば，生野菜・冷たいデザート・刺身のような生ものは禁物である。

◇中医薬膳学の内容◇

中医薬膳学は，基礎理論と臨床応用を含む5つの内容――「食用」「食養」「食療」「薬膳」「食忌」に大別されている。

食用（食節）

「食用」とは，食材の種類・食事の回数などを，季節・時間・場所・年齢・性別などそれぞれの場合に応じて正確に選択することであって，いろいろな食材を広く取り入れることと，適量であることが大事である。例えば，日本は島国なので，魚貝類をよく食べるが，中国は大陸なので肉類をよく食べる。これは，場所による選択の1つであるといえる。季節による選択についていえば，夏は暑いので，すいか・にがうり・豆腐といった涼性の食材をよく摂るが，冬は寒いので鶏肉・羊肉・唐辛子のような，温める性質をもった材料を使った温かい料理（焼き肉や鍋ものなど）を食べることが多くなる。こういったことを，食用という。

食養（食補）

　「食養」とは，食材を用いて身体を養う，食養生のことであり，病気をもっていない人が対象となる。人間は，生命活動を行い，健康を維持するために，食べ物を摂取・消化・吸収・利用し，身体を補養する。食養には，美肌・ダイエット・身体の強壮・老化防止などの目的で，補養作用がある食事を取り入れることも含まれる。

食療（食治）

　「食療」とは，食材を用いて，その食材の効能により疾病を治療，あるいは治療を補佐することである。食療の対象は病をもっている人である。中医食療は昔から，疾病を防ぎ，病気を治す手段として，一般の家庭で常用されてきた。用いるものはすべて食材である。例えば，白粥・雑炊・麺類・鶏スープなどは，カゼのときや体が弱い人，病気の回復時によい食事である。セロリは高血圧の治療を補助する働きがある。大根は消化を促進し，通便させる働きがあるので，食べすぎたときに用いるとよい。
　中国唐代の孫思邈も，「医者はまず病気の原因を調べ，食によって治療するべきである。それで治らないときに薬を使うのだ」と書いている。

薬膳

　伝統的な薬膳の概念としては，食療のうえに，中薬を加えて作った，病を治すための料理が，「薬膳」と称されている。効果は中薬が出すことになっている。簡単にいうと，薬と膳を合わせたものである。薬はいわゆる中薬で，膳は料理，つまり中薬を利用して作られた料理，ということである。食療の効果がないときに薬膳を使う。
　食療と薬膳の共通点としては，両方とも中医学の基本理論に従い，弁証論治を基本法則とし，料理という方法で作った膳食であり，気血を調和させる・陰陽のバランスをとる・病気の予防・治療・健康増進などを目指している，ということがあげられる。
　現在では，健康維持や病気の予防・治療効果などの作用がある膳食は，みな薬膳と呼ばれている。薬膳を作るためには，料理の腕以上に，中医学の理論と中薬の知識を身につけていることが重視されている。

食忌（食禁）

　中医学の飲食禁忌には，体質や病気に関するもの，妊娠中や授乳中に適用されるもの，養生に関するもの，食材や薬の組み合わせに関するもの，などがある。これも中医

薬膳学の特徴の1つである。場合によって食べられるものと食べられないものがあり，それも人・場所・時間・疾病によって違うので，食生活の中で注意しなければならない。

例えば，汗をかきやすい・のどが渇く・冷たいものを好む・便秘しやすいなど陽盛の体質の人には，辛いもの・脂っこいものが禁忌であり，冷え症の人なら冷たいもの・生もの，また柿と茶を一緒に使う，などが禁忌である。妊娠中には，胎児によい影響を与えることが大事なので，妊婦は鯉や孔雀のようなきれいなものを常に見るのがよく，羊肉・鶏肉は禁忌である。授乳中には，魚・エビ・鶏肉・馬肉は，発疹を起こしやすいので禁忌とされている。

食用	食養	食療	薬膳	食忌
健康な人		病人		
食材		食材＋中薬		
中医薬膳学				

◇中医薬膳学の目的◇

中医薬膳学では，食材と中薬を用いて特定の目的を達成する。その目的は大きく3つに分けられる。その3つとは，「正気を補養する」「邪気を取り除く」「陰陽を調和させる」である。

「正気を補養する」とは，補気・助陽・滋陰・養血・生津・塡精などの作用をもつ食材と中薬により，虚弱証に対して施膳する方法であり，老化防止にもよく使われている。

「邪気を取り除く」とは，解表・清熱・瀉火・行気・活血・化瘀・涼血・祛痰・燥湿・祛風湿・解毒・瀉下・利尿などの効果がある食材や中薬を用い，実証の病気に対してよく使う方法である。

「陰陽を調和させる」というのは，季節・体調および栄養のバランスを調節する方法で，臓腑のバランスをとり，健康・長寿によい状態に達するために，よく使う方法であり，ストレスがたまったときや，神経質な状態のときなどにも使われている。

正気を補養する（扶正）

健康を維持し，病気を予防する

食材や中薬にはさまざまなものがあり，含まれる成分もそれぞれ異なる。合理的に組み合わせて調理すれば，栄養を摂取し，命を育て，生命活動の要求を満たし，健康を維持し，病気を予防することができる。

現代栄養学の立場からみると，穀物には，糖質が多く，タンパク質・脂質・ビタミンB群も含まれる。肉類・魚介類・卵には良質のアミノ酸を含むタンパク質，各種脂質，無機質，ビタミンC以外の各種ビタミンがある。野菜・果物には水分が90％以上含まれるが無機質やビタミンが豊富で食物繊維も多い。これらの栄養素の食物を調理して摂取すれば，確かに栄養状況を改善することができる。

しかし，中医薬膳学は，食材や中薬の四気五味・帰経などを重視し，これらにより体調を整え，症状を改善する処方を提案している。『黄帝内経素問』六節蔵象論篇には「天は上にあって陽となり気となり，人に五気を供給する。地は下にあって陰となり味となり，人に五味を供給する。五気は鼻より吸入され，心肺に貯蔵される。心は顔色をつややかにすることを主り，肺は音声を主るので，顔面の五色は潤ってはっきりし，音声は大きくよく通るようになる。五味は食物として口より入り，腸胃に貯蔵される。消化されて，その精微が吸収され，五臓の気が養われる。五臓の気と五味の穀気が再び相合わさると，津液を生じ，臓腑を潤し，精髄を補うことができるようになり，神気も自然に盛んになってくる」という記載があり，五気・五味の調和によって，精気を充実させ，五臓の機能を高め，病気に対する抵抗力を強め，健康状態を維持することができる，としている。

健康を維持するためには，4つの補法が常用されている。平性の食材や中薬による「平補法」，寒涼性の食材と中薬により身体の熱をとる「清補法」，温性の食材と中薬により身体を温める「温補法」，熱性の食材と中薬により身体を熱くさせる「峻補法」である（表1）。

表1　補法の食材と中薬

方法	性質	分類	食材	中薬
平補法	平	補気補血滋陰	米・あわ・大麦・とうもろこし・長いも・黒ごま・黒豆・大豆・落花生・きのこ・きくらげ・蜂蜜・卵・牛乳・豚肉	枸杞子・百合・麦門冬・玉竹
清補法	涼・寒	滋陰	はと麦・あわ・トマト・きゅうり・すいか・りんご・梨・鴨の卵・マテ貝	亀板・鼈甲・沙参・石斛
温補法	温	補気助陽	もち米・くるみ・竜眼肉・鶏肉・アユ・スズキ・エビ・ウナギ	吉林人参・黄耆・蓮子・大棗
峻補法	熱	助陽	くるみ・羊肉・鹿肉・鹿腎・熊の掌・スッポン・マス・巴魚・ナマコ	鹿茸・紫河車・冬虫夏草

老化を防止する

生命における自然の法則として，生・長・壮・老・死がある。しかしこの生命の老化過程は，遺伝や生活環境や地理や養生の違いによって異なるため，個人差が大きい。老化防止のためには多くの方法が用いられている。その中で最も多いのは，肺・脾・腎を補益する方法で，山薬・茯苓・黄耆・吉林人参・西洋参・蓮子・大棗・枸杞子などがよく使われる。記憶力を高めるためには胡桃，白髪の予防には黒胡麻・桑椹・何首烏，

足腰を丈夫にするためには豚骨・鶏ガラスープ・杜仲・独活・桑寄生，聴力をよくするためにはアワビ・菊花・決明子・菖蒲がよく使われている。

また，薬膳の作り方も重要である。食材や中薬の効能を十分に引き出すためには，粥・スープ類の調理法がよく用いられている。清代の曹慈山は，特に老人のために，粥で健康を養い，寿命を延ばすということを考えて，100種類の粥を『老老恒言』に紹介した。また，黄雲鶴が『粥譜』を著し，食べやすく消化しやすい粥を紹介している。

虚した臓腑を補い，丈夫にする

千年も前に，動物のレバーで夜盲症を，羊肉・生姜で冷え症を治療したという記載が残されているように，虚弱した臓腑を食材と中薬で補うことができる。

臓腑の機能が低下すれば，疾病を引き起こす原因となる。臨床においては，心悸・息切れ・だるい・疲れやすい・咳・喘息・食欲不振・腰膝無力などの症状がよくみられる。その際，虚弱した原因に対して補気・助陽・養血・滋陰などの補養する方法を用いる。これによく使われる食材と中薬は，表2の通りである。

表2　補養の食材と中薬

作用	食材	中薬
補気	うるち米・もち米・あわ・きび・山いも・じゃがいも・にんじん・いんげん・しいたけ・豆腐・鶏肉・ガチョウ肉・ウズラ肉・牛肉・兎肉・サバ・マナガツオ・カツオ	吉林人参・黄耆・西洋参・大棗
助陽	生姜・山椒・にら・くるみ・羊乳・鶏肉・羊肉・牛肉・鹿肉・雀肉・エビ・田ウナギ・ナマコ	丁香・紫河車・冬虫夏草・杜仲・淫羊藿
養血	ほうれん草・にんじん・ライチ・ぶどう・松の実・豚足・レバー・イカ・マナガツオ	竜眼肉・当帰・白芍・熟地黄・何首烏・桑椹
滋陰	百合根・白きくらげ・梨・ごま・牛乳・卵・豚肉・スッポン・ホタテ貝・カキ	枸杞子・麦門冬・玉竹・黄精・女貞子・桑椹

邪気を取り除く（祛邪）

体質・季節・年齢・環境などさまざまな素因によって，病気が発生する。

それぞれの病気に対する治療方法としては，例えば，カゼのときには生姜・ねぎの発汗作用による「解表法」，熱に対しては蒲公英・魚腥草（ドクダミ）・芦根・白菜・セリを用いる「清熱法」，便秘には番瀉葉（センナ）・芦薈（アロエ）・火麻仁を用いて便を下す「瀉下法」，ストレスによる気滞証には薄荷・陳皮・玫瑰花・茉莉花（ジャスミン）による「疏肝理気法」，瘀血を治療するためには当帰・川芎・三七・丹参・紅花・鬱金・チンゲン菜・酢を使う「活血化瘀法」，そのほかにも「利尿」「祛痰」「燥湿」「祛風湿」「涼血解毒」などの方法がある。

これらの方法はすべて，病気の邪気を取り除く方法である。

陰陽を調和させる

四季の陰陽の調和

　中医薬膳学は「天人合一」という，素朴な考え方をもっている。自然界の陰陽の変化に従って，身体の陰陽も変化しているため，食生活は四季の陰陽に合わせるべきである，という考え方である。それぞれの季節に応用される食材と中薬には，**表3**のようなものがある。

表3　季節に合わせた食材と中薬

春	性味	温性（早春）・涼性（晩春）・辛味・甘味・適度な酸味
	食材・中薬	米・麦・葱白・生姜・紫蘇・香菜・薄荷・菊花・桑葉・淡豆豉・大棗・落花生
	控えるもの	冷たいもの・酸味・苦味
夏	性味	寒性・涼性・鹹味・酸味・適度な苦味
	食材・中薬	あわ・にがうり・豆腐・セロリ・きゅうり・トマト・なす・れんこん・すいか・パイナップル・緑豆・烏梅・茶葉
	控えるもの	冷たいもの・熱性のもの・脂っこいもの・辛味・苦味
秋	性味	涼性・温性・酸味・甘味・鹹味
	食材・中薬	あわ・きゅうり・びわ・梨・りんご・ごま・蜂蜜・乳製品・卵・豚肉・貝類
	控えるもの	刺激性のもの・熱性のもの・苦味・辛味
冬	性味	温性・熱性・辛味・甘味・酸味・適度な鹹味
	食材・中薬	穀類・いも類・きくらげ・鶏肉・羊肉・スッポン・亀・エビ・ナマコ
	控えるもの	冷たいもの・鹹味・苦味

身体の陰陽の調和

　身体は，五臓六腑・四肢百骸・経絡経穴・精・気・血・津液・神などで構成されている。各組織は独特な働きをもちながら，互いに陰陽のバランスを保っている。これを「陰平陽秘」といい，身体にとっては一番よい状態である。しかし，年齢・季節・環境などの変動により，陰陽のバランスは常に変化しているので，調節する必要がある。

　例えば，暑がり・汗をかきやすいといった陽盛の体質，あるいは発熱・のどの痛み・口内炎・ニキビ・便秘のような熱性の疾病のときには，白菜・セロリ・トマト・きゅうり・なす・大根・茶・梨・すいか・オレンジ・薄荷・菊花・桑葉・蒲公英など清熱の効能がある食材と中薬を取り入れる。寒がり・疲れやすい・下痢しやすいといった陽虚の体質，あるいは冷え症などの疾病のときには，生姜・ねぎ・ししとう・酒・黒砂糖・紫蘇・肉桂・茴香など温陽行気の効能がある食材と中薬を取り入れるとよい。

Point
＊中医営養薬膳学は中医学の理論にもとづく。
＊食用・食養・食療・薬膳・食忌とは？
＊よく使う４つの補法とはどのようなものか理解しよう。

2 　中医薬膳学の基本理論

3 中医薬膳学の処方

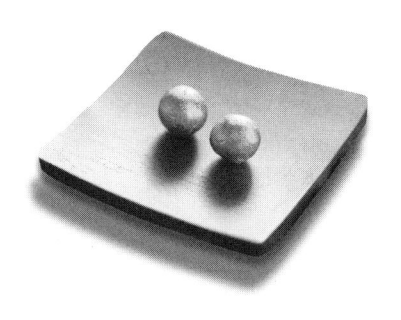

◇食材の分類◇

中国では，素材の加工段階により，食材を「食物」と「食品」に分類している。

食 物

収穫したものを簡単に加工して，自然のまま使うものを，食物という（表4）。

表4　食物の一例

穀類	米・小麦
豆類	大豆・あずき・緑豆・黒豆
いも類	じゃがいも・山いも・さつまいも
野菜	白菜・大根・とうがん・唐辛子・生姜・ねぎ
果物	梨・りんご・みかん
乾果類	栗・落花生・ひまわりの種
菌類	きくらげ・白きくらげ・きのこ・霊芝
肉類	豚・牛・羊・鶏・鴨
魚介類	魚・エビ・カニ・貝
卵	鶏卵・鴨の卵・ウズラの卵
乳	牛乳・羊乳
中薬	枸杞子・大棗・菊花・三七・紅花

食品

素材を精製加工・包装して，自然の性質から変化しているものを，食品という（表5）。

表5 食品の一例

果汁	みかんジュース・りんごジュース・トマトジュース
飲料	菊花茶・緑茶・烏龍茶・山楂子顆粒・烏梅顆粒
酒	桂花酒・甘酒・紹興酒
蜜膏	秋梨膏・姜蜜膏
蜜漬（脯）	棗脯・梨脯・杏脯・百合脯
塩漬	漬物・魚の漬物・魚の干物
点心類	クッキー・ケーキ・パン・枇杷露・金銀花露
スープ類	長芋湯・肉湯・当帰羊肉湯・蓮子湯・棗湯・銀耳湯
インスタント粥	八宝粥・緑豆粥・薏苡仁粥
調味料	塩・味噌・醬油・酢・砂糖

◇中薬の分類◇

料理に使える中薬

肉桂・丁香・花椒・胡椒・小茴香・大茴香・生姜・葱白・紫蘇・香菜・緑豆・馬歯莧・芦薈・茯苓・薏苡仁・冬瓜皮・赤小豆・陳皮・薤白・刀豆・艾葉・紅花・三七・海藻・昆布・杏仁・銀杏・吉林人参・山薬・大棗・蜂蜜・冬虫夏草・胡桃・韮子・竜眼肉・当帰・地黄・麦門冬・石斛・黄精・百合・枸杞子・桑椹・黒胡麻・五味子・烏梅・蓮子・芡実などがある。

これらの中薬は，性質と味の面で食材としても使いやすく，料理を作るときに，よく配合されている。ただし，乾燥しているものは，使う前に戻す必要がある。

また，貴重な中薬は，粉末にして使う。例えば，冬虫夏草の姿を見ると気分が悪くなる人もいるので，まず，から煎りしてから，粉末にする。こうすると，香ばしい香りで補腎益肺の効果が高められるという利点もあり，ふりかけのように使える。ほかに三七粉や真珠粉などがある。

薬膳茶（薬茶）になる中薬

薄荷・菊花・桑葉・金銀花・蒲公英・魚腥草・番瀉葉・菖蒲・玫瑰花・茉莉花・丹参・山楂子・枇杷葉・酸棗仁・決明子・西洋参・黄耆・杜仲・玉竹・当帰などがある。

これらの中薬の性質あるいは味は，料理には使いにくいものが多いが，煎じて茶として飲むことができる。または，煎じた汁を水の代わりに使ってご飯を炊いたり，スープを作ったりすれば，食材と一緒に使うことができる。

薬膳酒に用いる中薬

木瓜・独活・五加皮・蛇・丹参・当帰・西洋参・黄耆・杜仲・肉蓯蓉・鹿茸・冬虫夏草などがある。これらの中薬を酒につけると，薬酒になる。

薬酒を作るときには，アルコールの濃度に注意する必要がある。アルコール濃度が低いと，有効成分が出にくくなる。

殻類の中薬

貝類の殻は捨てられることが多いが，実際にはこれらはよく使われる中薬である。ハマグリの殻は「海蛤殻」，アワビの殻は「石決明」，カキの殻は「牡蠣」，赤貝の殻は「瓦楞子」と，それぞれ中薬の名前があり，精神安定作用のある中薬として，イライラや不安や不眠があるときによく使われる。これらは乾燥させて保存する。使う際には，砕いてから，ほかの中薬より先に煎じる。

◇食材と中薬◇

性味と効能

食材や中薬はいずれもそれぞれの味・性質・効能をもっている。使用する際には，「四気」「五味」「帰経」「昇降浮沈」の性質と特徴により，使い分けなければならない。中には使いにくい食材や中薬もあるので，さまざまな工夫をする必要がある。

五気六味（四気五味）

伝統的に四気五味というが，実際には五気六味があるので，このように説明する。

五気とは食材や中薬がもっている，寒・涼・温・熱・平の5つの性質を指している。この中で平性のものは寒・涼性と温・熱性の間にある性質であるため，配合しやすい性質である（表6）。

六味とは食材や中薬がもっている，辛・甘・酸・苦・鹹・淡の6つの味を指している（表7）。

六味の実質には，食材や中薬そのものがもっている本当の味だけではなく，使用してから現れる効果も含まれている。要するに五味の定義は，食材や中薬の治療効果をまとめた結果であるといえる。このため，食材や中薬の本当の味とは異なる味の記載にあた

表6　五気（五性）の働きと食材・中薬

五気	寒性	涼性	温性	熱性	平性
代表的な食材・中薬	にがうり・すいか・豆腐・山梔子・金銀花	はと麦・大根・きゅうり・セロリ・麦門冬・百合・菊花	生姜・栗・エビ・羊肉・鶏肉・吉林人参	山椒・花椒・胡椒・肉桂・唐辛子・乾姜・高良姜	あずき・キャベツ・とうもろこし・山薬
働き	身体の熱を取る・毒を排泄し，便通をよくする		身体を温める・痛み止め・気血の循環をよくする		陰陽のバランスを調和させる
	作用が強い	作用が弱い	作用が弱い	作用が強い	作用が穏やか
体質	陽盛	陽盛・陰虚	気虚・血瘀・痰湿・気鬱	陽虚	どのような体質にも使える
適応証	熱証		寒証		熱証・寒証

表7　六味の効能・五臓との関係と食材・中薬

六味	酸（渋）	苦	甘	辛	鹹	淡
五臓	肝	心	脾	肺	腎	脾・五臓
代表的な食材・中薬	杏・山楂子・梅・ざくろ・酢・五味子	にがうり・チシャ・茶葉・芦薈	穀類・果物・蜂蜜・砂糖・枸杞子	生姜・ねぎ・にんにく・胡椒・唐辛子・肉桂	昆布・のり・海藻・塩・エビ・亀板・海蛤殻	はと麦・とうがん・白菜・茯苓・通草
効能	収斂・固渋・生津	瀉下・燥湿・清熱・解毒	補益・和中・緩急	散寒・行気活血止痛	軟堅・散結・瀉下	滲泄・健脾・開竅
	脱落症状を収める・固める・津液を生じる	熱を清める・便通をよくする・解毒・湿を散す	疲れを改善・虚弱を補う・脾胃を調和・痛みを和らげる	身体を温める・気血の流れをよくする・痛みを止める	堅いものを和らげる・塊を解消・通便	湿を取り除く・脾の働きを促進・食欲を誘う
適応症	多汗・慢性下痢・頻尿・慢性の咳・心悸・遺精	発熱・ニキビ・胃のもたれ・食欲不振・便秘	慢性疲労・虚弱・疼痛	カゼ・冷え・瘀血・疼痛・鬱証	血虚・便秘・腫塊	小便不利・むくみ・下痢・腹脹

ることがときどきあるので，注意しなければならない。

味以外では，香りをもっている食材や中薬もある。例えば，香菜・紫蘇・薄荷・セロリ・みかんなどで，このような食材や中薬は，精神の安定・食欲増進などの作用がある。

昇降浮沈

「昇・降・浮・沈」とは，食材や中薬の作用方向を指している（表8）。

「昇・浮」は，上昇・発散の意味。昇陽発表・祛風散寒・湧吐・開竅の効能をもつものがこれである。

辛・甘の味や，温熱性のもの，花・葉のような軽いものは，昇・浮の傾向がある。例えば，菊・薄荷は花・葉であり，「軽揚上昇」の作用方向をもつので，頭痛のときによく使われる。

「降・沈」は，下降・泄利の意味。瀉下・清熱・利尿・滲湿・重鎮安神・潜陽熄風・消導積滞・降逆・収斂・止咳平喘の効能をもつものがこれに属する。

酸（渋）・苦・鹹の味や，寒涼性のもの，茎・根・実・石・貝類のような重いものは，降・沈の傾向がある。例えば，牡蛎（ぼれい）は重いので下降の傾向があり，鎮静安神の作用があるため，不眠のときによく使われる。

表8 作用方向と性味などの関係

作用方向	意味	作用（効能）	四気	五味	種類	例
昇・浮	上昇・発散	陽気を上昇させる・祛風散寒・湧吐・開竅	温・熱	辛・甘	花・葉	ねぎ・香菜・菊花・薄荷
降・沈	下降・泄利	清熱・止咳・安定・健胃・利尿・瀉下	寒・涼	酸（渋）・苦・鹹	茎・根・実・石・貝	大根・ごぼう・牡蛎・石決明

帰経

食材や中薬の効能は，臓腑・経絡に選択的に作用する。

食材や中薬の色・性味によって入る臓腑も違ってくるが，1つの食材または中薬が身体のある部分に選択的に作用を発揮し，1経あるいは多経に帰することができる（表9）。例えば，桔梗は肺経に入るので，咳のときによく使い，牛膝は腎経に入るので，足腰の痛みによく使う。

一般に，酸味は肝経に入りやすいので，適量の酸味は肝をやわらげ養うことができる。

苦味は心経に入りやすい。夏は心の働きが盛んになり，疲れやすくなるので，にがうりなど苦味のものを摂り，心の熱を取り除き，心を養うとよい。

甘味は脾経に入りやすい。適量の甘味は脾を養う。

辛味は肺経に入りやすい。適量の辛味は肺の働きを助け，カゼの予防をすることができる。

鹹味は腎経に入りやすい。適量の鹹味は腎を養う。

表9　五色・五味と五臓の相互関係

五色	青	赤	黄	白	黒
五味	酸	苦	甘	辛	鹹
五臓	肝	心	脾	肺	腎

食材と中薬の配伍

　実際，食材や中薬を使うときに，単品で使うことは少なく，ほとんどの場合，2品以上を同時に使う。このとき，その互いの配合関係を7つの関係に収めており，これを「配伍七情」という（致病素因の七情とは違うものである）。食材や中薬を実際に使うときには，この七情の関係に注意しなければならない。

単行

　単味の食材や中薬を使用すること。例えば吉林人参や真珠粉だけを使うことがある。

相須

　同じ効能をもつ食材や中薬を一緒に使うと，両方とも効果が増加すること。例えば，補気するのに吉林人参に黄耆を配合して，補気の効果を高める。百合根のデザートを梨を一緒に使って作ると，肺を潤す効果を高めることができる。米と山いもの配合も補気の効果を高める。

相使

　一方を主，他方を補として，補薬が主薬の効果を増加すること。例えば，気虚の浮腫に対し，健脾利水を主とする黄耆に，黄耆の利尿作用を増強する冬瓜皮を配合する。生姜と黒砂糖を一緒に煎じて飲むと，生姜の体を温める効果が高まる。

相殺

　ある食材または中薬が，ほかの食材や中薬のよくない作用を消除・軽減すること。例えば，大葉は刺身が身体を冷やすのを防ぐ。いんげんとにんにくがよく一緒に使われるのは，にんにくがいんげんの皮疹・下痢を引き起こす作用を抑えるためである。刺身にわさびをつけるのは，わさびが生魚の毒を抑えるからである。

相畏

　ある食材や中薬のよくない作用または副作用が，ほかの食材や中薬によって消除・軽減されること。相殺とは表裏の関係になる。例えば刺身と大葉を一緒に使うことが多いのは，刺身の身体を冷やす作用が，辛くて温性の大葉に抑えられるからである。

以上の5つの配合は，実際にもよく使われている。

相反(そうはん)

2種類以上の食材や中薬を合わせて用いることにより，副作用が生じること。例えば柿と茶を一緒に摂ると，便秘を引き起こす。

相悪(そうお)

2種類以上の食材や中薬を合わせて用いることにより，作用が低減したり，無効になること。例えば気を下す作用のある大根は，身体を強壮する作用をもつ吉林人参・山いも・鶏肉と一緒に使うと，互いに働きが拮抗し合い，どちらの作用も無効になるので，相性がよくない。

相反と相悪の配合は，日常生活においてはよく使われているが，できるだけ避けたほうがよい。

◇薬膳処方の立て方◇

処方の原則

薬膳の処方は中医学の方剤と同じく，一定の原則に従って作られるものである。主な原則には，薬膳の目的に合わせ，「補虚」「瀉実」「調和」の3つがある。

補虚

虚弱を補うことである。女性は28歳，男性は32歳，平均で30歳までは身体が成長し，強壮となっていく勢いがある。しかし，この年齢を超えると，徐々に身体は老化して虚弱になっていくので，健康を維持し，低下した機能を補うことが必要になる（**表10**）。

表10　補虚に用いる食材と中薬

分類	作用	食材	中薬
補気法	臓腑の働きを高める	米・山いも・蜂蜜・牛肉	大棗・吉林人参・黄耆
助陽法	臓腑の働きを強くし，温める	くるみ・鶏肉・エビ	冬虫夏草・肉桂・鹿茸
養血法	血を養い，栄養を提供する	にんじん・ほうれん草・竜眼肉・レバー	当帰・熟地黄・白芍・阿膠
滋陰法	血・津液・精を補う	黒ごま・卵・スッポン	百合・麦門冬・枸杞子

瀉実

「実」とは邪気で，「瀉」は取り除くという意味なので，瀉実とは，邪気を取り除くことである。つまり，邪気の侵入あるいは臓腑の機能の失調による，発熱・頭痛・咳・めまい・胃のもたれ・腹脹・便秘などの実証に対する治療方法である。

例えば，冬のカゼには生姜・葱白・紫蘇による「辛温解表法」，また春のカゼには薄荷・菊花・葛根・牛蒡子による「辛涼解表法」，咳・喘息には桔梗・杏仁・大根による「宣肺降気止咳法」，胃のもたれ・腹脹・便秘には大根・陳皮・ごぼう・こんにゃくによる「平胃祛脹法」「行気通便法」などの方法を取り入れ，邪気を駆逐する。

調和

体調を調節することである。季節の変化による影響・ストレス・精神的な不安定・身体の不調などに対し，病気になる前に，陰陽のバランスを調節することが大事である。

例えば，リラックスのためには，玫瑰花紅茶・陳皮紅茶・茉莉花茶（ジャスミン茶）・薄荷茶・竜眼肉と大棗のデザート・ぶどうと枸杞子のヨーグルトなどがよい。

目的別の処方

食養

「食養」の処方は，元気な人に対する合理的な食事の献立なので，身体を営養し，健康を保ちながら，臓腑の働きを増進するという目的がある。使われるものは食材で，作用も食材から出される。例えば，美肌によい銀耳真珠湯（白きくらげと真珠のスープ），老化防止になる黒ごまと米のデザートなど。

食療

「食療」の処方は，病人のために作られる献立であり，使われるものは食材であり，効果は食材から出す。例えば，冷え症と生理痛に生姜黒砂糖茶，高脂血症に山楂子茶・荷（蓮）葉茶，食欲不振にみかんの皮の粥など。

薬膳

「薬膳」の処方とは，食材と中薬を使い，病人の治療・補助のために作る献立である。例えば，生理不順と生理痛のための当帰羊肉スープ，胸痛のための紅花酒，風寒によるカゼのための桂枝湯や温かい粥など。

実際には薬膳の応用は，治療補助のみではなく，養生・予防の範囲にも広げて使われている。例えば，枸杞子・大棗・吉林人参・山薬・肉桂・花椒・胡椒・小茴香・生姜・葱白・紫蘇・緑豆・薏苡仁・冬瓜皮・赤小豆・陳皮・薤白・昆布・胡桃・百合・黒胡麻・蓮子など，多くの中薬は，食材として，普段の食生活に取り入れられている（**表11**）。

表11 代表的な薬膳の処方

作用		代表的な薬膳
補益	養血柔肝	ほうれん草とレバーの炒めもの
	養心安神	松の実とスズキの炒めもの
	益気補脾	豚の胃袋と白朮の煮もの
	養陰清肺	白きくらげと貝母と梨のデザート
	滋補陰陽	牛肉と百合の蒸しもの
	補益気血	鶏肉と当帰の煮込み
温裏	温中健脾	羊肉とにんじんの水餃子
解表	辛温解表	ねぎと生姜の黒砂糖粥
	辛涼解表	菊花とほうれん草の和えもの
	祛暑解表	緑豆と薄荷の飲みもの
	化湿解表	香薷と藿香の薬膳茶
清熱	清熱解毒	魚腥草（ドクダミ）のデザート
	清熱利尿	とうがんと肉団子のスープ
	清熱通便	へちまと豚肉の炒めもの
潤燥	滋陰養血潤燥	八宝枸杞子のスープ
	滋陰清熱潤燥	カキと卵と黒くわいの炒めもの
利湿	淡滲利湿	はと麦粉うどん
調理*気血	行気活血	紅花三七酒

＊調理：「調」は調整，「理」は正常な機能の意。異常になった機能を調整し，正常に戻すことを調理という。料理を作る調理とは異なる。

◇薬膳の献立法◇

主　食

ご飯と粥

　野菜や肉などの食材や中薬の五気六味によって，いろいろなご飯と薬膳粥が作れる。
　薬膳ご飯または粥を作る場合，使いやすい中薬を選んで料理に入れる。例えば，葱白・淡豆豉・菊花・蓮子・大棗・扁豆・赤小豆・冬瓜皮・緑豆・薏苡仁・海藻・昆布・杏仁・銀杏・紅花・陳皮・竜眼肉・吉林人参・地黄・黄精・桑椹・胡桃・枸杞子・山薬・百合・胡麻などは，よく米と一緒に炊いたり，粥を作るときに一緒に入れたりする。

使いにくい中薬の場合は，まず中薬を煎じて，濾してから，その薬汁を用いてご飯または粥を作る。または後から入れて混ぜる。例えば，黄耆・当帰・五味子・決明子・山楂子・石斛・麦門冬・金銀花・魚腥草などは煎じてから薬汁を水の代わりに用いて，ご飯あるいは粥を作る（**表12**）。

表12 代表的なご飯と粥の薬膳処方

適応証	ご飯・粥
肺脾気虚	吉林人参と黄耆のご飯
血虚性便秘	何首烏と松の実とごまの粥
肝気鬱結	陳皮と大根の粥またはご飯
不安不眠	百合根・くるみ・酸棗仁の粥
皮膚の痒み・赤み	はと麦とあずきの粥
むくみ	あずきと桔梗とあわの粥またはご飯 はと麦と茯苓と陳皮のご飯
老化	八宝粥・八宝飯

麺 類

うどん・饅頭・しゅうまい・餃子・餅・ケーキなどの生地を作るときに中薬を粉にしたものを混ぜる。例えば，茯苓粉・はと麦粉などを，きな粉・そば粉・小麦粉などと合わせて生地を作り，うどん・饅頭・餅などにする。ただし，中薬粉を入れすぎるとつぶれやすくなるので，分量の注意が必要である。

または中薬を煎じて，その薬汁を水の代わりに用いて生地を作ったり，麺つゆと混ぜたり，あんかけを作るという方法もある。

あんかけうどんの場合，季節に合わせて，工夫をする。春には春菊・豚肉を，夏にはきゅうり・トマト・卵・貝類を，秋には百合根・白菜・豚肉などを，冬にはにんじん・山いも・鶏肉・羊肉・牛肉などを使うとよい。

米の粉

米の粉末は粘りが少ないので，生地を作るときは山いもをすり下ろして一緒に入れるとよい。餅やビーフンを作る場合，じゃがいも・吉林人参・鶏肉・しいたけなどを使うと，補気効果が高まる。

副 菜

薬膳料理を作るときには，調理方法が大切である。一般に使われている調理方法のほとんどが使えるが，季節・体質・体調・症状などに合わせて選択する必要がある。揚げ

る・焼く・漬けものにするなどの調理方法は，食材や中薬の性質が変わりやすく，また脾胃の運化機能に影響しやすいので，できるだけ避ける。煮る・煮込む・炒める・蒸すなどの方法で，温かい食事を作るようにする。

煮もの

食材・中薬・調味料を一緒に煮込む。または，中薬を煎じてから濾して，その薬汁を水の代わりに使う。

作り方としては，直接煮たり，炒めてから煮込んだり，下ごしらえしてから煮込むなどの方法がある。素材がやわらかくなったらできあがりである。例えば，大棗と黄精のスペアリブ煮込みなど。

もっと長い時間をかけて，やわらかくなるまで煮込む方法を燉という。

炒めもの

食材・中薬・調味料を一緒に炒める。
または，中薬を煎じてから濾して，その薬汁を片栗粉と混ぜ，とろみをつけるのに使う。

蒸しもの

蒸しものに使う容器は，土鍋・土瓶・竹の容器・陶器などがよい。下ごしらえした食材・中薬・調味料・スープを容器に入れて蒸す。または，中薬を煎じてから濾して，その薬汁を水の代わりに使う。例えば冬虫夏草と鶏の蒸しもの・四物湯とスペアリブの蒸しものなど。

スープ（湯）

食材と中薬のスープ

食材や中薬をそのまま使ってスープを作る。例えば竜眼肉・枸杞子・大棗・吉林人参・三七・蒲公英・とうがんのスープなど。

薬汁を使うスープ

煎じた薬汁を利用してスープを作る。

中薬を煎じた薬汁を水で薄めてから食材を入れて，スープを作る。例えば黄耆・鬱金・石決明・牡蛎・瓦楞子などは煎じてから，その薬汁を使う。

または，中薬を煎じてから濾し，できあがったスープにその薬汁を入れて，混ぜる方法もある。

中薬の粉末を使うスープ

粉にした中薬を，最後にスープに入れて混ぜる。中薬を粉にしたものには，三七末・

黄耆末・吉林人参末・鬱金末などがある。

薬酒

酒には，最も早い時期から中薬を入れていた。酒に中薬を入れて薬酒を作ることは，薬膳学の中で重要な位置を占めている。薬酒の中では，十全大補酒・虎骨酒・桂花酒・ライチ酒などが注目を集めている（**表13**）。有効成分をよく出すためには，アルコール濃度の高い酒を使うべきである。

表13　代表的な薬酒

袪風除湿・強筋壮骨	五加皮酒・木瓜酒・三蛇酒・虎骨酒
活血化瘀	紅花酒・丹参酒
補益強身	十全大補酒・亀齢補酒・何首烏酒・杜仲酒
滋補美顔	さくらんぼ酒・枸杞酒・桃花酒・桂花酒・ライチ酒

飲みもの

茶

茶は解毒作用があるので，中薬に属している。茶の分類方法は多くあるが，最も広く認められている分類は，6大茶類である（**表14**）。

表14　中国6大茶

緑茶	龍井茶など	お茶の色は緑色。清熱解毒に使う。
紅茶	祁門茶など	茶葉は褐紅色で，お茶の色は金黄色か紅黄色。身体を温める。
青茶	烏龍茶など	茶葉は青緑色か，周りが紅色で中心が緑色。はじめは紅茶と同じ発酵させる作り方を用い，その後，緑茶と同じ発酵させない作り方を用いる。お茶の色は金黄色か橙黄色で，紅茶の色と香りに加えて緑茶のさっぱりした甘みがある。半発酵で平性なので，どのような目的にも使える。
白茶	白毫銀針など	茶葉は銀色のうぶ毛のようなものが多い。お茶の色は薄い。清熱解暑に使う。
黒茶	プーアール茶など	茶葉は真っ黒か深褐緑色で，お茶の色は褐黄色か褐紅色。身体を温める。
黄茶	君山銀針など	お茶の色は黄色。清熱作用がある。

薬茶（薬膳茶）

中国では昔から，地域により薬茶を飲む習慣がある。例えば表15のようなものがある。
ほかにも黄耆紅棗茶・人参茶・玉米鬚茶・八宝茶（大棗・竜眼肉・菊花・茉莉花・枸杞子・干しぶどう・緑茶・氷砂糖）などたくさんあり，中薬の性味の特徴を覚えれば，それぞれの目的に合わせた薬茶が上手に作れるようになる。

表15 代表的な薬茶

分類	内容	作用
姜糖茶	生姜・黒砂糖	身体を温め，痛みを和らげる。
菊花茶	杭菊花・滁菊花	清熱作用があり，めまいによく使われる（杭菊花は杭州の菊花，滁菊花は安徽省滁県の菊花）。
蘇葉茶	紫蘇	身体を温め，食欲を増す。
薄荷茶	薄荷・甘草	清熱解毒作用があり，のどの痛みによく使われる。
感冒茶	板藍根・貫衆・甘草	カゼの予防。
橘紅茶	陳皮・紅茶	咳・痰。
烏梅茶	烏梅・氷砂糖	のどの渇き。
緑豆茶	緑豆・氷砂糖	清熱解暑作用があり，夏に使われる。
双花茶	菊花・金銀花	清熱解毒作用があり，熱やのどの痛みによく使われる。
山楂菊花茶	山楂子・菊花・決明子	肥満・高血圧・便秘。
合歓花茶	合歓花	気分をリラックスさせる。
玫瑰紅茶	玫瑰花・紅茶	気分をリラックスさせる。

果汁・野菜ジュース

野菜や果物はそれぞれ，中薬と同じように性質・特徴・効能をもっているので，フレッシュジュースを作ってもよい。すいか・梨・オレンジ・みかん・トマト・セロリ・大根・にがうり・きゅうりなどがジュースにできる。また五汁飲（芦根・梨・黒くわい・れんこん・麦門冬）などもある。薬茶と混ぜ合わせる方法もある。

牛乳・豆乳

これらには，身体を潤す滋陰効果がある。

点心・デザート

中薬などを使って点心・デザートを作る。例えば，くるみ・大棗・松の実・百合・枸

杞子などを使って薬膳クッキーを作ることができる。菊花・薄荷・魚腥草・にがうり・セロリ・大棗などを使ったデザートも工夫できる。

> **Point**
> ＊薬膳処方の原則は方剤と同じ──補虚・瀉実・調和を考える。
> ＊「食薬」とは料理に使える中薬のこと，効果的に使いたい。
> ＊茶の歴史を知り，いろいろな組み合わせを楽しもう。

4 薬膳料理の基本

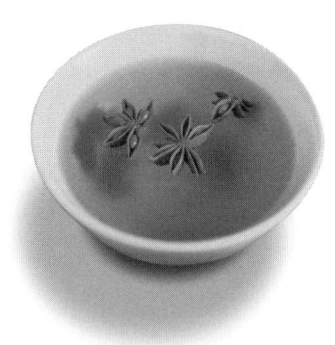

◇調理の基本◇

　調理とは料理を作るための専門技術であり，中国では「烹調（ほうちょう）」という。「烹」はもともと，寺廟に供える羊をやわらかくなるまで煮込むという意味であり，また「調」は調和・調節・整えることを意味する。つまり「烹調」とは，素材を調節加工したうえで加熱し，調味料を加えて身体に合う料理を作る技術のことである。薬膳においては烹調の技術を重要視している。というのも薬膳を作るときには，食材や中薬の知識と同じくらい，烹調の技術も大切な役目を果たしているからである。この烹調の技術の基本を踏まえれば，和風薬膳・フランス風薬膳・イタリア風薬膳など，さまざまな薬膳料理にチャレンジすることができる。

「烹」の作用

　最も多用されている烹法は，加熱である。火の加減には強火・中火・弱火・余熱の違いがある。烹調により，次のような効果が得られる。
① 殺菌消毒ができる。ほとんどの細菌・寄生虫は，85℃の熱または高濃度の食塩水で殺菌および駆除できるため，よく加熱する。
② 加熱することで素材が吸水・膨脹・分裂・溶解・凝固などの変化を起こすので，消化吸収しやすくなる。
③ 素材中の脂肪が水の中に解け，香りのあるエステル類を合成するため，おいしくなる。
④ 仕上がりが美しくなり，食欲を誘う。

「調」の作用と調味料

「調」には調味料により，料理の味を調節し，身体の状況に合わせるという作用がある。主な効果には次のようなものがある。
①生臭さを取り除く。
②おいしさを増す。
③味・作用を確定する。
④色を豊富にして見た目を美しくすることで食欲を誘う。

よく使われる「味」

現在，調味料や薬味は豊富にあるが，薬膳料理を作る際には，調味料より食材や中薬の作用の方が重要なので，単純な塩味・薄味にし，素材の性質やうま味を生かすようにする（表16～18）。

表16　単品の味

味	食材
鹹味	塩
甘味	蜂蜜・砂糖
酸味	烏梅・五味子・酢
辛味	唐辛子・ししとう・生姜・ねぎ・にんにく・胡椒・わさび
苦味	にがうり・ふきのとう・茶葉
香り	酒・にんにく・香菜・肉桂・山椒・茴香・ごま
麻味	山椒・胡椒・花椒

表17　代表的な合わせ味

合わせ味	調味料など
鮮味	スープ（鶏ガラ・豚骨・魚・エビ・貝など）
酸甘味 （酸味と甘味の合わせ味）	ジャム・トマトケチャップ
甘鹹味 （甘味と鹹味の合わせ味）	甜麺醬
辛鹹味 （辛味と鹹味の合わせ味）	四川豆板醬・豆板醬・辣醬
鮮鹹味	オイスターソース・蝦醬（エビの味噌）
香辛味	カレー粉・麻辣油・七味唐辛子・五香粉
香鹹味	酒粕・醬油・味噌

表18 薬膳によく使う調味料・薬味

油（サラダ油・紅花油・オリーブ油・グレープシードオイル・菜種油・花生油・大豆油・ごま油）	油には潤す働きがあるので，素材の水分を保ち，香りとコクを補い，料理を美しく仕上げることができる。また，皮膚・毛髪・臓腑の乾燥を防ぐ。
塩	塩は「味の王様」といわれ，調味と脱水保存の作用をもつ。塩はタンパク質を凝固させるため，調理する際に先に塩を入れると，タンパク質が凝固し固くなる。毎日一定量の塩を摂る必要があるが，薬膳料理を作るときには，薄味がよい。
醬油	味を調節し，色と香りをつける。肉・魚料理に使う。
紹興酒	生臭さを取り除き，風味をよくし，食欲を誘う。
黒酢	独特のよい香りとやわらかな酸味で食欲を誘う。消化を促進する。
蜂蜜	味を調節し，色をつける。砂糖の代わりに甘味として使う。
ねぎ・生姜・にんにく・胡椒・山椒・唐辛子	性質が辛温で，「辛温解表・温陽散寒」の作用があり，香辛料としてよく使う。いずれも，特徴ある風味で，食欲を誘う・消化を促進する作用もある。

よく使う器具

薬膳料理を作るときには，土鍋・土缶（小さな筒状の陶器）・陶器の急須などがよく使われる。これらのものは化学反応が起こりにくく，保温性にも優れている。ない場合は，竹の容器・ステンレスの容器などで代用してもよい。鉄の鍋については，中薬によって禁忌の場合があるので，使用するときに確認する必要がある。

◇前菜の烹調◇

前菜の烹調には，肉や魚・卵など調理が終わったものを，冷ましてから和えたものや，生野菜と茹で野菜を組み合わせたものなど，いろいろな種類がある。よく使われる烹調法を下に紹介する。

煮る

合わせ調味料を作る
醬油・紹興酒・蜂蜜・塩・ねぎ・生姜・小茴香・大茴香・肉桂・甘草・花椒・山椒・丁香などを水で煮て煮汁を用意する。

素材
素材の生臭さと汚れを取除くため，湯通しまたは下揚げをしてから，煮汁に入れる。沸騰するまでは強火，その後は弱火にして，素材がやわらかくなり，味を含むようにな

るまで煮込む。冷ましてから取り出し，表面に油を薄く塗る。まだ固いものはそのまま煮汁の中に置いておく。

煮るのに向いている代表的な食材は肉類・家禽類である。

茹でる

素材を湯通ししてから，湯あるいは中薬の煎じ汁の中に入れる。茹であがったら取り出さず，そのまま湯の中に置いておく。

代表的な料理は，鶏などの肉類・五香茶葉卵（卵を烏龍茶・大茴香・小茴香・肉桂・醬油とともに茹でる）などである。

和える

素材を形がそろうように切り，湯通しするか，炒める。生のままでもよい。

ねぎ・生姜・にんにく・茴香・肉桂・甘草・山椒・丁香などを使ったドレッシング・マヨネーズなどで素材を和える。

代表的な料理は，各種サラダなど。

煮こごり

調味料・中薬・動物の皮・皮つき肉・スープなどを容器に入れて蒸す。または煮込む。やわらかくなったら他の器にあけ，冷蔵庫に入れるか自然冷却して固まらせ，煮こごりにする。例えば豚肉の皮の中薬煮こごり，鶏肉の煮こごりなど。

漬ける

素材に塩・醬油・酒・砂糖などの調味料をふりかけ，混ぜ合わせて漬け込む（表19）。

表19　漬け方の種類

塩・醬油漬け	卵・野菜など。
泡菜	調味料（塩・山椒・酒・唐辛子・黒砂糖または砂糖・酢・塩・香葉など）を水に入れて煮立て，冷ましてから野菜を漬ける。

干す

肉や魚などに山椒塩を塗って，風通しがよい日陰につるす。

◈ 主菜の烹調 ◈

主菜料理の烹調の方法は非常に多い。薬膳に合う烹調の方法には，以下のようなものがある。

水を使う烹調

　この調理方法の特徴は，素材に水を加えて調理するため，できあがった料理は水分が多く，元の汁と素材の味を保ち，やわらかいので，薬膳料理に最も合う調理方法である。

焼き煮込み

　素材の下ごしらえには，焼く，油で揚げる，油通しをする，炒めるなどの方法がある。
- フライパンで焼き色をつける：魚・エビ・スペアリブ・豆腐
- 丸ごと揚げる：魚・鶏
- 切ってから油通しする：魚・鶏・豆腐
- 炒める：野菜・ウナギ

　以上のようにして，火を通した素材を鍋に入れ，酒・調味料・中薬・水の順に入れる。強火にかけて，煮立ったら弱火で煮込み，最後に片栗粉でとろみをつける（**表20**）。

表20　焼き煮込みの種類

乾焼	煮汁がなくなるまで煮る。
紅焼	醬油または赤色の調味料を用いる。動物性の素材の料理を作るときによく使う方法である。
白焼	塩を主な調味料として使う。植物性の素材の料理を作るときによく使う方法である。

煮る

　生のものまたは湯通しした素材を，中薬・水と一緒に，まず強火で沸騰させたあと，弱火で煮る。ある程度時間をかけ，やわらかくなるまで煮込み，調味料を入れて仕上げる。

油を使う烹調

　この調理方法は鍋を熱くし，油によって素材を炒めるもので，中華料理で最も多く使われる方法である。薬膳料理にもよく使われる。

炒

　油を熱し，素材を強火で炒めるのが特徴である。素材は油通しをしておき（しないこともある），鍋でねぎ・生姜を炒めて香りを出してから，調味料を素材と合わせ手早く炒める。例えば青椒炒肉絲（ピーマンと肉の細切り炒め），素炒土豆絲（じゃがいもの細切り炒め），韮炒卵（にらと卵の炒めもの）などがある。

爆

　動物性タンパク質を素材として料理を作るときは，特に強火で油を熱し，手早く炒めることがポイントである。「爆」は「炒」と比べ，より油の温度が高く，より手早さが求められる。素材は油通しをし（しないこともある），鍋でねぎ・生姜を炒めて香りを出し，調味料を素材と合わせ手早く炒める。例えば爆炒腰花（豚マメの強火炒め）・葱爆羊肉（ねぎと羊肉の細切り炒め）・宮保鶏丁（鶏と落花生の唐辛子炒め）など。

煎

　平らに切った素材に下味をつけ，少量の油で両面を焼く。この料理方法は冷え症によい。なす・魚・スペアリブなどの調理に用いる。

烹

　動物性の素材に小麦粉または片栗粉をまぶし，揚げたり焼いたりしてから，鍋に戻して合わせ調味料を入れて煮る。または材料を油でさっと炒めてから調味料を加え，手早くかき混ぜる。

蒸気・熱気を使う烹調

　この調理方法も，薬膳料理に適し，よく使われる方法である。水を用いる調理法と同様，できあがった料理には栄養素や有効成分がたっぷりと含まれ，やわらかくておいしい。

蒸す

　素材に下味をつけてから蒸す。やわらかくなったらできあがりである。よく使われる方法としては，清蒸・粉蒸・包蒸・糟蒸・衣をつけて蒸す，などがある。

焼く

　オーブン・釜・泥などを利用する調理法である。北京ダック・子豚の丸焼きなどの料理に用いる。

塩を使う烹調

　素材に下味をつけて，熱い塩の中でよく火を通す方法である。塩釜で約30分火にかける。
　例えば補血作用のある五香落花生（五香粉と落花生を軽く茹でてから塩釜に入れる）など。

> **メモ**
>
> ### [食事のときの心得・養生]
>
> ※食事の仕方
> 　食事の仕方は，栄養がよりよく吸収されるかどうかに関わってくるので，重視すべきところである。
> 　①ゆっくり食べる
> 　　食事をするときには，ゆっくりとよく嚙んで食べる。こうすると，消化液の分泌が促進されて，食物が吸収されやすくなり，情緒も安定するため，胃腸を保護することができる。暴飲暴食は身体によくない。
> 　②食事に集中する
> 　　食事中，本を読んだり，テレビを見たり，話をしたりすると，集中力が失われて，食欲が落ち，消化力・吸収力がともに悪くなる。昔から「食不語」（食事するときにおしゃべりしてはいけない）といわれているように，食事に集中する。
> 　③楽しく食べる
> 　　清潔で静かな環境で，リラックスした雰囲気の中で楽しく食べる。これによって消化・吸収が促進される。
>
> ※食後の養生
> ①口をゆすいだり，歯を磨いたりして，口の中を清潔にする。
> ②腹部の血液循環をよくし，胃腸の消化・吸収を促すため，腹部のマッサージをする。
> ③中国には「食後に散歩をすると百歳まで生きる」という諺がある。食後1時間たったあとの適度な運動は，胃腸の働きによい。

Point
＊よく使う調味料と調理方法を知ろう。
＊素材の性味を生かす調理法を選ぼう。

第2章
健康のために 養生篇

1 五季に合わせた薬膳

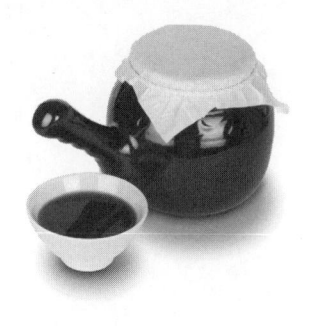

◇季節のとらえ方◇

二十四節気

　時計のない時代，古人たちは，太陽の出入りにより1日の変化を，寒暑の変化により1年の季節変化を計算し，作物を作り，収穫し，生きていた。

　1年の365日は自然の暦から春・夏・秋・冬の四季に分けられるが，中医学の五行学説では春・夏・長夏・秋・冬の五季に分ける。中医学の発祥地といわれる黄河流域は年間の雨量が少なく，夏の終わりと秋の始めの間に雨のよく降る長夏の季節がある。一方，長江流域は，夏の芒種から淫雨連綿の季節に入り，これは日本の梅雨の時期と重なる。

　季節の変化は日と月の移り変わりによって説明されるが，これは中医学の陰陽学説では，陰陽魚の太極図で表現される。太陽は自然界の気と同じように東から上昇するので，1日の変化を太極図で表すとき，時計の逆回りで太極図を書くことが多い（図1）。

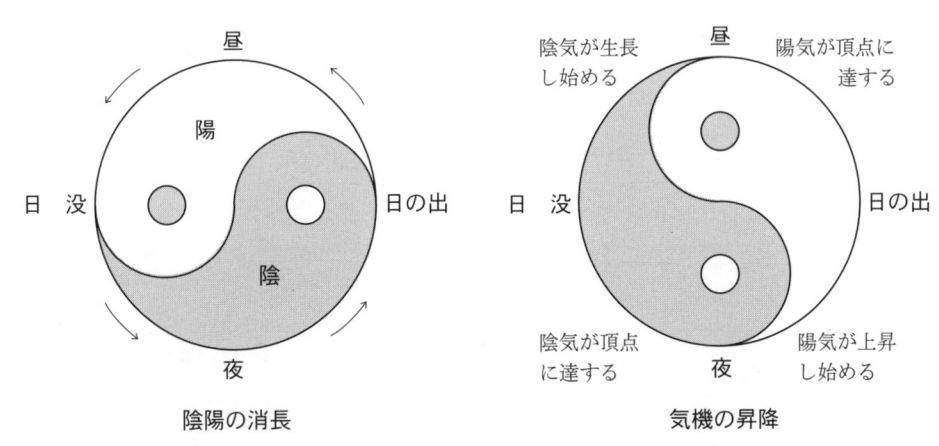

陰陽の消長　　　　　　　　気機の昇降

図1　1日の太極図

1年の二十四節気の気の変化を表現するときには時計回りで書く（**図2**）。図2を展開すると**図3**のようになる。

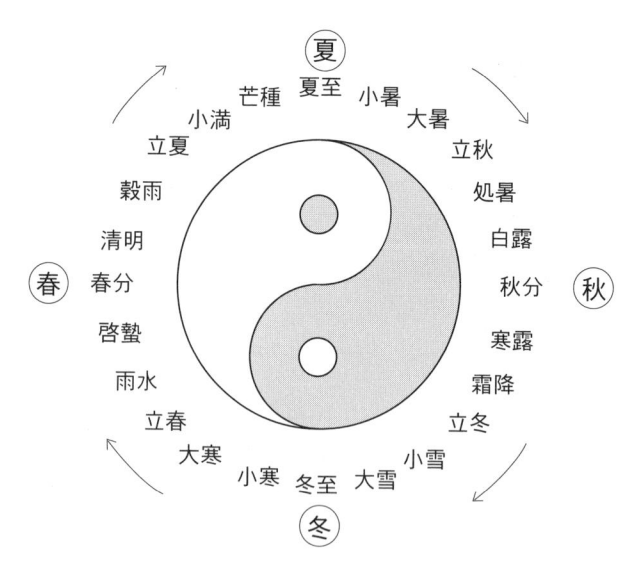

図2　二十四節気の太極図

	春（東方）	夏（南方）	長夏（中央）(黄河流域)	秋（西方）	冬（北方）
陽長	早春　陰陽転化　晩春	一陰生	温燥　陰陽転化	涼燥	一陽生
陰陽	陽長陰減へ　陽気成長　陽気上昇陰潜　実になり始める	陽盛陰生　実熱	陰長陽減へ　収穫	陰気上昇陽潜　陰気成長　陰盛陽生	陰減
五臓	肝（木）	心（火）	脾（土）	肺（金）	腎（水）
四気	温・涼・平性	涼・寒性	温*・平性	涼・平・温性	温・熱性
五味	辛・甘味・適度の酸味	鹹・酸味・適度の苦味	甘・苦・淡味	甘・酸味・適度の苦・辛味	甘・酸・辛味・適度の鹹味

*温：長江流域の梅雨には温性を用いる。

図3　二十四節気と陰陽五行

節気に合わせた食材と中薬

　昔から節気に合わせて食材や中薬を選択し，五臓六腑を調節する習慣があった。
　11月は立冬になり，補益の食材や中薬を摂るとよい。温熱性の肉類は食べてよいが，カニを食べてはならない。
　12月は正月を控え，11月に続き身体を養い，五色豆を食べ，五臓の働きを補いながら毒を取り除く。冬至の日には自然界の陽気が地下で動き始める。日本では無病息災のためにゆず湯に入り，かぼちゃを食べるが，中国では解毒のためにあずき粥を食べ，もち米団子を食べる。
　1月には1年の病気予防のために屠蘇酒を飲み，防風粥，馬歯莧を食べる。陽気の成長を促進するため，もち米・大棗・落花生・栗・くるみ・竜眼肉・あずき・黒ごまなどで作った粥も食べる。
　立春の2月には，陽気を生長させるため，にらを食べて心気を養う。
　3月には花が咲き，桃花酒を作る。これは病気を取り除き，美肌にもよい。
　4月は夏に向かい，陽気の上昇が強くなるので，菊花や桑葉の茶を飲む。羊肉・鶏肉・鹿肉・驢馬肉などの身体を熱くする肉は食べてはいけない。
　5月，立夏となる。昔，病気を予防するために菖蒲雄黄酒を飲む習慣があった。気候がだんだん暑くなるため，涼性の食材を摂るべきである。
　6月は陽気が旺盛な季節なので，汗がよく流れ，のどが渇いて，身体が熱い。薬膳ではできるだけ平性・涼性の食材や中薬を選択し，調理方法もスープ・ジュース・粥などを多くする。
　7月は大・小暑の節気なので，すいか・きゅうり・トマトのような涼性・寒性の食材がよい。
　8月には立秋になる。収穫の季節なので，芽が出るものを食べてはいけない。
　9月は身体を休ませ，菊を観賞する季節となる。食養生のために菊花酒・枸杞酒を飲み，生ものを控える。秋分の日は二日酔いは禁物。なす・すいかなどを食べないようにする。
　10月は冬に向かい，収める季節なので身体を養うべきである。肉類・卵・貝類などの補益類の食材がよい。
　このような季節と節気と臓腑，食材と中薬などの関係を図4にまとめた。
　陰陽に合わせ，子丑寅卯辰巳午未申酉戌亥の干支を使って1年の12カ月を計算し，孟仲季の順番を使って各季節の3カ月を計算している。
　脾は中央に位置し五行の土に合わせている。『黄帝内経素問』太陰陽明論篇に「脾は五行の土に属し，中央に位置している。四季に応じてその他の四臓〔の長として〕を主り，各季節の終わりの18日間に寄生する形で旺盛となるが，単独で1つの季節を主ることはできない」とある。これは，すなわち立春・立夏・立秋・立冬の前の18日間が土気が旺盛になるということを意味している。

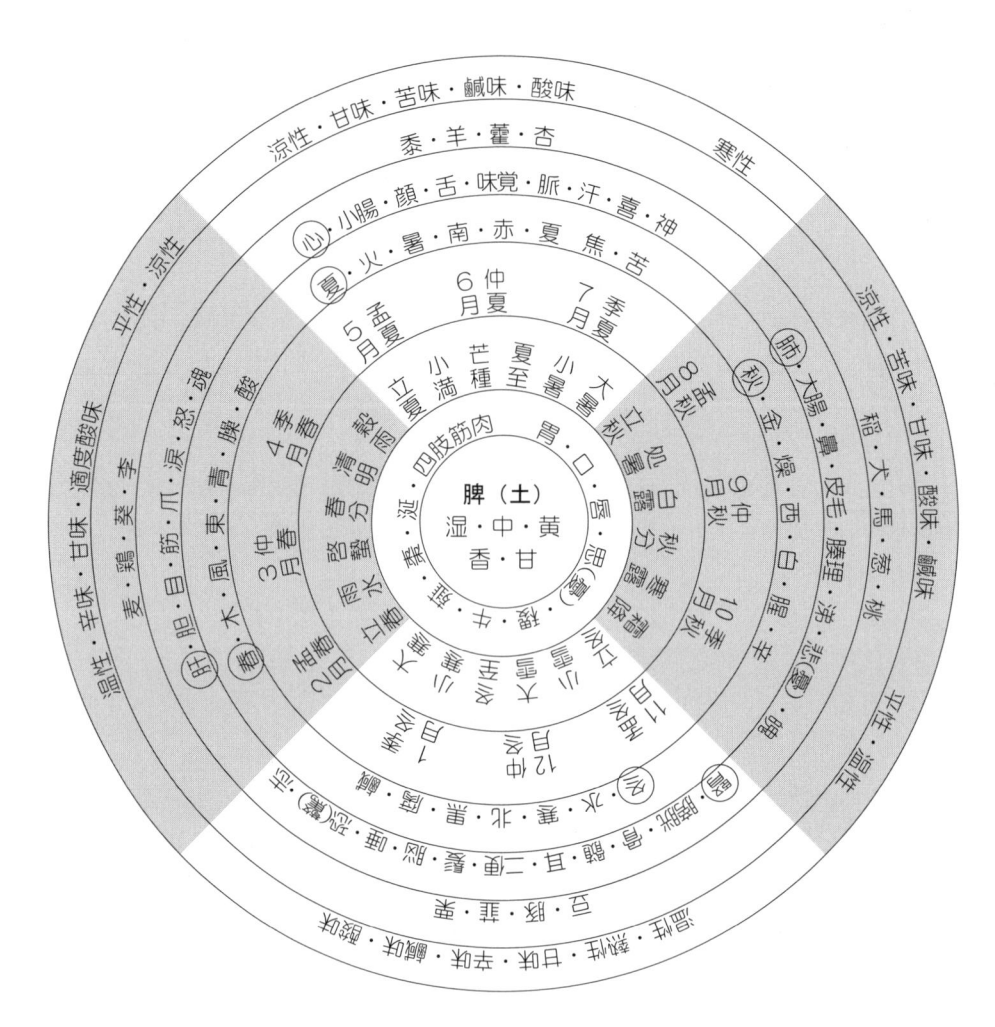

図4 季節・節気と臓腑，食材と中薬との関係

表1 季節・五味・臓腑との関係（姚可成『食物本草』より）

五季	五行	五気	五方	五味	五色	五穀	五果	五畜	五菜	五臓	五腑	五竅	五体	五液	五華	五志
春	木	風	東	酸	青	麦	李	鶏	葵	肝	胆	目	筋	涙	爪	怒
夏	火	暑火	南	苦	赤	黍	杏	羊	藿	心	小腸	舌	脈	汗	顔	喜
長夏	土	湿	中	甘	黄	稷	棗	牛	薤	脾	胃	口	肉	涎	唇	思
秋	金	燥	西	辛	白	稲	桃	犬馬	葱	肺	大腸	鼻	皮	涕	毛	悲憂
冬	水	寒	北	鹹	黒	豆	栗	豚	韮	腎	膀胱	耳	骨	唾	髪	驚恐

（長夏：陰暦6月末〜7月末）

◇ 春 ◇

　春の3カ月には立春から始まって，雨水・啓蟄・春分・清明・穀雨まで，6つの節気がある。冬の寒冷な気候から徐々に暖かくなり，冬眠していた万物は生長・発育・成長の時期に入る。自然界は「陰消陽長」により，陰気が徐々に弱くなり，陽気が次第に強くなる。すると，植物は萌芽し，新緑が出てきて，花が鮮やかに咲き，動物たちは目が醒めて，外に出ていくようになる。

　春の季節の特徴は，やはり「風（ふう）」である。風が吹くと山は青くなり，木は緑になり，それに合わせて，身体の陽気も強くなって，力が充実してくる（**表1**）。

　五行学説によると，春は「木」に属し，「風」に通じている。ただし，「風」は春の主要な気候ではあるが，四季にわたって，ずっと吹いている。

　春の風は東風で，暖かく，作物を生長させる力がある。夏の風は南風で暑く，作物に実をならせ，熟させる力がある。秋の風は西風で乾燥しており，木々を吹き渡ると落ち葉や収穫となる。冬の風は北風で冷たく，動物・作物が地下で生活し力を蓄えるようになる。

春の養生

　昔から中医学は，私たちの身体は自然界の気候の変化に対応して，正常な生理活動を保つ能力をもっている，と認識していた。したがって，冬眠状態で固まっていた身体が春になって暖かい春風を感じると，体内の陽気が次第に生長し，緩み膨らんでくる。

　春は五臓のうち肝臓の機能が盛んになり，精神・情志の活動が上昇・発散するので，興奮状態を招きやすくなる。これは脾胃にも影響を与えるので，外邪を防ぐと同時に，肝の抑鬱を解消し怒ることを戒め，度量を大きくもって，楽観的で愉快な心理状態を保つことが重要である。

　「春眠暁を覚えず，処々に啼鳥を聞く」というが，陽気は筋肉や皮膚など体表に向かうので，朝寝坊は陽気の生長を妨げる。このため朝は早く起き，ゆったりとした服を着て，リラックスして陽気の生長を促進するように心がける。

春の薬膳処方

▎温性で辛味・甘味の食材や中薬を使う

　春は陽気を育てて，生長させる季節であり，また肝の疏泄が盛んになる季節なので，温性で辛味・甘味の食材や中薬を摂るとよい。米・大棗・落花生などの補養作用があるものと，ねぎ・生姜・香菜・紫蘇・防風・豆豉などの上昇・発散させる効果があるもの

を使うとよい。

酸味の使い方に注意する

　春の味は「酸味」である。酸味は肝に一番入りやすく，肝経の引経味としてよく使われている。しかし，酸味には収斂・固渋の作用があるため，陽気の生長・発散を抑える。したがって，若者・健康な人・体が丈夫な人，あるいは高血圧の人や怒りっぽい人は多めに摂ってよいが，冷え症の人や体質が弱い人は，酸味を控えるべきである。

補血・滋陰の働きがある食材や中薬を使う

　普段，暑がり・のぼせやすい・めまいがする・頭痛・目が赤いなどの，「肝陽上亢」の症状がよく現れる人には，補血滋陰・平肝作用がある食材や中薬がよい。

脾を養う作用がある食材や中薬を使う

　肝臓の疏泄を主る働きは，脾の消化吸収を促進させる作用があるので，肝と脾は密接な関係でつながっている。春は，肝だけでなく脾の調子をみることも大事であるため，脾を養う作用がある食品を摂るべきである。

　献立を作るときには「辛温発散」「養血補肝」「調和肝脾」を考え，素材を選ぶ。

春によく用いる食材と中薬

作用	食材	中薬
辛温発散	ねぎ・生姜・香菜・みょうが・みつば	紫蘇・防風
辛涼発散	食用菊・葛粉	淡豆豉・牛蒡子・菊花・薄荷・葛根・桑葉
清熱瀉火解毒	白菜・セロリ・きゅうり・トマト・じゅんさい・マコモ・茶・豆腐・ドジョウ	蒲公英・馬歯莧・金銀花・山梔子・魚腥草・板藍根
益気養血補肝	米・あわ・とうもろこし・はと麦・落花生・にんじん・ほうれん草・キャベツ・長いも・じゃがいも・かぼちゃ・ぶどう・ライチ・いんげん・大豆・納豆・しいたけ・栗・蜂蜜・松の実・牛肉・鶏肉・豚モツ・豚足・豚マメ・レバー・イカ	吉林人参・黄耆・白朮・当帰・芍薬・熟地黄・大棗・竜眼肉
滋陰清熱	麺類・キウイフルーツ・ごま・豆乳・牛乳・ウズラの卵・鶏卵・豚肉・鴨肉・烏骨鶏・貝類・カキ・アワビ・カニ・クラゲ	枸杞子・桑椹・黄精・麦門冬・沙参

板藍根茶

〈材料〉板藍根5g，牛甘草3g，蜂蜜適量

〈作り方〉板藍根・甘草を水300ccに20分ぐらい漬けてから，10分間煎じる。蜂蜜を入れて飲む。

〈効能〉清熱解毒

板藍根：苦・寒。心・肺経に入る。清熱解毒・涼血・利咽。抗ウイルス作用がある。

生甘草：甘・平。心・肺・脾・胃経に入る。清熱解毒・利咽。

しいたけと鶏肉のあわ粥

〈材料〉あわ50g，米20g，干ししいたけ3枚，鶏ひき肉100g，松の実15g，塩，醬油

〈作り方〉
①鶏のひき肉に醬油で下味をつけておく。
②しいたけは戻し，せん切りにする。戻した汁はとっておく。
③しいたけの戻し汁と米・あわ・しいたけ・水で粥を作る。
④食材に八分ぐらい火が通ったら，鶏肉・松の実を加え，完全に火が通るまで炊く。塩で調味する。

〈効能〉平肝補脾

あわ：甘・鹹・涼。脾・胃・腎経に入る。清熱和中健脾。

しいたけ：甘・平。胃経に入る。補益胃気。

鶏肉：甘・温。脾・胃経に入る。温中益気補精。

松の実：甘・温。肝・肺・大腸経に入る。養陰平肝熄風・滑腸通便。

レバーとほうれん草の炒めもの

〈材料〉豚レバー100g，ほうれん草1束，山椒，ねぎ・生姜・にんにく各少々，塩，サラダ油，紹興酒，醬油，塩，胡椒，片栗粉

〈作り方〉
①豚レバーは薄切りにし，紹興酒・醬油・胡椒・ねぎ・生姜・にんにく・片栗粉で下味をつける。
②ほうれん草は3cmぐらいの長さに切り，炒めて塩で調味し，器にとる。
③鍋を熱しサラダ油を入れ，山椒を入れて炒める。香りが出たら，山椒を取り出す。
④鍋に①を入れて炒める。最後に②を加えて，混ぜ炒め，器に盛りつける。

〈効能〉養血補肝

レバー：甘・苦・温。肝経に入る。補肝養血明目。

ほうれん草：甘・涼。胃・大腸経に入る。養血止血・潤燥斂陰。

1 五季に合わせた薬膳

豆腐とねぎの焼き煮

〈材料〉木綿豆腐1丁，淡豆豉10ｇ，ねぎ1本，塩，胡椒，サラダ油

〈作り方〉

① ねぎは斜めに切る。

② 豆腐は2×4cmぐらいの大きさに切り，両面に片栗粉を薄くつけてフライパンで軽く焼く。

③ 鍋を熱し，油を入れ淡豆豉を炒めてから，②と水250ccを加えて煮込む。

④ 水の量が半分ぐらいに減ったら，ねぎと塩を加え，最後に胡椒を加える。

〈効能〉調和陰陽

豆腐：甘・寒。脾・胃・大腸経に入る。生津潤燥・益気和中・清熱解毒。

淡豆豉：辛・甘・微苦・寒。肺・胃経に入る。解表除煩。

ねぎ：辛・温。肺・胃経に入る。発汗解表・散寒通陽。

◇ 夏 ◇

　夏は，立夏から小満・芒種・夏至・小暑・大暑の6つの節気を経た，立秋までの3カ月であるが，夏と秋の間の，大暑・立秋・処暑・白露の4つの節気の間は「長夏」と称する。夏は1年中で最も暑く，雨が最も多い季節となるため，万物が生長する季節である。夏には天の気が降り，地の気が昇り，そこで天地の気が交わって，「風調雨順」（天候が順調なこと）になれば，植物は花を咲かせ，実をつける。また，自然界の成長・実りに合わせて，身体は陽気の成長が一番旺盛な時期になるため，夏には保養することが大事である。

夏の養生

　夏は五臓のうち，心の機能が盛んになる。

　夏は五行の「火」に属し，心気に通じるため，心気を補養することが大切である。「心気を傷めるので感情を平和にして，怒ってはいけない。心気は穏やかに発散するのがよい」と『黄帝内経素問』に書かれているように，暑い夏には常に楽しい心情を保ち，怒気を起こさず，ゆったりとした状態で過ごすようにする。

　暑熱は気を傷めるため，夏はスポーツを控え，昼寝をするとよい。寝るのは夜遅くてもよいが，朝は早く起きて自然界の陰陽の生長に対応することが重要である。寝るとき

には，長時間風に当たらないようにする。特に，冷房が普及している現代では室内外の温度差が大きくなりがちで，夏カゼに罹りやすく，冷え症もひどくなるので，冷房を使う場合，室温は25℃以上に設定する方がよい。

夏の薬膳処方

涼性・寒性で酸味・鹹味の食材や中薬を使う

夏は暑くて，汗をよくかき，心拍数が多くなり，心機能が活発になる季節である。涼性・寒性の食べものは清熱作用があり，酸味は収斂止汗，鹹味は補養心気の作用があるので，心気を助ける。

苦味の使い方に注意する

「苦味」は夏の主味であり，心気に通じる。しかし，同じ苦味でも，清熱瀉火解暑の作用をもつ苦寒性の食材や中薬と，健脾消食の作用をもつ苦温性の食材や中薬があるので，使い分けに注意しなければならない。体質が虚弱だったり，冷え症がある場合には，苦寒性のものは控える。

冷たい食べものや，生ものを摂りすぎない

暑い夏は，冷たいものを食べたくなる季節である。しかし摂りすぎると，脾胃を傷め，身体を冷やしてしまうので，量の加減に注意するべきである。特に冷え症がある場合には，できるだけ避けたほうがよい。

夏バテや熱射病を予防するためには，夏に入る前に，「補肺健脾益気」するものを適度に摂っておくことである。揚げものや脂っこいものを控え，あっさりとした食事を摂り，水分やミネラルの補給に気をつける。

食中毒に注意する

夏は暑く，食べ物が腐敗しやすいため，食中毒に注意しなければならない。

「冬病夏治」を応用する

「冬病夏治」（冬の病気は夏に治す）の理論によると，慢性気管支炎・喘息・肺気腫・リウマチなどの陽虚証に対しては，夏が治療効果が最も高い季節である。

献立を作るときには「清熱解暑」「生津止渇」「養心安神」を考えて，素材を選ぶとよい。

夏によく用いる食材と中薬

作用	食材	中薬
清熱解暑 生津止渇	あわ・そば・小麦粉・レタス・トマト・はす・白菜・きゅうり・セロリ・にがうり・もやし・緑豆・すいか・バナナ・りんご・キウイフルーツ・梨・緑茶・白茶・豆腐・豚肉・牛乳	荷葉・薄荷・菊花・葛根・芦根・淡豆豉・淡竹葉・生地黄・麦門冬・沙参・石斛・玉竹
清熱解毒	にがうり・マコモ・きゅうり・水菜・じゅんさい・豆腐・ゆば・こんにゃく	金銀花・菊花・蒲公英・魚腥草・馬歯莧
養心安神	百合根・卵・牛乳・ハツ（鶏・豚）	酸棗仁・柏子仁・遠志・夜交藤・合歓花・西洋参・竜眼肉

緑豆薄荷茶

〈材料〉緑豆50ｇ，薄荷３ｇ，生甘草１ｇ

〈作り方〉

① 生甘草を水500ccに入れ，10分間煎じる。緑豆を加えてさらに５分間煮る。

② 薄荷を袋に入れて①に入れ，２〜３分間煎じて火を止める。

〈効能〉清熱解暑

　薄荷：辛・涼。肝・肺経に入る。疏散風熱・清利頭目。

双花茶

〈材料〉菊花５ｇ，金銀花５ｇ，氷砂糖（好みで）

〈作り方〉

材料をポットに入れ，湯を注いで，しばらく置いてから飲む。

〈効能〉清熱解毒

　菊花：辛・甘・苦・微寒。肝・肺経に入る。清熱祛風解毒。

　金銀花：甘・寒。肺・胃・心経に入る。清熱解毒。

　両方合わせて清熱解暑・解毒の働きをもつ。

にがうりと菊花の和えもの

〈材料〉にがうり１本，食用菊花（生）５個，枸杞子15ｇ，塩，ごま油，酢少々

〈作り方〉

① にがうりは種を取って薄切りにし，湯通ししてから冷やす。

② 菊花は花びらを取り，湯通しして冷やす。

③ ボールに①②と酢で戻した枸杞子を入れ，調味料を加えて混ぜる。

〈効能〉清熱生津

　にがうり：苦・寒。心・脾・胃経に入る。清暑止渇・清肝明目・解毒。血糖値を下げる効果がある。

　菊花：辛・甘・苦・微寒。肺・肝経に入る。疏風清熱・清肝明目。糖尿病・高血圧・心臓病の患者によい。

へちまと豚肉の炒めもの

〈材料〉へちま3本, 豚肉150ｇ, 塩, 片栗粉

〈作り方〉

①豚肉は薄切りにして, 塩と片栗粉で下味をつける。

②へちまは皮をむいて薄切りにする。

③鍋を熱し油を入れ, 豚肉, へちまの順で炒める。最後に塩で調味する。

〈効能〉滋陰清熱

豚肉：甘・鹹・平。脾・胃・腎経に入る。滋陰潤燥。

へちま：甘・涼。肝・腎経に入る。清熱通絡。夏の疲れ・無気力・煩熱口渇によい。

にがうりの肉詰め

〈材料〉にがうり1本, 豚ひき肉150ｇ, ねぎ2cm, 生姜薄切り3枚, 塩, ごま油, サラダ油, 片栗粉

〈作り方〉

①にがうりは1.5cmぐらいの輪切りにして, 種を取る。

②ひき肉にみじん切りしたねぎ・生姜, 塩・ごま油を混ぜて, 下味をつける。

③にがうりの内側に片栗粉をまぶしてから, ②を詰める。

④鍋にサラダ油を入れて熱し, ③を並べて両面を焼く。

⑤水200ccを加え, 水がなくなるまで弱火で煮つめる。

〈効能〉滋陰清熱止渇

にがうり：苦・寒。清熱解暑。

豚肉：甘・鹹・平。滋陰潤燥。

トマトそうめん

〈材料〉そうめん80ｇ, 完熟トマト2個, 卵2個, ねぎ2cm, 塩, サラダ油

〈作り方〉

①トマトは1cm角の大きさに切り, ねぎはみじん切りにする。

②卵をボールに割り入れ, 塩を入れてよく混ぜる。

③鍋を熱しサラダ油を入れて, 卵を炒めてから①と塩を加え, さらに炒めて取り出す。

④そうめんを茹で, 水で冷ます。

⑤碗に③と④を入れて混ぜる。

〈効能〉滋陰清熱安神

トマト：酸・甘・微寒。肝・脾・胃経に入る。清熱生津・止渇・健胃消食。

卵：甘・平。肺・心・脾・肝・腎経に入る。滋陰清咽。

そうめん：甘・涼。心・脾・腎経に入る。清熱除煩・養心安神・補益脾胃。

◇ 長 夏 ◇

　夏の終わりと初秋の，大暑・立秋・処暑・白露の 4 つの節気間は長夏といい，黄河流域では 1 年中で最も暑く，雨が最も多い季節であるため，農作物が旺盛に生長し，熟していく季節となる。長夏の時期は，旧暦の 6 月末から 7 月末の間である。
　ところが，中国の長江の中・下流の地域では，5 月に梅雨に入り，雨が続いて，カビが生えたりしやすくなる。この時期は「黄梅雨」「霉雨」とも呼ばれている。
　すると，長夏と梅雨の時期が 1 カ月ぐらいずれていることになるが，理解しやすいように，この地域（長江の中・下流）は 1 年中雨が多い，と考えるとよい。

長夏の養生

　長夏には五臓のうち，脾の機能が盛んになる。
　この時期は，雨によって外湿が強くなるので，脾気を傷めることが多い。脾を補養し，脾の働きを高めることが重要である。
　心配したり，思いつめたりすると，脾気を傷めるので，できるだけ避けるようにする。

長夏の薬膳処方

温性・甘味の食材や中薬を使う

　脾の運化を主る働きは，暖かい環境の中でスムーズに動く。外湿によって内湿も生じ，湿邪は陰邪として，脾の気機を阻滞させるため，温性・甘味で益気健脾作用のある食材や中薬を使い，脾の働きを促進させる。

甘味の使い方に注意する

　「甘味」は長夏の主味であり，脾気を養う働きがある。しかし，甘味の食材や中薬には，湿がたまりやすい性質があるので，分量に注意し，酸味とは一緒に使わず，辛味と配合する。

芳香類の食材や中薬を使う

　芳香性のある食材や中薬は，温性で，気の巡りをよくし，食欲を誘い，湿を取り除く働きがあるので，雨の季節にはよく使われる。

行気利湿の食材や中薬を使う

　脾には，「喜燥悪湿」という特徴がある。雨が多い季節には，外湿が強くなり，脾の働

きに影響を与える。脾の運化作用が阻滞され，食欲が落ちて，脘腹脹満・疲れ・下痢気味などの，内湿の症状が現れやすい。よって，行気・利湿の食材や中薬がよく使われる。

益気健脾の食材や中薬を使う

益気健脾の作用をもつ食材や中薬は，脾の運化機能が低下することによって現れる内湿症状によく使われる。

冷たい食べもの・生もの・甘いものは控える

冷たい食べものや生もの・甘いものは，脾を傷め湿を増すので，長夏にはできるだけ避けるほうがよい。

献立を作る際には，「芳香化湿」「利湿健脾」を考えて中薬や食材を選ぶ。

長夏によく用いる食材と中薬

作用	食材	中薬
益気健脾	穀類・肉類・いも類・しいたけ・グリーンピース・とうもろこし・米ぬか・大豆・栗	黄耆・白朮・吉林人参・党参・扁豆・山薬・大棗・山楂子・神麴・麦芽・穀芽
芳香化湿	香菜・大葉・玉ねぎ・みかん・山椒・ジャスミン茶	陳皮・薤白・香薷・藿香・佩蘭・白豆蔻・砂仁・草豆蔻・菖蒲・大茴香・小茴香・紫蘇
清熱解暑化湿	そば・大麦・とうがん・金針菜・チシャ・緑豆	薄荷・薏苡仁・車前子・冬瓜皮
行気・利湿	あずき・はと麦・大葉・ジャスミン・とうがん・ひょうたん・大根・菜の花・にんにく・生姜・ねぎ・らっきょう・みかん・金針菜・コイ・フナ・ハモ	陳皮・枳殻・大腹皮・茯苓・車前子・冬瓜皮・玉米鬚・紫蘇・玫瑰花

はと麦と鶏手羽のスープ

〈材料〉はと麦50g，鶏手羽3本，へちま2本，塩，生姜（皮付き）薄切り5枚，紹興酒

〈作り方〉
① はと麦を水800ccに入れ，やわらかくなるまで煮る。
② へちまは皮をこそげて薄切りにする。
③ 鶏手羽は湯通しし，生姜と一緒に①に入れる。30分間煮たらへちまを入れて5分煮て，塩と紹興酒で調味する。

〈効能〉健脾清熱祛湿

はと麦：甘・淡・涼。健脾利湿・清熱排毒

へちま：甘・涼。肝・胃経に入る。清熱化痰。

鶏手羽：甘・平(温)。脾・胃経に入る。補中益気。

大葉とじゃがいもの粥

〈材料〉大葉3枚，米80g，じゃがいも1個，生姜（皮付き）薄切り3枚，塩

〈作り方〉
① じゃがいもは皮をむいて，さいの目に切る。
② 大葉・生姜はみじん切りにする。
③ 米と①を水800ccに入れて，粥を作る。
④ 粥に②を加え，塩で調味する。

〈効能〉温脾益気祛湿

米：甘・平。脾・胃経に入る。補中益気健脾。
じゃがいも：甘・平。胃・大腸経に入る。補気健脾。
大葉：辛・温。散寒行気。

玉ねぎと金針菜の炒めもの

〈材料〉玉ねぎ1個，金針菜80g，みかん（中）の皮1/2個分，きくらげ5g，醬油，ごま油，サラダ油

〈作り方〉
① 金針菜は水で戻し，両端を切って湯通しする。
② きくらげは戻してせん切りにし，湯通しする。
③ 玉ねぎとみかんの皮はせん切りにする。
④ 鍋を熱して，サラダ油を入れ，玉ねぎがやわらかくなるまで炒め，醬油を加える。
⑤ ①と②を加えて炒めたら，最後にみかんの皮を入れて炒める。
⑥ ごま油を加えて混ぜ，皿に盛る。

〈効能〉行気祛湿健脾

玉ねぎ：辛・平・温。発散理気・健脾和胃。
みかんの皮：辛・苦・温。脾・肺経に入る。理気健脾燥湿。
金針菜：甘・涼。肝・腎経に入る。清熱利湿・涼血解毒。

◇ 秋 ◇

秋は，立秋から始まって，処暑・白露・秋分・寒露・霜降の，6つの節気を経た，立冬までの3カ月をいう。

暑い夏から徐々に涼しくなって，寒い冬に入っていくこの時期は，収穫の季節であり，自然界は陽盛から陰盛に変わる，重要な時期である。人体の陰陽も「陽消陰長」になっていき，冬を越える準備に入る時期なので，養生もこれらを考慮に入れて，精神・意識・飲食・起居・運動などの面で工夫する必要がある。

秋になると，気候が涼しくなり，乾燥してくる。秋の前半には，夏の暑熱がまだ残っ

ているので，秋の燥が加わると「温燥」になる。晩秋になると，冬の寒気が加わって「涼燥」となる。

秋の養生

　秋は五臓のうち，肺の機能が盛んになる。
　肺はデリケートで，滋潤を好み，乾燥を悪む(にく)特徴があるので，燥邪は肺にとって最も忌むべきものである。秋になると咳嗽・咯痰・喘息・胸痛などの症状が起こるのは，このためである。
　秋は枯れ葉が落ち，淋しくなりやすい季節なので，心身ともに愉快で安定した気持ちで過ごすように心がける。早寝早起きをして，肺気を養うようにする。「秋の3カ月間は，鶏のように早く寝て，早く起きるとよい」ともいわれている。秋は爽やかな季節で，運動には一番よい季節であるが，運動しすぎると陰陽を消耗し，養生に悪い影響を与えるので，注意しなければならない。

秋の薬膳処方

▌「温燥」には涼性，甘味・苦味の食材と中薬を使う

　初秋は，残暑と乾燥した秋気の影響で，のどの乾燥や痛み・鼻血などのために，身体が津液不足の状態となるので，涼性，甘味・苦味の食材や中薬により余熱を清め，津液を生じさせる。また滋陰潤肺・益胃生津の作用をもつもので肺を潤すようにする。
　刺激的なもの，例えばねぎ・生姜・にんにく・唐辛子などは控える。

▌「涼燥」には温性で辛味・酸味の食材や中薬を使う

　立冬に近づくと寒気が強くなり，秋は温燥から涼燥に変化する。皮膚・毛髪の乾燥・脱落，シワ，フケなどが生じ，寒気を感じるようになる。この時期には，温性で，辛味・酸味の温肺滋陰作用をもつ食材や中薬を取り入れるべきである。
　もち米・米・くるみ・黒ごま・蜂蜜・ねぎ・生姜・吉林人参・杏仁・五味子などがよく使われる。このほか，缶詰や瓶詰のびわ・パイナップル・梅などを使うこともあるが，その場合は甘味を洗い流すようにする。

　献立を作る際には，「潤肺養胃」「滋陰生津」を考えて，食材と中薬を選ぶ。

秋によく用いる食材と中薬

作用	食材	中薬
潤肺益胃 滋陰生津	あわ・れんこん・きゅうり・トマト・松の実・白ごま・黒ごま・柿・びわ・りんご・梨・牛乳・卵・豆腐・貝類	川貝母・西洋参・百合・麦門冬・枸杞子
補気温肺	もち米・うるち米・くるみ・蜂蜜・鶏肉	吉林人参・杏仁・五味子

白きくらげのデザート

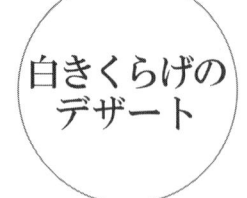

〈材料〉白きくらげ10g，黒きくらげ6g，蜂蜜適量

〈作り方〉白きくらげと黒きくらげは温水で戻し，洗ってからカップ4杯の水でやわらかくなるまで煮る。最後に蜂蜜を加える。

〈効能〉滋陰養血・潤燥通便

　白きくらげ：別名銀耳。甘・淡・平，肺・胃・腎経に入る。滋陰潤肺・養胃生津。

　のどの渇き・皮膚乾燥・便秘にもよい。

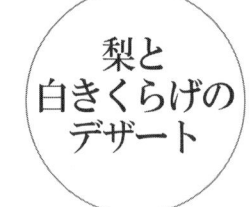

梨と白きくらげのデザート

〈材料〉白きくらげ10g，梨1個，氷砂糖30g

〈作り方〉

①白きくらげは温水で戻す。

②梨は皮をむき（無農薬の場合はそのまま使う），種を取って小さく切る。

③容器に白きくらげと水2カップを入れたものを蒸し器で約1時間蒸す。

④梨と氷砂糖を加えて10分間蒸す。

〈効能〉滋陰清熱潤肺

　白きくらげ：滋陰補肺・潤燥生津

　梨：清熱生津・潤肺化痰

百合根の粥

〈材料〉うるち米100g，百合根1/2個，杏仁6g，蜂蜜適量

〈作り方〉

①百合根は新鮮なものを選び，1枚ずつ剝がして洗う。

②米と杏仁を，水6カップで煮る。30分ほど煮たら，百合根を加えて少し煮る。

③百合根の色が透き通ってきたら，蜂蜜を加えて火を止める。

〈効能〉益気潤肺

　百合：甘・微寒。心・肺経に入る。潤肺止咳・清心安神。

　杏仁：甜杏仁を用いる。潤肺通便。

山いもの粥

〈材料〉 うるち米100ｇ，山いも100ｇ，沙参15ｇ，玉竹15ｇ，蜂蜜適量

〈作り方〉
①沙参と玉竹は水で戻す。水1000ccで30分間煎じ，濾す。
②米に①の煎じ汁を加えて粥を作る。途中でさいの目の大きさに切った山いもと，蜂蜜を加え，5分間煮て火を止める。

〈効能〉滋陰補肺

山いも：甘・平。脾・肺・腎に入る。益気養陰・補気。
沙参：甘・微寒。肺・胃経に入る。滋陰潤肺・生津養胃。
玉竹：甘・平。肺・胃経に入る。滋陰潤肺・生津養胃。

れんこんと山いもの粥

〈材料〉 うるち米100ｇ，れんこん30ｇ，山いも50ｇ，塩

〈作り方〉
①山いもは表面を軽く炙ってひげ根を取る。
②れんこんと山いもをさいの目に切る。
③うるち米を水1000ccに入れて粥を作り，途中でれんこん・山いも・塩を加え，15分間煮て火を止める。

〈効能〉清熱補肺

れんこん：甘・寒。脾・心・胃経に入る。清熱生津。

タラと落花生の豚骨スープ

〈材料〉 スペアリブ300ｇ，落花生50ｇ，タラ切身150ｇ，麦門冬10ｇ，香菜少々，ねぎ2cm，生姜薄切り3枚，胡椒，塩，紹興酒，片栗粉，サラダ油大さじ2杯

〈作り方〉
①スペアリブ・長ねぎ・生姜・紹興酒・麦門冬・落花生を水に入れ，2時間煮込む。
②タラに片栗粉をまぶし，両面を黄金色に焼いてから①に入れ，香菜・胡椒を入れる。沸騰したら，塩で調味する。

〈効能〉滋陰養血潤肺

スペアリブ：甘・鹹・平。脾・胃・腎経に入る。滋陰潤燥。
タラ：鹹・平。肺・腎・脾経に入る。補気益血。

マコモと豚肉の炒めもの

〈材料〉 マコモ1本，きくらげ10ｇ，豚肉100ｇ，塩，片栗粉，サラダ油

〈作り方〉
①きくらげは温水で戻す。豚肉は薄切りにし，塩と片栗粉で下味をつける。マコモは薄切りにする。
②鍋を熱し，油を入れてまず豚肉を炒め，次にマコモ・きくらげを加えて炒め，塩で調味する。

〈効能〉養陰潤燥・清熱涼血

マコモ：甘・寒。脾・肝経に入る。清熱解毒。

豚肉：甘・鹹・平。脾・胃・腎経に入る。滋陰潤燥。

きくらげ：甘・平。胃・大腸経に入る。涼血止血。

のどの渇き・空咳・便秘によい。

中薬詰め蒸し鶏

〈材料〉鶏1羽，天門冬6g，麦門冬15g，枸杞子15g，ねぎ5cm，生姜薄切り5枚，胡椒，塩，紹興酒，醬油

〈作り方〉

①鶏は洗い，湯通しして水気を切る。

②ねぎは半分に切り，生姜はせん切りにする。

③蓋つきの容器に水を少し入れ，調味料を混ぜる。鶏を上向きに置き，鶏以外の材料をお腹に詰めて，容器に蓋をする。

④蒸し器で強火から中火で1時間蒸す。

〈効能〉益気養陰補肺

鶏肉：甘・平（温）。脾・胃に入る。補中益気・養精添髄。

天門冬：甘・苦・寒。肺・腎経に入る。養陰清熱・潤肺滋腎。

麦門冬：甘・微苦・微寒。心・肺・胃経に入る。養陰清熱・潤肺清心。

枸杞子：甘・平。肝・腎経に入る。養陰補肝・益精明目。

これらの組み合わせは肺虚有熱の咳・痰少・喀血・腎陰虚損の疲れやすさ・無気力・めまいによい。

◇ 冬 ◇

　冬は立冬から立春までの，立冬・小雪・大雪・冬至・小寒・大寒という6つの節気を含めた，一年中で最も寒い季節である。自然界では草木が枯れ，動物は冬眠の状態となる。大自然の中で生きている人類は，「天人合一」に従って，身体の陰陽消長が緩慢な状態になり，身体を休ませる時期に入る。養生としては「蔵」，すなわち貯蔵することが重要とされている。食生活の面では，「温陽」「祛寒」「通経活絡」などを考慮した献立があげられる。

　冬の特徴は，寒くて乾燥していることである。寒気によって，身体の陽気が阻滞され，冷え・痛み・しもやけなどの症状が現れる。気血の循環が悪くなるため，関節や筋肉のこわばり，高血圧，心臓・脳血管疾患などの発病率が高くなる。

　雨・雪はあまり降らず，空気が乾燥するため，口鼻の乾燥，咽喉の疼痛・渇き，皮膚の乾燥などの症状が現れる。それに北風が吹くと，一年のうちで最も過ごしにくい季節となる。

冬の養生

　冬は五臓のうち，腎の機能が盛んになる。

　中医学の理論からいうと，五臓の働きは，それぞれの季節とつながっている。春には肝の機能が盛んになり，夏は心の機能がよく働き，秋は肺気が収斂して，冬には精華物質を貯蔵するために腎の働きが活発になる。

　早く寝て遅く起きる，太陽が昇ってから起きるというように，寒い冬には，陰陽のバランスをとるために睡眠時間を長めにとり，性生活を控えて，「補養腎精」を心がけるべきである。

　肺は滋潤を好み，乾燥を嫌う特徴があるので，寒気・乾燥の邪気は，肺にとって最も忌むべきものである。冬によく咳嗽・咯痰・喘息・胸痛などの症状を起こすのはこのためである。

　特に子供・女性・老人の場合，保温に気をつける。体質を強くし，抵抗力を高めるため，適度な運動をして，養生に努めるようにする。

　また，激しい感情の変動をコントロールし，ストレスを解消して，精神的な安静を保つことが大事である。

冬の薬膳処方

　冬は，身体を養うのに一番よい季節といわれている。献立を立てる際の原則としては，「補う」ことが大事である。よく「秋冬養陰」といわれているように，冬の間は腎陰を滋養し，腎陽を温補する方法を用いる。

▎腎陰を養うためには，涼性・平性で甘味・酸味・鹹味の食材や中薬を使う

　涼性・平性，甘味・酸味・鹹味の食材や中薬は，「滋陰補腎」「養血益精」の働きがあり，消耗した腎陰を養うことができる。あわ・百合根・白きくらげ・牛乳・卵・貝類・枸杞子・黒ごまなどがよく使われる。

▎腎陽を補うためには，温性・熱性で辛味・鹹味の食材や中薬を使う

　水の臓である腎を温めると，水を主る働きがよくなる。辛温，鹹味のにら・韮子・ねぎ・生姜・くるみ・杜仲・鹿肉・羊肉・エビ・ナマコなどがよく使われる。

冬によく用いる食材と中薬

作用	食材	中薬
補気	うるち米・もち米・はと麦・あわ・大麦・山いも・じゃがいも・にんじん・いんげん・しいたけ・豆腐・栗・蜂蜜・鶏肉・ガチョウ肉・兎肉・ウズラ肉・牛肉・豚の胃袋・豚マメ・田ウナギ・青魚・鱧魚・ドジョウ	吉林人参・西洋参・党参・太子参・黄耆・山薬・白朮・大棗・扁豆
補血	ほうれん草・にんじん・落花生・ライチ・ぶどう・羊肉・レバー（牛・羊）・豚足・スッポン・ナマコ・マナガツオ・イカ	熟地黄・当帰・何首烏・竜眼肉・阿膠
滋陰	小松菜・アスパラガス・百合根・びわ・りんご・梨・キウイフルーツ・柿・いちご・豆腐・白きくらげ・黒豆・ヒマワリの種・ごま・蜂蜜・乳製品・烏骨鶏・鴨肉・豚肉・亀肉・スッポン・アワビ・ムール貝・カキ・マテ貝・カニ	玉竹・黄精・女貞子・麦門冬・石斛・枸杞子・桑椹
補陽	くるみ・羊肉・鶏肉・鹿肉・エビ・ナマコ	菟絲子・鹿茸・紫河車・肉蓯蓉・杜仲・冬虫夏草・蛤蚧
温裏	にら・ピーマン・唐辛子・黒砂糖・山椒・鱧魚・草魚・サケ・アジ・マス	肉桂・乾姜・高良姜・丁香・艾葉・茴香
理気	そば・らっきょう・玉ねぎ・みかん・なた豆・グリーンピース・ジャスミン	玫瑰花・陳皮・青皮・枳殻

蝋八粥

〈材料〉 もち米50g，うるち米50g，あわ50g，あずき50g，松の実10g，落花生50g，蓮子30g，栗50g，くるみ50g，大棗10個，蜂蜜

〈作り方〉
① あずき・落花生・蓮子を，水1000ccに入れ，やわらかくなるまで煮る。
② もち米・うるち米・あわ・松の実・栗・くるみ・大棗を①に入れ，粥を作る。最後に蜂蜜を加える。

〈効能〉滋陰補陽

穀類と木の実を合わせると体を温めて養う効果がある。中国では旧暦12月8日にこの粥を食べる習慣がある。

五香麺茶

〈材料〉 小麦粉200g，落花生100g，くるみ100g，ごま50g，サラダ油

〈作り方〉
① 落花生・くるみ・ごまは，香りが出て火が完全に通るまで，別々に煎って，粉にする。
② 小麦粉は，弱火で黄色くなるまで煎る。

③サラダ油を温め，①を入れて少し炒めてから②を加え，混ぜながら炒める。
　④毎朝適量をお湯で溶かし（必要があれば火を通す），好みにより砂糖または塩を入れて飲む。
〈効能〉滋陰補血助陽
　補血作用のある落花生と滋陰補胃作用のあるくるみ・ごまに炒った小麦粉を合わせることによって身体を滋養することができる。

栗と百合根のデザート

〈材料〉栗甘露煮50ｇ（瓶詰），百合根１/２個，山いも１/２本，枸杞子15ｇ，蜂蜜，塩
〈作り方〉
　①山いもは皮をむいて，半月形に切る。百合根は１枚ずつはがし，黒いところを取って洗う。
　②鍋につぶした栗とつけ汁・百合根・山いも・枸杞子を入れ，水1200ccを加えて煮る。
　③最後に蜂蜜と塩で調味する。
〈効能〉補陽益陰
　甘栗は補腎助陽，百合根・山いも・枸杞子は滋補肝腎の作用をもつので，冬によい。

豚マメの杜仲炒め

〈材料〉杜仲15ｇ，五味子６ｇ，豚マメ３個，ねぎ５cm，生姜薄切り５枚，紹興酒，片栗粉，醬油，胡椒，サラダ油，ごま油，酢
〈作り方〉
　①杜仲と五味子は水３カップを加え，40分間弱火にかけ，薬汁が１/２カップくらいになるまで煎じる。
　②①の薬汁に片栗粉を入れる。
　③豚マメは２つに切り，白い筋をきれいに取って洗う。よく水切りしてから切り目を入れ，菱形の一口大の大きさに切って，水にさらし，さっと茹でる。熱いうちに醬油・胡椒・紹興酒・ごま油・片栗粉と混ぜる。
　④サラダ油を熱くなりすぎないように熱し，小口切りにしたねぎ・生姜・豚マメの順に炒め，②を入れて手早く混ぜる。最後にごま油と酢をかけて，器に盛る。
〈効能〉補腎益肝強腰
　杜仲：甘・温。肝・腎経に入る。補益肝腎・強壮筋骨。
　五味子：酸・温。肺・腎・心経に入る。益気固精・補腎養心。
　豚マメ：鹹・平。腎経に入る。補腎助陽。

にらと卵とエビの炒めもの

〈材料〉にら1束，卵3個，エビ250ｇ，サラダ油，紹興酒，片栗粉，塩

〈作り方〉

① にらは3cmくらいの長さに切り，油で炒めて塩で調味してから器に盛る。

② 卵をボールに割り入れ，塩を入れてよく混ぜてから炒め，①の上にのせる。

③ エビに紹興酒・片栗粉・塩で下味をつけてから炒め，②の上にのせる。

〈効能〉補腎壮陽益陰

にら：辛・温。肝・胃・腎経に入る。温腎壮陽・下気・散血。

卵：甘・平。滋陰潤燥・養血安神・清利咽喉。

エビ：甘・温。肝・腎経に入る。補腎壮陽。

四物羊肉湯

〈材料〉しゃぶしゃぶ用羊肉100ｇ，ねぎ，生姜，香菜，当帰3ｇ，熟地黄3ｇ，芍薬3ｇ，川芎3ｇ，大茴香，小茴香，紹興酒，塩

〈作り方〉

① 当帰・熟地黄・芍薬・川芎・大茴香・小茴香は，水500ccで40分間煎じて，薬汁を取る。

② 薬汁を沸騰させ，ぶつ切りのねぎ・生姜・紹興酒・塩を加えて3分間煮る。

③ 羊肉を加え，色が変わったら，みじん切りにした香菜を加える。

〈効能〉補血温陽益腎

当帰：辛・甘・温。肝・脾・心経に入る。補血・活血。

熟地黄：甘・微温。心・肝・腎経に入る。清熱涼血・養陰生津。

川芎：辛・苦・温。肝・胆・心包経に入る。活血行気。

芍薬：苦・酸・微寒。肝・脾経に入る。養血平肝。

羊肉：甘・大熱（温）。脾・腎・肝・胃経に入る。益気補虚・温陽暖下。

Point

* 六気と季節の関係，五臓と五季・五味の関係を考えよう。

* 五臓の機能をよくする薬膳を作ってみよう。

2 | 五臓の働きをよくする薬膳

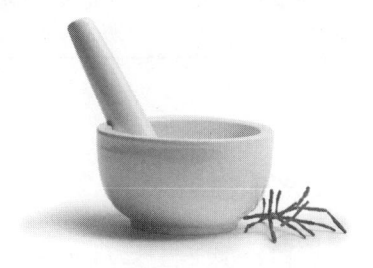

◇肝の生理機能◇

　肝は右の脇腹に位置している。肝は身体の中で一番血液を豊富に含んでいる臓器であり，感情のコントロールや，血液循環の調節，それに気の巡りをよくするという，重要な役割を担っている。

①肝は伸びやかなことを好み，上昇・発散させる「疏泄」という働きがある。この疏泄の機能により，気の巡りをスムーズにして，精神・情緒の安定を維持し，水の代謝を順調に行わせ，血液の流れを正常に保ち，消化と吸収を促進している。女性の場合，月経を正常に保つという働きもある。

②肝には「蔵血」の働きがある。これにより，血液を貯蔵し，目を養い，感情の興奮状態を防いで，安眠を促し，関節の動きを円滑にしている。

◇肝の働きをよくする薬膳処方◇

　体重・年齢・生活習慣などにより，肝の働きがアンバランスになることがある。肝の働きをよくするためには，まず肝気を発散・上昇させ，肝血を養うことが大事である。基本は辛味で，適度な酸味・甘味を組み合わせた，温性の食材や中薬がよい。弁証施膳を活用する。

肝の働きをよくする食材と中薬

作用	食材	中薬
疏肝理気	そば・菜の花・らっきょう・えんどう豆・ハマナス・梅の花・ジャスミン・みかん・オレンジ・ゆず・レモン	陳皮・玫瑰花・枳殻・薄荷・仏手
養血柔肝	にんじん・ほうれん草・落花生・ぶどう・レバー・イカ・マナガツオ	当帰・熟地黄・竜眼肉

肝気を疏泄させる

　基本は辛味・温性のものを選択するが，肝が興奮しやすいので，涼性・酸味のものは加減する。

茉莉花青茶

〈材料〉ジャスミン2g，烏龍茶3g
〈作り方〉茶碗を温め，ジャスミンと烏龍茶葉を入れて湯300ccを注ぐ。蓋をして5分間蒸らす。
〈効能〉疏肝理気
　烏龍茶は半発酵茶で，平性の性質があり，茉莉花は温性で香りがある。肝気の発散を促進する。

梅花龍井茶

〈材料〉龍井茶3g，梅花2g
〈作り方〉茶碗を温め，茶葉を入れて湯300ccを注ぐ。蓋をして5分間蒸らす。
〈効能〉清熱平肝
　龍井茶は緑茶で清熱効果があり，梅花は平性で酸収の働きがあるので，春の肝陽上亢によい。

薄荷菊花茶

〈材料〉薄荷2g，菊花3g
〈作り方〉茶碗を温め，茶葉を入れて湯300ccを注ぐ。蓋をして5分間蒸らす。
〈効能〉清肝安神
　薄荷・菊花：辛・涼。肝経に入る。肝気の発散・疏泄を促進しながら興奮状態を調節する。目赤・頭痛・咽痛によい。

みかんと蓮子のサラダ

〈材料〉みかん（中）1個，蓮子15g，きゅうり1/3本，蜂蜜，塩，白胡椒，マヨネーズ，酢

〈作り方〉
①蓮子は湯に入れて，やわらかくなるまで煮る。途中で蜂蜜・塩を入れて，汁がなくなるまで煮つめる。
②みかんは外皮と内皮をむいて，種を取る。きゅうりは輪切りにする。
③マヨネーズに塩・白胡椒・酢を加えてよく混ぜる。
④ボールに①②③を入れて混ぜ合わせる。

〈効能〉行気健脾

みかんの行気と蓮子の健脾により，肝脾の働きを調節する。食欲不振によい。

肝血を養う

基本は平性・温性，甘味・酸味のものを選択する。

四紅湯

〈材料〉にんじん1/2本，落花生20g，大棗10個，枸杞子10g，黒砂糖

〈作り方〉
①にんじんは花形に切る。
②鍋に落花生と大棗と水800ccを入れ，20分間茹でてから，にんじん・枸杞子を加えて煮る。
③落花生がやわらかくなったら，黒砂糖を加える。

〈効能〉滋陰養血補肝

補血のにんじん・落花生，滋補肝血の枸杞子，益気養血の大棗で肝血を養う。目の疲れ・目赤・視力低下によい。

酸棗五味ゼリー

〈材料〉酸棗仁30g，五味子10g，熟地黄10g，干しぶどう10g，レモンの皮少々，蜂蜜適量，ゼラチン10g

〈作り方〉
①土瓶に五味子・酸棗仁・熟地黄と水500ccを入れ，20分間煎じてから，濾す。
②ゼラチンは水でふやかしておく。レモンの皮はみじん切りにする。
③鍋に①，干しぶどう，②を入れてよく混ぜ，蜂蜜を加える。
④あら熱を取って冷蔵庫に入れ，冷やして固める。

2　五臓の働きをよくする薬膳

〈効能〉養血柔肝安神

酸棗仁は甘・平で心・肝経に入り補肝寧神，地黄・ぶどうは補血，五味子は酸・温により，寧心安神の作用がある。ともに肝と心血を養い，精神を安定させ，肝気を伸びやかにする。

ハマグリの蒸しもの

〈材料〉ハマグリ10個，枸杞子6g，菊花6g，ねぎ3cm，薄切り生姜3枚，にんにく1かけ，塩，紹興酒，オリーブ油

〈作り方〉
① ねぎ・生姜・にんにくはみじん切りにする。
② ハマグリはきれいに洗う。
③ 材料を全部容器に入れ，蒸し鍋で，蒸気が出てから10分ぐらい蒸す。

〈効能〉滋陰清肝

ハマグリ：甘・鹹・寒。肝・肺・胃経に入る。滋陰利水。
枸杞子：甘・平。肝・腎・肺経に入る。養精補腎・養肝明目。
菊花：辛・涼。肝経に入る。疏風清熱・清肝明目。
肝陰不足による肝陽上亢のめまい・頭痛・耳鳴り・多汗・発熱・ほてりなどの症状に使う。

◇心の生理機能◇

　心は胸部に位置している。中医学では，心は血液の流れと精神的な活動に関わっていると認識している。
　心は，心気により全身の血脈を主っている。血管に弾力があり，内壁が滑らかで，血液の量が充実しており，血流がスムーズであることは，すべてこの血脈を主る働きによるものである。
　精神・意識活動は心血により支配されているため，心の働きがよいと，精神は安定し，反応も早い。睡眠が快適で，集中力が高く，頭の回転も早い。また，顔色がよく，舌の動きと味覚も正常となる。

◇心の働きをよくする薬膳処方◇

　心の働きは多方面にわたっているので，それぞれの特徴に合わせて，薬膳の処方を立てる。

心の働きをよくする食材と中薬

作用	食材	中薬
益気活血	米・小麦・くわい・豚ハツ	西洋参・吉林人参・甘草・桃仁
養心安神	にんじん・ほうれん草・落花生・ぶどう・豚ハツ・ナマコ・卵・牛乳	竜眼肉・当帰・熟地黄・真珠粉・百合

心気を丈夫にする

基本は平性・涼性，甘味のものを選択する。

西洋参茶

〈材料〉西洋参10ｇ，炙甘草3ｇ
〈作り方〉材料を水500ccに入れ，20分間煎じて少し蒸らす。
〈効能〉補気益心
　西洋参：苦・微甘，寒。補益心気と同時に清熱の作用もある。
　甘草：甘・平。補心潤肺。
　この茶は中高年者によい。

小麦大棗茶

〈材料〉小麦50ｇ，大棗10個
〈作り方〉大棗をきざんで，小麦とともに水500ccに入れ，15分間煎じて少し蒸らす。
〈効能〉補気清心
　小麦は甘・涼。清心熱による安神作用がある。多汗・熱感によい。

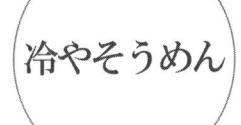

冷やそうめん

〈材料〉そうめん80ｇ，セロリ1／3本，ラディッシュ2個，ごま味噌（市販品でもよい）大さじ3，塩，酢，醬油，オリーブ油
〈作り方〉
①そうめんは茹でて水でよく洗い，水切りしてオリーブ油と混ぜる。
②セロリとラディッシュはせん切りにする。
③ごま味噌・醬油・酢・水をよく混ぜて，たれを作る。
④①に②③を入れて混ぜる。
〈効能〉清心瀉火
　涼性のそうめん・セロリ・ラディッシュの配伍により，心熱を清める。

血液の流れをよくする

基本は温性，辛味・苦味のものを選択する。

三七花茶

〈材料〉三七の花6g
〈作り方〉急須を温め，三七花を入れて湯300ccを注ぎ，約5分間蒸らす。
〈効能〉活血化瘀

三七は苦いので，飲みやすい花を使い，血流をよくする。

紅花とみかんの皮の粥

〈材料〉米80g，紅花3g，みかんの皮1/5個分，らっきょう1個，塩
〈作り方〉
①みかんの皮とらっきょうはせん切りにする。
②米は水800ccを加えて粥を作る。
③粥が煮える少し前に紅花を入れ，5分後に①と塩を加える。
〈効能〉活血行気

活血の紅花，行気のみかんの皮・らっきょうは，体を温めて，血の流れをよくする。

チンゲン菜の炒めもの

〈材料〉チンゲン菜2束，生しいたけ3個，薄切り生姜3枚，唐辛子少々，紅花油，紹興酒大さじ1，塩，ごま油
〈作り方〉
①チンゲン菜は一口大に切る。しいたけは薄切りにする。
②鍋を熱し，紅花油を入れて生姜・唐辛子を入れる。しいたけとチンゲン菜を炒め，塩を加える。
③最後に紹興酒・ごま油を加える。
〈効能〉活血化瘀

チンゲン菜は清熱活血化瘀の働きがある。涼性のため，生姜・唐辛子と配合する。

精神を安定させる

基本は涼性，甘味のものを選択する。

すいかジュース

〈材料〉すいか適量

〈作り方〉すいかをミキサーにかけ，ジュースを作る。

〈効能〉清熱安神

　すいかは甘・寒で，心熱を清める。暑熱による夏のイライラや，寝つきが悪いときによい。清熱・除煩作用がある。

竜眼葡萄大棗茶

〈材料〉竜眼肉10ｇ，干しぶどう10ｇ，大棗6個，緑茶3ｇ

〈作り方〉

①大棗はきざんで水800ccで20分間煎じる。

②竜眼肉・干しぶどうを加えてさらに10分ほど煎じ，火を止める。

③緑茶を入れ，少し蒸らしてから飲む。

〈効能〉養血安神・清熱定志

　竜眼肉・ぶどう・大棗は養血安心作用があり，緑茶は清熱作用がある。精神を安定させ，安眠を促進する。

緑豆粥

〈材料〉緑豆15ｇ，あわ30ｇ，米50ｇ

〈作り方〉緑豆を水1000ccで20分間茹で，あわ・米を加えて粥を作る。

〈効能〉清心瀉火

　緑豆とあわは清熱作用があり，米はイライラを取り除き，精神を安定させる。

きゅうりの和えもの

〈材料〉きゅうり1本，食用黄菊（生）3個，枸杞子6ｇ，塩，五味子15ｇ，米酢300cc，オリーブ油大さじ1／2

〈作り方〉

①米酢に五味子を漬けて五味子酢を作る。2週間後から使用できる。

②きゅうりは薄切りにし，塩少々をふってもみ，少し置いてから絞る。枸杞子は水で戻しておく。

③ボールに②とほぐした菊花を入れ，塩・五味子酢・オリーブ油で和える。

〈効能〉清熱安神

　きゅうりの甘味・涼性は心の熱を取り除く。菊花・枸杞子・五味子を合わせると，精神を安定させ，興奮・不眠を改善する。

豚ハツの野菜炒め

〈材料〉豚ハツ100ｇ，百合根1/2個，にんじん少々，生姜3枚，ねぎ1cm，サラダ油大さじ1，紹興酒大さじ1，塩，片栗粉，ごま油，黒酢，醬油大さじ1

〈作り方〉

① 豚ハツは薄切りにし，紹興酒・醬油・ごま油・片栗粉で下味をつける。

② 百合根はきれいに洗い，黒いところを取って湯通しする。にんじんは薄切りにし，百合根とは別に湯通しする。生姜・ねぎはみじん切りにする。

③ 鍋を熱し，油を入れて生姜・ねぎを炒める。香りが出たら①を入れて炒める。

④ 百合根・にんじんを③に加え，塩で調味する。最後に黒酢・ごま油で味を調える。

〈効能〉養心安神

豚ハツを用いて心気を養い，百合根の安神作用を用いる。心気が補養され，心神をよく主り，集中力を高め，安定する。

トマトと卵の炒めもの

〈材料〉トマト（中）2個，卵2個，きくらげ3ｇ，ねぎ少々，サラダ油大さじ1，塩

〈作り方〉

① きくらげは水で戻す。ねぎはみじん切りにする。

② ボールに卵を割り入れ，塩を加えてよくかき混ぜる。

③ トマトはくし形に切る。

④ 鍋を熱し，サラダ油の半量を入れて熱くなったら②を入れ，炒めてすぐ取り出す。

⑤ 再び鍋を熱し，残りの油を入れてねぎを入れる。香りが出たら①③を炒め，塩を加える。

⑥ ④を入れて炒め合わせる。

〈効能〉滋陰清熱

赤色は心経に入りやすいので，甘・酸・微寒のトマトを用いる。卵は滋陰養血の働きをもつ。心陰を養い，熱を清め，精神を安定させる。

◇脾胃の生理機能◇

脾と胃は腹部に位置している。中医学の脾と胃についての認識は，その臓器だけでな

く，すべての消化機能に関わるものとしてとらえている。

　脾胃の働きによって，食べものは栄養へと変わり，身体の各臓腑に送られて利用されている。したがって，脾胃の働きが悪くなると，消化不良・栄養不足などの症状が，しばしば現れる。

　中医学は西洋医学と同じように，脾胃の働きが身体の栄養状態に関わるという点を認めているが，中医学の方が，より広い意味で認識している。脾胃の働きには，次のようなものがある。

①食べものを消化・吸収する。
②食べものを栄養に変える。この栄養は身体の各臓腑に送られて利用される。
③筋肉・四肢に栄養を提供し，その動きをコントロールする。
④水の代謝に関わっている。この作用には水の分布・吸収・再利用も含まれる。
⑤血液循環をコントロールする。出血を防ぐ。
⑥排泄する。体の中にある毒素を尿と便により排出させ，自家中毒を防ぐ。

　食べものはまず胃が受け入れて納め，脾がそれを水穀精微に変化させて，全身に運んでいき，五臓六腑・四肢筋肉に栄養を提供して，気血津液を生成する。同時に津液を吸収して，全身に運んでいく。また，脾には出血を防ぐ働きもある。

　脾と胃がスムーズに働いていると，食欲が正常で，消化吸収がよく，筋肉が丈夫になる。栄養が充実すると，便通もスムーズで，全身が健康な状態に保たれる。

　口は脾と胃の入口であり，食欲があるかどうかや，脾胃の状況を判断することができる。

◇脾胃の働きをよくする薬膳処方◇

　飲食物を受け入れている関係から，脾胃の働く環境は，常に湿気が多い。脾胃の働きをよくするには，暖かい環境と，気の巡りをよくする必要があるため，温性・甘味で，香りがあるものを選択する。脾胃の働きは五臓の中で最も重要な働きであり，「後天の本」といわれている。

脾胃の働きをよくする食材と中薬

作用	食材	中薬
補脾益気	穀類・いも類・しいたけ・キャベツ・肉類・イワシ・タラ・マナガツオ	吉林人参・党参・黄耆・山薬・扁豆・大棗
健脾益気	大麦・はと麦・とうもろこし・いんげん・コイ	茯苓・白朮・扁豆
養陰益胃	小麦・黒くわい・豆腐・豚肉	麦門冬・沙参・石斛・玉竹・百合
温裏散寒	生姜・ねぎ・羊肉・鶏肉・胡椒・山椒	肉桂・乾姜
疏肝和胃	そば・玉ねぎ・みかん・ジャスミン	陳皮・薤白・玫瑰花・仏手
健脾消食	大根・おくら・かぶ・にんにく・唐辛子	山楂子・神麴・麦芽・穀芽

脾胃の気を養う

基本は温性・平性，甘味のものを選択する。

山いもと鶏肉の団子

〈材料〉山いも50ｇ，鶏ひき肉100ｇ，扁豆10ｇ，生姜薄切り3枚，ねぎ10ｇ，香菜少々，サラダ油大さじ1，紹興酒大さじ1，塩，胡椒，片栗粉，ごま油

〈作り方〉

①扁豆は一晩水で戻す。

②山いもは皮をむいて，半月切りにする。

③生姜・ねぎ・香菜はみじん切りにする。

④ボールに鶏肉・生姜・ねぎ・サラダ油・紹興酒・塩・胡椒・片栗粉を入れてよく混ぜ，団子を作る。

⑤鍋に扁豆と水700ccを入れて火にかけ，扁豆がやわらかくなったら，山いもと④の団子を加える。

⑥団子に火が通ったら，塩・ごま油を入れて香菜を散らす。

〈効能〉補気健脾

山いも：甘・平。補脾益気。

鶏肉：甘・平・温。補気益精。

山いもと鶏肉を合わせて，脾胃を温めて養う。

鶏肉粥

〈材料〉米80ｇ，鶏ガラ1/2，ねぎ5cm，生姜薄切り3枚，大葉2枚，醬油大さじ1，胡椒，紹興酒大さじ1

〈作り方〉

①鶏ガラ・ねぎ・生姜・紹興酒に，水800ccを加え，20分間煮る。

②鶏ガラを取り出し，肉を別に取る（肉がなかったらそのままでよい）。

③米を煮汁に入れて粥を作る。

④②の鶏肉を入れて，醬油と胡椒を加える。

⑤食べるときにせん切りにした大葉を散らす。

〈効能〉温脾健胃

鶏肉の補気健脾と辛温の大葉・胡椒を合わせ，消化機能を高める。

五色ご飯

〈材料〉米150g，干ししいたけ3枚，じゃがいも1個，にんじん1/3本，ねぎ少々，えんどう豆15g，醬油小さじ2，サラダ油，胡椒

〈作り方〉
① 戻した干ししいたけ・じゃがいも・にんじんはさいの目の大きさに切る。
② ねぎはみじん切りにする。
③ 鍋を熱し，油とねぎを入れる。香りが出たら①を炒め，醬油・胡椒・少量の水を加え，やわらかくなるまで煮詰める。
④ ご飯を炊く。炊きあがったら，③と茹でたえんどう豆を加えて混ぜる。

〈効能〉補気健脾

米は，甘・平で，脾胃を養うには最もよく使われる食材。補気健脾のしいたけ・じゃがいも・にんじん・えんどう豆と合わせ，補気の効果を高める。

みかんの皮ご飯

〈材料〉米150g，はと麦30g，みかんの皮1/3個分

〈作り方〉
① みかんの皮はみじん切りにする。
② はと麦は4時間水に漬けておく。
③ 米とはと麦を混ぜ，一緒に炊く。
④ ①を入れ，混ぜて蒸らす。

〈効能〉行気利湿健脾

はと麦：甘・淡・涼。利水によって脾気を助ける。
みかんの皮：辛・苦・温。行気により脾気の働きを高める。

紫米飯

〈材料〉紫米150g，栗30g，くるみ15g，蓮子30g，ごま塩少々

〈作り方〉
① 蓮子は固めに煮ておく。
② 米に栗・くるみ・蓮子を混ぜて，一緒に炊く。水の量は多めにする。
③ 食べるときにごま塩をふる。

〈効能〉補気温脾

栗・くるみは甘・温で，紫米と一緒に脾を温める。蓮子と合わせると，脾気虚の疲れ・むくみ・膨満感に使うとよい。

豚の胃袋の煮込み

〈材料〉豚の胃袋1個，肉桂6ｇ，ねぎ10cm，生姜薄切り5枚，紹興酒大さじ1，醤油大さじ2，ごま油小さじ1

〈作り方〉
① 豚の胃袋は湯できれいに洗う。
② 豚の胃袋・肉桂・ねぎ・生姜・紹興酒を鍋に入れ，やわらかくなるまで2時間煮込む。
③ 食べるときに細切りにし，醤油とごま油をつけて食べる。

〈効能〉補脾温胃

豚の胃袋は「血肉有情」の品として脾胃を養う力が強い。温陽の肉桂・ねぎ・生姜・酒で，脾胃を丈夫にする。

山いもと豚肉の炒めもの

〈材料〉山いも100ｇ，豚ヒレ肉100ｇ，ねぎ5cm，生姜薄切り3枚，塩，胡椒，片栗粉，紹興酒大さじ1，サラダ油

〈作り方〉
① 山いもは皮をむいて，薄切りにする。
② 豚ヒレ肉は薄く切って，塩・胡椒・片栗粉・紹興酒で下味をつけておく。
③ 鍋を熱し，油を入れてねぎ・生姜を炒めてから，肉を加えて炒める。
④ 山いもを加えてさらに炒める。最後に塩で調味する。

〈効能〉滋陰養胃

山いも：甘・平。脾・肺・腎経に入る。益気養陰。
豚肉：甘・鹹・平。脾・胃・腎経に入る。滋陰潤燥。

脾胃の消化機能を促進する

温性・辛味・酸味・苦味，香りがあるものを選択する。

豆粥

〈材料〉米80ｇ，白豆30ｇ，みょうが1個，とうもろこし30ｇ，塩少々

〈作り方〉
① 白豆は塩少々を加えた湯500ccに漬け，2時間置いておく。
② 蓋をして煮て，途中で米を加える。水の量は適宜調節する。
③ みょうがはせん切りにする。
④ とうもろこしを加えて5分ぐらい煮たら，みょうがを加え，塩で調味する。

〈効能〉補気利水健脾
　白豆：甘・平。脾・腎経に入る。補気健脾。
　とうもろこし：甘・平。脾・胃・肝・腎・膀胱経に入る。利水健脾。
　みょうが：辛・温。芳香。肺・大腸・膀胱経に入る。行気通陽により健脾。

大根粥

〈材料〉米80g，大根5cm，豚ひき肉60g，陳皮5g，ねぎ3cm，生姜薄切り3枚，紹興酒大さじ1，醬油小さじ2，サラダ油
〈作り方〉
①豚ひき肉を油で炒める。まず紹興酒，次にみじん切りしたねぎ・生姜を入れ，醬油を加えて，水分がなくなるまで炒める。
②大根はさいの目に切る。
③米と大根で粥を作り，途中で①と陳皮を加える。
〈効能〉行気健脾
　大根は辛・甘・涼。脾胃の気機の巡りをよくする。火をよく通すと涼性が緩和される。

うどと牛肉の炒め煮

〈材料〉うど1/2本，牛肉150g，薄切り生姜5枚，ねぎ10cm，紹興酒大さじ1，醬油大さじ1，片栗粉，胡椒，塩，サラダ油
〈作り方〉
①うど・生姜・ねぎはせん切りにする。
②牛肉は細切りにし，紹興酒・醬油・片栗粉・胡椒で下味をつける。
③鍋を熱し，サラダ油を入れて②とねぎを炒め，取り出す。
④再び鍋を熱し，サラダ油を入れてうどを炒める。③と生姜を加えて混ぜる。
⑤塩で調味する。
〈効能〉温脾行気健胃
　うど：辛・苦・微温。芳香。肝・腎・膀胱経に入る。行気散風。
　牛肉：甘・平。脾・胃経に入る。補脾益気。
　これらは，ねぎ・生姜・紹興酒・胡椒と合わせると，体を温め，消化を促進する。

◇肺の生理機能◇

　肺は五臓の中で最もデリケートな臓器であり，鼻に通じている。季節の変化，特に秋・冬の乾燥や，寒気に敏感に反応する臓器である。したがって，肺は乾燥を嫌い，潤

いを好む。

　肺の主な働きは「気」と関わっている。呼吸によって，全身の気を巡らせ，血の流れや津液の分散を促進しているのである。

　呼気により，気体を交換し，皮膚と毛髪を潤して，吸気により新鮮な空気を体に取り入れ，五臓六腑に新鮮な気を送っている。さらに大腸の「気の伝送機能」を正常に保ち，便通をよくし，津液の代謝もよくしている。

◇肺の働きをよくする薬膳処方◇

　肺は乾燥を嫌うため，燥邪から肺を守り，潤す必要がある。夏の後半から初秋の「温燥」には，涼性・平性，甘味・苦味・酸味のものがよい。

　晩秋から冬にわたる「涼燥」に対抗するためには，肺気を高め，温める必要がある。このため，温性で辛味・鹹味の食材や中薬を摂るようにする。

肺の働きをよくする食材と中薬

作用	食材	中薬
補気益肺	穀類・山いも・肉類・サバ・サメ・タチウオ・イワシ・カツオ・タラ	吉林人参・党参・太子参・黄耆・大棗
潤肺降気	百合根・白きくらげ・松の実・白ごま・梨・びわ・柿・羅漢果・蜂蜜・卵・豆乳	阿膠・麦門冬・沙参・玉竹・黄精・杏仁・枸杞子

肺を潤す

基本は涼・平性，甘味・酸味・鹹味のものを選択する。

百合根とバナナの牛乳煮

〈材料〉百合根1個，バナナ1本，牛乳500cc，蜂蜜

〈作り方〉

①百合根はきれいに洗って，黒いところを取る。バナナは小さく切る。

②鍋に牛乳・百合根・バナナを入れて，10分間煮る。最後に蜂蜜を加える。

〈効能〉滋陰清熱潤肺

　牛乳：甘・平。心・肺・胃経に入る。補虚益肺・生津潤腸。

百合根：甘・微苦・微寒。肺・心経に入る。潤肺止咳・清心安神。
バナナ：甘・寒。胃・大腸経に入る。清熱潤腸解毒。

白きくらげと蓮子のデザート

〈材料〉白きくらげ5g，蓮子9g，大棗6個，百合（乾燥）9g，れんこん30g，蜂蜜

〈作り方〉
① 白きくらげ・大棗は水で戻す。れんこんはみじん切りにする。
② 白きくらげと水を鍋に入れて火にかける。沸騰したら大棗・百合・蓮子・れんこんを加え，弱火で1時間ほど煮る。
③ 最後に蜂蜜を入れて1分間煮る。冷ましてから食べる。

〈効能〉潤肺補気

白きくらげ：甘・淡・平。肺・胃・腎経に入る。滋陰潤肺。
百合：甘・微苦・微寒。心・肺経に入る。潤肺安神。
蓮子・大棗：甘・平・温。脾・腎・心経に入る。補気益脾。
合わせて用いると肺気を補い，肺陰を潤し，皮膚の乾燥・シワ・空咳にも使える。

木の実の蒸しもの

〈材料〉ぎんなん3個，甜杏仁6g，くるみ10g，落花生10g，卵2個

〈作り方〉
① 木の実はすべてミルにかけ，細かく砕く。
② 卵と水少々を加えてよく混ぜ，①を加える。耐熱容器に入れて，弱火で20分間蒸す。
③ 蜂蜜をかけて食べる。

〈効能〉潤肺通腸

杏仁・ぎんなんなどには潤肺作用があり，卵には滋陰作用がある。食べるときに蜂蜜を入れると，肺・腸を潤す効果がさらに高まる。

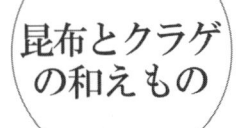

昆布とクラゲの和えもの

〈材料〉生昆布50g，クラゲの頭100g，びわ（缶詰）2個，梨1/2個，レモンの皮少々，塩，醬油，米酢小さじ1，ごま油

〈作り方〉
① 生昆布・クラゲはよく洗う。材料はすべてせん切りにする。
② ボールに材料と調味料を入れて，よく混ぜる。

〈効能〉清熱潤肺化痰

材料はすべて寒性・涼性（平性）で甘味・鹹味をもち，肺の熱を取り除いて肺を潤し痰を消す。

豚足と落花生の煮もの

〈材料〉豚足1本，落花生50g，大棗6個，にんじん1／2本，生姜3枚，ねぎ5cm，塩少々，醬油大さじ2，紹興酒大さじ2，サラダ油，黒酢，ごま油，蜂蜜大さじ2

〈作り方〉

①豚足はきれいに洗って，湯通しする。大棗は水で戻す。にんじんは一口大に切る。

②鍋を熱し，サラダ油を入れて豚足を炒め，生姜・ねぎを加えて炒める。香りが出たら，紹興酒をかけ，醬油・蜂蜜を加える。

③豚足の色が変わったら水を注ぎ込み，ゆっくり煮込む。途中で落花生・大棗・にんじんを入れる。

④塩を加え，豚足がやわらかくなったら（肉と骨が離れるくらい），黒酢・ごま油をかける。

〈効能〉補血潤肺

豚足は甘・鹹・平。補血潤膚。肺を潤す力が強い。

肺気を養う

基本は温性，甘味のものを選択する。

烏骨鶏粥

〈材料〉米100g，烏骨鶏（小）1羽，吉林人参（刻み）10g，黄精10g，枸杞子6g，大棗10g，くるみ15g，じゃがいも30g，干ししいたけ3個，生姜10g，ねぎ15cm，香菜1本，紹興酒大さじ2，醬油大さじ2，塩

〈作り方〉

①大棗は種を取る。しいたけは水で戻し，さいの目に切る。戻し汁はとっておく。じゃがいもは皮をむいてさいの目切りにする。

②生姜は2つに分け，それぞれぶつ切りとみじん切りにする。ねぎも半分をぶつ切り，半分をみじん切りにする。

③香菜はみじん切りにする。

④鍋に烏骨鶏（丸ごと）・ぶつ切りにした生姜・ねぎを入れ，しいたけの戻し汁と水1000ccを加えて煮る。烏骨鶏がやわらかくなったら火を止め，スープと肉を別々に分ける。

⑤スープに米・吉林人参・黄精・しいたけを加え，粥を作る。途中で枸杞子・大棗・くるみ・じゃがいも・烏骨鶏の肉適

　　　　量を加える。
　　⑥紹興酒・醬油・塩で調味し，みじん切りにした生姜・ねぎ・香菜を散らして火を止める。。
〈効能〉補気益肺
　烏骨鶏は補中益気・滋陰補腎。補気の吉林人参・大棗・じゃがいも・しいたけで肺気を養い，滋陰補気の黄精・滋陰潤肺の枸杞子，温めたくるみ・生姜・ねぎ・香菜で肺陰を養う。

八宝飯

〈材料〉もち米100ｇ，山いも15ｇ，松の実20ｇ，大棗6個，くるみ15ｇ，あずきあん適量，干しぶどう12ｇ，蜂蜜，サラダ油
〈作り方〉
①ご飯を炊く。炊きあがったらサラダ油を振りかけて混ぜる。
②山いもは皮をむいて，さいの目に切る。大棗は種を取る。
③耐熱容器の内側に油を塗り，まず干しぶどうを入れてからご飯を少し入れて押しつけ，さらにあずきあん・山いも・大棗・くるみ・松の実を入れて押しつけ，最後にご飯をかぶせて，しっかり押しつける。
④蒸し器に③を入れ，15分間蒸して，皿に取り出す。
⑤蜂蜜をかけて食べる。
〈効能〉補気温肺
　もち米と種実は温性で肺気を温めて補う。

肺を清める

基本は涼性・寒性のものを選択し，咳・黄痰・のどの渇きを改善する。

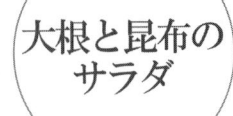

大根と昆布のサラダ

〈材料〉大根5 cm，生昆布30ｇ，塩小さじ1.5，ごま油小さじ2
〈作り方〉
①大根と生昆布はせん切りにする。
②ボールに①と調味料を入れて混ぜる。
〈効能〉清肺化痰
　大根は辛・甘・涼，昆布は鹹・寒の性味があり，肺熱の黄痰・咳・便秘を改善する。

梨とセロリの和えもの

〈材料〉梨1個，セロリ1本，干しぶどう15g，塩小さじ1，白酢小さじ2，オリーブ油小さじ2

〈作り方〉
①梨は皮をむいて，せん切りにする。セロリもせん切りにする。干しぶどうは水で戻す。
②ボールに①と調味料を入れて混ぜる。

〈効能〉滋陰清肺祛痰

梨は甘・微酸・涼，セロリは甘・辛・涼の作用がある。デザート風のサラダで肺を潤しながら熱を取り除き，空咳・喀血を改善する。

羅漢果茶

〈材料〉緑茶3g，羅漢果1/5個

〈作り方〉
①急須に湯を入れて温める。湯は捨てる。
②緑茶と羅漢果を急須に入れて，湯を注ぐ。蒸らしてから飲む。

〈効能〉清肺瀉火

羅漢果：甘・涼。清肺生津止咳。
緑茶：苦・甘・涼。清熱生津止渇。
合わせて肺熱を取り除き，咳・黄痰・口渇を改善する。

◇腎の生理機能◇

腎は腰に位置している。腎は五臓の中で最も重要な臓器であり，「先天の本」といわれている。腎の働きは冬に盛んになる。腎の主な働きは，「精」と関わっている。両親から受け取った精は腎に貯蔵されており，これは身体の健康の源にもなっている。したがって，腎の働きをよくするためには，精を補うことが重要である。

「腎精」から「腎陰」「腎陽」が生じ，これが五臓六腑の陰陽の本（もと）となっている。

「腎陰」は身体の成長・性機能の発達・骨の丈夫さ・記憶力・聴力・老化などと関わっている。

「腎陽」は呼吸の安定・水の代謝・尿の生成と排泄・便の排泄などと関わっている。

腎が弱くなると，成長発育が遅くなったり，老化や記憶力の低下が早まったり，また不妊症・不育症・生理不順や，呼吸・尿・便の異常などが現れる。

◇腎の働きをよくする薬膳処方◇

　五行からみると，腎は水に属し，冬に通じているので，いつも冷たい環境に置かれている。したがって，腎の働きである「腎陽」をよくするためには，暖かい環境が必要である。温性・熱性で辛味・甘味の食材や中薬が勧められる。ただし，「腎陰」は骨・髄・脳髄・生殖能力を含み，身体の成長や，各臓腑の働きに精力を提供しているので，腎陰虚になりやすく，この場合には鹹性・酸性・涼性の食材や中薬で滋養する必要がある。

腎の働きをよくする食材と中薬

作用	食材	中薬
温陽補腎	くるみ・にら・羊肉・鹿肉・鶏肉・スズメ・エビ・ナマコ	冬虫夏草・肉蓯蓉・杜仲・韮子・肉桂・小茴香
滋陰補腎	小麦・黒くわい・豆腐・黒ごま・黒豆・卵・牛乳・豚肉・スッポン・アワビ・貝類	石斛・黄精・枸杞子・桑椹・地黄

腎陽を温める

基本は温・熱性，辛味・甘味のものを選択する。

肉桂杜仲茶

〈材料〉肉桂1ｇ，杜仲15ｇ，紅茶3ｇ
〈作り方〉
①杜仲は水800ccに20分間漬け置いてから，15分間煎じる。
②煎じあがった①に紅茶・肉桂を入れて蒸らす。
〈効能〉温陽補腎
　肉桂は辛・大熱，杜仲は甘・温で，両者ともに腎を温める。紅茶と合わせるとより効果が高まる。

エビとにらの炒めもの

〈材料〉エビ5尾，にら1束，くるみ20ｇ，生姜薄切り5枚，紹興酒小さじ2，塩，片栗粉，胡椒，サラダ油
〈作り方〉
①エビは真ん中から切り，背わたを取って，塩・胡椒・紹興酒・片栗粉で下味をつける。
②鍋を熱し，サラダ油を入れてエビを炒め，取り出す。
③くるみはから煎りにする。
④にらは2cmの長さに切る。生姜はせん切りにする。

⑤鍋を熱し，サラダ油を入れ，にらを炒め，くるみ・エビと生姜を入れて炒め合わせる。塩で調味する。

〈効能〉温陽補腎

エビ：甘・温。肝・腎経に入る。補腎壮陽。

にら：辛・温。肝・胃・腎経に入る。壮陽草ともいわれ，同じく補腎壮陽。

くるみ：甘・温。腎・肺・大腸経に入る。補腎温陽。

糯米鶏鍋

〈材料〉鶏(小)1羽，もち米100ｇ，むき栗15ｇ，ぎんなん10ｇ，にんじん1／3本，生姜10ｇ，ねぎ10cm，山いも30ｇ，淫羊藿10ｇ，小茴香10ｇ，醬油大さじ5，紹興酒大さじ2，胡椒，塩

〈作り方〉

①鶏は湯通しし，熱いうちに醬油と紹興酒を内側と外側に塗る。

②鶏の内側にもち米を入れ，つま楊枝でとめる。

③山いも・にんじんは一口大に切る。生姜を薄切りにし，ねぎを小口切りにする。淫羊藿・小茴香を茶袋に入れる。

④土鍋に②③と栗・ぎんなん・醬油・紹興酒を入れて，1時間ぐらい煮つめる。最後に塩・胡椒で調味する。

〈効能〉益気温陽補腎

淫羊藿の別名はイカリ草で辛・甘・温。小茴香は辛・温。鶏と合わせると，温腎補陽の効果が高まる。

鶏肉のディル焼き

〈材料〉鶏もも肉150ｇ，ディル2本，ししとう5本，玉ねぎ1個，塩小さじ2，胡椒，オリーブ油

〈作り方〉

①ディルはみじん切りにする。鶏肉は一口大に切る。

②ボールに①・塩・胡椒を入れて混ぜ，しばらく置いておく。

③鍋にオリーブ油を入れ，弱火で②を焼いて，香りが出たら取り出す。

④ししとうは種を取り，せん切りにする。玉ねぎもせん切りにする。

⑤鍋を熱し，オリーブ油を入れて④を炒め，塩・胡椒で調味する。皿に③と一緒に盛りつける。

〈効能〉温陽行気補腎

ディルは芳香性があり，鶏肉とししとうを合わせて気を補い，腎を温める。

田ウナギの炒めもの

〈材料〉田ウナギ1尾，玉ねぎ1個，うど1／2本，生姜15ｇ，ねぎ10ｇ，にんにく3かけ，醬油大さじ1，紹興酒大さじ1，胡椒，片栗粉，ごま油小さじ2，サラダ油大さじ3，黒酢小さじ1

〈作り方〉

①田ウナギは内臓を取って湯通しして洗い，粘液を取り除く。3cmくらいの長さに切ってから縦半分に切る。

②醬油・紹興酒・胡椒・片栗粉・ごま油で合わせ調味料を作っておく。

③玉ねぎ・うど・生姜はせん切りにする。ねぎ・にんにくはみじん切りにする。

④鍋を熱し，サラダ油を入れて玉ねぎをやわらかくなるまで炒め，取り出す。

⑤再び鍋を熱し，サラダ油を入れて生姜・ねぎを入れてから，田ウナギを加えて炒める。

⑥うどを加えて炒め，②と玉ねぎを入れ，最後ににんにく・黒酢・ごま油で仕上げる。

〈効能〉温腎強筋壮骨

田ウナギ：甘・温。補陽強筋除風除湿の作用がある。

うど：辛・苦・微温。肝・腎・膀胱経に入る。祛風除湿止痛。

合わせて用い，足腰の冷え・痛み・四肢の痺れを改善する。

腎陰を養う

基本は涼性・平性，甘味・鹹味・酸味のものを選択する。

黒豆紅花ゼリー

〈材料〉茹で黒豆150ｇ，紅花1ｇ，ゼラチン10ｇ

〈作り方〉

①ゼラチンはひたひたの水でふやかしておく。

②黒豆・紅花は水500ccで10分間茹で，①を加えてよく混ぜて溶かす。

③容器に②を入れ，冷蔵庫で冷やし固める。

〈効能〉滋陰活血益腎

黒豆：甘・平。脾・腎経に入る。滋陰補血・利水。

紅花：辛・温。肝・心経に入る。活血化瘀。

ホタテ貝と百合根の炒めもの

〈材料〉ホタテ貝6個，百合根1個，セロリ1/2本，にんじん少々，ねぎ10g，生姜6g，塩，紹興酒小さじ1，片栗粉，サラダ油

〈作り方〉

①百合根は1枚ずつはがしてきれいに洗う。セロリは斜め切りにし，にんじんは薄切りにする。いずれも湯通しする。

②ねぎ・生姜は薄切りにする。

③ホタテ貝は塩・紹興酒・片栗粉を加えて混ぜる。

④鍋を熱し，サラダ油を入れ，ねぎと生姜を入れて炒める。さらにホタテ貝を入れて炒め，取り出す。

⑤再び鍋を熱し，サラダ油で①を炒め，④を加えて混ぜ炒める。最後に塩で調味する。

〈効能〉滋陰清熱益腎

ホタテ貝は甘・鹹・平で，腎陰を滋養する。百合根とセロリを合わせて用い，めまい・のぼせ・ほてり・汗・不眠・耳鳴りを改善する。

イカとオクラの炒めもの

〈材料〉イカ1杯，オクラ5本，トマト（小）1個，生姜6g，ねぎ6g，にんにく1かけ，塩小さじ1，胡椒，紹興酒小さじ2，ごま油，サラダ油，片栗粉

〈作り方〉

①イカは下ごしらえして，斜めに薄く切り，紹興酒・塩・ごま油・片栗粉で下味をつけ，さっと炒めて取り出す。

②オクラは斜め薄切りにし，塩でもむ。トマトはくし形切りにし，生姜・ねぎはせん切り，にんにくはみじん切りにする。

③鍋に油を熱し，にんにくを炒め，①を加えて炒める。

④③に②を加えて炒め，仕上げにごま油をふる。

〈効能〉養血益陰補腎

イカは鹹・平，肝・腎経に入る。養血滋陰の作用で肝腎を養う。

カキの卵炒め

〈材料〉生カキ3個，卵2個，ねぎ10cm，生姜薄切り3枚，紹興酒大さじ1，塩小さじ1.5，胡椒，サラダ油

〈作り方〉

①カキは塩水できれいに洗い，湯通しする。生姜・ねぎはみじん切りにする。

②ボールに卵を割り入れ，よくほぐしてから調味料をすべて加えて混ぜてから①を入れる。

③フライパンを熱し，油をひいて，②を入れて両面を軽く焼く。

〈効能〉滋陰補腎

カキは甘・鹹・平，卵は甘・平，合わせて滋陰養血の作用で腎陰を補う。精神不安・のぼせ・汗を改善し，精力・記憶力を高める。

Point
＊五臓の主な生理機能を確認しよう
＊五臓の働きをよくする，四気五味の使い方を覚えよう。

3 体質に合わせた薬膳

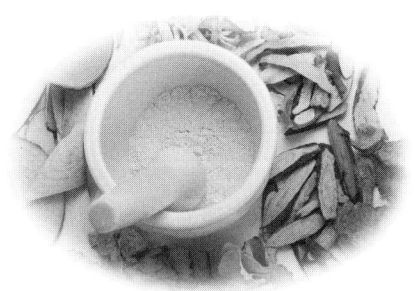

◇体質の形成◇

両親からの遺伝

　体質は，生まれた時点で基本的体質はほとんど決まっている。これは「先天の素因」と考えられており，両親の健康状態によって，子供に丈夫な体質を与えられるかどうかが決まってくる。健康な両親の場合，子供は良好な体質をもっており，よく成長し，健康な人生を過ごすことができる。病弱な両親の場合，子供も虚弱な体質を受け継ぐはずであるが，生まれたあとの育て方によって，元気な体質にすることができる。

環境・習慣・食生活

　地域の違いによって，気候・産物・食生活・生活習慣も違い，これらが体質に大きな影響を与えている。『黄帝内経素問』異法方宜論篇には，以下のように述べられている。
　「東の海岸線に住む人々は，魚をよく食べて，ほかの土地に住む人より塩分を多く摂っているので，皮膚が黒く，きめも粗くなる。
　西方は，海抜が高く，山がたくさんあり，鉱石の産地でもあって，広い砂漠では風がよく吹く。そこに住む人々は，乳製品と肉類をよく食べるので，人々は筋肉が発達しており身体が丈夫である。
　北方は高原で，海抜が高く，気候は寒い。遊牧民族として牛や羊の乳製品をよく食べるが，それによって内臓は冷えてしまう。
　南方は陽光が十分にあって気候は炎熱であり，雨がよく降るので湿気が多い。南方は火に属し，人々は酸味・発酵させたものを食する。このため，南の人々の皮膚は赤く，きめが細かい。

中央の地域は平坦で，気候は潤っており，万物が生長しやすい。豊かな生活を過ごせるため，ここに住む人々は手足をあまり動かさず，四肢の気血循環がよくない。そのため痿痺・厥逆・寒熱の病症が多い。

以上のことをに整理すると，次の**表2**のようになる。

表2　生活環境や食生活と体質の関係

地域	地理・生活環境	食生活	体型・体質	病気	治療
東方	海浜	魚・塩	皮膚が黒く，きめが粗い。	熱中・傷血・癰瘍	砭石
西方	砂漠・鉱山。海抜が高い。風がよく吹く。住・衣が簡単。	乳製品・肉類	筋肉が発達しており丈夫。	外感病が少ない，飲食・房室・労倦により引き起こされる病気が多い	薬
北方	気候が寒冷・海抜が高い・野外生活。	乳製品	内臓の冷え。	腹部が脹満	艾灸
南方	陽光が充足・炎熱・海抜が低い・湿気が多い。	酸味・発酵させたもの	皮膚が赤く，きめが細かい。	筋骨の痙攣・痺れ	針
中央	平坦・潤っている・万物が生長しやすい。	豊富	労働が少なくて気血循環がよくない。	四肢の疲れ・冷え	運動按摩

性別・年齢・精神的な素因

性別の違いにより，生理的特徴・解剖上の構造・体質などの面で違いが出てくる。男性は，陽気旺盛の性格が多く，身体が丈夫なため，陽盛の体質が多いが，女性の場合は，月経・妊娠・出産などにより常に血液が不足した状態になっているので，血虚・気虚・陽虚の体質が多い。

また，「老壮不同気」（年齢によって気も変わる）というように，人体の構造・働き・代謝などは，年齢により変化していく。したがって，同じ人間でも，年をとると体質が変わるわけである。

さらに『黄帝内経素問』陰陽応象大論篇に，「怒傷肝」「喜傷心」「思傷脾」「憂傷肺」「恐傷腎」とあり，情緒と内臓の関係を述べている。長期にわたるストレスや大きな感情の変化は，内臓を傷つけ，気滞・血瘀の体質への変化も引き起こす。

◇体質の分類と特徴◇

健康な体質の特徴

　体質の分け方については，多くの説がある。例えば，瘀血証体質・臓毒証体質・解毒証体質の3種類に分ける方法や，多血型・筋骨型・肥満型・貧血型の4種類に分ける方法もある。

　中医学では，人々の体質は遺伝・地理・生活環境，習慣，食生活・性別・年齢などによって違ってくると考え，陰陽・気血・津液の虚実・盛衰により，健康体質と不健康体質に分けることが多い。

　健康体質の特徴は，外見的には，均整がとれた体型・顔色のよさ・反応がすばやいことなどに現れる。睡眠は良好で，食欲も正常，大便と小便も順調である。舌は，淡紅色・舌辺円滑・苔薄白，脈はリズムが平均しており，1呼吸あたりの拍数は4回である。

　これに対して，不健康体質では，中医学的に8つに分類されるそれぞれの体質により，さまざまな症状が現れる。

不健康な体質の特徴

　遺伝・生活習慣・環境などにより，体質が形成される。現れる症状もさまざまである（表3）。

◇体質に合わせた薬膳処方◇

　薬膳処方を作る際には，それぞれの体質をよく理解し，食生活の原則を掌握したうえで，個人差・生活環境などの具体的な状況によって臨機応変に運用していく必要がある。表4を参考にして各体質に合わせた生活を心がけるとよい。

表3　不健康な体質の特徴

不健康な体質	病機	身体	顔色	好み	自覚症状	大小便	舌象	脈象
陰虚	津液・陰血の不足	消痩	午後に頬が赤くなる・微熱	冷たいもの	のどが渇く・つばが少ない・寝汗・寝つきが悪い・不眠・煩躁・ほてり・のぼせ・手足に汗をかく	大便乾燥・小便黄色	舌紅少苔	細数
陽虚	臓腑機能の衰退	虚弱	淡白・むくみ・唇は淡	温かいもの	疲労・自汗・手足の冷え・足腰の痛み・むくみ・腹痛・生理痛	下痢しやすい・頻尿・尿漏れ・尿清長	舌淡胖辺有歯痕・苔白	沈無力
血虚	血の量と質の不足	虚弱	蒼白あるいは黄色・唇は淡白・爪の色が薄い	温かいもの	不眠・多夢・めまい・健忘・動悸・痺れ・立ちくらみ	便秘しやすい	舌淡・苔白	細無力
気虚	臓腑機能の低下	消痩または肥満	白い・むくみ	温かいもの	自汗・疲れ・声が小さい・息切れ・食欲不振・腹脹	軟便・頻尿・尿漏れ	舌淡胖・歯痕・苔白	沈細
陽盛	身体強壮・臓腑機能の亢進	強壮	赤い	冷たいもの・脂っこいもの	声が高い・呼吸が荒い・汗をよくかく・食欲が旺盛	大便が臭い・小便熱赤	舌紅・苔黄	洪大
血瘀	血の流れの異常	強または弱	暗い・皮膚は青紫	特になし	各種疼痛・腫塊・肌は乾燥・小腹硬満・脇痛・不正出血	大便が黒い	舌紫暗・瘀点・舌下静脈怒張	細渋
痰湿	水の代謝の異常	肥満またはむくみ	黄色い・むくみ・唇は淡白	脂っこいもの	疲労・眠い・身体が重だるい・痰・めまい・口中粘膩	下痢しやすい	舌胖大・歯痕・苔滑膩	濡滑
気鬱	気の巡りが滞る	消痩または肥満	暗い・または黄色	特になし	イライラ・ため息・胸悶・腹脹・食欲不振・不眠	便秘・下痢・正常・排尿異常	舌紅・苔白	弦

表4　体質別の食材・中薬・方剤

体質	食材 体質に合うもの	食材 注意するもの	中薬・方剤
陰虚	[滋陰清熱] あわ・レモン・りんご・梨・キウイフルーツ・バナナ・ごま・白きくらげ・蜂蜜・乳製品・豆腐・ツバメの巣・亀肉・鴨肉・魚介類・カニ	ねぎ・生姜・にんにく・にら・らっきょう・唐辛子・鶏肉・羊肉	[滋陰清熱・滋養肝腎] 中薬：女貞子・黄精・山茱萸・玉竹・五味子・玄参・旱蓮草・桑椹・亀板・麦門冬・天門冬・枸杞子 方剤：百合固金湯・天王補心丸・慎柔養真湯・六味丸・一貫煎
陽虚	[温補陽気] くるみ・羊肉・鹿肉・鶏肉・エビ・ナマコ・イワナ	にがうり・とうがん・セロリ・梨・りんご・すいか・緑茶・豆腐・生もの	[温陽祛寒・養肝補腎] 中薬：鹿茸・海狗腎・蛤蚧・冬虫夏草・巴戟天・淫羊藿・仙茅・補骨脂・杜仲・続断・菟絲子 方剤：腎気丸・理中丸
血虚	[補血養血] ほうれん草・にんじん・落花生・ライチ・ぶどう・豚肉・羊肉・レバー・イカ・タコ・赤貝		[養血益気] 中薬：熟地黄・当帰・阿膠・白芍・竜眼肉・何首烏・桑椹 方剤：当帰補血湯・四物湯・帰脾湯・八珍湯・十全大補湯・人参養栄湯
気虚	[益気補虚] うるち米・もち米・黄米・山いも・じゃがいも・しいたけ・にんじん・豆腐・鶏肉・ガチョウ肉・ウズラ肉・兎肉・牛肉・青魚・鰱魚・サケ・スズキ	生もの・脂っこいもの・大根・ごぼう	[益気補脾・補肺益腎] 中薬：吉林人参・黄耆・白朮・扁豆・甘草・山薬・大棗 方剤：四君子湯・参苓白朮散・補肺湯・腎気丸・金匱薯蕷丸
陽盛	[清熱瀉火] にがうり・トマト・れんこん・白菜・セロリ・きゅうり・水菜・バナナ・すいか・柿	唐辛子・生姜・ねぎ・牛肉・鶏肉・羊肉・鹿肉・酒	[清熱瀉火・清熱通便] 中薬：菊花・苦丁茶・金銀花・蒲公英・番瀉葉・アロエ 方剤：麻子仁丸・潤腸丸・丹梔逍遙散
血瘀	[活血化瘀] チンゲン菜・くわい・黒大豆・酒・酢	にがうり・とうがん・セロリ・梨・りんご・すいか・緑茶・豆腐・生もの	[活血化瘀] 中薬：三七・紅花・桃仁・鬱金・姜黄・丹参・川芎・当帰・山楂子・桃仁 方剤：血府逐瘀湯・桂枝茯苓丸・当帰芍薬散
痰湿	[祛湿化痰] はと麦・あずき・そら豆・大根・黒くわい・玉ねぎ・キャベツ・びわ・のり・クラゲ	脂っこいもの・甘いもの・酒・食べすぎ	[健脾祛湿・燥湿化痰] 中薬：海藻・昆布・竹筎・桔梗・扁豆 方剤：二陳湯・六君子湯・香砂六君子湯
気鬱	[行気解鬱] そば・少量の酒・だいだい・みかん・オレンジの皮・にら・茴香菜・にんにく・なた豆・ジャスミン	消化しにくいもの	[疏肝理気・活血化瘀] 中薬：香附子・烏薬・川楝子・小茴香・陳皮・青皮・鬱金・玫瑰花・枳殻 方剤：逍遙散・小柴胡湯

陰虚体質

　涼性・平性，甘味・鹹味・酸味の食材や中薬がよい。肝・心・肺・腎・胃を重点的に補う。

生ガキのレモン風味

〈材料〉生ガキ3個，レモン1/2個
〈作り方〉
①カキを塩水で洗う。
②カキにレモン汁をかけて食べる。
〈効能〉滋陰清熱
　カキ：甘・鹹・平。肝・腎経に入る。滋陰清熱。
　レモン：酸・甘・平（涼）。脾・胃・肺経に入る。生津除煩。
　甘酸の配伍により陰虚の体質を改善する。

陽虚体質

　温性・熱性，甘味・辛味の食材や中薬がよい。心・脾・腎を重点的に補う。

エビと栗の炒めもの

〈材料〉エビ5尾，栗甘露煮（瓶詰）5個，生姜10ｇ，ねぎ10ｇ，塩，胡椒，紹興酒小さじ2，片栗粉，サラダ油
〈作り方〉
①エビの背わたを取り，きれいに洗い，塩・胡椒・紹興酒・片栗粉で下味をつける。
②生姜を薄切りにし，ねぎをみじん切りにする。
③鍋を熱くし，サラダ油を入れて，生姜を炒め，①を炒めてから栗を加えて炒め混ぜ，最後にねぎを入れ，塩で調味する。
〈効能〉温陽補腎
　エビ：甘・温。肝・腎・脾・肺経に入る。補腎壮陽。
　栗：甘・温。脾・胃・腎経に入る。補腎強筋健脾。
　温性・補腎の食材を用い，陽気の働きを高める。

血虚体質

　平性，甘味・鹹味・酸味の食材や中薬がよい。肝・心・腎を重点的に補う。

木の実と雑穀の粥

〈材料〉黒米 30 g，うるち米 20 g，押麦 10 g，落花生 20 g，大棗 15 g，干しぶどう 15 g，蜂蜜（好みで）

〈作り方〉

① 干しぶどうを除くほかの材料と水 1000cc を鍋に入れ，粥を炊く。

② 炊きあがったら，干しぶどうを入れて，10 分間蒸す。

〈効能〉補気生血

米：甘・平。脾・胃経に入る。補中益気・健脾和胃。

落花生：甘・平。肺・脾に入る。補血養血・健脾潤肺。

ぶどう：甘・酸・平。脾・肺・腎経に入る。補気養血・強壮筋骨。

大棗：甘・温。脾・胃経に入る。補中益気・養血安神。

温性・補腎の食材を用い，陽気の働きを高める。落花生とぶどうで血虚を改善する。気が血を生じるので補気の米と大棗も合わせる。

気虚体質

温性・平性，甘味・辛味の食材や中薬がよい。胆・心・脾・肺・腎を重点的に補う。

スズキの生姜焼き

〈材料〉スズキ切り身 2 枚，生姜薄切り 3 枚，ねぎ 10 g，にんにく 2 かけ，紹興酒小さじ 2，醬油大さじ 1，片栗粉，サラダ油

〈作り方〉

① スズキの両面に片栗粉をまぶしておく。

② フライパンを熱くし，サラダ油を入れて，スズキの両面を黄色に焼く。

③ ②に生姜・ねぎの乱切り・にんにくの薄切りを入れて，香りが出たら，紹興酒・醬油・水 200cc を加えて，汁がなくなるまで煮込む。

〈効能〉益気補脾

スズキ：甘・平（温）。脾・胃・肝・腎経に入る。補脾益腎・止咳利尿。

スズキは脾胃を補い，肝腎を養って，気虚の体質による疲れ・腰足のだるさ・むくみを改善する。

陽盛体質

涼性・寒性，苦味・鹹味の食材や中薬がよい。肝・心・胃・大腸を重点的にみる。

セロリとこんにゃくの炒めもの

〈材料〉セロリ1本，こんにゃく1枚，生姜薄切り5枚，塩小さじ1，サラダ油大さじ1

〈作り方〉
①葉つきのセロリを斜め薄切り，生姜をせん切りにする。
②こんにゃくを薄切りにし，湯通しをする。
③鍋を熱くし，サラダ油を入れ，生姜・セロリ・こんにゃくの順で入れて炒め，塩を加えて調味する。

〈効能〉清熱利尿通便

セロリ：涼・甘・辛。肺・胃経に入る。清熱涼血利尿。

こんにゃく：寒・甘・辛。脾・肺・胃・大腸経に入る。清熱解毒・通便。

寒・涼性の食材で，暑がり・多汗・食欲旺盛などの陽盛体質を改善する。

血瘀体質

温性，辛味の食材や中薬がよい。肝・心を重点的にみる。

山楂子とみかんの皮の茶

〈材料〉山楂子15g，みかんの皮10g

〈作り方〉
①山楂子とみかんの皮を水800ccに15分間漬けてから20分間煎じる。
②何回も飲んで薬汁がなくなったら，湯を足す。

〈効能〉活血行気

山楂子：酸・甘・温。脾・胃・肝経に入る。活血化瘀・消食化積。

陳皮：辛・苦・温。脾・肺経に入る。理気健脾・燥湿化痰。

活血化瘀の山楂子と理気の陳皮を一緒に使い，血瘀証を改善する。

痰湿体質

平性・温性，辛味・苦味・淡味の食材や中薬がよい。脾・肺・腎・肝を重点的にみる。

三色和え

〈材料〉大根160ｇ，塩クラゲの頭50ｇ，生昆布50ｇ，唐辛子１個，塩小さじ１，米酢大さじ１，にんにく２かけ，ごま油大さじ２

〈作り方〉

①大根をせん切りにし，塩をまぶしてよくもみ，５分おいてから絞る。

②生昆布をせん切りにする。

③塩クラゲをよく水で洗ってから湯通しし，水切りする。

④ボールに①②③を入れ，みじん切りにした唐辛子・にんにく・塩・米酢・ごま油で和える。

〈効能〉理気化痰

大根：辛・甘・涼。肺・胃経に入る。理気消食・化痰散瘀。

クラゲの頭：鹹・平。肝・腎経に入る。清熱化痰・消積化滞・潤腸通便。

昆布：鹹・寒。肝・胃・腎経に入る。消痰軟堅・行水消腫。

理気・清熱・軟堅の働きがある食材を合わせ，寒熱併用で痰湿の改善をはかり，化熱を防ぐ。

気鬱体質

温性，辛味・苦味の食材や中薬がよい。肝・脾・肺を重点的にみる。

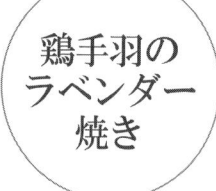

鶏手羽のラベンダー焼き

〈材料〉ラベンダー（乾燥。生も可）６ｇ，鶏手羽３本，塩小さじ１，胡椒，酒小さじ１，オリーブ油

〈作り方〉

①ラベンダーをきざんで，塩・胡椒と混ぜる。

②鶏手羽の中間に切り目を入れ，料理酒を注いで，５分間おいてから①とよく合わせてもむ。

③鍋を熱くし，オリーブ油を入れて，中火で②を両面が黄金色になるまで焼く。

〈効能〉芳香解鬱

鶏肉：甘・平（温）。脾・胃経に入る。補中益気・降気止逆。

　　　　ラベンダー：別名薫衣草。香りによって気の巡りをよくし，
　　　　　　解鬱健胃除脹の効能がある。
　　　温性・芳香性の食材を用い，気鬱を改善する。

> **メモ**
>
> ### [体質別の養生法]
>
> ※**陰虚体質**
> 　読書をする。
> 　競争しないようにする。
> 　性生活を抑える。
> 　住居は南向きにする。
> 　安静にする。
> 　夏秋に注意する。
>
> ※**陽虚体質**
> 　ストレスがたまらないようにする。
> 　保温するように気をつける。
> 　春や夏に補陽することを心がける。
> 　日光浴をするとよい。
> 　野外活動はしないようにする。
>
> ※**血虚体質・気虚体質**
> 　過労に気をつける。
> 　音楽・漫才・演劇などを鑑賞して楽しむ。
> 　保温するように気をつける。
> 　春や夏に補陽することを心がける。
> 　日光浴をするとよい。
> 　野外活動はしないようにする。
>
> ※**陽盛体質**
> 　怒りを抑える。
> 　穏やかな性格の訓練。
> 　風通しがよい住居・涼しい所がよい。
>
> ※**血瘀体質**
> 　うつにならないよう気をつける。
> 　ストレスを解消する。
> 　風通しがよい住居・南向きがよい。
>
> ※**痰湿体質**
> 　うつにならないよう気をつける。
> 　ストレスを解消する。
> 　湿気に注意する。
> 　住居は乾燥した所がよい。
>
> ※**気鬱体質**
> 　社会活動に積極的に参加する。
> 　明るい気持ちでいるようにする。
> 　湿気に注意する。
> 　住居は乾燥した所がよい。

Point
＊体質は遺伝するが，生活環境・食生活などによって変えられる。
＊各体質の特徴をつかもう。
＊各体質にふさわしい四気五味を知ろう。

4 年齢に合わせた薬膳

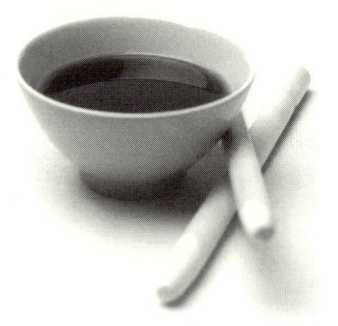

◇中医学による年齢の分け方◇

　中国では，人の年齢を次のような分け方をすることが多い。少年児童期（誕生～12歳），青春期（12～24歳），成年期（24歳～36歳），中年期（36歳～60歳），老年期（60歳～）。
　歳をとるにつれて，身体は変化していくため，特徴も年齢により違ってくる。したがって，それぞれの年齢に合わせた薬膳処方を立てる必要がある。
　『黄帝内経素問』上古天真論篇に，女性は7の倍数，男性は8の倍数で，年齢と体の変化の関係を説明する記述がある。命あるものはみな，生まれてから加齢するにつれ，身体が生長→成熟→老衰という変化を経る。したがって，それぞれに応じた食材や中薬を選んで，薬膳処方を立てることが重要である（**表5**）。

◇少年児童期◇

子供の特徴

　子供には，以下の4つの特徴がある。
　子供の身体は「純陽之体」である。子供が活発に動いたり，汗が多く，病気のときにすぐ熱を出すのは，このためである。
　また，「腎気未充」である。腎気は全身の気の源であり，身体を守っているが，腎気不足によって邪気が侵入しやすいため，子供は発熱・咳・喘息といった病気が多い。それに，排尿の回数が多いのも，「腎気未充」によるものである。
　「肝常有余」という特徴もある。子供は情緒が不安定で，感情の起伏が激しく，わがままであることが多い。また，病気のときに高熱が出やすい，痙攣しやすいといった特

徴も，この「肝常有余」によるものである。

子供はちょっとしたことで，嘔吐・下痢を起こすが，これは「脾常不足」のためである。特に甘いものを摂りすぎると，脾に湿がたまりやすくなり，食欲が落ちる原因となることが多い。

表5　年齢に合わせた食養生

女	男	食養生
7歳（7×1） 腎気が旺盛，歯が生え替わり，髪が伸びる。	8歳（8×1） 腎気が充実，髪が長くなり，歯が生え替わる。	野菜・果物など平性のものを用いる。 禁忌は熱性のもの・脂っこいもの・羊肉・ハム・ナマコなど。
14歳（7×2） 腎気が旺盛となり，性ホルモン（天癸）が分泌し始め，月経とかかわる経絡の任脈・衝脈が通利し，発達して月経が始まる。	16歳（8×2） 天癸が分泌し始め，男子は精気充実。性交により子供が作れる。	陰陽のバランスをとる。 清法・和法（陽盛に偏っているとき）：野菜・果物。 温法・補法（陰盛に偏っているとき）：肉類など。
21歳（7×3） 腎気がバランスをとり，親知らずが生える。	24歳（8×3） 腎気のバランスがよく，筋肉・骨が丈夫になり，親知らずが生える。	
28歳（7×4） 筋肉・骨が強壮になる。	32歳（8×4） 筋肉・骨が強壮になる。	
35歳（7×5） 顔面に分布している陽明経絡が衰え始め，顔色が悪くなり，シワが寄り，抜け毛が始まる。	40歳（8×5） 腎気が衰え，髪が抜け，歯の色が悪くなる。	陰陽を補い，気血を調節する。
42歳（7×6） 太陽経絡・陽明経絡・少陽経絡の3つの経絡が衰弱し，顔色が悪くなり，シワ・シミが出て，白髪が現れる。	48歳（8×6） 陽気が顔から衰弱し始め，シワが寄り，顔色が悪くなり，白髪が現れる。	
49歳（7×7） 任脈・衝脈が虚弱し，性ホルモンの分泌が停止し，閉経する。体形が崩れ，妊娠も不可能となる。	56歳（8×7） 筋は肝が主っているので，肝気の衰弱により筋の働きが悪くなる。性ホルモンがなくなるため，精が少なくなり，腎が衰え，体形も崩れる。	補脾肺腎のために少食にし薄味・温かいものを摂る。穀類・果物・野菜・肉類・魚・卵類・豆類など多種類のものを摂る。
	64歳以降，髪が抜け，歯も抜け落ちていく。	

子供のための食養

　子供に対しては，前述のような特徴を考慮し，食養を中心とし，四気五味のバランスをとるべきである。

① 平補脾腎の穀類・野菜・果物・大豆・くるみ・黒ごま・豚肉・魚・卵・牛乳・レバーなどを用いる。
② 熱性の食材を加減する。羊肉・ソーセージ・ハンバーグ・揚げものなどの，脂っこくて熱性のものは控える。
③ 甘味の食材を控える。菓子・ジュースなどの食品を摂りすぎない。
④ 定時に定量を摂る。消化しやすいものがよい。熱性の食材や，冷たいもの・甘いものは脾胃の働きを妨げるため，できるだけ控える。

子供によく用いる食材と中薬

作用	食材	中薬
平補肝腎	穀類・いも類・キャベツ・黒豆・くるみ・黒ごま・蜂蜜・卵・牛乳・鶏肉・豚肉・豚レバー・豚マメ	山薬・桑椹・枸杞子
清熱安定	小麦・セロリ・白菜・山東菜・大根・とうがん・きゅうり・トマト・菱・すいか・りんご・梨・メロン・キウイフルーツ	特に必要なし

◇青春期◇

青春期の特徴

　青春期は，人生の中で最も成長発育の速い時期である。思春期・青春発育期を通って，そのあと成年・中年期に入っていく。
　この時期は，身体が最も強壮な時期である。身体に変化が起こると同時に，社会的にも勉強・就職・恋愛・結婚・育児と，人生で一番多彩な変化が起こる時期なので，ストレスがたまりやすい。また，思春期特有の生理的・心理的な変化が多い時期でもある。女子はこの時期に生理が始まる。すぐに安定する人もいる一方，なかなか順調にいかない人もいる。食生活においては，体質・体調に合わせて栄養のバランスを調節することが大事である。

青春期の薬膳処方

ストレスや精神的な悩みなどで，情緒不安・食欲異常・疲れやすいなど症状があるときには，「疏肝理気」「清熱瀉火」「温経補腎」などの方法に従った処方が，よく用いられる。例えば，薄荷・玫瑰花・ジャスミン・みかん・オレンジなどが，よく使われる。

調節の方法については，「寒性と熱性のものを合わせて使う。補養と祛邪のものを合わせ，解表と清裏を併用する。興奮を抑える方法を調節する」と『黄帝内経』に説明されている。

一般に，陽気が上昇する時期なので，身体が熱い感じや，多汗・ニキビなどの症状が現れたら，「清熱瀉火」の野菜や果物を摂るようにする。あわ・大根・セロリ・トマト・きゅうり・とうがん・金針菜・すいか・りんご・梨などを使うとよい。

陽気不足の生理不順・生理痛・冷え症には，温法・補法の鶏肉・豚のレバー・エビ・アジ・サケ・マスなどを用いて食事を作る。このように，「臓腑気血不和」「寒熱錯雑」「虚実互見」などの，陰陽偏盛の症状があるときには，清法・和法・温法・補法などの方法を，それぞれ区別して使う。最もよく使われる方法は「温経補腎」である。

青春のシンボルといわれるニキビ・吹き出物が出るときには，揚げもののような温熱性のもの・辛味・脂っこいものに注意し，てんぷら・キムチ・ハンバーグ・焼肉などの食事は控えるべきである。

生理不順・生理痛には，気血の巡りをよくし，冷えを改善することが大事である。冷たいもの・生ものには注意し，服装も，保温性のあるものにする。

青春期によく用いる食材と中薬

作用	食材	中薬
清熱瀉火	小麦・あわ・セロリ・白菜・山東菜・マコモ・にがうり・大根・とうがん・きゅうり・トマト・すいか・りんご・梨・バナナ・豆腐・こんにゃく・緑茶	淡竹葉・芦根・荷葉・蒲公英・金銀花・山梔子・連翹・魚腥草・生地黄
温経補腎	にら・唐辛子・くるみ・山椒・胡椒・黒砂糖・鶏肉・羊肉・豚のレバー・マス・アジ・サケ・田ウナギ・エビ・ナマズ	小茴香・肉桂・丁香・艾葉・当帰・川芎・紅花・杜仲
疏肝理気	そば・玉ねぎ・らっきょう・大根・かぶ・なた豆・えんどう豆・みかん・オレンジ・ジャスミン	薄荷・玫瑰花・陳皮・青皮・枳実・仏手

紅花益母草茶

〈材料〉紅花6g，益母草12g，木香6g，香附子6g，蜂蜜大さじ2

〈作り方〉
①中薬は水400ccに15分間漬けてから，10分間煎じて濾す。
②蜂蜜を①の煎じ液に入れてよく混ぜ，火を止める。

③②を器に入れ，あら熱を取って，温かいうちに飲む。1日2回。
〈効能〉活血通経

紅花：辛・温。活血祛瘀・通経止痛。

木香・香附子：辛・苦・温。行気止痛。

これらを活血化瘀の益母草と合わせると，生理痛や生理不順を改善できる。

大根サラダ

〈材料〉大根200ｇ，食用菊花（生）3個，アスパラガス1本，塩小さじ1，オリーブ油，りんご酢

〈作り方〉
①大根（皮つき）とアスパラガスはせん切りにして，塩でもむ。
②菊花はくずす。
③ボールに①②を入れて塩・オリーブ油・りんご酢で調味する。

〈効能〉清熱解毒

大根：辛・甘・涼。降気消食・清熱散血。

大根に清熱解毒の菊花と滋陰止痒のアスパラガスを合わせて，ニキビなど熱による皮膚炎を改善する。

◇成年・中年期◇

女性では28歳，男性では32歳が，最も身体が丈夫な年齢である。

成年・中年期の特徴

　成年・中年の時期は，人生で最も負担が大きい時期である。子育て・仕事・昇進・親の介護など，身体的な面と精神的な面の両方で疲れが出てきて，身体の陰陽のバランスを崩してしまいがちである。したがって，精神を安定させて，楽観的な考え方でいることや，生活のリズムを保ち，過労しないよう気をつけること・性生活を節制すること，などは，老化防止に大きな役目を果たす。食生活に関していえば，健康状態に合わせて，野菜・果物・魚介類・肉類などを栄養のバランスを考えて摂る「食養」「食療」が大事である。

成年・中年期の薬膳処方

　この時期には，ストレスの解消，老化防止のために陰陽のバランスをとり，補養するようにする。

成年・中年期によく用いる食材と中薬

作用	食材	中薬
益気養血	穀類・いも類・かぼちゃ・キャベツ・いんげん・にんじん・ほうれん草・鶏肉・牛肉・栗・ぶどう・蜂蜜・田ウナギ・イカ・タコ	吉林人参・黄耆・党参・山薬・白朮・当帰・熟地黄・白芍・阿膠・何首烏
理気活血	そば・玉ねぎ・らっきょう・チンゲン菜・大根・かぶ・なた豆・えんどう豆・みかん・オレンジ・ジャスミン・酢・酒	薄荷・玫瑰花・陳皮・青皮・枳殻・枳実・仏手・厚朴・香附子・川芎・姜黄・三七・紅花・当帰・赤芍・山楂子
疏肝安神	玉ねぎ・百合根・ぶどう・ライチ・ジャスミン・卵・牛乳・カキ・アワビ	玫瑰花・酸棗仁・柏子仁・夜交藤・合歓花・決明子・真珠粉・大棗・蓮子・竜眼肉

大棗玫瑰茶

〈材料〉大棗6個（きざんだもの），玫瑰花3g，紅茶3g

〈作り方〉容器に材料を入れ，湯800ccを注ぐ。15分間蒸らす。

〈効能〉益気養血理気

　大棗：甘・温。補気養血。

　玫瑰花：辛・微苦・温。行気解鬱和血。

　紅茶は温性で，合わせて補気養血し，ストレス・冷えを緩和する。

麦杞茶

〈材料〉麦門冬（きざんだもの）6g，枸杞子5g，淫羊藿3g，菊花3g

〈作り方〉土瓶に材料と水800ccを入れ，15分間煎じてから濾す。

〈効能〉養陰温陽

　麦門冬・枸杞子：甘・平・微寒。清心除煩・滋補肝腎。

　淫羊藿：辛・甘・温。肝・腎経に入る。補腎壮陽・祛風除湿。

　菊花：辛・甘・微苦・微寒。肝・肺経に入る。清肝明目。

　合わせて滋陰補陽・清心涼肝の作用で，不眠・イライラを緩和する。

大棗と落花生のデザート

〈材料〉党参12g，大棗10個（きざんだもの），落花生100g，枸杞子6g，竜眼肉10g，黒砂糖60g

〈作り方〉

①党参・大棗・落花生に水1000ccを加え，30分ほど煮る。

②竜眼肉・枸杞子・黒砂糖を加え，さらに10分ほど煮込む。

　少量ずつ何回も食べる。

〈効能〉補気養血

　補気生津養血の党参・大棗，補血滋陰の落花生・枸杞子を温めた黒砂糖と合わせると，精神・肉体の疲労によい。

八宝粥

〈材料〉　もち米1合，あずき30ｇ，落花生30ｇ，芡実10ｇ，大棗10個，蓮子10ｇ，百合30ｇ，干しぶどう30ｇ

〈作り方〉

①鍋にあずき・落花生と水1000ccを入れ，やわらかくなるまで煮る。

②沸騰したら米・大棗・百合・蓮子・芡実を加え，はじめは強火，そのあと弱火にして粥を作る。

③最後に干しぶどうを加え，5分ほど煮たら火を止める。

〈効能〉補気養血・清心安神

　もち米・大棗・芡実・蓮子：補気健脾。

　落花生・ぶどう・大棗：養血安神。

　百合：清心安神。

　あずき：利水消腫。

　これらを合わせて，疲れ・めまい・不眠・不安・むくみによい。

◇老年期◇

老年期の特徴

　この時期は，生理的機能および形態上での老化現象が目立ち，疾病に対する抵抗力が低下する。気温変動や環境の変化に対する調節能力の低下によって，発病率が高くなり，治癒率が悪くなる。

　老人の病気の特徴は，1人で多くの病気をもち，合併症を併発しやすいことである。また薬に対する反応が人により違う，うつになりやすい，といったこともあげられる。よくみられる病気と症状には，心臓病・高血圧・動脈硬化・糖尿病・肺炎・がん・白内障・前立腺肥大・骨粗鬆症・変形性関節炎・肩こり・腰痛・関節痛・冷え症・痒み・痺れ・めまい・頭痛・便秘・下痢・排尿異常・うつ症状・不眠・痴呆などがある。

　このような老年期には，人生に対し積極的な態度をもち，趣味などで活躍し，定期的に健康診断を受けるようにする。食生活においては，種類は豊富に，味は薄めにして温かい食事を摂るようにする。三高四低（高タンパク質・高ビタミン・高繊維，低コレステロール・低脂肪・低糖・低塩）の食事を工夫する。体調に合わせた食材を選択し，起居は適宜に，日当たりのよい部屋に住み，自分に合ったスポーツなどをして，薬は合理

的に使うことが大事である。

老年期の薬膳処方

　この時期には，各臓腑の機能を高める処方が必要となる。多様な食材を豊富に摂り，調理方法を工夫することなどが重視されている。

　「補脾益腎」の方法を中心として処方を立てる。

　カルシウムが豊富なものとして，乳製品・大豆製品・小魚・青菜類・海藻類などを組み合わせて使うとよい。

老年期によく用いる食材と中薬

作用	食材	中薬
補気滋陰 補陽	穀類・いも類・白きくらげ・大豆・黒豆・くるみ・黒ごま・蜂蜜・卵・牛乳・鶏肉・牛肉・羊肉・豚肉・豚マメ・貝類・カツオ・タラ・スズキ・エビ・ナマコ	吉林人参・黄耆・山薬・冬虫夏草・紫河車・杜仲・鹿茸・桑椹・枸杞子・百合・麦門冬・玉竹・黄精
理気活血	そば・玉ねぎ・らっきょう・チンゲン菜・大根・かぶ・なた豆・えんどう豆・みかん・オレンジ・ジャスミン・酢・酒	薄荷・玫瑰花・陳皮・青皮・枳殻・枳実・仏手・厚朴・香附子・川芎・姜黄・三七・紅花・当帰・赤芍

エビの炒めもの

〈材料〉エビ（中）6尾，にんにくの芽5本，栗（瓶詰）5個，生姜10g，サラダ油，塩，胡椒，紹興酒大さじ1，片栗粉

〈作り方〉

①エビは下処理し，真ん中から2つに切って，塩・胡椒・紹興酒・片栗粉で下味をつける。

②にんにくの芽は3cmの長さに切る。栗は2つに割る。

③鍋を熱しサラダ油を入れ，にんにくの芽を炒める。塩を加えて取り出す。

④鍋を熱しサラダ油を入れ，せん切りにした生姜を入れて香りが出たら①を炒める。色が変わったら③と栗を加える。

〈効能〉温陽補腎

　エビ：甘・温。肝・腎・脾・肺経に入る。温補肝腎。

　温性のエビ・にんにくの芽・栗と合わせると，疲れ・無気力・冷えによい。

ししとうと鶏肉の炒めもの

〈材料〉ししとう5本，鶏ささみ肉100ｇ，生姜1ｇ，ねぎ5ｃｍ，サラダ油大さじ2，塩小さじ1，胡椒，紹興酒大さじ2，片栗粉，ラー油，ごま油，胡椒

〈作り方〉

①ししとうは種をとり，せん切りにする。生姜・ねぎもせん切りにする。

②ささみは薄切りにし，塩・胡椒・紹興酒・片栗粉で下味をつける。

③鍋を熱しサラダ油を入れ，ししとうを炒めて塩で調味し，取り出す。

④鍋を熱しサラダ油を入れ，②を炒める。生姜・ねぎ・ししとうの順に加え，ラー油，ごま油，胡椒をかける。

〈効能〉温経補気益腎

体を温めるししとう・鶏・生姜・ねぎを合わせると，無気力・冷え・足腰の痛み・むくみによい。

当帰鶏鍋

〈材料〉鶏もも肉250ｇ，当帰3ｇ，地黄3ｇ，白芍3ｇ，陳皮6ｇ，川芎3ｇ，生姜薄切り3枚，ねぎ5ｃｍ，塩小さじ1，醤油大さじ1，紹興酒大さじ1

〈作り方〉

①鶏もも肉は一口大に切り，醤油・紹興酒で下味をつける。

②材料をすべて小さい土鍋に入れて，蒸し器で30分間蒸す。

〈効能〉温経補血益気

陳皮四物湯（四物湯：当帰・地黄・白芍・川芎＋陳皮）：行気活血補血。

鶏肉：甘・平(温)。脾・胃経に入る。補気温陽。

合わせて陰陽のアンバランスからくる冷え・微熱・疲労・めまい・痛み・ストレスによい。

牛肉と大根の煮込み

〈材料〉牛肉200ｇ，大根200ｇ，陳皮10ｇ，山楂子10ｇ，生姜薄切り5枚，ねぎ5ｃｍ，サラダ油大さじ1，醤油大さじ1.5，紹興酒大さじ1，黒砂糖15ｇ，黒酢小さじ1，ごま油

〈作り方〉

①牛肉と大根は一口大に切る。

②ねぎはぶつ切りにする。

③鍋を熱しサラダ油を入れ，生姜を入れて香りが出たら牛肉を入れて炒める。醤油・紹興酒・黒砂糖を加えて炒める。

④ほかの材料を全部入れて炒め，水を加えて，やわらかくなるまで煮つめる。

⑤黒酢とごま油を入れ，よく混ぜる。

〈効能〉調気健脾

　大根・陳皮・山楂子は脾胃の消化機能を助けるので牛肉が消化しやすくなる。

スペアリブの煮もの

〈材料〉スペアリブ200ｇ，ムール貝（むき身）3個，厚揚げ1/2枚，白きくらげ5ｇ，枸杞子5ｇ，生姜薄切り5枚，ねぎ15cm，醬油大さじ1.5，塩，紹興酒大さじ1.5

〈作り方〉

①スペアリブは湯通しする。白きくらげは水で戻す。厚揚げは一口大に切る。ねぎはぶつ切りにする。

②土鍋に材料と調味料を入れ，スペアリブがやわらかくなるまで煮込む。途中で枸杞子を加える。

〈効能〉滋陰養血補腎

　スペアリブ・ムール貝・白きくらげ・枸杞子は滋陰補肝益腎の作用があり，骨粗鬆症の予防になる。記憶力の低下・白髪・耳鳴り・皮膚の乾燥・便秘によい。

Point
* 子供の体の4つの特徴を確認しよう。
* 青春期は「肝」がポイント。
* 成年・中年期は補養中心の食養を考えよう。
* 老年期の処方は「補脾益腎」を中心に。

5 老化防止の薬膳

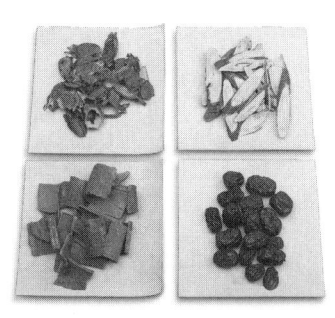

◇老化の概念◇

加齢と健康

　世界保健機関（WHO）は60歳以上の人を老人としているが，日本の場合，65歳以上を老人としている。現在の日本では5人に1人が老人であるが，近い将来，4人に1人が老人という超高齢社会を迎えると予測されている。このような高齢化した社会を迎えるにあたり，人々は質の高い健康を求めるようになり，老化防止に対する関心もきわめて高くなってきている。

　前述したように女性は28歳，男性は32歳のとき，体が最も健康的な時期であるが，これらの年齢を超えると老化が始まる。脳の老化は成熟期の20歳から始まるそうである。30歳を超えると，1歳年をとるごとに，身体の機能が約1％ずつ低下していくので，老化防止は早いうちに始めるべきである。

　年齢には2種類あり，1つは暦年齢（実年齢）で，もう1つは生理的年齢である。生理的年齢とは，臓器の構造・機能における変化にもとづいて計算された年齢のことで，この暦年齢と生理的年齢の違いは大きい。

　健康について，WHOはその世界保健憲章の中で次のように定義している。「単に疾病や障害がないというだけでなく，身体的にも，精神的にも，そして社会的にも安寧な状態をいう」。これは健康についての世界的な考え方であるといえる。しかし，実際には時代・民族・地域・文化などによって，健康についての考え方は異なっている。中医学では，健康を「生理的健康」と「心理的健康」というふうに認識している。

　生理的健康の特徴は**表6**の通りである。

　心理的健康の特徴は，精神的に安定し，記憶力が良好であることを含む。

表6　生理的健康の特徴

望診	均整のとれた体型。顔色がよい。目がきらきらと輝いている。毛髪につやがある。
聞診	声が元気。呼吸が正常。
問診	歯が丈夫。聴力がよい。食欲がある。足腰がしっかりしている。大便・小便が正常。
切診	脈が緩和で平均的。

　老化とは，加齢とともに不可逆的に進行する生理学的および形態学的な衰退現象をいい，「生理的老化」と「病理的老化」の2つがある。

　生理的老化は，加齢とともに各臓器・器官にさまざまな機能の低下が現れる，共通性の現象であるが，個人差が著しい。

　病理的老化とは，病気などが原因で病理的変化が起こり，老化現象が繰り上がることである。早衰ともいう。外見の年齢と運動機能，生理機能，精神・神経機能などの変化は，必ずしも並行して進むものではない。

老化の原因

腎虚

　腎は全身の陰陽を化生する源であり，成長・発育・老化に密接に関連している。また精を貯蔵する「蔵精」を主っており，「先天の本」といわれている。
① 腎精不足になると，腰足のだるさ・白髪・耳鳴り・難聴・歯が弱くなる・記憶力の低下・性機能の低下などが起こる。
② 腎陰虚になると，腎精不足の症状に加えて，身体がだるい・熱感・盗汗・煩熱などの症状が現れる。
③ 腎気虚になると，頻尿感・息切れ・むくみ・下痢などの症状が現れる。
④ 腎陽虚になると，冷え・身体の痛み・息切れ・喘息・頻尿感・小便清長・むくみ・下痢などの症状が現れる。

脾（胃）気虚

　脾胃は気血を化生するところで，食べ物を栄養に変え，その栄養を全身に送る役目をもち，「後天の本」といわれている。脾胃気虚になると，食べる量が少ない・疲れ・腹脹・下痢などの症状が現れる。

心気虚

　心は心気により全身の血脈を主り，心血により「蔵神」の機能をもっており，血液循環に関連している。心気虚になると，心悸・汗・胸悶・めまい・集中力低下などの症状が現れる。

肝腎陰虚

肝は「蔵血」の働きをもち,筋を主っているため,関節の運動に関係している。腎は「蔵精」の働きをもち,精血同源であるため,肝腎陰虚になると,足腰が弱くなる・行動が不自由・痺れ・体がだるい・熱感・不眠・めまい・耳鳴りなどの症状が現れる。

肺気虚

肺は一身の気と呼吸の気を主り,気により血液循環を促進している。肺気虚になると,呼吸が浅い・咳・喘息・カゼを引きやすい・自汗などの症状が現れる。

陰陽失調

陰陽の盛衰は,寿命の長短に大きな影響を与える。「生命の源は陰(女)陽(男)の結合から生れたものである。陰陽は宇宙の法則であり,すべての生物の根本であり,変化・生・死の源である」といわれている。

以上のような中医学的にみた原因のほか,ストレスなどの精神的要素,大気や水の汚染などの環境的要素,遺伝的要素,社会的要素なども考えられ,これらによっても老化速度が速まり,病気に罹りやすくなる。

◇老化防止のための薬膳処方◇

中医薬膳学による,合理的な組み合わせの食事は,健康・保健の重要な手段として,現在注目されている。老化防止のための食事は,五臓を補う・血液循環を促進する・体質を増強するなどの方面に着眼して考えられており,特に注目に値するものである。

特別な働きをもつ食材と中薬

免疫の中枢を担う脾臓と胸腺の機能を高める	にんにく・ナマコ・猪苓・黄柏
リンパ球の働きを強める	しいたけ・キウイフルーツ・黄精・枸杞子・百合根・黄耆・白朮・吉林人参・桑椹・西洋参・刺五加
白血球の働きを強める	霊芝・茯苓・仙茅
インターフェロンの生成を促進する	黄耆・山薬・玉竹・紫河車

老化防止に用いる食材と中薬

作用	食材	中薬
補気	米・はと麦・山いも・じゃがいも・かぼちゃ・キャベツ・いんげん・しいたけ・マッシュルーム・栗・蜂蜜・鶏肉・牛肉・カツオ・ナマズ・田ウナギ	吉林人参・黄耆・山薬・扁豆・大棗・茯苓・蓮子
養血	にんじん・ほうれん草・ぶどう・ライチ・落花生・鶏肉・烏骨鶏・牛肉・豚のレバー・豚足・イカ・タコ・赤貝	熟地黄・何首烏・竜眼肉・阿膠・紫河車
滋陰	小松菜・梨・白きくらげ・ごま・松の実・卵・牛乳・豚肉・鴨肉・スッポン・カキ・アワビ・ホタテ貝	百合・麦門冬・沙参・玉竹・枸杞子・黄精・桑椹・女貞子・地黄
助陽	くるみ・栗・鹿肉・羊肉・ナマコ・エビ・イワナ	鹿茸・冬虫夏草・杜仲・菟絲子・肉蓯蓉・淫羊藿・仙茅
活血化瘀	チンゲン菜・にら・甜菜・くわい・にんにく・ねぎ・酢・酒	山楂子・紅花・川芎・姜黄・鬱金・三七・当帰・桃仁・牛膝・赤芍
行気解鬱	そば・玉ねぎ・らっきょう・なた豆・えんどう豆・みかん・オレンジ・酢・酒	陳皮・青皮・仏手・枳殻・枳実・厚朴・木香・香附子

百合根とバナナのデザート

〈材料〉百合根50g, バナナ2本, 氷砂糖60g

〈作り方〉ばらした百合根と輪切りのバナナに湯3カップを加えて火にかけ, 沸騰してから15分間煮る。

〈効能〉養陰潤肺・潤腸通便

微熱・不眠・便秘に用いる。

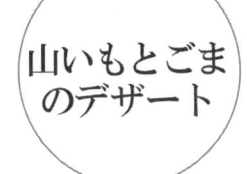

山いもとごまのデザート

〈材料〉米60g, 山いも100g, 黒ごま120g, 牛乳1カップ, ジャム（好みで）

〈作り方〉
①米は水に1時間漬けておき, ザルにあげて水を切る。
②山いもは皮つきのまま適当な大きさに切る。
③黒ごまはから煎りする。
④米・山いも・黒ごま・牛乳・水1カップをミキサーにかける。
⑤鍋に水4カップを入れて火にかけ, 沸騰したら氷砂糖を入れ, ゆっくりかき混ぜながら④を加える。再び沸騰したら火を止め, ジャムを入れて何回かに分けて食べる。

〈効能〉滋陰補腎・益脾潤腸

白髪・記憶力の低下・便秘によい。

鶏の当帰黄耆蒸し

〈材料〉鶏1羽，にんじん1/2本，じゃがいも1個，黄耆30g，当帰15g，ねぎ15cm，生姜薄切り10g，醬油大さじ5，紹興酒大さじ5

〈作り方〉

①にんじん・じゃがいもは一口大に切る。

②鶏を湯通ししてから，耐熱容器に入れ，熱いうちに紹興酒と醬油を全体にかける。

③ほかの材料を加え，1時間蒸す。

〈効能〉補気養血活血

めまい・息切れ・疲れによい。

山楂乾肉

〈材料〉豚もも肉500g，山楂子50g，山椒大さじ2，ねぎ1本，生姜薄切り10g，塩大さじ1，砂糖小さじ2，紹興酒大さじ5，ごま油大さじ1，サラダ油（多めに）

〈作り方〉

①鍋に水8カップと山楂子30gを入れて火にかけ，沸騰したら豚肉を加えて，やわらかくなるまで煮る。

②肉を取り出して，冷ましてからせん切りにし，ねぎのぶつ切り・生姜・紹興酒を混ぜた中に1時間漬け，水分を切る。

③鍋に油を入れ，②を揚げる。

④冷たい鍋に山椒と油を入れてから火にかけ，香りが出たら山椒は取り除く。

⑤④の油で山楂子20gを炒める。

⑥③を加えて弱火で水分がなくなるまで炒め，塩・砂糖・ごま油を加えて混ぜる。多めに作って，少量ずつ数回に分けて食べる。

〈効能〉消食化積

活血化瘀消食によって，肥満の人・食べすぎの人などの食べた肉の消化を助ける。

羊肉と山いものスープ

〈材料〉羊もも肉200g，山いも100g，栗（瓶詰）5個，巴戟天10g，サラダ油大さじ1，紹興酒大さじ2，鶏ガラスープ4カップ，塩，ねぎ10cm，生姜薄切り15g

〈作り方〉

①羊もも肉をぶつ切りにする。

②山いもは斜め切りにする。

③巴戟天は布袋に入れる。

④鍋を熱くし，サラダ油を入れて羊肉を軽く炒め，紹興酒を加えて，土鍋に入れる。

⑤鶏ガラスープを加えて1時間煮る。

⑥山いも・巴戟天・栗・ねぎ・生姜・塩を加え，羊肉がやわらかくなるまで煮込む。

〈効能〉温陽補腎・健脾益気

冷え・むくみ・性機能の低下によい。

スズキと木の実の炒めもの

〈材料〉スズキ1尾，にんじん50g，松の実30g，柏子仁10g，ねぎ10cm，生姜10g，塩小さじ1.5，紹興酒大さじ1，サラダ油大さじ2，片栗粉

〈作り方〉

①スズキは皮と骨を取り除き，さいの目に切り，塩・紹興酒・片栗粉で下味をつける。

②にんじんをさいの目に切って湯通しする。

③松の実・柏子仁を弱火でから煎りする。

④ねぎと生姜はみじん切りにする。

⑤鍋でねぎと生姜を炒め，香りが出たらスズキを炒める。

⑥松の実・柏子仁・にんじんを加えて炒める。

〈効能〉養血安神・健脾益腎・潤腸通便

皮膚の乾燥・不眠・食欲不振・便秘を改善する。

天麻鯉魚

〈材料〉コイ1尾，ねぎ10cm，生姜15g，川芎3g，茯苓5g，天麻片6g，塩小さじ2，砂糖小さじ1，胡椒，紹興酒大さじ1，片栗粉，ごま油，米のとぎ汁

〈作り方〉

①川芎・茯苓を米のとぎ汁に2時間漬け置いた後，濾して汁を取る。

②天麻を①の薬汁に入れ，4～6時間漬け置いた後，取り出して30分ほど蒸す(炊飯器のご飯の上で蒸してもよい)。

③②の天麻を下ごしらえしたコイの頭・腹の中に入れ，せん切りのねぎ・生姜・紹興酒を加えて，器ごと30分間蒸し，コイを取り出して皿に移す。

④残った汁に塩・砂糖・水・片栗粉を加え，沸騰させて，胡椒・ごま油を加え，コイにかける。

〈効能〉健脾和胃・平肝熄風

めまい・頭痛・視力低下によい。

エビと枸杞子の炒め煮

〈材料〉エビ5尾，枸杞子30g，ねぎ5cm，生姜薄切り10g，塩小さじ2，紹興酒大さじ1，片栗粉，サラダ油大さじ2，ごま油小さじ1

〈作り方〉

①エビは背わたを取り，2cmの長さに切る。塩・紹興酒・片栗粉で下味をつけ，油通しする。

②鍋を熱し油を入れ，みじん切りにした生姜・エビ・枸杞子の順に炒め，水200ccを加える。

③片栗粉を少量の水で溶いたものを少しずつ注ぎ入れながら混ぜ，とろみをつける。

④塩で調味し，ごま油をかけ，器に盛ってみじん切りにしたねぎを散らす。

〈効能〉補肝益腎・養精明目

足腰の冷え・痛み・視力低下・更年期障害によい。

イシモチのスープ

〈材料〉イシモチ1尾，じゅんさい100g，ねぎ10cm，生姜薄切り10g，紹興酒大さじ2，塩小さじ1.5，片栗粉，ごま油小さじ1

〈作り方〉

①下ごしらえしたイシモチを皿にのせ，せん切りにしたねぎ・生姜・紹興酒を加えて10分間蒸し，頭・皮・骨を取り除く。

②鍋に水800ccを入れて塩を加え，沸騰させる。片栗粉を少量の水で溶いたものを注ぎ入れながら混ぜて，とろみをつける。

③魚肉・じゅんさい・ごま油を加え，沸騰させる。塩で調味する。

〈効能〉益気健脾・養血清熱

食欲不振・胃のもたれ・むくみ・下痢などによい。

きくらげとセロリの和えもの

〈材料〉きくらげ5g，白きくらげ5g，セロリ1/2本，茹で落花生30g，にんじん少々，塩小さじ1.5，胡椒，ごま油小さじ2

〈作り方〉

①きくらげは水で戻し，手で小さくちぎり，湯通しする。

②セロリ・にんじんはさいの目に切り，別々に湯通しする。

③材料を混ぜ合わせ，調味料で和える。

〈効能〉滋陰清熱・生津潤肺

めまい・身熱・のどの渇き・皮膚の乾燥・便秘によい。

茯苓饅頭

〈材料〉茯苓30ｇ，小麦粉500ｇ，豚ひき肉200ｇ，生しいたけ5個，たけのこ１／２本，ねぎ10cm，生姜10ｇ，イースト小さじ１，塩小さじ１，醬油大さじ１，砂糖，紹興酒大さじ１，胡椒，ごま油小さじ１

〈作り方〉
① 茯苓は水500ccで30分間煎じて，薬汁を濾し取る。
② しいたけ・たけのこは細かく切る。生姜・ねぎはみじん切りにする。
③ 薬汁にイーストを溶かして，塩・砂糖・小麦粉を加え，饅頭の生地を作る（水の量を調節する）。１時間発酵させる。
④ 豚ひき肉にねぎ・生姜・調味料を加え，水を加えながらよく混ぜる。さらにしいたけ・たけのこを加えて混ぜ，具を作る。
⑤ 饅頭を作り，10分間寝かせる。
⑥ 饅頭を蒸し器に入れ，蒸気が上がってから20分間蒸す。

〈効能〉養心安神・健脾開胃
食欲低下によい。

茯苓山薬うどん

〈材料〉小麦粉300ｇ，卵１個，茯苓30ｇ，山薬粉100ｇ，きな粉20ｇ，塩

〈作り方〉
① 茯苓は水500ccで30分間煎じて，180ccを濾しとる。
② 小麦粉・山薬粉・きな粉に卵を割り入れ，混ぜる。
③ ①の薬汁と水・塩を少しずつ加えてよくこね，うどんの生地を作る。
④ 生地を１時間寝かせ，のばして細く切り，うどんを作る。
⑤ 茹でたうどんに，以下のあんをかけて食べる。

〈効能〉健脾益気
疲れやすい・四肢無気力・むくみ・下痢によい。

豚肉としいたけのとろみあん

〈材料〉豚肉100ｇ，干ししいたけ10個，卵２個，にんじん１／２本，ねぎ10cm，醬油大さじ２，塩，胡椒，片栗粉，サラダ油大さじ２，ごま油，黒酢適量

〈作り方〉
① 干ししいたけは戻して，せん切りにする。戻した汁は残しておく。
② 豚肉は細切りにし，醬油・胡椒・片栗粉で下味をつける。
③ 卵をボールに割り入れて塩を入れ，よく混ぜてから焼いておく。
④ にんじんはせん切りにする。ねぎはみじん切りにする。

5 老化防止の薬膳

⑤鍋を熱しサラダ油を入れて，ねぎ・豚肉を炒めて，にんじんとしいたけを加え，水600ccとしいたけの戻し汁を入れて煮る。
⑥卵を加え，醬油・胡椒で調味し，水溶き片栗粉でとろみをつけ，黒酢・ごま油を入れる。

〈効能〉補気滋陰

食欲低下・疲れ・自汗・のどの渇き・皮膚乾燥によい。

豚肉と野菜のとろみあん

〈材料〉豚肉100ｇ，白菜1/8個，黄にら5本，生しいたけ3個，にんじん1/2本，醬油大さじ2，酢小さじ2，塩小さじ2，片栗粉，ごま油小さじ1，サラダ油大さじ2

〈作り方〉
①豚肉は細切りにし，醬油と片栗粉で下味をつける。
②白菜・にんじん・生しいたけはせん切りにし，黄にらは5cmぐらいの長さに切る。
③豚肉・白菜・にんじん・しいたけ・黄にらの順で炒める。
④水400ccを入れて沸騰させ，塩で調味し，片栗粉・ごま油・酢を加える。

〈効能〉滋陰清熱

のどの渇き・熱感・皮膚乾燥・疲れ・自汗・めまい・便秘によい。

Point
＊暦年齢と生理的年齢は違う。
＊中医学からみた老化の原因と養生を考える。
＊老化防止に効く中薬・食材を使って若々しく！

6 美肌のための薬膳

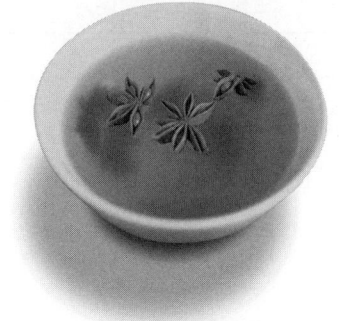

◇美しい肌とは◇

　美しい肌とはどのような肌なのだろう。その答えを考えると，白人・黒人・黄色人種と肌の色は違っても，一番大事なことは，皮膚と筋肉に弾力（張り）があり，適度な脂肪がつき，つやと透明感があり，きめが細かく，シミ・ソバカス・傷などがない，健康的な肌色，といったことであろう。

　人間の肌は，中性・乾性・脂性・混合性のおおむね4種類に分けられる。人により，敏感性肌とニキビ性肌というのもある。理想的な肌の条件としては，皮膚が水分を保ち，皮脂腺の分泌状態がよく，血液循環がよく，表皮の新陳代謝がスムーズに行われ，真皮の状態がよい，などがあげられる。肌の解剖学的な基礎知識については多くの本の中で紹介されているので，参考にしてほしい。

　ここでは，中医学からみた美しい肌を保つ考え方をまとめてみる。

　中医学の基本思想は「整体観念」である。「整体」とは「統一体」のことで，人類と自然界はひとつの「統一体」として切り離せない関係にあり，人体は自然界の影響を受けると同時に，人体もひとつの「統一体」として各器官・組織は互いに影響を与え合っている。よって肌は独立した組織として存在しているわけではなく，自然界の変化に従って変化し，また人体の臓器や組織のそれぞれの変動によっても変化する。

◇美肌に影響を与える要素◇

五臓との関係

　食べ物は脾胃の働きにより，水穀精微（栄養物質）に変えられて，全身に運ばれ五臓

六腑を養う。肌の滋養や顔の美容は，五臓の働きによって保たれているので，五臓の働きがよいと肌に張りとつやが出て，顔色も健康な色となる。

各臓器と肌・顔色との関係は**表7**の通りである。

表7　五臓と肌との関係

五臓	働き	顔色	栄	肌・髪の毛	異常
肝	疏泄を主る。蔵血・筋を主る。気機調達により血行がよくなる。	青	爪	明るい。	顔色が青い・目の周囲が暗い・シワ・白髪
心	血脈を主る。血液の巡りがよい。	赤	顔	つやがあり血色がよい。	顔色不華・蒼白
脾	運化を主る・四肢と筋肉を主る。水穀精微を充実させる。水の流れが順調。	黄	唇 肌肉	明るい。唇のつやと血色がよい。	顔色萎黄・肌のきめが粗い・浮腫
肺	気を主る・宣発粛降を主る。主気により水穀精微を散布し，全身を滋養する。	白	皮毛	潤いがある。	肌と毛髪の荒れ・乾燥
腎	蔵精・水を主る。精血旺盛で養顔固髄（顔の美容を保ち，骨髄を補う），水の代謝が順調。	黒	髪	つやと弾力がある。黒髪。若さを保つ。	シミ・シワ・肌が黒くなる。白髪・ハゲ。歯病・浮腫。

経絡との関係

経絡はすべての臓腑・五官九竅・四肢百骸・肌などにつながっており，全身の気血の流れを調節することによって，全身の統一性を保っている。つまり，気血が顔の美容を保ち，経絡を通って，肌のつや・張り・健康を維持しているといえる。主な経絡の顔での分布は以下の通りである。

・顔の正面：足陽明胃経・手少陰心経。
・額：足太陽膀胱経。
・正中線：督脈。
・口の周辺：足厥陰肝経・手陽明大腸経。
・側面：手太陽小腸・手陽明大腸経・手少陽三焦経・足少陽胆経。

経絡を通じて五臓六腑の状況も顔に現れる。例えば，胃に熱があると，顔の正面が赤くなり，吹き出物，ニキビが出てくる。大腸に内熱があるなら，口の周りや鼻に赤みがあり，ニキビが出てくる。肝鬱になると，目尻と口の周りにシワが現れる。

年齢との関係

年齢と肌の関係は『黄帝内経素問』上古天真論篇の中に書かれている。「女子は7歳になると，腎気が充たされ始め，歯が抜け代わり，毛髪もまた長くなる。14歳になると，天癸が発育・成熟し，任脈はのびやかに通じ，太衝の脈は旺盛になって，月経が時に応じてめぐってくる。だから子供を産むことができる。21歳になると，腎気が充満し，智歯が成長して，身体の丈もまた伸び切る。28歳になると，筋骨はしっかりして，毛髪の伸びも極まる。この時期は身体が最も強壮である時期である。35歳になると，陽明経の脈が次第に衰え，顔面部はやつれ始め，頭髪も抜け始める。42歳になると，3つの陽経の脈はすべて衰えてしまう。それゆえ顔面部はやつれ，頭髪もまた白くなり始める。49歳になると，任脈は空虚となり，太衝の脈は衰え，天癸は尽きて，月経が停止する。それゆえ身体は老い衰えて，もう再び子を産むことはできない」

ここでは，肌と毛髪の年齢・臓腑・経絡との関係が述べられている。

「天癸」とは腎の中に存在し，性機能・生殖能力を促進させる物質である。腎機能の発育により「天癸」が分泌され始め，その「天癸」の働きによって，男女の性の特徴が現れる。女性は，肌がふっくらとして，明るくなり，張りとつやが出てくる。ただし，男女ともにこの時期は，青春のシンボルといわれるニキビが出始める時期でもある。体内のホルモン分泌の状態により，ニキビの程度も違う。青春期から成年期に入る頃，肌は一番よい状態となる。しかし，成年期の後半から中年期に向かうあたりから，肌は著しく変化していく。まず，肌の潤いが減少し，乾燥してくる。それから，小ジワ・シミが現れ，続いて肌に張りがなくなってきて，目の下がむくみ，クマが出てくる。そしてしだいに肌はかさついてきて，顔色も悪くなり，シワ・シミが多くなる。老年期に入ると肌の張り・つや・顔色はさらに衰える。

情緒との関係

人間の感情や情緒は，臓腑・気血と深くつながっている。情緒が正常な状態のときは，臓腑と気血の働きがよく，顔の表情にもつやと張りが出て，明るくなる。しかし，精神的な刺激や自己を抑制する期間が続くと，五臓六腑の機能失調が引き起こされ，病気になったり，表情および顔・肌にもその影響が出てくる。例えば，若いうちからシワができたり，毛髪が抜けたりして，老化が早まることになる。激しい感情の変動は，それぞれの臓腑に次のような影響を与える。

喜・驚：心を損傷する。心は神志を主るので，喜びが過ぎると，心神が緩むことになって，肌の張り・明るさがなくなり，顔色も悪くなる。
怒：肝を損傷する。怒りすぎると，顔色が赤くなったり，青くなったりする。
思・憂：脾を損傷する。考え込みすぎたり，憂える気持ちが強すぎると，脾の働きが

低下して水穀精微不足になり，顔色が悪くなったり，つやがなくなったり，小ジワが寄ってきたりする。

悲・憂：肺を損傷する。悲しみや憂いの気持ちが強すぎると肺気の宣発・粛降が悪くなって，肌・毛髪のつやがなくなり，顔色も悪くなる。

驚・恐：腎を損傷する。驚きや恐怖感を感じすぎると，腎の蔵精の働きが悪くなり，発育が遅れ，元気がなく，男性・女性として魅力のない状態になる。また，のぼせて顔色が赤くなったり，黒くなったりする。

気候との関係

われわれ人類は天と地の間で生活している。自然界の風・暑・湿・燥・寒の「五気」と四季の変化に従って，人体もその変化に合わせ，調節されている。こういった自然環境の影響を受けても，臓腑は変化がはっきりと見えるわけではなく，感覚も鈍いが，肌は敏感で，特に風・寒・燥・火の気候現象の影響を大きく受ける。

風：陽邪として，頭部と肌を損傷しやすい。肌への影響が一番大きい。ニキビ・瘙痒・白癜風（しらはたけ）・顔面神経麻痺などの症状がよく現れる。

寒：陰邪として陽気を損傷し，気血の流れを滞らせて経絡や筋脈に痙攣を起こさせる。顔色が蒼白・青・黒色になったり，しもやけになったり，肌が乾燥したり，つやがなくなったりする。

暑・火：火熱の特徴として水分を消耗させるので，顔色は赤くなり，乾燥する。汗疹・化膿症などがよく現れる。

湿：陰邪としての重濁性と粘着性により，ニキビ・汗疹・湿疹・シミなどが出やすくなる。

燥：「燥勝則乾」（燥が勝つと乾いてしまう）というように，燥邪は人体の水分を消耗させるので，各種の乾燥症状が現れる。肌・口唇の乾燥，毛髪につやがない，皮膚の瘙痒などの症状がよく現れる。

以上のように，自然界の気候変化も肌に影響を与え，さまざまなトラブルを引き起こしている。

飲食との関係──五味調和の重要性

『黄帝内経素問』六節蔵象大論篇に「五味は食物として口より入り，腸胃に貯蔵される。消化されて，その精微が吸収され，五臓の気が養われる。五臓の気と五味の穀気が再び相い合わさると，津液を生じ，臓腑を潤し，精髄を補うことができるようになるので，神気も自然に盛んになってくる」とある。中医学からみると，肌の状況や元気のよさは，

すべて食物とつながっている。『黄帝内経素問』生気通天論第三篇に「飲食の五味の調和に注意すれば，骨格はゆがまず，筋脈は柔軟で調和し，気血は流通し，腠理は緻密でしっかりする」とあるように，食生活において一番大事なことは，五味の調和である。また，五味は五臓に入り，「心は苦味を好み，肺は辛味を好み，肝は酸味を好み，脾は甘味を好み，腎は鹹味を好む」(『黄帝内経素問』五蔵生成篇）とある。五味が調和すると，腎の骨を主る・肝の筋を主る・肺の気を主る・心の血を主る・脾の四肢と筋肉を主るというそれぞれの働きもスムーズに運行され，皮膚・肌・毛髪・形体がそれぞれ健康な状態に保たれる。

しかし，五味が調和しないと，『黄帝内経素問』五蔵生成篇に書かれているように，以下のような状態になる。

①塩味を摂りすぎると血流が悪くなり，色が黒くなる。
②苦味を摂りすぎると皮膚が乾燥し，毛がもろく，脱けやすくなる。
③辛味を摂りすぎると筋が痙攣しやすく，爪が薄くて割れやすくなる。
④酸味を摂りすぎると筋肉が固く厚くなり，唇が割れてしまう。
⑤甘味を摂りすぎると骨が痛くなり，髪の毛が脱ける。
⑥味が濃いもの・脂っこいものを食べすぎると，皮膚の化膿症や吹き出物などが発生しやすくなる。

このほかに，偏食によっても，栄養のバランスが崩れ，皮膚の栄養状態・弾力・肌の色・病気に対する抵抗力・毛髪のつや・新陳代謝などに影響を与える。

◇美肌のための薬膳処方◇

美肌のために最も使われている方法は補益法である。補益法には，「補気」「補血（養血）」「補陰（滋陰）」「補陽（助陽）」の4つがある。これらの方法によって良い顔色を保ち，皮膚の乾燥・むくみの予防・毛髪の脱落を防ぐことができる。またこれらの作用がある食材と中薬により立てた処方や献立も，美肌効果がある。肌にトラブルが発生した場合は，その原因・症状に合わせて献立を立てる。

肌によい食材と中薬

作用	食材	中薬
補気	うるち米・もち米・あわ・大麦・山いも・大棗・にんじん・しいたけ・豆腐・鶏肉・ウズラ肉・牛肉・羊肉・兎肉・アジ・サケ・鱔魚・田ウナギ	吉林人参・党参・太子参・黄耆・白朮・山薬・黄精
養血	ほうれん草・にんじん・ライチ・ぶどう・豚足・豚レバー・羊レバー・牛レバー・イカ・マナガツオ・タチウオ・卵黄	竜眼肉・熟地黄・何首烏・当帰
滋陰	小松菜・アスパラガス・梨・ぶどう・黒豆・白きくらげ・黒ごま・松の実・牛乳・鴨の卵・豚の皮・ウズラ肉・鳩肉・亀肉・スッポン・クラゲ・カニ・ホタテ貝・ムール貝・カキ	桑椹・枸杞子・麦門冬・地黄・女貞子・百合・沙参・女貞子
助陽	くるみ・にら・羊乳・羊肉・ナマコ・エビ	肉桂・杜仲・肉蓯蓉・菟絲子・巴戟天
祛風	[養血熄風] ほうれん草・小松菜・にんじん・白きくらげ・鳩肉・鶏肉・豚の皮・豚肉・ナマコ [涼血熄風] チシャ（茎チシャ）・れんこん・へちま・にがうり・スベリヒユ・チンゲン菜・金針菜・空心菜・キウイフルーツ・カキ	[清熱祛風] 薄荷・葛根・菊花・金銀花・桑葉・桑椹・白蒺藜・白芷・天麻 [養血熄風] 竜眼肉
清熱解毒	大豆もやし・緑豆・莧菜（ヒユナ）・空心菜・ほうれん草・チシャ・れんこん・にがうり・へちま・きゅうり・スベリヒユ・チンゲン菜・金針菜・バナナ・すいか・緑茶・豆腐・カニ	蒲公英・地丁・金銀花・連翹・石膏・淡竹葉・生地黄・牡丹皮
祛湿	そば・はと麦・スベリヒユ・とうがん・きゅうり・なす・黒くわい・さくらんぼ・パパイヤ・みかん・そら豆・えんどう豆・いんげん・のり・昆布・ウズラ肉・田ウナギ	陳皮・車前草（子）・茯苓・扁豆・冬瓜皮・玉米鬚
軟堅化痰	里いも・たけのこ・へちま・からし菜・大根・玉ねぎ・杏・生姜・ジャスミン・のり・昆布・海藻・クラゲ	杏仁・牛蒡子・夏枯草・仏手・陳皮・青皮・枳実・海藻・昆布・貝母・海蛤殻・瓦楞子・海浮石・鶏内金・桂花・玫瑰花
活血化瘀	チンゲン菜・くわい・なす・カニ・酒・酢	益母草・当帰・紅花・桃仁・川芎・鬱金・姜黄・丹参・山楂子・玫瑰花・桂花
理気解鬱	そば・なた豆・らっきょう・えんどう豆・大根・かぶ・にら・茴香菜・にんにく・オレンジ・ゆず・みかん・ジャスミン	陳皮・青皮・枳殻・枳実・木香・鬱金・枳殻・柴胡・夏枯草・玫瑰花

潤膚美肌法

肌のつや・弾力を保ち，シミ・シワ・ソバカスなどを予防する。

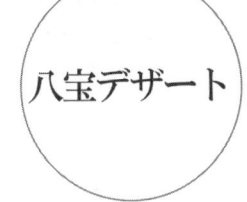

八宝デザート

〈材料〉タピオカ25g，白きくらげ3g，バナナ大1/2本，りんご1/4個，ぎんなん6個，大棗6個，ウズラの卵2個，氷砂糖80g，片栗粉

〈作り方〉
① タピオカは湯に入れ，透明になるまで煮てから水にさらしておく。
② 白きくらげは水で戻す。
③ バナナ・りんごはさいの目に切る。
④ 水4カップを沸かし，白きくらげ・ぎんなん・大棗・氷砂糖を入れ，20分ほど煮たらりんごを加え，さらに1分間煮る。
⑤ 茹でたウズラの卵を入れ，蓋をして2分間煮る。
⑥ タピオカを水から上げ，⑤に入れて，バナナを加え1分間煮る。
⑦ 片栗粉でとろみをつけて火を止める。

〈効能〉滋陰潤燥補肺

四季を通じて潤いを与え，補う作用があるので，陰虚体質・秋燥津傷・皮膚の乾燥を予防する。

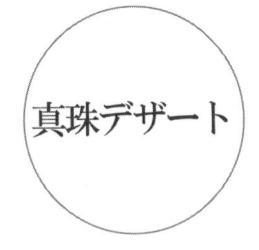

真珠デザート

〈材料〉真珠粉3g，白きくらげ5g，蓮子9g，大棗6個，百合根1/2個，氷砂糖80g

〈作り方〉
① 白きくらげと大棗は水で戻す。
② 白きくらげと水を鍋に入れ，沸騰してから大棗・蓮子・氷砂糖を入れ，弱火で約1時間煮る。
③ ほぐした百合根を入れて，1分間煮る。
④ 火を止め，珍珠粉を加える。冷ましてから食べる。

〈効能〉滋陰補肺美白

四季を通じて潤いを与え，補う作用があるので，皮膚の乾燥，老化の予防によい。

6 美肌のための薬膳

きくらげときゅうりの和えもの

〈材料〉黒きくらげ5g，白きくらげ5g，きゅうり2本，塩，砂糖，酢，胡椒，ごま油

〈作り方〉
① きくらげは水で戻し，湯通しする。
② きゅうりは拍子木切りにし，塩もみしてしばらく置く。
③ きゅうりの水分を搾り，きくらげを加えて，調味料で和える。

〈効能〉滋陰清熱
　きくらげ：滋陰潤肺・生津涼血
　きゅうり：清熱解毒・利水消腫・潤膚美容
　皮膚の痒みを予防する。

豚の皮の煮こごり

〈材料〉豚の皮100g，大茴香1個，小茴香3g，肉桂3g，ねぎ，生姜，サラダ油，醬油，紹興酒，砂糖

たれ：酢，醬油，にんにく，香菜，ごま油

〈作り方〉
① 豚の皮は湯できれいに洗い，短冊切りにする。
② 鍋にサラダ油を入れて熱し，薄切りにした生姜と豚の皮を入れ，紹興酒・醬油・砂糖の順に加えて炒める。
③ 八角・小茴香・肉桂を袋に入れたものに，ねぎと水を加え，約2時間煮込む。
④ ③を容器に移し，袋を取り出す。冷めたら冷蔵庫に入れる。
⑤ 食べる前に四角に切り，たれをかけて食べる。

〈効能〉滋陰補血生肌
　豚の皮：甘・鹹・平。皮膚を潤し，弾力をつける。

皮つき豚バラ肉の中薬煮込み

〈材料〉皮つき豚バラ肉300g，にんじん1/2本，山いも100g，生地黄3g，黄精3g，何首烏3g，当帰3g，生姜薄切り5枚，ねぎ10cm，塩，醬油，紹興酒，黒酢，ごま油

〈作り方〉
① バラ肉を一口大に切り，湯通しする。
② にんじんと山いもを一口大に切る。ねぎはぶつ切りにする。
③ バラ肉と中薬・生姜・ねぎ・醬油・塩・紹興酒を土鍋に入れ，約2時間煮込む。
④ 途中でにんじん・山いもを入れる。
⑤ 汁を煮つめ，黒酢とごま油を加える。

〈効能〉補肝益腎
　生地黄：甘・苦・寒。心・肝・腎・肺経に入る。清熱涼血・養陰生津。
　黄精：甘・平。脾・肺・腎経に入る。潤肺・滋陰・補脾・益気。

何首烏：苦・甘・渋・微温。肝・腎経に入る。補益精血・解毒・潤腸通便。

当帰：甘・辛・苦・温。肝・心・脾経に入る。補血活血・止痛・潤腸。

豚肉：甘・鹹・平。脾・胃・腎経に入る。補腎益脾・滋陰潤燥。

皮膚・筋肉の若さを保つ。

チシャと松の実の炒めもの

〈材料〉チシャ1本，松の実30ｇ，ねぎ，塩，サラダ油，ごま油

〈作り方〉
①松の実は弱火でから煎りする。
②チシャは薄切りにする。
③鍋を熱しサラダ油を入れ，ねぎ・チシャを炒める。塩を加えて，松の実を入れる。
④ごま油をかけて器に盛る。

〈効能〉滋陰清熱通便

チシャ：甘・苦・涼。大腸・胃経に入る。清熱利尿。葉の部分にはカルシウム，ビタミンC・Eが豊富に含まれている。

松の実：甘・温。肝・肺・大腸経に入る。養液熄風・潤肺止咳・滑腸通便。

皮膚乾燥の予防・便秘に効く。

祛風法

皮膚痒・ニキビなどによく使う。解表風・養血熄風などの方法がある。

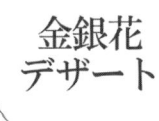

金銀花デザート

〈材料〉金銀花15ｇ，緑豆100ｇ，くわい粉50ｇ，蜂蜜適量

〈作り方〉
①金銀花と水800ccは約20分間煎じて，薬汁600ccを濾し取る。
②薬汁に緑豆を入れ，やわらかくなるまで煮る。
③②に少量の水で溶かしたくわい粉を入れ，よく混ぜて蜂蜜を加え，火を止める。冷ましてから食べる。

〈効能〉清熱解毒

金銀花：甘・寒。肺・胃・心経に入る。清熱解毒。

皮膚の赤み・ニキビを予防する。

6　美肌のための薬膳

れんこんとにがうりの和えもの

〈材料〉れんこん150g，にがうり1/2本，薄荷の葉（生），塩，ごま油

〈作り方〉

① れんこんの皮の汚れたところを取り，薄切りにする。熱湯に酢少々を加え湯通しする。

② にがうりを薄切りにし，塩でもんでから水にさらして絞る。

③ ボールに①②を入れて塩・ごま油で和え，薄荷の葉を散らす。

〈効能〉清熱涼血・袪風止痒

れんこん：甘・寒。心・脾・胃経に入る。清熱涼血生津。

にがうり：苦・塞。心・脾・胃経に入る。清熱瀉肝明目。

清熱解毒法

皮膚局部が赤くなる・痒・化膿などに用いる。

タンポポ茶

〈材料〉乾燥タンポポ（全草）10g

〈作り方〉煎じて1日2回飲む。

〈効能〉清熱解毒

タンポポ：苦・甘・寒。肝・胃経に入る。清熱解毒。

袪湿法

むくみ・化膿などの症状の長期化，顔色萎黄などに対しては，健脾利湿・芳香化湿・淡滲利湿などの方法がある。

ウナギとそら豆の炒めもの

〈材料〉ウナギの薄焼き1/2本，そら豆10個，みかんの皮6g，塩，ねぎ15g，サラダ油

〈作り方〉

① ウナギを一口大に切る。

② そら豆をよく茹でる。

③ みかんの皮を細切りにする。ねぎをみじん切りにする。

④ 鍋を熱し，サラダ油を入れてねぎ・そら豆・①③の順で炒め，

塩で調味する。
〈効能〉温陽行気・祛湿消腫
　　ウナギ：甘・温（平）。肝・脾・腎経に入る。補虚祛湿。
　　そら豆：甘・平。脾・胃経に入る。健脾祛湿。
　　みかんの皮：辛・苦・温。脾・肺経に入る。理気燥湿。

軟堅化痰法

斑痕・慢性の皮膚炎などに対しては，行気軟堅化痰法を用いる。

わかめと杏仁のスープ

〈材料〉わかめ50g，里いも2個，杏仁10g，塩，胡椒，サラダ油，生姜6g，ねぎ10g
〈作り方〉
①わかめを細かく切る。里いもの皮をむいて，さいの目に切る。
②生姜・ねぎをみじん切りにする。
③湯に①と杏仁を入れて，里いもがやわらかくなったら②と塩・胡椒・サラダ油を入れる。
〈効能〉化痰散結
　　わかめ：鹹・寒。肝・胃・腎経に入る。化痰軟堅。
　　里いも：甘・辛・平。大腸・胃経に入る。化痰散結。
　　杏仁：甘・平。肺・大腸経に入る。止咳化痰。
　　合わせて慢性の皮膚炎で肌が荒れたり，斑痕がある場合に用いる。

活血化瘀法

皮膚の乾燥・肌荒れ・顔色が晦暗不華・斑痕などに用いる。

桂花山楂酒

〈材料〉桂花（乾燥）100g，山楂子50g，酒500cc
〈作り方〉酒に材料を入れて1カ月待つと飲める。
〈効能〉温中理気・活血化瘀
　　桂花：辛・温。温中理気化痰。
　　山楂子：酸・甘・温。脾・胃・肝経に入る。活血散瘀。
　　皮膚の乾燥・荒れ・斑痕によい。

理気解鬱法

顔色が晦暗不華・斑痕などに用いる。

玫瑰陳皮茶

〈材料〉玫瑰花3g，陳皮6g
〈作り方〉熱湯に材料を入れて，15分間蒸らす。
〈効能〉理気活血
　玫瑰花：辛・甘・微苦・温。肝・脾経に入る。行気活血。
　陳皮：辛・苦・温。脾・肺経に入る。行気健脾。

Point
＊五臓と肌の関係，情緒と肌の関係，気候と肌の関係，飲食と肌の関係を理解しよう。
＊日常の食事の大切さを知ろう。

メモ

［美肌のための一般的な食生活］

※良質のタンパク質を摂る

　良質のタンパク質は牛乳・乳製品・卵・魚介類・肉類・大豆・大豆製品などに含まれている。これらの食品は栄養が豊富で，筋肉と血液を作っている。良質のタンパク質は皮膚の水分を保ち，新陳代謝を促進して，壊死した表皮細胞を脱落させる。また真皮層の弾力繊維を増加させ，皮膚を柔軟にし，つやをもたせてシワを減少させる。

※ビタミンを多く摂る

　ビタミンを多く含む食物は，皮膚の若さを保ち，老人性色素斑の出現を減少または遅延させ，体内の鬱熱を取り除く。さらに，これらの食物は多くのミネラルも含んでいる。中でも鉄はヘモグロビンの合成に影響し，銅はコラーゲンの合成と皮膚の弾力に影響する。

　魚・肉・卵・大豆などの食物には，鉄，ビタミンA・B_1・B_2が含まれている。牛乳・乳製品・骨ごと食べられる魚・海草などにはビタミンB_2や鉄が含まれている。緑黄色野菜・果物にはカロチン，ビタミンB_2・C，鉄が含まれている。その他の野菜・果物にはビタミンC，ビタミンB_1・B_2が含まれている。米・パン・麺・いも類にはビタミンB_2・Cなどが含まれている。落花生・アーモンドなどのナッツ類にはビタミンEがたくさん含まれている。

　ビタミンC：コラーゲン細胞の形成を促進するほか，抗癌作用がある。
　ビタミンA：上皮組織の正常な発育を維持する働きがある。
　ビタミンE：抗酸化作用と老化防止の作用がある。

※脂肪を摂りすぎない

　脂肪は主に肉類・卵類に含まれており，適度に摂れば，栄養のバランスがよくなり，皮膚のつや・潤い・弾力を保つことができる。

［中国の美肌法］

中国では古代から肌を改善する方法がいろいろあり，文献も豊富である。洗顔剤・面膜（パック）・クリーム・按摩美顔法・鍼灸美顔法・耳つぼ美顔法・気功美顔法・中薬美顔法・膳食などの記載が多くの本にあり，現在でも実用的な価値がある。

第3章
証に合わせる　弁証篇

1 気虚証

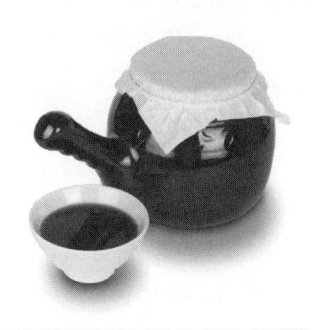

◇虚証とは◇

　『黄帝内経』通評虚実論篇第二十八に「精気奪則虚」（精気が奪われれば虚となる）とあるように，体の精気が奪われたときに現れる症状を「虚証」と呼んでいる。また，虚証になる原因には，慢性病・虚弱・老倦などによる五臓虚損があるため，「虚労」ともいう。『金匱要略』血痺虚労病脈証併治篇にはじめて「虚労」という病名が出てくる。

　『黄帝内経素問』六節蔵象論篇第九に「その年の六気の運び，節気の盛衰，虚実を知らない医者は不十分である」との記述がある。つまり歳月が流れ年をとるに従って，身体の気が衰弱し，虚証が起こることを医者が知るべきであるという意味である。したがって虚証は加齢と関係が深いのである。

　中医学の整体観念からみると健康な顔色，明瞭な声，元気な精神状態はみな自然界の臊気・焦気・香気・腥気・腐気の五気によって養われ，酸・苦・甘・辛・鹹の五味によって補われているのである。五気は鼻から心肺に入り，五味は口から胃腸に入る。その五気と五味の相乗作用により，身体の気・津液・神が生成され，臓腑の働きが正常に保たれ，健康で強壮な身体となるのである。

　隋の時代の巣元方は『諸病源候論』虚労病諸候篇に，心・肝・肺・脾・腎の五労，気極・血極・筋極・骨極・筋肉極・精極の六極，傷脾（食べすぎて脾を傷める）・傷肝（大怒によって肝を傷める）・傷腎（力を使いすぎたり湿気の多いところに長時間座り込んだりして腎を傷める）・傷肺（身体の冷えおよび冷たいものの飲みすぎにより肺を傷める）・傷心（憂や心配や思い込みなどの感情で心を傷める）・風寒暑気によって身体の形体を傷める・恐怖によって意志を傷める，という七傷について詳しく書いている。その後，李東垣が補脾の治療を重視し，朱丹溪が滋陰降火の治療を重視したことから，虚労は昔から重視されていたことがわかる。よくみられる「虚証」は気虚証・血虚証・陽虚証・陰虚証の4種類に分けられる。ここでは気虚証を説明する。

◇気虚証とは◇

　気虚証とは，臓腑の機能が弱まった状態のことである。気が消耗しすぎたり，気の生産が不足したり，あるいは気を作り出す臓腑の機能が失調したりして起こる。気の本来もっている機能が低下したり，臓腑機能が低下したりすることによって身体に虚弱の症候が現れる。

　身体には元気・宗気・営気・衛気のような基本的な気，経絡にある経気，ならびに各臓腑の気が存在している。気の存在により命を維持し，気の強弱によって健康に差異が現れる。

　また，気はさまざまな働きをもつので，気が弱まった状態になると，さまざまな症状が現れる。気虚証に密接に関連している臓腑は肺・心・脾・胃・腎である。

気虚証の種類

気虚証：気の推動・温煦・固摂・防御・気化などの作用が低下する。臓腑・組織機能の活動の低下などが現れる虚弱症状。主に心気虚・肺気虚・脾気虚・腎気虚を中心とする。

気陥証：気虚によって気の昇挙する力が落ち，清陽の気が上らない，あるいは臓腑が下垂してしまう虚弱症状。主に脾・腎を中心とする。

気不固摂：気虚によって固摂作用が低下してしまう虚弱症状。例えば，腠理が無力になり自汗の症状が出る「衛表不固」，気虚により血液が脈外に流れ出てしまう「気不摂血」，下元が無力になり，尿や大便，精などが漏れてしまう「腎気不固」などがある。主に肺・腎を中心とする。

気脱証：元気が大量に体外に漏れてしまって危険な状態に陥る。

気虚証の原因

①虚弱体質・先天の不足。
②飲食の失調・味の偏りによる気の生成不足。
③過労による気の消耗。
④精神的な素因（憂・悲・思）による気の消耗。
⑤過度の性生活。
⑥老化現象。
⑦慢性病（消化器官の疾病・出血・腸の寄生虫および咳や喘息・肺結核・肝硬変・出血）。

これらの原因の影響で①気の生成が不足する，②気の消耗が多くなる，ことによって臓腑の働きが低下する症状が現れる。

◇気虚証の薬膳処方◇

　気虚証を改善するには，まず心気虚・肺気虚・脾気虚・腎気虚など，帰経に従って，それぞれの経に入るものを先に選ぶようにする。その経に帰すものがなければ，補気類の食材と中薬を使う。ただし補気類を使いすぎると，もたれることがあるので，理気類のものを少し組み合わせるとよい。

気虚証全般

[共通の症状] 顔色につやがない・息切れ・声が低い・疲労・自汗・めまい・動くと諸症状が悪化する。舌淡・苔白・脈虚弱。

[証候分析] 気の働きが弱くなると息切れ・疲れが生じる。保護作用の低下により皮膚・毛孔の開閉が弱くなり，自汗が生じる。水穀精微が頭部に及ばず，めまいが起きる。水穀精微の不足のために顔色が悪くなる。

[立法] 補脾益気

[食材] 補気：米・山いも・じゃがいも・かぼちゃ・キャベツ・カリフラワー・いんげん・豆類・干ししいたけ・栗・蜂蜜・肉類・豚の胃袋・田ウナギ・タラ・イワシ・カツオ・イシモチ・スズキ・サバ

理気：そば・玉ねぎ・らっきょう・みかん・ぶんたん・きんかん・オレンジ・レモン・ジャスミン

[中薬] 補気：吉林人参・西洋参・太子参・党参・山薬・黄耆・白朮・扁豆・大棗・飴糖

理気：陳皮・枳殻・仏手

[方剤] 四君子湯（人参・茯苓・白朮・甘草）

かぼちゃ粥

〈材料〉かぼちゃ100ｇ，米80ｇ，鶏ガラ１/２羽分，茹で大豆30ｇ，小松菜１本，ねぎ５cm，生姜薄切り３枚，醬油小さじ１，紹興酒小さじ２，塩少々

〈作り方〉
①鍋に鶏ガラ・ねぎ・生姜・醬油・紹興酒，1000ccの水を入れて20分間煮る。
②鶏ガラを取り出して肉を別に分ける。骨・ねぎ・生姜は捨てる。

③米を②に入れて，粥を作る。
④かぼちゃをさいの目に切り，小松菜を1cmの長さに切る。
⑤粥の米の形が崩れる前にかぼちゃ・大豆を加え，最後に肉・小松菜を入れて沸騰したら塩で調味する。

〈効能〉補気健脾

かぼちゃ：甘・温。脾・胃経に入る。補気健脾。

補気の米・鶏・大豆を合わせて，消化しやすい粥にするので，各種の気虚証によい。

長鳳粥

〈材料〉米100g，長いも100g，鶏ひき肉80g，蓮子10g，にんじん50g，大棗10個，ねぎ，生姜，醬油，塩

〈作り方〉
①長いも・にんじんはさいの目に切る。
②ねぎ・生姜はみじん切りにする。
③鶏肉は②と醬油を加えて下味をつける。
④鍋に米・大棗・水800ccを入れて火にかけ，沸騰したら蓮子を入れて粥にする。
⑤途中で①③を加え，最後に塩で調味する。

〈効能〉補気健脾

米：甘・平。脾・胃経に入る。補中益気・健脾和胃。

長いも：甘・平。脾・肺・腎経に入る。補脾養肺補腎。

鶏肉：甘・平（温）。脾・胃経に入る。補中益気・補精添髄・降気止逆。

平性・甘味で補気作用のある食材を合わせて，補気健脾により気虚を改善する。

心気虚証

[症状] 共通の症状＋顔色が蒼白・心悸・自汗・胸悶・脈虚・不整脈。

[証候分析] 心気の虚弱により心悸・胸悶の症状が現れる。汗は心の液であり，汗を管理する力が虚弱になると汗が出やすくなる。心気虚のために心が全身の血脈を主ることができなくなって，顔色が蒼白になり，不整脈が現れる。

[立法] 補益心気

[食材] うるち米・鶏肉・豚ハツ・牛肉・田ウナギ・ナマコ

[中薬] 西洋参・炙甘草・五味子・麦門冬・浮小麦・蓮子・竜骨・竜歯・琥珀・酸棗仁・柏子仁・夜交藤

[方剤] 生脈散（人参・麦門冬・五味子）

生脈茶

〈材料〉西洋参15ｇ，甘草３ｇ，五味子６ｇ

〈作り方〉

①土瓶に全部の材料と水800ccを入れて15分ぐらい置いてから煎じる。強火で沸騰させたら弱火にして20分煎じる。

②濾してから温服する。茶として何回飲んでもよい。

〈効能〉補益心気

　西洋参：苦・微甘・寒。心・肺・腎経に入る。補気養陰。

　補気の甘草と収斂心気の五味子を合わせ，心気虚を改善する。

肺気虚証

[症状] 共通の症状＋慢性の咳嗽・喘息・薄い痰が多い・カゼを引きやすい。
[証候分析] 慢性病と老化は肺気の虚弱の主な原因となり咳・喘息・痰の症状が現れる。
[立法] 補肺益気・止咳化痰
[食材] もち米・山いも・からし菜・蜂蜜・豆乳・豚の肺・ガチョウ肉・ドジョウ・サバ・サメ
[中薬] 吉林人参・西洋参・太子参・党参・山薬・黄耆・飴糖・蜂蜜・杏仁
[方剤] 人参蛤蚧散（蛤蚧・甘草・杏仁・人参・茯苓・貝母・知母・桑白皮）

豆乳山いもご飯

〈材料〉米150ｇ，豆乳100cc，山いも50ｇ，にんじん10ｇ，グリーンピース10ｇ，黄耆６ｇ，党参６ｇ，塩

〈作り方〉

①黄耆と党参を水400ccで30分間煎じる。濾し汁50ccを使う。

②山いもの皮をむいて，さいの目に切る。にんじんも同様に切る。

③鍋に米と①②・グリーンピース・豆乳・塩を入れてご飯を炊く。

〈効能〉補気潤肺

　豆乳：甘・平。肺・大腸・膀胱経に入る。潤肺化痰。

　補気の主役である米・山いもに黄耆・党参と豆乳を配合して補気潤肺の効果を高める。

1 気虚証

脾気虚証

[症状] 共通の症状＋

脾気虚：食欲がない・四肢の無力感・疲れ・膨満感があり食後にひどくなる・下痢・浮腫あるいは消痩。

脾気下陥（中気下陥）：めまい・腹部膨満感・脇あるいは少腹部が重い・下痢・脱肛・子宮下垂。

脾不統血：血便・血尿・皮下出血・咳血・吐血・鼻血・不正出血など。

[証候分析] 過労による気の消耗・食生活の乱れ・老化・慢性病などの原因で脾気虚を引き起こす。

[立法] 脾気虚：補脾益気

脾気下陥：益気昇陽

脾不統血：補脾摂血

[食材] 穀類・山いも・じゃがいも・かぼちゃ・キャベツ・カリフラワー・いんげん・豆類・干ししいたけ・栗・蜂蜜・鶏肉・牛肉・豚の胃袋・田ウナギ・コイ・フナ

[中薬] 吉林人参・太子参・党参・山薬・黄耆・白朮・升麻・桔梗・扁豆・大棗・飴糖

[方剤] 脾気虚：四君子湯（人参・茯苓・白朮・甘草）

脾気下陥：補中益気湯（人参・黄耆・白朮・甘草・当帰・升麻・陳皮・柴胡）

脾不統血：帰脾湯（人参・黄耆・白朮・茯神・竜眼肉・酸棗仁・木香・甘草・当帰・遠志）

芙蓉豆腐

〈材料〉絹ごし豆腐1／2丁，若鶏ささ身1枚，しいたけ3個，卵2個，にんじん少々，グリーンピース少々，牛乳100cc，ねぎ少々，生姜少々，塩小さじ1，醬油小さじ1，片栗粉，胡椒，ごま油

〈作り方〉

①豆腐を5分間蒸してから潰して濾す（寒性を緩和する）。

②しいたけ・にんじん・鶏肉・ねぎ・生姜をみじん切りにする。

③卵を黄身と白身を別に取り分ける。

④ボールに白身と塩少々を入れ，よく泡立てる。

⑤黄身に塩を入れてよく混ぜる。

⑥④に豆腐・牛乳・塩を入れ，よく混ぜる。蒸し器で15分間蒸す。

⑦鍋を熱し，サラダ油を入れて，黄身を炒めてから取り出す。

⑧同じ鍋でしいたけを炒め，生姜を加え，鶏肉・にんじん・グリーンピースの順に炒め，塩・醬油を入れてさらに炒める。

⑨黄身と水少々を加えて沸騰したら，水溶き片栗粉でとろみをつける。
⑩最後に胡椒，ごま油をかける。皿に⑥を盛り，⑨をかける。

〈効能〉補脾養胃

補気作用のある鶏・しいたけ・豆腐と補血作用のあるにんじん・卵などを合わせ脾気を養う。

黄耆茶

〈材料〉吉林人参6g，黄耆10g，みかんの皮1/2個分，みかん果肉1個分，蜂蜜

〈作り方〉
①みかんの皮はみじん切りにする。
②吉林人参・黄耆を水500ccに入れ，弱火で30分間煎じ，①を入れて蒸らす。
③ミキサーに②とみかん果肉・蜂蜜を入れて攪拌し，濾してから飲む。

〈効能〉補気行気

大補元気の吉林人参と補気昇陽の黄耆を合わせ，気を補う。補気によって気が滞ってしまうことを避けるためにみかんの皮を入れて，補気しながら行気をする。

腎気虚証

[症状] 共通の症状＋喘息・息切れ・尿漏れ・頻尿・遺尿・夜尿が多い・浮腫・遺精・陽萎・おりもの・流産しやすい・不安・めまい・脈沈弱。

[証候分析] 虚弱体質・先天の不足および老化・過度な性生活・慢性病などの原因で，腎気不固の尿の異常，腎不納気の喘息，肝気虚の不安・めまい，などの症状が現れる。

[立法] 補腎益気

[食材] 山いも・キャベツ・カリフラワー・豆類・長ささげ・栗・くるみ・鳩肉・豚マメ・豚骨・ウナギ・田ウナギ・スズキ・イシモチ

[中薬] 西洋参・吉林人参・山薬・杜仲
　　　固摂：五味子・山茱萸・蓮子・芡実・肉豆蔲

[方剤] 腎気丸（乾地黄・山薬・山茱萸・沢瀉・茯苓・牡丹皮・桂枝・附子）

ウナギの混ぜご飯

〈材料〉米150ｇ，ウナギ蒲焼１／２枚，茹で黒豆６個，甘栗３個，山いも80ｇ，塩少々

〈作り方〉
①ウナギを１cm角に切る。
②山いもの皮の汚いところを取り，さいの目に切る。
③鍋に米と他の材料を入れ，ご飯を炊く。

〈効能〉補気益腎

ウナギ：甘・温（平）。肝・脾・腎経に入る。補虚・強壮筋骨。
黒豆：甘・平。脾・腎経に入る。滋陰補血・利湿。
甘栗：甘・温。脾・胃・腎経に入る。補腎強筋。

温性・甘味で補気作用のある食材を合わせ，補気益腎により腎気虚を改善する。

Point

＊気虚証とは何か，またその原因は何かを理解しよう。
＊気虚証の共通症状を覚えよう。
＊各気虚証の症状の区別を理解しよう。
＊各気虚証を改善する薬膳メニューを考えよう。

2 陽虚証

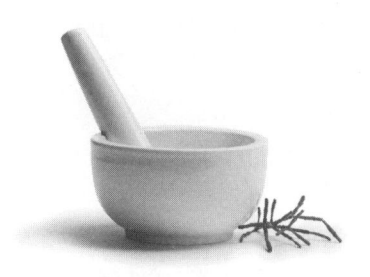

◇陽虚証とは◇

　陽虚証とは，臓腑の機能が気虚よりさらに低下し，体内の陽気が損傷し，温煦・推動・蒸騰・気化などの作用が低下した虚寒証である。

　「陽気」について，『黄帝内経素問』生気通天論篇第三には次のように記載されている。「人体の陽気は，天と太陽のような関係である。天に太陽がなければ天とはいえない。同様に人体でも，陽気を最も大事にする必要がある」「人体の陽気は，過労になると精気を絶やしてしまう」。

　陽虚証はよくみられる虚証の1つである。陽に密接に関連している臓腑は心・脾・腎・子宮であり，これらの臓に陽虚証がよくみられる。

　『黄帝内経素問』調経論篇第六十二にも「陽虚則外寒」（陽虚には冷えの症状が現れる）との記述がある。陽虚は気虚から発展したものでもあるので，陽虚になると臓腑の機能が気虚からさらに衰退し，寒冷の症候群が現れる。一般的に気虚証の悪化によって陽虚証となる。虚寒証であるために寒邪を受けやすく，陰陽互根によって陰虚に発展することもある（陰陽両虚）。また陽虚は気滞・血瘀・浮腫・痰飲なども生みやすい。

陽虚証の原因

　以下の原因で陽が損なわれ，臓腑の働きが低下し，陽虚証を引き起こす。
　①体質が虚弱・先天の不足。
　②慢性病が陽を傷める。
　③老化によって臓腑の働きが低下している。
　④気虚が悪化して陽虚となる。
　⑤過労によって陽気を消耗する。

◇陽虚証の薬膳処方◇

　陽虚証に対しては，補陽作用のある食材と中薬を使う。同じ補陽類でも植物性のものより動物性のものの方が陽を補う力が強い。帰経に従って，心陽虚・脾陽虚・腎陽虚に合うものを先に選ぶようにする。温裏類のものを少し組み合わせるとよい。

陽虚証全般

[共通の症状] 顔色が白い・息切れ・動悸・自汗・四肢や体の冷えと痛み・下痢。舌淡胖・苔白滑・脈沈遅。

[証候分析] 陽気の虚弱で臓腑を温める働きが低下し，気機の失調や血流の停滞が起きる。「不通則痛」によって冷えと痛みが現れる。

[立法] 温補陽気

[食材] 補陽：くるみ・羊肉・犬肉・鹿肉・熊肉・スズメ・イワナ・エビ・ナマコ
　　　　温裏：にら・ピーマン・ししとう・山椒・胡椒・黒砂糖・鱓魚・草魚・マス・アジ・サケ

[中薬] 補陽：鹿茸・冬虫夏草・肉蓯蓉・淫羊藿・杜仲・益智仁・蛤蚧・海馬・韮子・菟絲子・紫河車
　　　　温裏：乾姜・肉桂・小茴香・山椒・高良姜・丁香・桂花

[方剤] 小建中湯（桂枝・芍薬・炙甘草・生姜・大棗・飴糖）

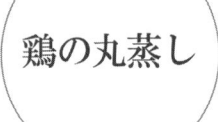

鶏の丸蒸し

〈材料〉鶏1羽，くるみ10g，栗3個，淫羊藿6g，杜仲10g，ねぎ100g，生姜10g，紹興酒大さじ2，醤油大さじ3，胡椒，塩，片栗粉

〈作り方〉

①鶏を湯通ししてから取り出す。熱いうちに紹興酒，醤油を全体に塗る。

②淫羊藿・杜仲を袋に入れる。

③ねぎは少量を取り分けてみじん切りにしておく。

④くるみ・栗・残りのねぎ・生姜・②を鶏の腹に詰め，水300ccとともに容器に入れて30分間蒸す。

⑤薬袋を捨て，鶏肉をほぐして容器に入れ，スープ・くるみ・栗を煮つめ，塩で調味し，水溶き片栗粉でとろみをつけて，鶏にかける。

⑥最後にみじん切りにしたねぎを散らす。

〈効能〉補腎通陽
鶏：甘・平（温）。脾・胃経に入る。温中益気・補精益髄。
淫羊藿・杜仲：甘・温。肝・腎経に入る。補腎壮陽。
栗：甘・温。脾・胃・腎経に入る。補腎健脾・活血強筋。
くるみ：甘・温。腎・肺・大腸経に入る。補腎助陽。

心陽虚証

[症状] 共通の症状＋背中の冷え・肩こり・心臓の周りの痛み・脈微細。
[証候分析] 心の陽気不足により胸を温めることができず，胸・背中の冷えと痛みが現れる。
[立法] 温補心気
[食材] 補陽：ピーマン・くるみ・鹿肉・羊肉・ナマコ
　　　 温裏：唐辛子・酒
[中薬] 補陽：炙甘草・鹿茸・冬虫夏草・蛤蚧・韮子・菟絲子・紫河車
　　　 温裏：乾姜・肉桂
[方剤] 参附湯（人参・附子・生姜・大棗）
　　　 栝楼薤白白酒湯（栝楼・薤白・白酒）

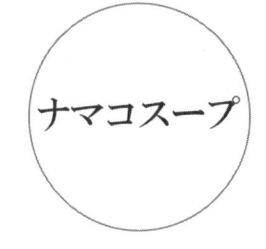

ナマコスープ

〈材料〉乾燥ナマコ２個，生らっきょう30ｇ，いんげん２本，栗３個，ねぎ50ｇ，生姜10ｇ，紹興酒大さじ２，醬油大さじ１，胡椒，塩，片栗粉，サラダ油

〈作り方〉
①乾燥ナマコを魔法瓶の熱湯の中に一晩入れて戻し，一口大に切る。
②いんげんを２cmの長さに切る。
③生らっきょうを２つ割りにする。乾燥したもの（薤白）ならそのまま使う。
④ねぎ・生姜を包丁で叩く。
⑤鍋を熱くし，サラダ油を入れてねぎ・生姜を炒め，香りが出たらナマコを炒め，紹興酒・醬油を入れてからほかの材料を全部入れて炒める。
⑥水300ccを加えていんげんがやわらかくなるまで煮込む。
⑦塩・胡椒で調味し，水溶き片栗粉でとろみをつける。

〈効能〉温陽補心
ナマコ：鹹・温（平）。心・腎経に入る。補腎壮陽・益精養血。
らっきょう：辛・苦・温。肺・胃・大腸に入る。通陽行気。

脾陽虚証

[症状] 共通の症状＋四肢の冷え・腹痛（温めるとよくなる）・下痢・むくみ・おりものが希薄で量が多い。

[証候分析] 脾の陽気不足により脘腹部を温めることができず，腹部の冷えと痛みが現れる。また運化を主る働きも低下し，水湿がたまり，むくみ・下痢が生じる。

[立法] 温補脾陽

[食材] 補陽：羊肉・犬肉・鹿肉・熊肉
　　　 温裏：にら・唐辛子・山椒・胡椒・黒砂糖・鱧魚・草魚・マス・アジ・サケ

[中薬] 補陽：肉蓯蓉・益智仁・淫羊藿・菟絲子
　　　 温裏：乾姜・肉桂・小茴香・花椒・高良姜・丁香・桂花

[方剤] 黄耆建中湯（黄耆・芍薬・桂枝・甘草・大棗・飴糖・生姜）

キムチ炒飯

〈材料〉辛口キムチ80g，ご飯80g，にんにく2かけ，醬油・サラダ油

〈作り方〉
①キムチをきざみ，にんにくをみじん切りにする。
②鍋を熱し，サラダ油を入れて，にんにく・キムチを炒める。
③ご飯を加えて炒め合わせ，醬油で調味する。

〈効能〉温脾散寒

キムチには唐辛子・にらが大量に入っており，辛いので温中散寒の働きをもち，脾・胃を温める。
米は補気の代表的な食材である。

腎陽虚証

[症状] 共通の症状＋顔色㿠白・足腰がだるい・疼痛・陽萎・不育・不妊・浮腫・下痢。

[証候分析] 腎陽虚により腎府を温めることができず，腰足に冷えと痛みが現れる。水を主る働きも低下するので，水があふれ，むくみとなり，水が腸に流れ込んで下痢が現れる。また性機能も低下して，陽萎・不妊の症状も現れる。

[立法] 補腎助陽

[食材] 補陽：くるみ・羊肉・犬肉・鹿肉・熊肉・スズメ・イワナ・エビ・ナマコ
　　　 温裏：にら・山椒

[中薬] 補陽：鹿茸・冬虫夏草・肉蓯蓉・淫羊藿・杜仲・益智仁・蛤蚧・海馬・韮子・菟絲子・紫河車
　　　 温裏：肉桂・小茴香・花椒・丁香・桂花

[方剤] 四逆湯（附子・乾姜・炙甘草）
　　　　腎気丸（乾地黄・山薬・山茱萸・沢瀉・茯苓・牡丹皮・桂枝・附子）

羊肉雑炊

〈材料〉羊肉100ｇ，ご飯80ｇ，にら２本，にんじん少々，みょうが１個，山椒１ｇ，茴香１ｇ，紹興酒大さじ１，醬油大さじ１，胡椒，塩

〈作り方〉
①山椒と茴香を袋に入れる。
②土鍋に①と水800ccを入れて20分間煎じ，薬袋を取り出す。
③にらを２cmの長さに切る。にんじん・みょうがは細切りにする。
④②の薬汁を沸騰させて羊肉・にら・にんじんを入れて，再び沸騰したら，ご飯を入れて煮込む。
⑤紹興酒・醬油・胡椒・塩で調味し，みょうがを加える。

〈効能〉補腎温裏
　羊肉：甘・大熱（温）。腎・脾経に入る。温中益気・補虚暖下。腎陽虚によく用いる。温裏の食材を合わせて，冷えと痛みを改善する。

Point
＊陽虚証の原因を把握しよう。
＊陽虚証の共通症状を覚えよう。
＊陽虚証の共通症状の立法・食材・中薬を覚えよう。
＊心・脾・腎陽虚証の症状の区別を理解しよう。
＊各陽虚証を改善する薬膳メニューを考えよう。

3 血虚証

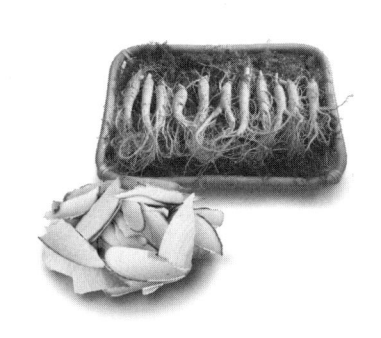

◇血虚証とは◇

　血虚証とは，血液の滋養作用の低下によって現れる，臓腑組織に栄養が足りなくなる証候である。

　血について『黄帝内経素問』五臓生成論篇第十に「すべての血は心に属する……人が夜寝ているとき血は肝に帰る。肝に血が帰ることによって目を養い，物がよく見えるようになる。足は血によって滋養され歩くことができるようになり，掌は血の滋養によって握ることができ，指は血の滋養によって物をつかむことができるようになる」と書かれている。つまり血は心・肝と密接な関係をもち，血の栄養をもらって肝・足・掌・指がそれぞれの働きを行うことができる。よって血虚になると，血量が不足し，また血質も悪くなるので，心・肝・足・掌・指に影響を与える。

血虚証の原因

　以下の原因で血が損なわれ，血虚の症状を引き起こす。
　①体質の虚弱・先天の不足。
　②飲食失調・味の偏りにより脾胃が虚弱になり，水穀精微の不足で栄養の供給不足となる。
　③慢性病，特に消化器官の疾病・不正出血により血が消耗され，生成も不足となる。
　④過労により血を損傷する。
　⑤精神的な素因や気鬱によって気の巡りが悪くなり，肝の蔵血機能の低下を引き起こす。
　⑥腸の寄生虫。

◇血虚証の薬膳処方◇

　血虚証の薬膳処方を立てるときには，まず養血作用のある食材・中薬を選ぶべきである。それから心血虚か肝血虚かの弁証に従って帰経を考える。血の生成と流れには気の働きが必要なので，補気作用のあるものも合わせて使うようにする。性味からいうと，平性と温性のもの，甘味・酸味・鹹味のものがよい。

血虚証全般

[共通の症状] 顔色が蒼白・萎黄・爪色や唇色が淡白・めまい・心悸・不眠・手足の痺れ・生理不順・経血の量が少ない・閉経。舌淡・苔白・脈細無力。
[証候分析] 血虚により臓腑の栄養が不足して顔・爪・唇などが蒼白になる。血虚によって脳が栄養不足になるとめまいが起きる。心神に対する血の滋養が少なくなると心悸・不眠が起きる。血虚で筋の滋養不足になると麻痺の症状が現れる。血虚証に密接に関連している臓腑は心と肝である。
[立法] 養血益気（養血を中心とし，補気を加える）
[食材] 米・にんじん・ほうれん草・小松菜・山いも・じゃがいも・かぼちゃ・キャベツ・カリフラワー・いんげん・豆類・干ししいたけ・落花生・ぶどう・ライチ・ひじき・豚のレバー・豚ハツ・イカ
[中薬] 当帰・熟地黄・何首烏・阿膠・竜眼肉・芍薬・吉林人参・党参・山薬・黄耆・大棗・白朮・竜眼肉
[方剤] 当帰補血湯（黄耆・当帰）

にんじんひじき餅

〈材料〉にんじん80ｇ，生ひじき30ｇ，にら１株，小麦粉100ｇ，玉ねぎ１／２個，塩，オリーブ油

〈作り方〉
①玉ねぎを乱切りにし，適量の水と一緒にミキサーにかける。
②にんじんを細切りにし，にらをみじん切りにする。
③ボールに小麦粉と①②を入れ，水（加減して）を加えて混ぜる。
④③にひじき・塩を加えてよく混ぜる。
⑤熱したフライパンにオリーブ油少々を入れ，④を１／４入れてのばし，両面を焼く。
⑥同様にして全部で４枚焼く。

〈効能〉補血行気

　にんじん：甘・平。養血・健脾の働きがある。
　ひじき：鹹・寒。固まったものをやわらげる働きがある。

にら：辛・温。身体を温め，ひじきの寒性を中和する。
補血のために平性・温性・甘味・酸・鹹味の食材を使い，温かい料理にする。

心血虚証

[症状] 共通の症状＋顔色が淡白・唇が淡色・心悸・不眠・多夢・めまい・集中力の低下・健忘。舌淡・脈細弱。
[証候分析] 心血虚によって神志を養うことができず，神志不安の精神的症状と睡眠障害が現れる。また血虚によって脳を滋養することができず，脳の症状も現れる。
[立法] 養血安神
[食材] 豚ハツ・ライチ・落花生
[中薬] 補血：当帰・竜眼肉・熟地黄
[方剤] 帰脾湯（党参・黄耆・白朮・茯神・酸棗仁・竜眼肉・木香・炙甘草・当帰・遠志・生姜・大棗）

竜眼肉と落花生のデザート

〈材料〉竜眼肉30ｇ，落花生30ｇ，大棗6個，五味子6ｇ，黒砂糖少々
〈作り方〉材料と800ccの水を鍋に入れて，落花生がやわらかくなるまで煮て，黒砂糖を入れる。
〈効能〉養血安神
　竜眼肉は心経に入り，同じ補血の落花生，大棗と合わせて，心血を養う。五味子は，安神作用がある。

肝血虚証

[症状] 共通の症状＋顔色や爪色が蒼白・めまい・耳鳴り・多夢・視力低下・四肢の痺れ・震え・痙攣・関節不利・経血量が少ない・閉経。舌淡・苔白・脈弦細弱。
[証候分析] 肝血虚により，目と筋を養えなくなる。女性では，生理にも影響が出てくる。
[立法] 養血柔肝
[食材] ライチ・豚レバー・イカ・タコ・赤貝
[中薬] 当帰・熟地黄・何首烏・阿膠・白芍
[方剤] 四物湯（当帰・川芎・熟地黄・白芍）
阿膠鶏子黄湯（芍薬・阿膠・絡石藤・石決明・釣藤鉤・地黄・牡蛎・茯神木・甘草・卵の黄身）

豚レバーの醬油煮

〈材料〉豚レバー200g，ねぎ50g，生姜薄切り5枚，五味子6g，大茴香1g，小茴香1g，肉桂1g，紹興酒大さじ2，醬油大さじ2，塩，蜂蜜

〈作り方〉

①豚レバーをきれいに洗う。

②鍋に蜂蜜以外の材料と水800ccを入れて煮込む。

③最後に蜂蜜を入れて汁を煮つめ，塩で調味する。

④豚レバーを薄切りにしてから食べる。

〈効能〉養血温肝

豚レバーは甘・苦・温で養血補肝の代表食材である。

五味子は酸・甘・温で現代薬理学的には，肝細胞を保護する作用がある。

温裏の香辛料を一緒に使い，身体を温めて肝血を補うが，量は少なめにする。

Point
* 血虚証の原因を把握しよう。
* 血虚証の共通症状を覚えよう。
* 心血虚証と肝血虚証の症状の区別を理解しよう。
* 血虚証を改善する薬膳メニューを考えよう。

4 陰虚証

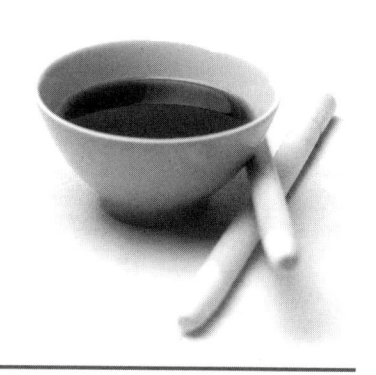

◇陰虚証とは◇

　陰虚証とは，臓腑の機能が低下し，津液・精・血など陰液が足りなくなる証候である。そのため体内の陽の働きを制御できなくなったり，滋潤・濡養作用が低下したりする虚熱の証候で，虚証・熱証の性質をもっている。

　陰虚については，『黄帝内経素問』調経論篇第六十二に「陽虚では外寒になり，陰虚では内熱がみられる。陽盛では外熱になり，陰盛では内寒がみられる」とある。

　陰虚証では，津液・精・血のような陰に属する物質の虚損により体の内部から熱の症状が現れると同時に，陰陽学説から陰虚により陽が旺盛になり熱の症状も現れる。

　陰虚証は気虚・血虚・陽亢・精不足・津液不足とともに現れることが多い。陰虚は進展すると陽虚（陰陽両虚）・亡陰となることもあり，また内風・気滞・血瘀・水停など病理変化を起こすこともある。陰虚証に密接に関連している臓腑は肺・心・肝・腎と胃・大腸となる。

陰虚証の原因

①体質が虚弱・先天の不足。
②塩辛いものを好んで食べる，あるいは温熱の性質をもつ薬の服用，食べ物の過食などにより陰液が不足するか，消耗する。
③ストレスにより肝気鬱結・肝火上炎になり，陰液を消耗する。
④房事過多により陰液を損傷する。
⑤慢性病により陰液を消耗し，生成も不足となる。
⑥過労により陰液を損傷する。
⑦熱病の後期（高熱・糖尿病・甲状腺機能亢進など）で，陰液を消耗する。
⑧老化。

◇陰虚証の薬膳処方◇

　陰虚証に対しては，滋陰作用のある食材と中薬を用いるが，補血作用のあるものも一緒に使うことがある。また陰虚証には内熱の症状も現れるので，清熱作用のあるものを併用することが多い。まず帰経に従って，肝陰虚・心陰虚・肺陰虚・腎陰虚・胃陰虚・大腸陰虚に合ったそれぞれの経に入るものを先に選ぶようにする。

陰虚証全般

[共通の症状] 微熱・のぼせ・ほてり・盗汗・五心煩熱・のどが渇く・消痩。舌紅少津・脈細数無力。
[証候分析] 陰液の不足により陽が亢盛となり，体内の虚熱証が現れる証候。
[立法] 滋陰清熱
[食材] 滋陰：黒ごま・黒豆・牛乳・烏骨鶏・ウズラの卵・亀肉・スッポン・カキ・マテ貝・ムール貝・赤貝・ホタテ貝
　　　 補血：にんじん・ほうれん草・小松菜・落花生・ぶどう・ライチ・ひじき・豚足・豚レバー・豚ハツ・イカ・タコ
　　　 清熱：セロリ・きゅうり・トマト・マコモ・バナナ・メロン・マンゴー・豆腐
[中薬] 滋陰：麦門冬・百合・沙参・石斛・枸杞子・桑椹・亀板・鼈甲・地黄・何首烏・阿膠・芍薬
　　　 補血：当帰・熟地黄・何首烏・阿膠・白芍・竜眼肉
　　　 清熱：生地黄・牡丹皮・紫草・地骨皮
[方剤] 麦味地黄湯（麦門冬・五味子・熟地黄・山薬・山茱萸・沢瀉・茯苓・牡丹皮）

ホタテ貝ときゅうりの牛乳煮

〈材料〉ホタテ貝2個，きゅうり1/2本，百合根1/2個，白きくらげ2g，牛乳150cc，紹興酒，塩，片栗粉

〈作り方〉
①ホタテ貝に紹興酒，塩，片栗粉で下味をつける。
②白きくらげを水で戻してからほぐす。
③百合根を1枚ずつはがし，汚いところを取る。
④きゅうりをさいの目に切り，塩でもんでおく。
⑤鍋に水600ccと白きくらげを入れて沸騰したら弱火で30分間煮る（約200ccになるまで）。
⑥ホタテ貝・百合根を⑤に入れて，煮立ったら牛乳ときゅうりを入れる。
⑦沸騰したら火を止め，塩で調味する。

〈効能〉滋陰清熱

貝類は陰虚証によく使われる。ホタテ貝は甘・鹹・平，滋陰補虚。

百合根・牛乳・白きくらげ・きゅうりと合わせて滋陰清熱。

肝陰虚証

[症状] 共通の症状＋目のかすみ・頬が赤い・脇肋灼痛・脈弦細数。
[証候分析] 肝血虚・津液の不足により肝陰虚となり陽が亢盛となって，肝熱証が現れる証候。
[立法] 滋陰養血柔肝
[食材] 滋陰：黒ごま・黒豆・トマト・ウズラの卵・烏骨鶏・亀肉・スッポン・カキ・マテ貝・ムール貝・ホタテ貝・松の実
　　　補血：ライチ・豚レバー・豚ハツ・イカ・タコ・赤貝
[中薬] 滋陰：枸杞子・女貞子・桑椹・亀板・鼈甲
　　　補血：熟地黄・何首烏・阿膠・白芍
　　　安神：竜骨・竜歯・琥珀・酸棗仁・柏子仁・夜交藤
[方剤] 一貫煎（沙参・麦門冬・地黄・当帰・枸杞子・川楝子）

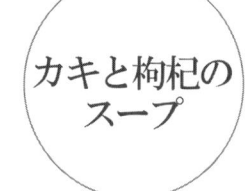

カキと枸杞のスープ

〈材料〉カキ３個，枸杞子10ｇ，ウズラの茹で卵２個，水菜少々，生姜薄切り２枚，塩，片栗粉，ごま油

〈作り方〉
①カキを塩水できれいに洗う。
②生姜はせん切り，水菜は１cmの長さに切る。
③鍋に枸杞子と水400ccを入れて沸騰させる。
④生姜・ウズラの卵・カキを入れて２，３回沸騰させる。
⑤水溶き片栗粉でとろみをつけ，塩・ごま油で調味し，水菜を加える。

〈効能〉滋陰養血

カキ：甘・鹹・平。肝・腎経に入る。滋陰養血・寧心安神。
枸杞子：甘・平。肝・腎・肺経に入る。滋補肝腎・明目潤肺。特に肝腎陰虚によい。

心陰虚証

[症状] 共通の症状＋心悸・不眠・顔が赤い。
[証候分析] 心血虚・津液の不足などにより心陰虚となり，心陰が心陽を制御できず心火亢盛となって，心熱証の症状が現れる。
[立法] 養陰清熱
[食材] 補陰：小麦・緑豆・すいか・トマト・百合根・牛乳・卵
[中薬] 滋陰：麦門冬・百合・桑椹・亀板・生地黄
　　　　安神：竜骨・竜歯・琥珀・酸棗仁・柏子仁・夜交藤
[方剤] 炙甘草湯（甘草・生姜・桂枝・人参・地黄・阿膠・麦門冬・麻子仁・大棗）

卵とトマトと豆腐の炒めもの

〈材料〉卵2個，トマト（中）1個，木綿豆腐1/2丁，塩，サラダ油
〈作り方〉
①ボールに卵を割り入れ，塩を入れてよく混ぜる。
②トマトと豆腐をさいの目に切る。
③鍋を熱くし，サラダ油を入れて，①を入れて炒めてから取り出す。
④鍋にサラダ油を入れて，豆腐とトマトを入れて軽く炒めてから塩を入れる。
⑤③を鍋に戻し，混ぜ合わせる。
〈効能〉滋陰清熱安神
　卵：甘・平。五臓に入る。滋陰養血安神。
　トマト・豆腐：生津清熱。

肺陰虚証

[症状] 共通の症状＋空咳・声がかすれる。痰はないか少なくて粘稠，あるいは痰の中に血が混じる。
[証候分析] 肺の津液不足により肺陰虚となり内熱証が現れる。肺を潤さず，咳・痰の症状が出る。
[立法] 養陰潤肺
[食材] 梨・柿・びわ・黒くわい・白きくらげ・松の実・白ごま・百合根・のり・豆乳・牛乳・チーズ・鶏卵・鴨の卵・鴨肉・猪肉
[中薬] 沙参・百合・麦門冬・玉竹・枸杞子・黄精・杏仁・豚の胆汁
[方剤] 百合固金湯（百合・熟地黄・地黄・当帰・白芍・甘草・桔梗・玄参・貝母・麦門冬）

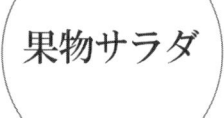

補肺阿膠湯（阿膠・牛蒡子・甘草・馬兜鈴・杏仁・糯米）

果物サラダ

〈材料〉梨1／2個，柿1／2個，きゅうり1／2本，マヨネーズ大さじ2，五味子酢小さじ2，塩

〈作り方〉
①梨と柿の皮をむいて，さいの目に切る。
②きゅうりをさいの目に切り，塩でもんでおく。
③マヨネーズに五味子酢を加え，よく混ぜる。
④ボールに①②③を入れてよく混ぜる。

〈効能〉滋陰潤肺
　梨・柿：甘・寒。生津潤肺・化痰止咳。

腎陰虚証

[症状] 共通の症状＋足腰がだるい・めまい・耳鳴り・不眠・悪夢・遺精・生理が少ない・閉経・尿黄・便秘。

[証候分析] 腎陰虚により虚熱証が現れ，陰液の滋潤作用が低下する。生理不順・尿黄・便秘を引き起こし，心火亢盛となり，不眠・悪夢の症状が現れる。

[立法] 滋陰補腎

[食材] 補陰：白きくらげ・ごま・黒豆・ウズラの卵・鶏卵・烏骨鶏・鴨肉・豚肉・亀肉・アワビ・カキ・マテ貝・ムール貝・ホタテ貝
　　　補血：ぶどう・イカ・赤貝

[中薬] 滋陰：黄精・石斛・枸杞子・女貞子・桑椹・亀板・生地黄
　　　補血：熟地黄・何首烏・阿膠

[方剤] 六味地黄丸（乾地黄・山薬・山茱萸・沢瀉・茯苓・牡丹皮）

豚肉と山いものごま和え

〈材料〉しゃぶしゃぶ用豚肉100ｇ，山いも50ｇ，セロリ少々，枸杞子10ｇ，練りごま（白）大さじ1，醬油大さじ1，酢小さじ2，蜂蜜小さじ1

〈作り方〉
①枸杞子を酢で戻す。
②山いもの皮をむいて，短冊切りにし湯通しする。
③セロリを小口切りにする。
④熱湯に豚肉をくぐらせてザルに上げる。
⑤練りごま・醬油・酢・蜂蜜・水少々を合わせてよく混ぜる。
⑥皿に山いもを並べ，その上に豚肉を置いて，セロリ・枸杞子

を散らし，⑤のたれをかける。
〈効能〉滋陰補腎
滋陰の豚肉・枸杞子・ごまと気陰両補の山いも・蜂蜜を合わせると腎陰虚によい。

胃陰虚証

[症状] 共通の症状＋胃脘部の隠痛やつかえ・げっぷ・しゃっくり・空腹感はあるが食欲はない・口臭・便秘。
[証候分析] 胃の陰液不足により胃が昇降出入の失調となり，げっぷなどの症状が現れる。
[立法] 滋陰清熱益胃
[食材] あわ・小麦・緑豆・トマト・豆腐・ゆば・さとうきび・白きくらげ・ごま・牛乳・卵・鴨の卵・鴨肉・豚肉・兎肉・牛乳
[中薬] 麦門冬・沙参・石斛・玉竹
[方剤] 麦門冬湯（麦門冬・半夏・人参・甘草・粳米・大棗）

あわとゆばの粥

〈材料〉あわ50ｇ，米30ｇ，ゆば50ｇ，水菜1株，生姜薄切り2枚，塩
〈作り方〉
①ゆばを戻し，せん切りにする。
②生姜・水菜をみじん切りにする。
③あわ・米・ゆば・水800ccで粥を作る。
④最後に生姜と水菜を加え，塩で調味する。
〈効能〉清熱養胃
あわ：甘・鹹・涼。腎・脾・胃経に入る。清熱和胃。
ゆば：甘・淡・平。肺・脾・胃経に入る。清熱益気和胃。

大腸陰虚証

[症状] 共通の症状＋便秘・排便困難・口臭・めまい・脈細渋。
[証候分析] 大腸の陰液不足により便秘の症状が現れる。
[立法] 滋陰潤腸通便
[食材] 黒くわい・白菜・きゅうり・梨・柿・びわ・バナナ・豆腐・こんにゃく・松の実・白ごま・牛乳・猪肉・兎肉
[中薬] 生地黄・沙参・百合・麦門冬・玉竹・枸杞子・黄精・杏仁・桃仁・豚の胆汁

[方剤] 増液湯（玄参・麦門冬・地黄）

豆腐と肉団子の鍋

〈材料〉白菜150ｇ，豆腐1丁，豚ひき肉150ｇ，松の実30ｇ，練りごま（白）大さじ2，生姜薄切り2枚，ねぎ少々，ごま油小さじ1，醬油小さじ2，塩小さじ1

〈作り方〉
① 生姜とねぎをみじん切りにする。
② 豚ひき肉に①，醬油・ごま油を入れてよく練る。
③ 白菜と豆腐を一口大に切る。
④ 鍋に白菜・豆腐・松の実・水800ccを入れて煮る。
⑤ 沸騰したら練りごまと②を団子にしたものを入れる。
⑥ 団子が煮えたら塩で調味する。

〈効能〉清熱潤腸通便

白菜：甘・平。胃・大腸経に入る。清熱通便。
豆腐：甘・寒。脾・胃・大腸経に入る。益気和胃・生津潤燥・清熱解毒。
松の実：甘・温。肝・肺・大腸経に入る。養陰生津・潤燥通便。
合わせて大腸陰虚証による便秘・排便困難・口臭を改善する。

Point
＊陰虚証の病因病機を把握しよう。
＊陰虚証の共通症状を覚えよう。
＊各陰虚証の症状の区別を理解しよう。
＊陰虚証を改善する薬膳メニューを考えよう。

5 湿証

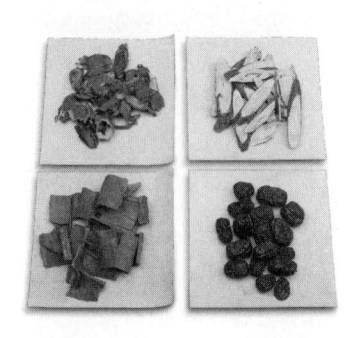

◇湿証とは◇

　湿証とは津液の代謝異常によって現れる水湿内停の病証である。津液の代謝異常による病証は，ほかに痰飲証や水湿（むくみ）がある。痰飲については「咳嗽・喘息」の項（191頁）で，水湿については「むくみ」の項（305頁）で説明している。

津液の概念

　津液とは体内の水液の総称である。
　「津」とは霧のような軽いものを指し，皮膚・毛髪・筋肉・孔竅（耳・鼻・目など）に分散しそれらの組織を潤す。「液」とは水のような重いものを指し，臓腑・関節・骨・脳に分布し，臓器や器官を補充しながら養う。津液は血液の成分にもなり，体重の60〜70％を占めている。津液と五臓の関係は下記の**表1**のようになる。

表1　津液と五臓の関係

五臓	肝	心	脾	肺	腎
五液	涙	汗	涎	涕（鼻水）	唾

　『黄帝内経素問』経脈別論篇第二十一に「水液が胃に入ると，精気を浮溢し，脾に送られる。脾気は精気を散布しながら，上昇して肺に送る。肺気は体内の水の通り道を調整して，膀胱へと送る。水液の精は四方に行きわたって，五臓の経脈を流れ，同時に四季の変化や五臓の陰陽の規律に従い，適切な調節作用を行う」とある。原文は津液の生成・流れ・分散・排泄について説明している。飲食から水穀精微が作られ，脾気の昇清作用により肺に送られ，肺の宣発と粛降によって水は順調に膀胱へと流れていく。そうすれば，

季節・五臓の陰陽に合わせ津液は全身に分散され，五臓六腑の働きは正常に保たれる。

津液の生成

①脾胃の運化機能により生成される。
②小腸・大腸の吸収と再吸収。
③肺と腎の気化作用による。
④「津血同源」「精津同源」で血液精から生成される。

津液の流れと分散に関する臓腑

①脾の水を運化。
②肺の宣発と粛降および通調水道。
③腎と膀胱の気化作用。
④肝の疏泄作用。
⑤心の血脈を主る作用。
⑥三焦の通調作用。

津液の働き

①滋養：皮膚・毛髪・臓器。
②潤滑と保護：関節・五官。
③補充：骨髄・脊髄・脳・関節。
④血液の一部分。
⑤代謝産物の排出（発汗・排尿などによる）。

津液の排泄

①汗：肺の宣発と心気の促進。
②呼吸：肺の宣発と粛降。
③便：肺の粛降と大腸の排泄。
④尿：肺の粛降・腎と膀胱の気化。

湿証の原因

『黄帝内経素問』至真要大論篇第七十四に「すべての湿・腫れ・脹満の症状は脾に属する」とある。また『黄帝内経素問』痺論篇第四十三に「風邪・寒邪・湿邪はよく一緒に体に侵入し，筋肉関節の痛みと痺れを起こす。その中で風邪が強いときには移動性の痛みを起こす。寒邪が強いときには固定性の痛みを起こす。湿邪が強いときには重たい痛みを起こす」と記載があり，湿邪の特徴を表している。

『黄帝内経素問』太陰陽明篇第二十九には「湿邪が侵入すると体の下半身に先に症状が現れる」とある。湿邪の侵入や臓腑機能の失調などが原因で，津液がスムーズに流れな

くなると，体内に水がたまってしまうため，湿や痰飲によって，特に下半身のむくみ・冷え・痛み・麻痺などの症状が現れる。

　湿証には外因による外湿と臓腑機能の失調による内湿がある。外湿でも内湿でも個人の体質により変化し，気虚・陽虚の体質の場合は寒湿に変わり，陽盛・気鬱の体質の場合は湿熱に変わりやすいので，弁証するときに確認する必要がある。

外因（六淫邪気）

　湿邪・寒邪などの陰邪によって気機の巡りが悪くなり，体が冷えて，津液の代謝が停滞し，湿証を引き起こす。湿邪のもつ重濁性により，体や関節の重だるさ・疼痛などの症状と，尿の混濁・下痢・おりもの・湿疹などの汚い分泌物が出る症状が起こる。さらに粘滞性により，排便後の便意や皮膚病の分泌物など，すっきりしない症状があり，病気の過程が長く，アトピーなどの皮膚病のように根治しにくいものが多い。

臓腑機能の失調

①肺の呼吸を主る機能の低下により，肺気の宣発・粛降機能が失調となり，津液の分散ができなくなって湿証が現れる。
②脾の運化機能の低下により水湿が停滞する。
②肝の疏泄機能が失調して水の代謝が悪くなって，湿証となる。
③生ものを食べたり，暴飲暴食・多食などの飲食の不節によって脾胃の機能が乱れる。

◇湿証の薬膳処方◇

　湿証の薬膳処方を作るときの基本は，外因の湿邪に対しては辛温解表・芳香化湿の作用がある食材や中薬を用い，臓腑機能の失調には健脾利湿・利尿祛湿の作用のあるものを用いることである。それと同時に，兼症も考えて食材と中薬を選ぶようにする。湿の排泄には気の働きも必要なので，理気作用のある食材と中薬も組み合わせるとよい。

湿証全般

[共通の症状] 体がだるい・胸悶・食欲がない・吐き気・嘔吐・膨満感・下痢しやすい。舌淡胖・苔膩・脈緩。
[証候分析] 湿の停留により気機の運行が阻滞され，特に脾気の上昇と胃気の下降が失調する。脾気が停滞すると，食欲がなくなり下痢しやすくなる。また胃気が上逆すると，吐き気・嘔吐・膨満感などの症状が現れる。湿は重濁な性質があるので，体がだるい・胸悶・舌脈の異常などの症状が現れる。
[立法] 健脾燥湿和胃

[食材] 辛温解表：香菜・生姜・長ねぎ・大葉・みょうが
芳香化湿：みかんの皮・だいだい・かぼす・レモン・ゆず
健脾利湿：はと麦・とうもろこし・とうがん・大豆・あずき・コイ・フナ・ハモ・白魚・鱧魚
利尿祛湿：あずき・なずな・チシャ・とうがん・金針菜・海藻
理気祛湿：そば・らっきょう・なた豆・えんどう豆・みかん
清熱祛湿：あわ・大麦・セロリ・白菜・山東菜・かぶ・じゅんさい・マコモ・きゅうり・もやし・すいか・茶・海藻・豆腐・シジミ

[中薬] 辛温解表：桂枝・紫蘇
芳香化湿：藿香・香薷・佩蘭・菖蒲・砂仁・白豆蔲・草豆蔲・草菓
健脾利湿：茯苓・薏苡仁・吉林人参・党参・黄耆・白朮・白扁豆
利尿祛湿：冬瓜皮・玉米鬚・車前子・葫芦・通草・淡竹葉・車前子
理気祛湿：陳皮・青皮・枳殻・大腹皮・厚朴
清熱祛湿：竹葉・山梔子・茵蔯蒿・蒲公英・馬歯莧・魚醒草

[方剤] 平胃散（蒼朮・厚朴・陳皮・甘草・生姜・大棗）
苓桂朮甘湯（茯苓・桂枝・白朮・甘草）

白魚大豆スープ

〈材料〉白魚60g，茹で大豆30g，グリーンピース10g，党参（刻み）10g，皮つき生姜薄切り5枚，香菜1株，塩，胡椒，片栗粉，ごま油

〈作り方〉
①党参を水400ccに20分間漬ける。
②生姜と香菜をみじん切りにする。
③①を火にかけて沸騰させ，20分間煮る。
④白魚・大豆・グリーンピースを入れて5分間煮る。
⑤塩で調味し，水溶き片栗粉でとろみをつけ，胡椒とごま油を加える。

〈効能〉補脾益気・理気祛湿

白魚：甘・平。脾・胃・肺経に入る。補脾健胃利水。
大豆：甘・平。脾・胃・大腸経に入る。健脾益胃利水。
グリーンピース：甘・平。脾・胃経に入る。理気健脾利湿。
党参：甘・平。脾・肺経に入る。補脾益肺。
生姜：辛・微温。肺・脾経に入る。発汗解表祛湿。生姜の皮には行散祛湿の効能があるので，むかないようにする。
香菜：辛・温。肺・胃経に入る。辛温発散・芳香下気。

寒湿困脾証

[症状] 共通の症状＋悪寒・身熱不揚・頭が重く痛む・腹が冷えて痛む・下痢。苔白膩・脈濡緩。
[証候分析] 寒湿邪気の侵入により脾胃の働きを傷め，カゼと下痢の症状が現れる。
[立法] 芳香化湿・理気和中
[食材] 大葉・生姜・ねぎ・香菜
[中薬] 香薷・藿香・佩蘭・白豆蔲・砂仁・草豆蔲・菖蒲・紫蘇・白扁豆・陳皮・肉桂・乾姜・花椒
[方剤] 藿香正気散（藿香・大腹皮・白芷・紫蘇・茯苓・白朮・半夏・陳皮・厚朴・桔梗・甘草）

姜黄粥

〈材料〉米80 g，姜黄粉末（日本のウコン粉末）3 g，いんげん3本，あずき15 g，大葉3枚，醬油

〈作り方〉
①あずきはやわらかくなるまで茹でる。
②いんげんは1 cmの長さに切る。
③大葉をせん切りにする。
④米を①に加え，水を加減して粥を作る。
⑤途中で姜黄粉といんげんを加え，醬油で調味する。最後に大葉を入れる。

〈効能〉健脾祛湿
　米・いんげん・あずきは益気健脾祛湿，大葉は芳香化湿，姜黄は温熱の性質で寒湿を取り除く。

脾胃湿熱証

[症状] 共通の症状＋脘腹部が痞える・胸やけ・潮熱・汗・下痢・尿が黄色い。舌紅・苔黄膩・脈濡数。
[証候分析] 湿熱邪気あるいは過食により，胃腹部の不快感を伴う湿熱証を引き起こし，胃気上逆の症状と湿熱下注の症状が現れる。
[立法] 清熱利湿・降気和胃
[食材] 麦・はと麦・とうもろこし・緑豆・白菜・大根・きゅうり・とうがん・かんぴょう・金針菜・チシャ・茶・豆腐・コイ・フナ・ハモ
[中薬] 芦根・荷葉・金銀花・蒲公英・茯苓
[方剤] 葛根芩連湯（葛根・黄芩・黄連・甘草）

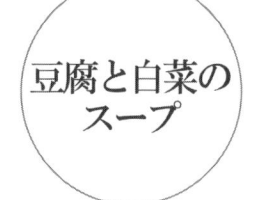

豆腐と白菜のスープ

〈材料〉豆腐1/2丁，白菜の芯3枚，トマト（小）1個，セロリの葉少々，塩，ごま油

〈作り方〉

①豆腐と白菜・トマトはさいの目に切る。セロリの葉はみじん切りにする。

②鍋に500ccの水と豆腐・白菜を入れて強火で煮る。沸騰したら弱火にして10分間煮てからトマトとセロリの葉を加える。

③塩とごま油で調味する。

〈効能〉清熱祛湿

豆腐・白菜は清熱利腸，トマトは清熱健胃消食，セロリは清熱利尿などの作用をもち，脾胃湿熱の各症状を改善する。

大腸湿熱証

[症状] 共通の症状＋腹痛・膿血がまじる下痢または烈しい下痢（赤痢のこともある）・悪臭・排泄してもすっきりしない・のどの渇き・肛門の灼熱感・小便が少なくて濃い。舌紅・苔黄膩・脈濡数または滑数。

[証候分析] 不衛生な飲食よる食中毒・過食により湿熱邪気が大腸に侵入したことなどが原因となって，下痢の症状が現れる。

[立法] 清熱利湿・行気通便

[食材] 小麦・そば・白菜・大根・きゅうり・もやし・豆腐・こんにゃく

[中薬] 馬歯莧・蒲公英・魚腥草・金銀花

[方剤] 白頭翁湯（白頭翁・黄連・黄柏・秦皮）

そば涼麺

〈材料〉そば80ｇ，生わかめ10ｇ，きゅうり1/2本，大根20ｇ，レモン皮少々，醬油，酢，ごま油

〈作り方〉

①わかめ・きゅうり・大根・レモン皮はせん切りにする。

②そばを茹で，水で冷やす。

③醬油・酢・ごま油・レモン皮を合わせてたれを作る。

④皿にそばと具を盛り，③をかける。

〈効能〉清熱除湿通便

そばは清熱下気・寛腸消積，きゅうりは清熱解毒・利水消腫，わかめは清熱利尿，大根は清熱通便などの作用がある。

肝胆湿熱証

[症状] 共通の症状＋黄疸・脇肋の灼けるような痛み・腹脹・口が苦い・小便が少なくて濃い・便秘あるいは下痢・陰部湿疹・痒み。舌紅・苔黄膩・脈弦滑数。
[証候分析] 湿熱邪気が侵入し肝の疏泄機能に異常をきたし，肝胆湿熱証の黄疸となる。
[立法] 清熱解毒・祛湿退黄
[食材] 小麦・あわ・そば・とうもろこし・じゅんさい・マコモ・トマト・すいか・グリーンピース・シジミ
[中薬] 馬歯莧・蒲公英・薄荷・板藍根・淡竹葉・山梔子・芦薈・車前子
[方剤] 茵蔯蒿湯（茵蔯蒿・大黄・山梔子）

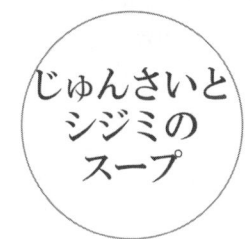

じゅんさいとシジミのスープ

〈材料〉じゅんさい30ｇ，シジミの身100ｇ，水菜少々，塩，ごま油
〈作り方〉
①水菜はみじん切りにする。
②鍋に400ccの水とじゅんさい，シジミを入れてスープを作る。
③沸騰したら①を加え，塩・ごま油で調味する。
〈効能〉清熱除湿退黄
　じゅんさいは清熱利腸，シジミは清熱解毒・利湿退黄，水菜は清熱瀉火などの作用をもち，黄疸を改善する。

脾虚湿盛証

[症状] 共通の症状＋顔色が萎黄・疲れやすい・下痢。苔白膩・脈濡緩。
[証候分析] 脾の働きの低下により水が体内に停滞し，むくみにまではならないが，体の重い感じが主症状として現れる。
[立法] 益気健脾・祛湿止痢
[食材] 補気：うるち米・いも類・いんげん豆・白豆・干ししいたけ・栗・鶏肉・豚の胃袋・牛肉・田ウナギ
　　　温裏：ねぎ・胡椒・唐辛子
[中薬] 温裏行気：肉桂・乾姜・薤白・丁香
　　　益気健脾：吉林人参・党参・黄耆・山薬・白朮・扁豆・大棗
　　　淡滲利湿：茯苓・薏苡仁・車前子・白茅根・玉米鬚・冬瓜皮
　　　芳香化湿醒脾：藿香・佩蘭・砂仁・菖蒲
　　　健脾消食：山楂子・神麹・麦芽・穀芽・莱菔子・鶏内金
[方剤] 参苓白朮散（人参・茯苓・白朮・山薬・蓮子・薏苡仁・扁豆・陳皮・甘草・桔梗・砂仁）

鶏肉野菜粥

〈材料〉鶏ひき肉50g，米80g，はと麦15g，山いも50g，にんじん50g，ししとう1本，塩，醬油，ごま油

〈作り方〉

① 山いも・にんじん・ししとうをさいの目に切る。

② 鶏ひき肉に醬油・ごま油を入れてよく混ぜておく。

③ 鍋にはと麦と水600ccを入れ，20分間煮てから米を入れて粥を作る。水の量を加減する。

④ 米がやわらかくなったら①と②を加える。

⑤ 沸騰したら塩で調味し，にんじんがやわらかくなったら火を止める。

〈効能〉補脾祛湿

鶏肉は甘・平（温），補脾益精，虚弱を補う。山いも・にんじんは益気健脾，ししとうは健脾温中，はと麦は健脾利湿に働く。脾気を補い，湿を取り除き，下痢を改善する。

Point
* 津液の生成・代謝と臓腑の関係を理解しよう。
* 外湿と内湿の相違点や病因を把握しよう。
* 六淫邪気と津液代謝の関係を学ぼう。
* 脾胃湿熱証と脾虚湿盛証をはっきり区別しよう。
* それぞれの湿証の病因・症状・治療方法・薬膳処方を認識しよう。

6 鬱証

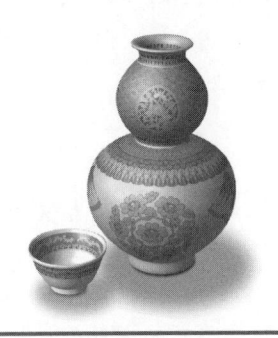

◇鬱証とは◇

　鬱証とは，長期間にわたる精神的な緊張・不安，不愉快な情緒などのストレスによって気機の巡りが滞ったために起こる病気である。
　気は身体を構成する最も基本的な物質であり，「気機」といわれる「昇」「降」「出」「入」の運動をしている。気機の「動き」の状態は，七情の影響によってさまざまな反応として身体に現れる。例えば「喜」は気の流れをのびのびと通じさせるため，精神的・肉体的にリラックスして楽しくなるが，「怒」は精神的な興奮・衝動として，気機の乱れを引き起こし，身体に不快感を与える。悩みや悲哀や憂いの感情は気機の巡りを詰まらせ，滞らせてしまう。このような気の「動き」による身体の変化は，一時的な変化なので，積極的に対応すればよくなる。しかし，長期間異常な状態が続くと，特に現代社会に多いストレスなどが続くと臓腑・血・津液に影響を与え，鬱証が生じることになる。

古典にみる鬱証

　鬱証についてはいくつかの医学書に記載されているが，その範囲はとても広い。
　元の時代の王安道は「疾病の原因の多くは鬱にある。鬱とは滞って通らないという意味である」と述べている。すなわち，病気になる原因の多くは鬱のためであるということである。
　『丹渓心法』六鬱には，「気血が平和であれば病気にならない。鬱になると多くの病気が発生する」とあり，六鬱（気鬱・血鬱・痰鬱・湿鬱・熱鬱・食鬱）のなかでは気鬱によって起こる病気が一番多いとしている。
　明の時代の張景岳は「鬱には気鬱・血鬱・食鬱・痰鬱・風鬱・湿鬱・寒鬱・熱鬱などがある。体表あるいは体内，臓あるいは腑に発生する」と記述した。すなわち，鬱証はさまざまな病因，例えば気・血・食・痰・風・湿・寒・熱が滞ったものであり，あるい

は表あるいは裏で，あるいは臓あるいは腑で，滞る症状または上逆する症状があれば，すべて鬱である，としている。

治療に関しては，『黄帝内経素問』六元正記大論篇第七十一に「木気が鬱したときには肝気を疏通させる」とある。費伯雄『医方論』にも，「鬱の病は必ず気が先に滞っている。気が巡れば，鬱はなくなる」とあり，鬱の治療には，気機の疏通が主な立法となっている。弁証する際には鬱の虚実を判別し，それぞれの証に合わせた治療を行うことも大事である。

情緒と五臓・気血

鬱証は情緒との関連が深く，また情緒や精神意識活動はそれぞれの五臓の働きにつながっている。情緒の変化が五臓の働きに影響をもたらしたり，逆に五臓の働きが低下することによって情緒に変化が現れたりしやすい（**表2**）。

情緒のコントロールにおいては，肝・心・脾および気血と関係が深い。例えば，血が余ると怒り，不足すると恐れる。肝気が実になると怒り，虚になると恐れる。心気が実になると笑いが止まらず，不足すると悲しむ。臓腑・気血が病気になると，情緒にも変化が起こる。この情緒の変化は7種類の情緒に分類され，「七情」といわれている。以下「七情」と臓腑，および病理変化の関係を**表3**にまとめる。

表2　情緒と五臓の関係

五臓	肝	心	脾	肺	腎
主な働き	情緒を整える	血流を促進する	食物の消化	気機を調整する	水液を調整する
五神	魂	神	意	魄	志
五志	怒	喜・驚	思・憂	悲・憂	恐・驚

表3　七情の性質と病の特徴

七情	怒	喜	思・憂	悲・憂	恐	驚
気機の変化	気が上がる	気が緩む	気が結ぶ	気が消える	気が下がる	気が乱れる
影響する臓腑	肝	心	脾	肺	腎	心・腎
病理変化	気血逆行　気の上逆	適度であれば気血平和となるが，過度になると神不守舎	気機不調	肺気消耗	腎気不固	心気紊乱　腎気不固

鬱証の原因

　生活していく中で，抑うつ状態に陥った経験は誰にでもあると思われる。生活が貧しい，失業，成績が思わしくない，結婚・離婚問題，家庭問題，加齢，病気など，社会や環境における原因はさまざまにある。そういう場合，人は「悲しい」「悔しい」という精神状態に陥ってしまう。

　欧米では抑うつ症の発病率が人口の10％前後を占めているそうである。これは，うつが社会での競争や，仕事の疲れなどと関連が深いことの表れであると考えられる。

ストレスなどの精神的な刺激

　鬱証の発病の原因で最も多いのは，情緒とつながる精神的なストレスである。中医学からみると，ストレス，特に怒・思・憂・悲の刺激により，肝の疏泄を主る機能・心の神志を主る機能・脾の運化を主る機能が失調し，臓腑・陰陽・気血の障害が引き起こされる。最初は実証が多く，気滞・食滞・痰湿証がよく現れる。長引くと虚証に変わることが多く，気血両虚・陰虚火旺証がよく現れる。

①憤懣鬱怒・肝気鬱結：鬱憤・怒り・せっかち・我慢しすぎる，などによって肝の疏泄機能が失調し，気機が不調になって気鬱の症状が現れる。
②憂愁思慮・脾失健運：心配事や悩み，悲しみなどの精神的な緊張が続き，肝気鬱結が脾に及ぶと，脾気が鬱結して脾の機能が低下する。水穀の消化や水湿の運化に影響が現れ，鬱の症状が現れる。
③情志過極・心失所養：精神的に問題を抱えていたり，家庭内の問題や不幸などによって心神を損傷し，「神」を貯蔵できなくなり鬱の症状が現れる。

臓腑機能の失調

　臓腑機能の失調による鬱証の病因は主に以下のものがあげられる。
①遺伝的要素：抑うつには遺伝性がない。しかし，性格・心理状態に遺伝が関わっていることは事実である。
②疾病：脳動脈硬化・高血圧・心臓病・甲状腺機能低下・がん・薬物（避妊薬など）およびアルコール中毒に関係している。
③過労・精神的疲労
④産後の腎虚によるホルモン分泌の失調，育児・家事の負担によるもの。
⑤老化：女性は45〜55歳，男性は50〜60歳の間に更年期に入り，成熟期から老年期へ移行する。性ホルモンのバランスの崩れ，免疫能力の低下，精神神経系の障害などによって，生理・心理面の両方に影響が現れる。女性であれば，女性美の喪失感，家庭内の問題（夫の定年，子供の離反）などのため，いっそう抑うつが生じやすいものである。
⑥定年による価値観や環境の変化・気分の落ち込み・不安・がっかりする・やる気を失う・反応が鈍くなるなど。

⑦季節性：色鮮やかな春や夏から，落ち葉の秋や寒い冬への変化も，寂しさのため情緒が落ち込みやすくなる。

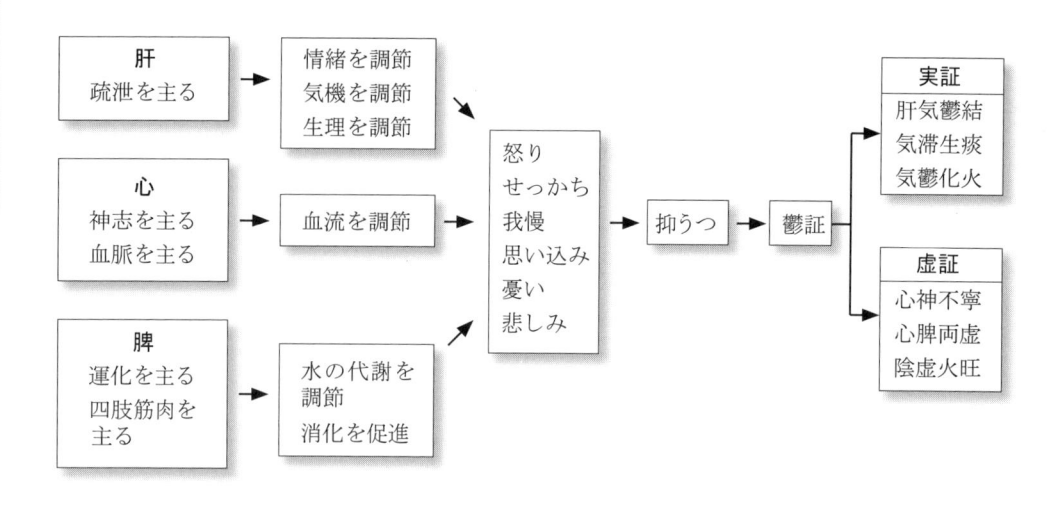

```
┌─────────┐   ┌──────────┐
│   肝    │   │情緒を調節│
│疏泄を主る│──▶│気機を調節│──┐
└─────────┘   │生理を調節│  │
              └──────────┘  │         ┌──────┐  ┌──────┐
                            ▼         │ 抑うつ│  │ 実証 │
┌─────────┐   ┌──────────┐ ┌──────┐  │      │  │肝気鬱結│
│   心    │   │          │ │怒り  │  │      │  │気滞生痰│
│神志を主る│──▶│血流を調節│─▶│せっかち│─▶│抑うつ│─▶│鬱証│─│気鬱化火│
│血脈を主る│   │          │ │我慢  │  │      │  └──────┘
└─────────┘   └──────────┘ │思い込み│                ┌──────┐
                            │憂い  │                │ 虚証 │
┌─────────┐   ┌──────────┐ │悲しみ│                │心神不寧│
│   脾    │   │水の代謝を│ └──────┘                │心脾両虚│
│運化を主る│──▶│調節      │──▲                     │陰虚火旺│
│四肢筋肉を│   │消化を促進│  │                     └──────┘
│主る     │   └──────────┘
└─────────┘
```

◇鬱証の薬膳処方◇

鬱証に対しては，薬よりも日常生活に気をつけて精神状態を調えるように努力したり，食生活の調節をすることの方が効果的である。薬膳処方を作る際には，肝気の疏泄をはかることが最も重要である。

鬱証全般

[共通の症状] 情緒（気分）が落ち込む・反応が鈍い・言葉や動作が減る・疲れを感じる・怒りや不満がたまる・やる気が出ない・絶望感や孤独感が強い・思考能力の低下・緊張や不安が高まる・神経質になる・躁とうつが交互に現れる・頭痛・ため息・脇肋が脹れて痛む・睡眠障害・食欲がない・自殺傾向がある。舌白・脈弦。

[証候分析] ストレスなど七情失調が原因で，情緒を調節する肝の働きと，精神・意識を主る心の働きが不調となり躁鬱状態に陥る。主に気機の巡りと精神状態に影響を与える。肝鬱や，肝気の昇発が盛んになりすぎることにより痛みの症状が出る。心神不寧により思考能力の低下・睡眠障害などの症状が現れる。

[立法] 疏肝解鬱・養心安神

[食材] 疏肝理気：そば・大根・かぶ・香菜・大葉・らっきょう・なた豆・えんどう豆・みかん・オレンジ・ジャスミン

降気化痰：里いも・からし菜・大根・かぶ・らっきょう・へちま・たけのこ・みかん・オレンジ・ぶんたん

　　　　　益気養血：うるち米・黒米・山いも・じゃがいも・にんじん・ほうれん草・小松菜・干ししいたけ・ぶどう・ライチ・落花生・栗・鶏肉・牛肉・豚ハツ・イカ・田ウナギ
　　　　　滋陰安神：あわ・白菜・セロリ・せり・トマト・きゅうり・牛乳・鴨肉・豚肉・豚足・カキ・アワビ・ホタテ貝
［中薬］疏肝理気：陳皮・仏手・玫瑰花・緑萼梅・草果・白豆蔲・丁香・山楂子・莱菔子・茘枝核・柿蒂
　　　　　降気化痰：莱菔子・蘇子・杏仁・貝母・竹筎・陳皮・枳殻・玫瑰花・緑萼梅・茘枝核・冬瓜子
　　　　　益気養血：吉林人参・党参・太子参・黄耆・白朮・甘草・蓮子・大棗・当帰・茯神・竜眼肉
　　　　　滋陰安神：地黄・牡丹皮・麦門冬・百合・枸杞子・桑椹・酸棗仁・柏子仁・夜交藤・合歓花・決明子・真珠粉・遠志・五味子
［方剤］逍遙散（当帰・白芍・柴胡・茯苓・白朮・甘草・生姜・薄荷）＋酸棗仁・合歓花

玫瑰陳皮茶

〈材料〉玫瑰花2ｇ，陳皮3ｇ，竜眼肉5ｇ，紅茶3ｇ
〈作り方〉容器に材料を入れて湯400ccを注ぎ，蓋をして蒸らす。
〈効能〉理気安神
　玫瑰花：辛・微苦・温。肝・脾経に入る。行気解鬱。
　竜眼肉：甘・温。心・脾・肝・腎経に入る。補血安神。
　温熱性の薬茶。貧血・気血両虚などの虚弱体質の人が精神的に不安定な状態となったときによい。

肝気鬱結証

［症状］共通の症状＋めまい・のぼせ・咳嗽・喘息・少腹部の脹痛・腹脹・しゃっくり・げっぷ・生理不順・生理痛・生理前（生理中）の乳房の脹痛。舌苔薄膩・脈弦。
［証候分析］ストレスや精神的な疲れにより肝気の巡りが停滞してしまう症状，または肝気の昇発しすぎによるめまい・のぼせなどがみられる。
［立法］疏肝解鬱・行気止痛・順気降逆
［食材］そば・えんどう豆・らっきょう・なた豆・大根・香菜・大葉・みかん・オレンジ・ジャスミン
［中薬］橘皮・薤白・仏手・玫瑰花・緑萼梅・草果・白豆蔲・丁香・柿蒂・莱菔子・枇杷葉・杏仁・茘枝核
［方剤］柴胡疏肝散（柴胡・陳皮・川芎・香附子・枳殻・芍薬・甘草）
　　　　　橘皮竹筎湯（橘皮・竹筎・人参・生姜・甘草・大棗）
　　　　　丁香柿蒂湯（丁香・柿蒂・人参・生姜）

緑萼梅茶

〈材料〉緑萼梅6g，烏龍茶3g

〈作り方〉急須を温め，材料を全部入れる。湯400ccを注いで5分間くらい蒸らす。

〈効能〉疏肝解鬱

緑萼梅は疏肝解鬱の働きをもつ。烏龍茶は半発酵によって平性の性質をもち，ストレスの解消によい。

きんかんスープ

〈材料〉きんかん5個，卵1個，トマト（中）1個，塩，ごま油

〈作り方〉
① きんかんは種を取り，せん切りにする。
② トマトはさいの目に切る。
③ 卵をボールに割り入れ，よくかき混ぜる。
④ 鍋に水を入れて火にかけ，沸騰したら②を入れ，もう一度沸騰したら③を入れる。
⑤ 鍋に①と塩・ごま油を加え，火を止めて5分間蒸らす。

〈効能〉行気解鬱

きんかん・トマトは酸味で肝経に入り，疏肝理気・芳香行気によって脹満を取り除く。

大根の陳皮煮

〈材料〉大根10cm，豚ひき肉80g，みかん（小）の皮1個分，ねぎ，生姜，醬油，胡椒，塩

〈作り方〉
① ねぎ・生姜はみじん切りにする。
② 豚のひき肉に①と醬油・胡椒を加え，よく混ぜて具を作る。
③ 大根は2つに切り，芯をくり抜いて，②を詰め入れる。
④ 鍋に③と水・醬油を入れて煮る。途中でみかんの皮を加えて，大根がやわらかくなるまで煮込む。最後に塩で調味する。

〈効能〉理気降逆

大根は下気寛中，陳皮は理気疏肝，合わせて順気降逆。

〈加減〉

肺気上逆：杏仁10g，銀杏6個

胃気上逆：丁香3g，柿蒂6g，厚朴6g

肝気上逆：石決明（アワビの殻）30g，決明子6g

気鬱化火証

[症状] 共通の症状＋めまい・耳鳴り・目が赤い・口が苦い・のどが渇く・不眠または悪夢・胸脇灼痛・吐血・鼻出血・小便が黄色い・便秘。舌紅・苔黄・脈弦数。

[証候分析] 肝気鬱結が長引くと，肝火に変化する。

[立法] 疏肝理気・清熱瀉火

[食材] あわ・きゅうり・にがうり・なす・トマト・白菜・セロリ・せり・すいか・さとうきび・梨・緑豆・茶・豆腐

[中薬] 竹葉・芦根・車前子・菊花・決明子・山梔子・蒲公英・金銀花・連翹・金銭草・生地黄・牡丹皮・甘草・荷葉

[方剤] 丹梔逍遙散（当帰・白芍・白朮・柴胡・茯苓・甘草・煨姜・薄荷・牡丹皮・山梔子）

菊花緑茶

〈材料〉杭菊花3ｇ，薄荷1ｇ，緑茶3ｇ
〈作り方〉容器に材料を入れて湯300ccを注ぎ，蓋をして蒸らす。
〈効能〉清肝瀉火

寒涼性の薬茶。のぼせ・汗などの陽熱体質の人が精神的に不安定な状態となったときによい。

蒲公英豆腐

〈材料〉新鮮なタンポポ（全草）適量，木綿豆腐１／２丁，塩，ごま油
〈作り方〉
①タンポポは湯通ししてから水切りし，細かくきざむ。
②豆腐は１ｃｍ角に切り，水切りする。
③皿に①②を入れて塩・ごま油で調味する。
〈効能〉清熱瀉火解毒

タンポポは苦・甘・寒。清熱解毒。豆腐と合わせ，肝火を消除する。

気滞痰鬱証

[症状] 共通の症状＋咽喉部の異物感・胸悶。舌苔白膩・脈弦滑。

[証候分析] 肝気鬱結により津液の代謝が悪くなり，痰湿が生まれ，気機の巡りをさらに悪化させる。「梅核気」という咽喉部の異物感症状がある。

[立法] 理気解鬱化痰

[食材] 春菊・大根・ごぼう・里いも・らっきょう・へちま・たけのこ・からし菜・みかん・オレンジ
[中薬] 莱菔子・杏仁・蘇子・貝母・竹筎・陳皮・玫瑰花・緑萼梅・荔枝核・冬瓜子
[方剤] 温胆湯（半夏・竹筎・枳実・陳皮・甘草・茯苓）

里いもとたけのこの煮もの

〈材料〉里いも5個，たけのこ100ｇ，杏仁6ｇ，唐辛子1本，からし菜少々，生姜，醬油，サラダ油

〈作り方〉
①里いもは皮をむき，2つに切る。たけのこは薄切りにする。
②からし菜は湯通しして2cmの長さに切る。
③鍋を熱し，サラダ油を入れて，薄切りにした生姜・唐辛子を入れる。①を炒め，杏仁・醬油・水を入れて煮込む。
④里いもがやわらかくなったら，からし菜を加える。

〈効能〉降気祛痰

里いもは甘・辛・平で，腸・胃経に入り，化痰消滞。杏仁・たけのこと合わせて，降気化痰をはかる。

心神不安証

[症状] 共通の症状＋精神不安・心悸・泣いたり憂えたりする。舌苔薄白・脈弦細。
[証候分析] 虚弱体質・慢性の病気・ストレスなどにより心気不足・心血虚の症状が起こり，神志を主る働きが低下する。
[立法] 養心安神
[食材] 小麦・落花生・にんじん・ほうれん草・小松菜・ぶどう・ライチ・豚ハツ・イカ・牛乳・カキ・ホタテ貝
[中薬] 西洋参・太子参・炙甘草・大棗・麦門冬・百合・竜眼肉・酸棗仁
[方剤] 甘麦大棗湯（炙甘草・麦門冬・大棗）

竜眼肉と大棗のデザート

〈材料〉竜眼肉10ｇ，大棗6個，干しぶどう6ｇ

〈作り方〉
①大棗はきざむ。
②容器に材料を全部入れ，湯500ccを注いで15分間蒸らす。

〈効能〉補血安神

甘味・補血の3味を合わせ，血を養い，心神を安定させる。

心脾両虚証

[症状] 共通の症状＋心悸・多夢・めまい・物忘れ・顔色が淡白または萎黄・四肢の疲れ・下痢・自汗。舌淡苔白・脈細弱。
[証候分析] 脾気虚・心血虚により気血両虚の症状が起こる。
[立法] 健脾養心・益気補血
[食材] うるち米・にんじん・長いも・じゃがいも・ぶどう・ライチ・落花生・栗・干ししいたけ・豚ハツ・鶏肉・牛肉・田ウナギ・イカ・タコ
[中薬] 吉林人参・西洋参・太子参・甘草・黄耆・蓮子・大棗・当帰・竜眼肉
[方剤] 帰脾湯（党参・黄耆・白朮・茯神・酸棗仁・竜眼肉・木香・炙甘草・当帰・遠志・生姜・大棗）

帰脾鶏鍋

〈材料〉鶏もも肉150ｇ，かぼちゃ50ｇ，大棗10個，いんげん3本，落花生30ｇ，にんじん1/2本，茹でウズラ卵3個，生姜薄切り5枚，ねぎ10cm，紹興酒，醬油，塩

〈作り方〉
①ねぎをぶつ切りにする。
②かぼちゃ・にんじんを一口大に切る。
③いんげんを3つに切る。
④土鍋に材料を全部入れ，最初は強火で沸騰したら弱火にし，材料がやわらかくなるまで煮込む。

〈効能〉補気養血
鶏・かぼちゃ・いんげん・大棗は補気，落花生・にんじんは養血，合わせて気血両虚によい。

陰虚火旺証

[症状] 共通の症状＋めまい・心悸・多夢・腰痛・足腰がだるい・生理不順。舌紅少津・脈細数。
[証候分析] 虚弱体質や慢性の病気により，うつ状態が長引くと，腎陰不足・心火旺盛の症状が起こる。
[立法] 滋陰清熱・鎮心安神
[食材] あわ・梨・きゅうり・トマト・白菜・セロリ・せり・緑茶・黒ごま・豆腐・卵・牛乳・鴨肉・豚足・亀肉・スッポン・イカ・カキ・マテ貝・ムール貝・ホタテ貝
[中薬] 生地黄・牡丹皮・玉竹・麦門冬・百合・枸杞子・桑椹・酸棗仁

[方剤] 天王補心丹（人参・玄参・丹参・茯苓・当帰・酸棗仁・生地黄・五味子・遠志・桔梗・天門冬・麦門冬・柏子仁・辰砂）

ホタテ貝とほうれん草の牛乳煮

〈材料〉ホタテ貝5個，ほうれん草3本，白菜の芯適量，牛乳300 cc，バター，小麦粉，生クリーム，塩，胡椒，オリーブ油

〈作り方〉
① ほうれん草は塩ゆでして短冊に切る。白菜の芯は一口大に切り，塩ゆでする。
② 鍋を火にかけてバターを溶かし，小麦粉を弱火で黄色くなるまで炒め，別鍋で沸騰させた牛乳を入れてよく混ぜる。
③ なめらかになったらホタテ貝・塩・胡椒・生クリームを入れる。
④ 沸騰したら①を加え温めて火を止め，オリーブ油を入れる。

〈効能〉滋陰補腎・清心瀉火

牛乳・バター・生クリーム・ホタテ貝は甘・平，養陰生津により心腎陰虚を改善する。ほうれん草・白菜・小麦は清熱瀉火の作用があり，陰虚火旺に用いる。

Point
* 鬱証とは気機の巡りが滞った一種の病気である。
* 精神意識活動と臓腑の関わりは大きい。
* 七情の性質と病の特徴を理解しよう。
* 実証の鬱証と虚証の鬱証の区別をして，弁証施膳を考よう。

> **メモ**

[鬱証の養生法]

　自然の規律に従って身体を作り，精神の養生法を実行すれば，鬱証を予防することができる。

※春の精神養生法

　五行学説では春は木に属し，また臓腑では肝に相応する。「怒り」は肝の感情の表現である。したがって，春は怒りやすい季節になる。

　春の養生は，心を広くもって愉快な心情を保ち，欲求や希望をのびのびと成長させるべきである。この成長に役立つものを抑えたり奪ったりしてはならない。そして，できるだけ怒ることを避けるようにする。

※夏の精神養生法

　五行学説では夏は火に属し，また臓腑では心に相応する。「喜び」は心の感情の表現である。

　夏の養生は，感情を安定させて度量を大きくもち，快く元気で明るい外向的な性格を育てるべきである。焦ったり怒ったりしてはいけない。

※秋の精神養生法

　五行学説では秋は金に属し，また臓腑では肺に相応する。肺は潤いを好み，肺が潤うと肺気の粛降が順調になる。悲しみや憂いという感情は肺と関係の深い表現である。また，秋は寂しくなりやすい。

　秋の養生としては，悲しみや憂いといった，マイナスの情緒を克服し，楽観的な情緒を育てるべきである。

※冬の精神養生法

　五行学説では冬は水に属し，また臓腑では腎に相応する。恐れや驚きは腎の感情の表現である。寂しくなりやすく，鬱にもなりやすい。

　自然界は冬になると万物の陽気を潜伏させる。また寒いので陰気が旺盛になる。冬の養生としては，身体も陽気を収斂するため，陽気を補養して翌年の春の生発を有利にするように，精神の安静を求めるべきである。いつも明るい愉快な心情で過ごすようにする。

第4章
症状を改善する 応用篇

1 カゼ

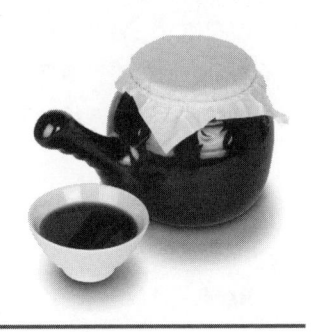

◇カゼの中医学的概念◇

　一年中で最も多い病気はカゼである。春カゼ・梅雨カゼ・夏カゼ・秋カゼ・冬カゼと，五季すべてにカゼがある。季節によって邪気がそれぞれ異なり，症状もさまざまである。中医学では「感冒」「傷風」という。

　中医学では，カゼを引くかどうかは，体を温めて保護する働きのある「衛気」の強弱と関わりがあると考えている。この衛気は，腎気の気化作用によって水穀精微から生まれ，肺の宣発作用によって完成され体表・臓腑・全身を巡る。衛気は体を温め，潤いを与え，邪気から体の健康を守っている。

　自然界に存在している風・寒・暑・湿・燥・火は，6種の気候変化であり，「六気」と称されている。これらは万物の生長・発育・成熟に対して，欠くことのできない素因である。しかし，「六気」に異常が起きたり，または体の適応力が低下したときなどには，「六気」は発病因子となり，「邪気」として疾病を引き起こす素因となる。このときの「六気」は「六淫」と称される。この「六淫邪気」はよく鼻・口・皮膚から侵入し，まず衛気と肺を襲う。強壮な体質の人はカゼを引きにくく，罹っても軽くて治りやすい。虚弱な体質であれば，カゼを引きやすく，重病になりやすい。気虚・陽虚の体質であれば風寒証になりやすく，陰虚の体質であれば風熱証になりやすい。肥満の人であれば湿性のカゼになりやすい。

　このほかに，室内の温度設定の高すぎ・低すぎによってもカゼを引きやすくなる。また，疲れると邪気が侵入しやすくなるし，ストレスによっても体調が崩れ，カゼに罹りやすくなる。

◇カゼの薬膳処方◇

　季節によってカゼを引き起こす邪気は変化し，症状も異なるので，それぞれに合った食材や中薬を選ぶようにする。風邪・暑邪・火邪・燥邪は陽邪に属するので，辛涼解表のものを使う。暑邪・火邪に対しては清熱作用のあるもの，燥邪に対しては滋陰作用のあるものも用いる。寒邪・湿邪は陰邪に属するので，辛温解表のものを選ぶが，湿邪は複雑な性質をもつため，芳香化湿のものも用いる。

カゼによく用いる食材と中薬

作用	食材	中薬
辛温解表	ねぎ・香菜・生姜・大葉	桂枝・紫蘇・防風・芫荽・葱白
温経散寒	にら・胡椒・唐辛子・山椒	乾姜・茴香・艾葉・丁香・肉桂
辛涼解表	食用菊	牛蒡子・桑葉・菊花・葛根・淡豆豉・薄荷
芳香化湿	米・大葉・みょうが・らっきょう・生姜・ねぎ・うど・いんげん・にら	紫蘇・香薷・藿香・佩蘭・陳皮・白豆蔲・砂仁・草豆蔲・菖蒲・白扁豆
清熱解暑生津止渇	あわ・セロリ・せり・白菜・にがうり・マコモ・きゅうり・トマト・レタス・食用菊・すいか・りんご・キウイフルーツ・梨・ココナッツ・パイナップル・緑豆・茶	芦根・淡竹葉・荷葉・金銀花・生地黄・魚腥草・蒲公英・菊花・淡豆豉・葛根・薄荷
滋陰潤肺益胃生津	白きくらげ・きくらげ・びわ（缶詰でも可）・パイナップル・バナナ・りんご・梨・柿・いちご・キウイフルーツ・ひまわりの種・ごま・豆腐・蜂蜜・乳製品	桑葉・沙参・西洋参・百合・杏仁・川貝母・玉竹・麦門冬・石斛・枸杞子・黄精

春カゼ

[症状] 発熱・微汗・くしゃみ・鼻水・鼻づまり・のどの痒みと痛み・微咳・目の充血・目やに・頭痛。舌苔薄黄・脈浮数。

[証候分析] 春は風が主な節気であり，五行の木に属し，五臓六腑の肝に通じている。邪気は風邪である。

　①風は陽邪で軽揚開泄であるため，体の上半身を傷めやすい。発熱・微汗・くしゃみ・鼻水・鼻づまり・のどの痒みと痛み・微咳・目の充血・目やに・顔面浮腫・めまい・のぼせ・頭痛などの，頭面部および上半身の症状がよくみられる。

　②風は「百病の長」であり，よく他の邪気と一緒に体に侵入する。春の主要な気

候変化は風であるが，夏の風・秋の風・冬の風と，風は四季にわたり一年中吹いており，いずれの季節も風とつながっているため，「百病の長」となるわけである。カゼの症状も，それぞれの季節により異なる。

③風には「善行」「数変」という特徴がある。

「善行」とは症状が非固定性であることを意味している。例えば，頭痛の場合だと，偏頭痛・前頭部疼痛（額部・こめかみ部）・後頭部疼痛など，部位がはっきりした痛みを訴えるが，めまいの場合は部位がはっきりしていない。筋肉がよくつり，昨日は左足だったが今日は右足，というようなこともよくある。また花粉症は，春先から初夏にかけてスギ花粉などの原因によって引き起こされるアレルギー性疾患であるが，くしゃみ・鼻づまり・分泌物（鼻水と涙）が多くみられると同時に，非固定性の痒みを伴う。

「数変」とは病気の変化が早いことである。春は，インフルエンザ・カゼ・麻疹・脳炎・肝炎など，伝染病が最もはやりやすい季節であり，手当が遅れると症状がすぐに悪化して，命に影響を与えることもある。

[立法] 辛温解表（春分前）・辛涼解表（春分後）
[食材] ねぎ・香菜・生姜・大葉・食用菊
[中薬] 桂枝・紫蘇・防風・牛蒡子・桑葉・菊花・葛根・淡豆豉・薄荷
[方剤] 辛温解表：桂枝湯（桂枝・芍薬・甘草・生姜・大棗）
　　　 辛涼解表：桑菊飲（桑葉・菊花・連翹・桔梗・芦根・甘草・杏仁）

生姜紫蘇茶

〈材料〉皮つき生姜3g，大葉1g，黒砂糖

〈作り方〉
①生姜と大葉はみじん切りにする。
②容器に材料を全部入れ，湯を注ぐ。蓋をして5分間蒸らしてから温かいうちに飲む。

〈効能〉辛温解表
　生姜：辛・微温。肺・脾経に入る。発汗解表。
　大葉：辛・温。肺・脾経に入る。発汗解表。

菊花薄荷茶

〈材料〉菊花6g，薄荷2g，生甘草3g

〈作り方〉
①土瓶に甘草と水を入れ，15分間煎じてから菊花・薄荷を加える。沸騰したら火を止めて，蓋をしたまま5分間蒸らす。
②茶葉を濾して飲む。飲み終わったら茶葉に再び湯を注ぎ，飲む。

〈効能〉辛涼解表
　菊花：辛・甘・微苦・微寒。肝・肺経に入る。疏風清熱。
　薄荷：辛・涼。肝・肺経に入る。疏風清熱。

梅雨カゼ

[症状] 悪寒・身熱不揚・頭が重く痛い・体のだるさ・胸悶・食欲がない・吐き気・嘔吐・胃のもたれ・腹痛・下痢。舌苔厚膩・脈濡。

[証候分析] 梅雨の時期は雨がよく降るため，湿が主な節気であり，五行の土に属し，五臓六腑の脾に通じている。邪気は湿邪である。

①湿邪の重濁性により，頭痛や頭の重さ・目やに・体のだるさや重さを感じる。湿疹や，下痢の後不快感が続く。

②粘滞性の特徴により治るのに時間がかかり，下痢・湿疹・おりものなどのすっきりしない症状がよく現れる。

③体の気の流れを阻害しやすく，脾胃の陽気を傷めやすい。胸悶・食欲がない・吐き気・嘔吐・膨満感などの症状がよくみられる。

[立法] ①清熱燥湿：腹痛・下痢

②芳香化湿：悪寒・身熱不揚・頭が重く痛い・食欲がない・腹痛・下痢

③行気燥湿：胸悶・食欲がない・吐き気・嘔吐・膨満感

[食材] 大葉・みょうが・らっきょう・生姜・ねぎ・うど・いんげん

[中薬] 紫蘇・香薷・藿香・佩蘭・陳皮・厚朴・仏手・白豆蔲・砂仁・草豆蔲・菖蒲・白扁豆

[方剤] 藿香正気散（藿香・大腹皮・甘草・白芷・紫蘇・茯苓・陳皮・半夏・白朮・厚朴・桔梗）

新加香薷飲（香薷・扁豆・厚朴・銀花・連翹）

羌活勝湿散（羌活・独活・防風・紫蘇・茯苓・炒白朮・扁豆）

とうもろこし茶

〈材料〉新鮮なとうもろこしの皮とひげ1本分，皮つき生姜薄切り5枚

〈作り方〉鍋に材料と水を入れ，30分間煎じる。材料を濾し取って飲む。

〈効能〉健脾祛湿

とうもろこし：甘・平。健脾利湿。

生姜：辛・温。温胃発汗。

合わせて発汗祛湿と健脾利湿によって湿邪を取り除く。

あずき粥

〈材料〉あずき50g，みょうが1個，米80g，塩，胡椒

〈作り方〉

①あずきはやわらかくなるまで茹でる。

②みょうがはみじん切りにする。

③あずきに米と水を加えて粥を作る。

④みょうがを入れ，塩・胡椒で調味する。

〈効能〉発汗祛湿

あずきは利水祛湿，みょうがは発汗解表の働きをもち，合わせて湿邪を取り除く。

いんげんとうどの炒め煮

〈材料〉いんげん3本，うど1/2本，みかんの皮1/2個分，皮つき生姜薄切り3枚，ねぎ5cm，塩，胡椒，サラダ油

〈作り方〉
①いんげんは一口大に折る。うど・ねぎは薄切りにする。
②みかんの皮はみじん切りにする。
③鍋にサラダ油を熱し，まず生姜・ねぎを炒め，次にいんげんを加えて炒める。少し水を加え，やわらかくなるまで煮つめる。
④③にうどを加えて炒め合わせ，塩とみかんの皮を入れて少し煮る。胡椒で調味する。

〈効能〉益気健脾祛湿

いんげんは健脾化湿，うどは祛風除湿に働く。湿性のみかん，辛温の生姜・ねぎと合わせて梅雨の湿邪を発散させて取り除く。

夏カゼ

[症状] 身熱・顔が赤い・多汗・口が渇く・尿が少ない。舌苔黄・脈洪大。
[証候分析] 夏は暑が主な節気であり，五行の火に属し，五臓六腑の心に通じている。邪気は暑邪である。暑邪は陽邪で炎熱・上昇・発散という特徴があり，気血・津液を消耗するので，水分不足の症状がみられる。
[立法] 清熱解暑・生津止渇
[食材] あわ・セロリ・せり・白菜・にがうり・マコモ・きゅうり・トマト・レタス・緑豆・すいか・りんご・キウイフルーツ・梨・ココナッツ・パイナップル・茶
[中薬] 芦根・淡竹葉・荷葉・金銀花・生地黄・魚腥草・薄荷・蒲公英・菊花・葛根
[方剤] 銀翹散（金銀花・豆豉・連翹・薄荷・桔梗・芦根・甘草・竹葉・荊芥穂・牛蒡子）

翠衣ジュース

〈材料〉すいかの皮適量

〈作り方〉
①すいかの皮は適当な大きさに切り，ミキサーにかける。
②濾して飲む。

〈効能〉清熱解暑

すいかは甘・寒で清熱解暑の作用をもち，夏カゼによく用いる。「夏日白虎湯」といわれている。

緑豆ジュース

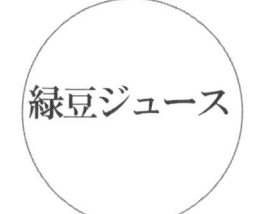

〈材料〉緑豆30g，薄荷1g，氷砂糖30g，塩少々

〈作り方〉

① 湯800ccに緑豆・氷砂糖を入れ，3分間煮て火を止める。
② 袋に入れた薄荷と塩を入れ，5分間蒸らす。
③ 濾して冷やしてから飲む。

〈効能〉清熱解暑

緑豆：甘・涼。清熱解暑。
薄荷：辛・涼。解表清熱。
合わせて解表清裏の働きをもち，暑邪を取り除く。

銀花芦根茶

〈材料〉金銀花3g，芦根6g，生甘草3g

〈作り方〉

① 材料を水1000ccに入れ，15分間煎じて火を止める。
② 5分間蒸らし，濾してから飲む。

〈効能〉清熱生津解毒

金銀花は甘・寒で，疎風清熱・解毒作用をもつ。清熱解毒の生甘草と合わせて，暑熱・カゼの高熱・口渇を改善する。

とうがんスープ

〈材料〉とうがん200g，豆腐1/2丁，わかめ適量，塩，酢，ごま油

〈作り方〉

① とうがんと豆腐は一口大に切る。わかめは適当な大きさに切る。
② 水1000ccに①を入れ，火にかける。とうがんがやわらかくなったら塩・酢・ごま油で調味する。

〈効能〉清熱利尿解暑

とうがん・豆腐・わかめは甘・涼（寒）で，夏カゼの熱・煩渇によい。

秋カゼ

[症状] 身熱・心煩・のどが渇く・口鼻の乾燥・のどの痛み・咳嗽・痰は少ないか無痰・痰に血が混じる・喘息・胸痛・鼻血。舌紅・舌苔乾燥・脈浮数。

[証候分析] 秋は燥が主な節気であり，五行の金に属し，五臓六腑の肺に通じている。邪気は燥邪である。秋分の前後で秋は初秋と晩秋に分けられる。夏に近い初秋を温燥といい，冬に近い晩秋を涼燥という。

① 水分を消耗しやすい。

体の津液が損なわれるため,さまざまな乾燥の症状がみられる。例えば,鼻の乾燥・のどの渇き・髪の毛と皮膚が乾燥し艶がない・便秘・尿が少ない,などである。

②潤いを好む肺を侵しやすい。

肺に属する鼻やのどの乾燥・鼻血・空咳・痰が少ない・無痰などの症状を起こしやすい。

[立法] 滋陰潤肺・益胃生津

[食材] パイナップル・バナナ・りんご・梨・柿・キウイフルーツ・びわ(缶詰でも可)・豆腐・白きくらげ・きくらげ・蜂蜜・乳製品

[中薬] 沙参・西洋参・百合・杏仁・川貝母・玉竹・女貞子・麦門冬・石斛

[方剤] 桑杏湯(杏仁・貝母・山梔子・桑葉・沙参・豆豉・梨皮)

杏蘇散(杏仁・紫蘇・茯苓・陳皮・桔梗・甘草・生姜・大棗・半夏・前胡)

清肺湯(麦門冬・貝母・茯苓・陳皮・桔梗・甘草・生姜・大棗・梔子・竹筎・当帰・天門冬・黄芩・桑白皮・五味子)

桑梨デザート

〈材料〉桑葉10g,梨1/2個,百合根1/2個,杏仁10g,蜂蜜

〈作り方〉

①梨は一口大に切る。百合根は1枚ずつはがし,きれいに洗う。

②桑葉を水500ccに入れ,15分間煎じて濾す。

③器に材料と②の薬汁を入れ,20分間蒸す。冷やしてから食べる。

〈効能〉滋陰清熱潤肺

梨・百合根は滋陰清熱潤肺,杏仁・蜂蜜は潤肺止咳,桑葉は疎風清熱に働く。

玉竹豚肉粥

〈材料〉米80g,豚ヒレ肉60g,玉竹6g,沙参6g,枸杞子6g,水菜少々,醤油,塩

〈作り方〉

①玉竹・沙参は小口切りにし,水1000ccで30分間煎じて薬汁を濾し取る。

②豚ヒレ肉はさいの目切りにし,醤油で下味をつける。

③米を①に入れて粥を作る。途中で豚肉と枸杞子を加える。

④みじん切りにした水菜を散らす。

〈効能〉滋陰清熱

沙参は甘・微苦・微寒,玉竹は甘・微寒。ともに肺・胃経に入り,滋陰清熱潤肺に働く。秋カゼの空咳・口渇によい。

白きくらげと豆腐のサラダ

〈材料〉豆腐1丁，きゅうり1本，きんかん6個（みかんの皮でも可），白きくらげ6g，白ごま，サラダ油，塩

〈作り方〉
①白きくらげは水で戻し，湯通しする。
②豆腐は水切りしておく。
③きゅうりは適度な大きさに切り，塩少々を加えてミキサーにかける。
④ごまは炒ってからよくすり，サラダ油・塩少々とよく混ぜる。きんかんの種を取り，ミキサーにかけてごまに加え，ドレッシングを作る。
⑤皿の中央に豆腐を置いて，食べやすい大きさに切る。白きくらげをまわりに置いて，白きくらげの上から③をかける。豆腐には④をかける。

〈効能〉清熱潤肺

豆腐：甘・寒。脾・胃・大腸経に入る。清熱潤肺。
白きくらげ・きゅうり：甘・平・涼。生津清熱・益気潤膚。
合わせて秋カゼの喀血・空咳・皮膚の熱感に用いる。

冬カゼ

[症状] 悪寒・悪風・発熱・無汗・頭痛・体が痛む・関節の疼痛・胃痛・腹痛・下痢・咳・喘息。舌苔薄白・脈浮緊。

[証候分析] 冬は寒が主な節気であり，五行の水に属し，五臓六腑の腎に通じている。邪気は寒邪である。

①寒は陰邪で，陽気を傷つけやすい。
　寒邪が体内に侵入すると，まず，体を保護している陽気を傷つけるため，悪寒・悪風・震える・下痢・冷えなどの症状が現れる。

②寒邪の凝滞性により疼痛が起こる。
　寒邪のもつ凝滞性により，気血の循環がスムーズにいかなくなり，頭痛・体が痛む・胃痛・腹痛など，痛みの症状が出てくる。

③寒邪には収引性がある。
　寒邪により気血の循環が悪くなるため，筋・脈・関節が痙攣を起こし，四肢は屈伸しにくくなり，高血圧・脳血管疾患・心疾患・気管支炎などの発病率が高くなる。

[立法] 辛温解表・温経散寒
[食材] 米・大葉・生姜・ねぎ・にら・唐辛子・山椒・黒砂糖・鰊魚・草魚
[中薬] 桂枝・紫蘇・芫荽・防風・肉桂・乾姜・茴香

[方剤] 麻黄湯（麻黄・桂枝・杏仁・甘草）
　　　桂枝湯（桂枝・甘草・芍薬・生姜・大棗）
　　　葛根湯（麻黄・桂枝・葛根・甘草・芍薬・生姜・大棗）
　　　小青竜湯（麻黄・桂枝・甘草・芍薬・乾姜・半夏・五味子・細辛）
　　　香蘇散（甘草・生姜・陳皮・桑葉・香附子）
　　　参蘇飲（葛根・甘草・芍薬・生姜・大棗・半夏・五味子・細辛・陳皮・桑葉・
　　　　茯苓・桔梗・人参・枳実・前胡）
　　　小柴胡湯（甘草・生姜・大棗・半夏・人参・柴胡・黄芩）

肉桂紅米茶

〈材料〉肉桂粉末2g，紅茶3g，ポップコーン10g

〈作り方〉

① ポットを温め，肉桂と紅茶を入れて湯200ccを注ぎ，蓋をして5分間蒸らす。

② 茶碗にポップコーンを入れ，①を注ぐ。

③ 再び茶葉に湯150ccを注ぎ，②に足し入れ，蓋をして蒸らす。

〈効能〉温陽散寒

辛・甘・大熱の肉桂と紅茶を合わせて温陽祛寒により頭痛・体の痛みを改善する。

大葉粥

〈材料〉米80g，大葉3枚，生姜薄切り3枚，塩，胡椒

〈作り方〉

① 大葉と生姜はせん切りにする。

② 粥を作り，できあがる前に①を入れて，2～3分煮て火を止め，蒸らす。

③ 塩・胡椒で調味する。

〈効能〉辛温解表

大葉と生姜は辛・温で，発汗解表・温肺止咳の作用をもつ。

鶏肉黄酒粥

〈材料〉米80g，鶏ガラ1/2羽分，紹興酒大さじ1，生姜10g，ねぎ10g，香菜1株，醬油，塩，胡椒

〈作り方〉

① ねぎと生姜はぶつ切りにする。香菜はみじん切りにする。

② 鶏ガラ・生姜・ねぎ・醬油を水1000ccに入れ，スープを作る。最初は強火，次に弱火にして30分間煮る。

③ ②を濾したスープに米を入れて粥を作り，できあがる前に紹興酒を入れ，2～3分煮たら火を止めて蒸らす。

④ 香菜を入れ，塩・胡椒で調味する。

〈効能〉温陽補気散寒

補脾益気の働きをもつ鶏肉と,辛・温の生姜・ねぎ・香菜・酒を合わせて,冬にカゼを引きやすい「気虚」に用いる。

> **Point**
> ＊「六気」「六淫」の概念とカゼの主な症状・病因病機をとらえよう。
> ＊五季のカゼの特徴に合わせた薬膳を作ってみよう。

2 咳嗽・喘息

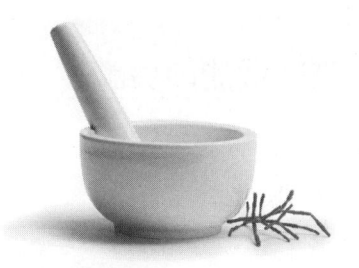

◇咳嗽・喘息の中医学的概念◇

　日常生活で，咳嗽・喘息はよくみられる症状であり，特に秋・冬・春の間は咳の症状がよく発生する。咳嗽・喘息の原因は，病原性微生物（細菌・ウイルスなど）の感染以外に，呼吸器系の病気によるものがあるが，中医学からみると，咳は季節・邪気・肺・腎と関係が深いのでこの面に注意したい。
　「カゼ」の項でも邪気について説明したように，季節ごとに異なる外邪によって咳が引き起こされる。

邪気の侵入

秋と燥邪

　秋になると，空気が乾燥してくるため，この時期には皮膚がカサカサし，のどや鼻が乾燥して鼻血が出やすくなる。乾燥した空気は病気の原因である燥邪となり，人体の水分を消耗させて，潤いを好む肺に侵入し，咳嗽・痰が少ない・痰に血が混じる・痰が吐き出しにくい・便秘などの症状を引き起こす。

冬と寒邪

　冬は1年の中で最も寒い季節である。寒冷で乾燥している気候的な特徴により，インフルエンザが流行する。肺は滋潤を好み，乾燥を嫌うので，肺にとって冬は最もいやな季節である。このため，発熱・悪寒・咳嗽・白く希薄な痰・喘息・胸痛などの症状が現れる。

春と風邪

寒い冬から暖かい春になり，さわやかな春風が吹くと山は青くなり，木は緑になるが，一方で春にはインフルエンザ・カゼ・花粉症がよく発生する。発熱・咳嗽・喘息・粘稠な痰・のどの痒みと痛み・くしゃみ・鼻水・鼻づまりなどの症状がよく現れる。

臓腑機能の失調

肺虚

肺は宣発と粛降により呼吸と気を主っている。しかし，陰虚または気虚になると，肺が乾いて働きが低下し，呼吸と気の動きが正常でなくなる。これによって咳嗽・喘息の症状が起こる。

痰湿

痰湿咳嗽の原因は脾の働きと関係している。食べものは脾の働きにより水穀精微に変わり，これが肺に運ばれて全身に分散されている。しかし，脾の働きが正常でなくなると，水穀が痰湿に変化して肺にたまり，肺の宣発と粛降の機能に影響を与えて，咳嗽・痰が多いといった症状が出てくる。「脾は生痰の源なり，肺は貯痰の器なり」といわれている。

肝火

肝の疏泄の働きが正常でなくなると，肝鬱になる。これが長く続くと肝火に変わり，「肝木侮金」により肺を反克する。こうして，肝火が肺の津液を消耗するため，宣発と粛降の機能が失調し，空咳・喀血などの症状が出る。

腎虚

呼吸は肺の働き以外に，腎の「納気」の働きにもつながっている。気の元は腎にあるので，腎虚があると腎不納気になるため肺の呼吸機能も弱くなり，咳嗽・喘息・息切れなどの症状が引き起こされる。

◇咳嗽・喘息の薬膳処方◇

食材の選び方

①主食の穀類，豆類・いも類は随意に選択してよい。なかでも，はと麦・いんげん・あ

ずきは健脾化湿の作用があり，咳嗽・痰が多いときによい。あわ・麦・黒米・黒豆は益腎健脾の働きがあり，慢性咳嗽・喘息によい。
②魚介類のコイ・鱧魚は健脾利湿の効能があり，咳嗽・痰が多いときによい。ナマコ・エビは壮陽補精の作用があり，慢性咳嗽・喘息によい。クラゲは清熱化痰の作用があり，空咳・黄色い痰などに用いる。
③卵類・乳製品・蜂蜜は潤す作用があるので，空咳・喀血・のどの渇きなどによい。
④肉類は伝統的に「血となり，肉となり，精力となり」といわれ，肺虚には豚の肺，腎虚には豚マメがよい。肉は適度に摂れば体力を増強し，病気に対する抵抗力と回復力を高めることができる。ただし，食べすぎると消化機能を弱めるので注意しなければならない。
⑤野菜は症状により選択する。
- ・空咳・喀血：白菜・セロリ・金針菜
- ・発熱・咳嗽・喘息・黄色い痰：たけのこ・のり・とうがん・へちま
- ・咳嗽・喘息・のどの渇き・痰は少ない：きくらげ・白きくらげ・くわい
- ・寒気・咳嗽の初期：生姜・ねぎ・大葉・香菜
- ・咳嗽・喀痰・胸痛・食欲不振・便秘：大根

⑥果物の食べ方には，生のまま食べる方法と，他の中薬や食材と一緒に蒸したり，煮たりする方法がある。秋から春にかけての乾燥した空気で出る症状や，慢性化した空

咳嗽・喘息によく用いる食材と中薬

作用	食材	中薬
辛温解表解咳	香菜・生姜・ねぎ・大葉	桂枝・紫蘇
辛涼解表解咳	食用菊	菊花・桑葉・葛根・淡豆豉・薄荷
清熱祛痰	セロリ・白菜・バナナ・梨・緑豆・豆腐・のり・昆布	金銀花・板藍根・魚腥草・貝母・竹筎
滲湿健脾祛痰	はと麦・あずき・とうがん・金針菜・コイ・鱧魚	茯苓・冬瓜皮
化痰平喘止咳	里いも・黒くわい・たけのこ・へちま・からし菜・ぎんなん・のり・昆布・クラゲ	杏仁・蘇子・枇杷葉・桔梗・栝楼・貝母・海藻・羅漢果
理気化痰止咳	らっきょう・大根・みかん・ぶんたん・きんかん・オレンジ	陳皮・青皮・枳殻
益気止咳平喘	山いも・いんげん・しいたけ・栗・蜂蜜・鶏肉・烏骨鶏・豚の肺・田ウナギ	吉林人参・党参・黄耆・白朮・大棗・炙甘草
補腎納気止喘	くるみ・羊肉・ナマコ・エビ・カツオ・スズキ	冬虫夏草・淫羊藿・肉蓯蓉・蛤蚧
滋陰化痰止咳	にんじん・梨・柿・いちじく・白きくらげ・黒ごま・松の実・ぎんなん・卵・鴨肉・豚肉・アワビ	麦門冬・百合・玉竹・枸杞子

※実際には1つの証であることは少ないので，弁証に応じて2種類以上の食材と中薬を選んで効果を高めるようにする。

咳・痰・のどの渇き・鼻血・喀血などの症状には，梨・りんご・みかん・オレンジ・びわ・杏・柿・いちじく・黒くわいなどがよい。

慢性でなかなか止まらない空咳には，一時的にざくろ・渋柿・ぎんなん・五味子・梅などの収斂止咳作用をもつものを用いると効果がある。

⑦栗・くるみ・落花生・ごま・芡実・松の実・百合・大棗・オリーブは補脾益腎の働きがある。煮てから使うとよい。

⑧塩辛いもの・辛いもの・脂っこいものを避ける。また，揚げる・焼くなどの調理方法を控え，煮もの・蒸しものがよい。

風寒証

[症状] 咳声が重い・息切れ・痰は希薄で白い・鼻づまり・水のような鼻水・頭痛・体が痛い・発熱・無汗。舌苔薄白・脈浮緊。

[証候分析] 風寒邪気の侵入により，肺気の宣発・粛降が阻害されて体表不固となり，咳・喘息の症状が現れる。同時にカゼの症状も出る。

[立法] 温肺散寒止咳

[食材] 香菜・生姜・ねぎ・大葉・みょうが

[中薬] 桂枝・紫蘇

[方剤] 麻黄湯（麻黄・桂枝・杏仁・甘草）＋桔梗

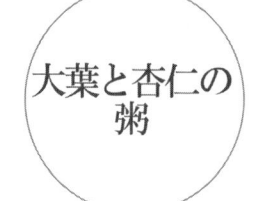

大葉と杏仁の粥

〈材料〉米80g，大葉3枚，甜杏仁9g，塩

〈作り方〉
①大葉はせん切りにする。
②米・水・甜杏仁で粥を作る。最後に大葉と塩を加える。

〈効能〉辛温解表止咳

大葉：辛・温。肺・胃経に入る。発汗解表。

杏仁：甘・平。肺・大腸経に入る。潤肺止咳。

大葉が主に風寒邪気を取り除く。

風熱証

[症状] 激しい咳・声がかれる・息が荒い・黄色く粘稠な痰・のどが痛む・黄色い鼻水・口が渇く・悪風・発熱。舌苔薄黄・脈浮数。

[証候分析] 風邪・暑邪・火邪の侵入により，肺気の宣発・粛降が阻害されて体表不固となり，咳・喘息の症状が現れる。同時にカゼの症状も出る。

[立法] 清熱宣肺止咳

[食材] 食用菊・葛粉
[中薬] 菊花・桑葉・葛根・牛蒡子・淡豆豉・薄荷
[方剤] 桑菊飲（桑葉・菊花・連翹・薄荷・桔梗・芦根・甘草・杏仁）

びわ茶

〈材料〉びわの葉3g，桑葉3g，菊花6g，薄荷1g，緑茶3g
〈作り方〉
①材料は水500ccに30分間漬けてから15分間煎じる。
②材料を濾しとり，もう一度水を入れて煎じる。
③煎じ液2回分を合わせて混ぜ，1日3回に分けて飲む。
〈効能〉解表清肺
　びわの葉：苦・平。肺・胃経に入る。清肺化痰止咳。
　辛涼解表の桑葉・菊花・薄荷を合わせ，風熱邪気を取り除く。

風燥証

[症状] 空咳・胸痛・痰は少ないか無痰・血痰・のどの痒み・鼻が乾燥する・口が渇く・頭痛・発熱・鼻づまり。舌紅少津・苔薄黄・脈浮数。
[証候分析] 燥邪が津液を消耗し，肺を傷めるため，乾燥を中心とする症状が現れる。
[立法] 清熱潤肺止咳
[食材] 食用菊・梨・柿・いちじく・白きくらげ・黒ごま・松の実・卵・牛乳・鴨肉・豚肉・カキ・ホタテ貝
[中薬] 貝母・杏仁・菊花・桑葉・山梔子・沙参・麦門冬・百合・玉竹・枸杞子・薄荷
[方剤] 桑杏湯（桑葉・杏仁・沙参・貝母・淡豆豉・山梔子・梨皮）

ドジョウと豆腐の炒め煮

〈材料〉ドジョウ200g，豆腐1丁，へちま1本，ねぎ8cm，生姜薄切り2枚，塩，胡椒，紹興酒，片栗粉，サラダ油，ごま油
〈作り方〉
①ドジョウは網袋に入れ，湯通ししてから下ごしらえし，2.5cmくらいのぶつ切りにする。
②豆腐はさいの目に切り，湯通しする。
③へちまは乱切りにする。
④ねぎは2/3を斜めに切り，残りはみじん切りにする。
⑤鍋を熱し油を入れ，ねぎ・生姜を炒めて，香りが出たらドジョウを加える。紹興酒・塩・水200cc・豆腐の順に入れ，蓋をして約10分間煮る。
⑥へちまを入れて少し煮る。

⑦水溶き片栗粉でとろみをつけ，ねぎのみじん切りを散らし，胡椒とごま油をかける。

〈効能〉清熱潤燥

　ドジョウ：甘・平。脾・肺経に入る。補中益気。

　豆腐：甘・寒。脾・胃・大腸経に入る。益気和中・生津潤燥。

　へちま：甘・涼。肝・胃経に入る。清熱化痰。

肺陰虚証

[症状] 空咳・咳血・痰は少ないか無痰・血痰・口が渇く・微熱がある・五心煩熱・盗汗・消痩。舌紅少津・苔薄黄・脈細数。

[証候分析] もともと陰虚の体質があるか，他の臓腑の陰虚があるために，肺を潤す働きが低下し，熱も生じて肺をさらに傷める。

[立法] 滋陰潤肺止咳

[食材] 小松菜・アスパラガス・梨・柿・いちじく・白きくらげ・卵・鴨肉・豚肉・カキ・ホタテ貝

[中薬] 黄精・石斛・沙参・麦門冬・百合・玉竹・枸杞子

[方剤] 百合固金湯（百合・生地黄・熟地黄・当帰・白芍・甘草・桔梗・玄参・貝母・麦門冬）

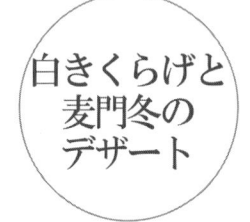

白きくらげと麦門冬のデザート

〈材料〉白きくらげ６ｇ，麦門冬９ｇ，梨１/２個，川貝母３ｇ，枸杞子３ｇ，氷砂糖30ｇ

〈作り方〉

①麦門冬を水に１時間漬ける。

②白きくらげは水で戻す。梨は種を取り，小さく切る。

②材料を器に入れて水に完全にひたすようにして，蒸し器で約30分間蒸す。

〈効能〉滋陰潤肺

　白きくらげ：甘・淡・平。肺・胃・腎経に入る。滋陰潤肺・養胃生津。

　麦門冬：甘・微苦・微寒。肺・心・胃経に入る。潤肺養陰・生津清心。

　梨：甘・微酸・涼。肺・胃経に入る。清熱生津・潤肺化痰。

　川貝母：苦・甘・微寒。肺・心経に入る。補肺清肺・化痰止咳。

　枸杞子：甘・平。肝・腎・肺経に入る。益精補腎・潤肺止咳。

百合根と杏仁の粥

〈材料〉米80ｇ，百合根１/２個，甜杏仁15ｇ，蜂蜜

〈作り方〉
①百合根は１枚ずつはがし，洗う。
②米・杏仁に水を加え，30分ほど煮る。
③百合根を加え，百合根の色が変わったら蜂蜜を加えて火を止める（乾燥百合の場合は，最初から一緒に煮る）。

〈効能〉補気潤肺

百合根：甘・微苦・微寒。肺・心経に入る。潤肺止咳・清心安神。
甜杏仁：甘・平。肺・大腸経に入る。潤肺止咳平喘。
蜂蜜：甘・平。肺・脾・大腸経に入る。滋養補脾・潤肺止咳。

肺腎気虚証

[症状] 咳嗽・息切れ・喘息・痰は希薄で白い・疲れやすい・声が低い・自汗。舌淡・苔薄白・脈虚弱。

[証候分析] 慢性病や老化により肺の働きが虚弱となって，全身の気と呼吸を主ることができなくなる。腎の働きも虚弱になり，吸気を収める力が弱くなるため，肺腎気虚の症状が現れる。

[立法] 補腎益肺

[食材] 米・山いも・しいたけ・いんげん・栗・くるみ・蜂蜜・鶏肉・烏骨鶏・豚の肺・羊肉・田ウナギ・ナマコ・エビ・カツオ・スズキ

[中薬] 吉林人参・党参・黄耆・白朮・冬虫夏草・淫羊藿・肉蓯蓉・蛤蚧・大棗・炙甘草

[方剤] 人参蛤蚧散（蛤蚧・甘草・杏仁・人参・茯苓・貝母・知母・桑白皮）

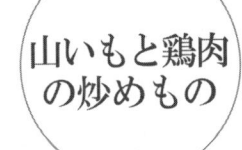

山いもと鶏肉の炒めもの

〈材料〉山いも20cm，鶏ささみ肉100ｇ，ねぎ少々，生姜少々，塩，胡椒，片栗粉，紹興酒

〈作り方〉
①山いもは皮をむいて，薄切りにする。
②鶏肉は薄切りにし，塩・胡椒・片栗粉・紹興酒で下味をつける。
③鍋を熱し油を入れ，みじん切りにしたねぎと生姜を炒めてから，鶏肉を入れて炒める。
④山いもを加えて炒め合わせ，塩で調味する。

〈効能〉補肺益腎

山いも：甘・平。脾・肺・腎経に入る。補気健脾・補腎固精・養陰益肺。

鶏肉：甘・平。脾・胃経に入る。補中益気・補精添髄。

痰湿証

[症状] 痰がからんだ重い咳・痰は多く粘稠で白色・胸悶・脘痞・食欲がない・下痢。舌苔白膩・脈滑。

[証候分析] 脾気虚・脾不健運により水湿が停滞し，痰飲が生じて肺を犯す。

[立法] 健脾祛痰止咳

[食材] はと麦・あずき・大豆・とうもろこし・里いも・とうがん・金針菜・コイ・ウナギ・ドジョウ・フナ・クラゲ

[中薬] 茯苓・冬瓜皮・車前子

[方剤] 二陳湯（半夏・橘紅・炙甘草・白茯苓。煎じるときに生姜・烏梅を加える）

大根の三子煮込み

〈材料〉大根10cm，ねぎ10cm，甜杏仁10ｇ，白芥子３ｇ，莱菔子３ｇ，蘇子３ｇ，陳皮５ｇ，生姜薄切り10枚，醬油，紹興酒

〈作り方〉
①白芥子・莱菔子・蘇子・陳皮はまとめてパックに入れる。
②大根を一口大，ねぎはぶつ切りにする。
③鍋に①と②を入れ，杏仁・生姜・醬油・水を加えて20分間煮込む。最後に紹興酒を加える。

〈効能〉行気祛痰

大根：辛・甘・涼。肺・胃経に入る。下気寛中・順気消食・清熱化痰・清熱通便。

ねぎ：辛・温。肺・胃経に入る。発汗解表・散寒通陽。

白芥子：辛・温。肺経に入る。温肺祛痰。

莱菔子：辛・甘・平。肺・脾経に入る。祛痰降気・消食除脹。

蘇子：辛・温。肺経に入る。止咳平喘・降気除痰。

生姜：辛・微温。肺・脾経に入る。発汗解表・温肺止咳。

陳皮：辛・苦・温。肺・脾経に入る。行気寛胸・燥湿化痰。

痰熱証

[症状] 痰がからんだ重い咳・呼吸が荒い・痰は多く粘稠で黄色・痰臭がある・血痰・胸悶・胸痛・体が熱い・口が渇く。舌紅・苔黄膩・脈滑数。
[証候分析] 痰湿が熱に変わると肺を灼焼し，順調に宣発と粛降ができなくなる。
[立法] 清熱化痰止咳
[食材] 春菊・セロリ・白菜・たけのこ・へちま・バナナ・梨・緑豆・豆腐・ゆば・のり・昆布・クラゲ・アサリ
[中薬] 金銀花・蒲公英・板藍根・魚腥草・貝母・竹筎・栝楼・冬瓜仁・海蛤殻
[方剤] 瀉白散（桑白皮・地骨皮・炙甘草・粳米）

たけのこの煮もの

〈材料〉茹でたたけのこ1/2本分，生昆布50ｇ，里いも5個，醬油，紹興酒，サラダ油

〈作り方〉
①たけのこ・昆布は適当な大きさに切る。里いもは皮をむく。
②鍋を熱し，サラダ油を入れ，たけのこ・昆布・里いもを炒め，醬油・紹興酒・水を加えてやわらかくなるまで煮込む。

〈効能〉清熱化痰

たけのこ：甘・寒。胃・大腸経に入る。清熱化痰。
昆布：鹹・寒。肝・胃・腎経に入る。消痰軟堅。
里いも：甘・辛・平。大腸・胃経に入る。化痰軟堅。
すべて化痰止咳の作用があり，清熱の効能もある。

肝火証

[症状] 突発性咳嗽・痰は少なく粘稠・血痰・顔が赤い・胸脇痛・体が熱い・口が渇く・口が苦い。舌紅・苔黄・脈弦数。
[証候分析] 肝気鬱結により肝火が旺盛になり，肺を傷める。
[立法] 清肝瀉火止咳
[食材] セロリ・白菜・じゅんさい・バナナ・梨・茶・豆腐・のり・昆布
[中薬] 夏枯草・荷葉・山梔子・金銀花・板藍根・魚腥草・貝母・竹筎
[方剤] 加減瀉白散（桑白皮・地骨皮・炙甘草・粳米・青皮・陳皮・五味子・人参・茯苓）

三色野菜

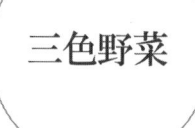

〈材料〉 もやし1/2袋,金針菜20g,ほうれん草3株,生姜薄切り3枚,塩,ごま油

〈作り方〉
① 金針菜は水で戻し,ほうれん草は短冊切りにする。
② ①ともやしを別々に湯通しする。
③ ボールに②とせん切りにした生姜・塩・ごま油を入れて調味する。

〈効能〉清熱瀉火

もやし：甘・涼。心・胃経に入る。清熱消暑・解毒。
金針菜：甘・涼。肝・胃経に入る。清熱利湿・涼血解毒。
ほうれん草：甘・涼。胃・大腸・膀胱経に入る。斂陰潤燥。

Point
* 季節と咳嗽・喘息の関係,病症の特徴をとらえよう。
* 臓腑機能の失調と咳嗽・喘息の関係は？
* 各証の薬膳処方を立ててみよう。

3 頭痛

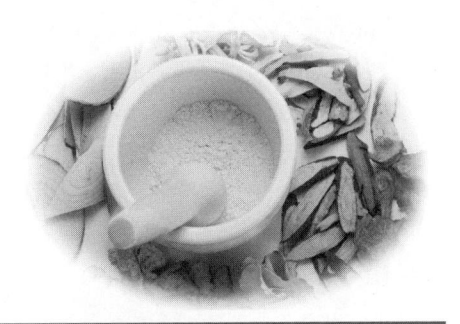

◇頭痛の中医学的概念◇

古典にみる頭痛

　頭痛は，多くの疾病によって引き起こされる症状の1つである。例えば，カゼ・蓄膿症・高血圧・貧血・不眠症などの病症には，どれもよく頭痛の症状が現れる。

　最も早い頭痛の記載は『黄帝内経素問』五蔵生成篇にある。「頭痛などの体の巓頂の部分に表われる疾病は，体の下部が虚し上部が実したために起き，病は足の少陰と太陽の両経にある。さらに病勢が劇しさを増すと，腎に伝入する可能性がある。……心煩による頭痛は，病が隔中にあり，病の根元は手の太陽と少陰の両経にある」と記述されている。頭痛の原因は下虚上実によるもので，太陽経と少陰経に関わっているというのである。また風論篇では「風気が風府穴に侵入し，経脈に循って上に向かい脳に入ったものを脳風という。……頭を洗ったばかりのときに風に中ると頭風になる」という記述もある。風寒の外邪が頭部に侵入することによって頭痛が発生するのである。また，頭痛の原因には内傷と外感がからむと考えられていた。

　漢の時代に書かれた『傷寒雑病論』には「太陽病は頭痛・発熱の症状が現れ……」「太陽病の傷寒証で脈が弦細を示し，頭痛・発熱がある場合は，少陽に属する」というふうに，頭痛が六経と関わっていることが明記されている。

　金元時代の『東垣十書』では頭痛を内傷の頭痛と外感の頭痛に分け，病因と症状によって，傷寒頭痛・湿熱頭痛・偏頭痛・真頭痛・気虚頭痛・血虚頭痛・気血両虚頭痛・厥逆頭痛・太陰頭痛・少陰頭痛に分類している。したがって，頭痛の治療には，経絡の考え方によって薬を使う方法が使われた。『丹渓心法』の頭痛篇には「頭痛の多くの原因は痰にある。激しい頭痛なら火熱が原因であることが多い。治療としては，催吐の方法もあり，降ろす方法もある」とあり，痰厥頭痛・気滞頭痛という分類も出てきた。『普済方』の頭痛附論篇には「風寒の邪気が潜伏すると厥頭痛となる」とあり，伏邪による厥頭痛もあ

ると書いてある。『証治準縄』の頭痛篇には,「頭風」の記載もある。

頭痛の弁証

　頭部は諸陽の集まるところで,「清陽の府」といわれる。また五臓六腑の精・気・血はすべて脳に注ぐため,「髄の海」ともいわれる。したがって,外邪の侵入・臓腑の内傷などの原因により,気血の流れが乱れると,脳を養うことができなくなり,頭痛が発生する。
　頭痛の弁証は,病因・症状,および疼痛の特徴・性質・部位などによって行う必要がある。

経絡

　諸陽の集まるところである頭部には,経絡が多く分布している。手・足の三陽経絡と厥陰経絡,督脈はいずれも頭部に集まるので,頭痛の部位によって弁証することもできる。
- 足太陽膀胱経：前額・頭頂・後頭部・頸部
- 足陽明胃経：前額・頬部
- 手少陽三焦経・足少陽胆経・手太陽小腸経：耳の周り・目尻・偏頭痛
- 督脈：頭頂・後頭部・頸部

痛みの性質

- 血瘀疼痛：刺すような痛み・固定した痛み。
- 気滞疼痛：脹るような痛み・固定性はない。
- 痰湿疼痛：重い痛み・めまい・吐き気・嘔吐。
- 虚性疼痛：空痛（空虚な感じのする痛み）・もむと楽になる・朝あるいは夜になるとひどくなる。

頭痛の病因病機

頭痛の原因は大きく2種類に分けられる。

外感頭痛

　風・寒・暑・湿・燥・火の六淫邪気はどれも頭痛を引き起こすことがある（**表1**）。その邪気の特徴によって,痛み方や引き起こされる兼症は違うが,一般に発病が早く,激痛が多い。

内傷頭痛

　内傷頭痛は慢性的な病気によって発生する疼痛であり,七情と五臓の肝・脾・腎に関係している（**表2**）。

①怒・喜・思・憂・悲・恐・驚の七情によって起こされる病気は，気機の巡りが乱れる症状が多い。その中で，怒りによる頭痛は気が肝経・胆経に沿って上がることによって，引き起こされる。思・憂による頭痛は脾胃の気が詰まり，気の昇降が妨げられるために，清陽の気が上昇不足の状態になって引き起こされる。

②肝は疏泄を主る働きと蔵血の働きがある。ストレスなどが原因で肝気が鬱結し，鬱の症状が長期化すると，肝火を生じることになり，それが脳を犯すことによって，頭痛が発生する。また，肝気鬱結によって血瘀が引き起こされると，気滞血瘀の頭痛が現れる。肝経の頭痛は精神状態と関係が深い。

③腎陰不足によって肝陽が上亢すると，陰虚陽亢となって頭痛が発生する。

④腎の陰陽虚損により，髄海不足になって頭痛が発生する。あるいは腎陽衰弱のため，清陽の上昇が弱くなることによって，頭痛が発生する。腎性の頭痛は睡眠状態と関係が深い。

⑤脾胃虚弱によって清陽の上昇する力が弱まったり，気血の生成が足りなくなって脳髄が弱まると，頭痛が生じる。気虚の頭痛は朝に多く，血虚の頭痛は夕方に多い。あるいは，脾胃が弱かったり飲食が原因で内湿が生じ，湿によって脾陽の上昇が阻滞されると，頭痛が生じる。

表1 外感頭痛と六淫邪気

証型	原因	季節	症状	病因病機
風熱証	風邪	春	頭痛・めまい・目赤	陽邪である熱によって気血の流れが乱れ，頭痛を引き起こす。
	暑邪・火邪	夏	頭痛・発熱・脹痛・発汗	
	燥邪	秋	頭痛・隠痛・乾燥	
風湿証	湿邪	長夏	頭痛・重く痛い	陰邪が陽気の巡りを阻滞し，血の流れが悪くなって，頭痛を引き起こす。
風寒証	寒邪	冬	頭痛・冷痛・発熱・悪寒	

表2 内傷頭痛の分類

証型	原因	症状	舌・脈
陽虚証	陽虚体質・慢性病・老化	頭痛・冷え症・喜温	舌淡・苔白・脈沈弱
陰虚証	陰虚体質・慢性病・老化	頭痛・めまい・耳鳴・五心煩熱・盗汗	舌赤・苔黄・脈沈細数
肝火上炎証	七情・肝気鬱結化火	頭痛・熱感・目赤	舌赤・苔黄・脈弦数
痰湿証	痰湿体質・気虚・老化	頭痛・頭が重い・痰多・吐き気	舌体胖大・苔白厚・脈滑弦
気血両虚証	虚弱体質・慢性病・老化	頭痛・めまい・疲れ・不眠	舌淡・苔白・脈沈細弱
気滞血瘀証	肝気鬱結・血瘀状態	頭痛・脹痛・ため息	舌紫・脈沈弦渋

◇頭痛の薬膳処方◇

　外感頭痛を引き起こす六淫邪気に対しては，疎風・散寒・化湿・清熱の食材と中薬を選ぶ。内傷頭痛では，虚証と実証が同時に現れることが多いため，補気養血・滋陰補腎と同時に平肝・祛痰・理気・活血の作用がある食材と中薬を選ぶようにする。

頭痛によく用いる食材と中薬

作用	食材	中薬
辛涼解表	食用菊	菊花・桑葉・葛根・淡豆豉・薄荷
辛温解表	香菜・生姜・ねぎ・大葉	桂枝・紫蘇・防風・荊芥
清肝泄火	あわ・セロリ・白菜・じゅんさい・豆腐・緑茶・わかめ	決明子・菊花・生地黄・牡丹皮・地骨皮・金銀花・連翹・車前子
健脾祛湿	はと麦・とうもろこし・大豆・あずき・とうがん・金針菜・コイ・鯉魚・フナ・ハモ・白魚	茯苓・冬瓜皮・玉米鬚・車前子・葫芦・通草
理気活血	そば・なた豆・らっきょう・大根・みかん・酢・酒	陳皮・青皮・枳殻・大腹皮・厚朴・川芎・姜黄・三七・紅花
補気養血	山いも・いんげん・にんじん・しいたけ・栗・蜂蜜・鶏肉・烏骨鶏・豚の肺・田ウナギ	吉林人参・党参・黄耆・白朮・大棗・炙甘草・当帰・熟地黄
滋陰養血	小松菜・にんじん・アスパラガス・白きくらげ・ぶどう・いちご・黒ごま・松の実・卵・鴨肉・豚肉・アワビ・カキ・ホタテ貝	黄精・麦門冬・百合・玉竹・枸杞子・女貞子・亀板・白芍・阿膠・熟地黄
助陽補腎	くるみ・羊肉・犬肉・熊肉・鹿肉・スズメ・ナマコ・エビ・イワナ	冬虫夏草・淫羊藿・肉蓯蓉・杜仲・益智仁・菟絲子

外感頭痛①──風熱証

[症状] 頭の脹痛・発熱・汗・口が渇く・咽喉痒痛・顔が赤い・目の充血。

[証候分析] 春・夏・秋によく起こる。風・暑・火・燥邪は陽邪であるため，炎熱・上昇・発散という特徴があり，気血に影響するため，気血の流れが上逆して詰まると，頭痛の症状が起こる。

[立法] 清熱祛風止痛

[食材] あわ・小麦粉・セロリ・せり・山東菜・白菜・にがうり・きゅうり・トマト・りんご・梨・キウイフルーツ・豆腐・緑茶

[中薬] 薄荷・菊花・葛根・桑葉・金銀花・連翹

[方剤] 芎芷石膏湯（川芎・白芷・石膏・菊花・羌活・藁本）

加味緑茶

〈材料〉緑茶3g，薄荷1g，菊花3g
〈作り方〉急須を温めて，材料を全部入れ，湯を注いで5分ほど蒸らす。
〈効能〉清熱祛風止痛
　緑茶：苦・甘・涼。心・肺・胃経に入る。清熱解毒。
　薄荷：辛・涼。肝・肺経に入る。疏風清熱・清利頭目。
　菊花：辛・甘・微苦・微寒。肝・肺経に入る。解表清肝明目。
　合わせて祛風清熱の作用をもち，風熱頭痛を改善する。

外感頭痛② ── 風湿証

[症状] 頭痛・頭が重い・発熱・胸悶・食欲がない・吐き気・嘔吐・膨満感・倦怠感。
[証候分析] 雨がよく降る季節，または居住環境に湿気が多いために起こる頭痛である。湿邪は重濁性・粘滞性の性質があるために気の流れを阻害しやすく，さらにそれが高じると脾胃の陽気を傷める。
[立法] 芳香化湿止痛
[食材] 大葉・ねぎ・生姜・香菜・うど・みょうが
[中薬] 藿香・香薷・佩蘭・菖蒲・白豆蔲・紫蘇・白芷・川芎
[方剤] 藿香正気散（藿香・紫蘇・白芷・桔梗・白朮・厚朴・半夏・大腹皮・茯苓・橘皮・炙甘草・大棗・生姜）

鶏肉の菖蒲煮

〈材料〉鶏もも肉100g，菖蒲6g，ローズマリー少々，いんげん3本，じゃがいも1個，うど100g，醤油大さじ2，紹興酒大さじ1，サラダ油
〈作り方〉
①鶏のもも肉とじゃがいもは一口大に切る。
②菖蒲を水300ccで15分間煎じて濾す。
③いんげんは筋を取り，うどは皮を剝いて長さ2cmに切る。
④ローズマリーはみじん切りにする。
⑤鍋を熱し，油少々を入れて鶏肉を黄色くなるまで焼き，紹興酒・醤油を入れて色をつける。
⑥いんげん・じゃがいも・うど・菖蒲汁・水を加え，やわらかくなるまで煮つめる。
⑦ローズマリーを散らす。
〈効能〉補気健脾・祛湿止痛
　鶏肉・いんげん：甘・平。脾・胃経に入る。補気健脾。

3 頭痛

じゃがいも：甘・平。胃・大腸経に入る。補気健脾。
補気健脾の食材に芳香化湿の菖蒲・うど・ローズマリーとを合わせ，補気祛湿によって頭痛を改善する。

外感頭痛③──風寒証

[症状] 頭痛・頸部疼痛・悪寒と同時に発熱・全身疼痛。
[証候分析] 冬など寒い季節によく起こる。寒は陰邪であり，陽気を傷つけやすく，凝滞性と収引性があるために疼痛を引き起こす。寒邪の凝滞性により気血の循環がスムーズにいかなくなって，頭痛の症状が現れる。
[立法] 疏風散寒止痛
[食材] 米・ねぎ・大葉・生姜・香菜・黒砂糖
[中薬] 紫蘇・白芷・桂枝・肉桂
[方剤] 川芎茶調散（川芎・荊芥・薄荷・羌活・細辛・香附子・白芷・甘草・防風）

みょうが粥

〈材料〉米80g，みょうが1個，生姜薄切り3片，塩
〈作り方〉
①みょうが・生姜はみじん切りにする。
②米と水800ccで粥を作る。最後に①と塩を加える。
〈効能〉散寒止痛
　みょうが：辛・温。肺・大腸・膀胱経に入る。発汗解表・散寒通陽。
　生姜：辛・微温。肺・脾経に入る。発汗解表。
　体を温め，風寒邪気を取り除き，頭痛を改善する。

内傷頭痛①──陽虚証

[症状] 頭痛・冷えの症状が目立ち，温めるとよくなる。舌淡・苔白・脈沈弱。
[証候分析] 虚弱体質・冷え症の人によく起こる。陽虚による陰寒内盛，または冷房の効きすぎ（特に女性は夏は薄着なため冷えやすい）などにより寒邪が臓腑に直中する。
[立法] 温陽散寒止痛
[食材] にら・らっきょう・唐辛子・ししとう・くるみ・山椒・胡椒・鶏肉・羊肉・エビ
[中薬] 桂枝・吉林人参・乾姜・肉桂・小茴香
[方剤] 右帰丸（熟地黄・山薬・山茱萸・枸杞子・杜仲・菟絲子・附子・肉桂・当帰・鹿角膠）

エビのくるみ揚げ

〈材料〉くるみ30ｇ，無頭エビ5本，ししとう5本，唐辛子1本，塩小さじ1.5，胡椒，紹興酒大さじ1，片栗粉，サラダ油

〈作り方〉
①くるみは炒ってからきざむ。
②片栗粉は紹興酒・水で溶いておく。
③エビは背わたを取り，左右に開いて軽く叩き，塩・胡椒で下味をつける。
④鍋に唐辛子と油を入れ，ししとうを揚げて取り出す。続いてエビに②の片栗粉をつけ，両面にくるみをつけて揚げる。

〈効能〉温陽散寒止痛

くるみ：甘・温。腎・肺・大腸経に入る。補腎助陽。
エビ：甘・温。肝・腎・脾・肺経に入る。補腎温陽。
ししとう・唐辛子：辛・熱。心・脾経に入る。温中散寒。
合わせて陽虚を改善し，頭痛を緩和する。

内傷頭痛②──陰虚証

[症状] 頭痛は午後に重くなる・めまい・耳鳴り・目の乾燥・五心煩熱・盗汗・足腰のだるさ。舌紅・脈弦細数。
[証候分析] 高血圧の人や更年期によく起こる。肝腎陰虚により目の乾燥・五心煩熱が現れる。肝陽上亢により陽が頭部に上がり，頭痛・めまいが出る。
[立法] 滋陰柔肝・通絡止痛
[食材] セロリ・トマト・いちご・食用菊・黒ごま・スッポン・亀肉・兎肉・ムール貝・ホタテ貝・カニ・イカ・ハマグリ・カキ・ドジョウ
[中薬] 百合・沙参・麦門冬・地黄・桑椹・枸杞子・女貞子・山薬・天麻・石決明・牡蛎
[方剤] 天麻釣藤飲（天麻・釣藤鈎・石決明・牛膝・桑寄生・杜仲・山梔子・黄芩・益母草・茯神・夜交藤）

菊花とホタテ貝のソテー

〈材料〉食用黄色菊花（生）2個，ホタテ貝6個，枸杞子10ｇ，きゅうり1/2本，塩小さじ1.5，白ワイン大さじ2，片栗粉，オリーブ油

〈作り方〉
①菊花はほぐし，400ccの湯で湯通しして，水で冷やす。湯は残しておく。
②枸杞子は菊湯で5分間煮立てる。
③きゅうりはさいの目に切り，塩少々でもむ。

3 頭痛

④鍋を熱し，油をひいてホタテ貝を入れ，両面を炒める。白ワイン・塩と枸杞子を入れて煮つめ，最後にきゅうりと菊花を入れ，水溶き片栗粉でとろみをつける。
　〈効能〉滋陰清熱
　　ホタテ貝：甘・鹹・平。肝・脾・胃・腎経に入る。滋陰補虚。
　　枸杞子：甘・平。肝・腎・肺経に入る。滋補肝腎。
　　黄菊花：辛・甘・微苦・微寒。肝・肺経に入る。疏風清熱。
　　きゅうり：甘・涼。脾・胃・大腸経に入る。清熱解毒。
　　合わせて滋陰清熱の効果がある。

内傷頭痛③──肝火上炎証

[症状] 頭痛・イライラして怒りっぽい・耳鳴り・めまい・顔が赤い・目が赤い。舌紅苔黄・脈弦数。
[証候分析] 高血圧の人や陽盛体質の人によく起こる。肝経の実熱が上部に上炎すると頭痛・顔赤・目赤が起こり，情志が高ぶる状態となる。
[立法] 清肝瀉火止痛
[食材] あわ・じゅんさい・白菜・大根・にがうり・きゅうり・トマト・なす・りんご・梨・キウイフルーツ・緑豆・豆腐・緑茶
[中薬] 山梔子・竹葉・生地黄・金銀花・蒲公英・魚腥草・馬歯莧
[方剤] 竜胆瀉肝湯（竜胆草・沢瀉・木通・車前子・当帰・柴胡・地黄・山梔子・黄芩）

じゅんさいと豆腐のスープ

〈材料〉じゅんさい30ｇ，絹豆腐1/2丁，ミニトマト3個，塩，ごま油，酢
〈作り方〉
　①豆腐はさいの目に切る。トマトは2つに切る。
　②鍋に水と豆腐を入れ，沸騰したら弱火にする。5分間煮たらじゅんさいとトマトを入れて中火で煮る。
　③塩・酢・ごま油で調味する。
〈効能〉清肝瀉火止痛
　じゅんさい：甘・寒。肝・脾経に入る。清肝解毒。
　豆腐：甘・寒。脾・胃・大腸経に入る。清熱解毒潤燥。
　トマト：甘・酸・微寒。肝・脾・胃経に入る。清熱瀉火生津。
　合わせて清肝瀉火の作用で頭痛を改善する。

にがうりとはと麦のデザート

〈材料〉にがうり1/2本, はと麦30g, 蜂蜜, アガー（植物性ゼラチン）5g

〈作り方〉
① はと麦を水800ccでやわらかくなるまで煮る。冷ましてからミキサーにかける。
② 水50ccにアガーを入れてかき混ぜ, 火にかけ溶かす。
③ にがうりをミキサーにかけ, アガーと混ぜ, 火にかけよく混ぜる（沸騰しないよう）。
④ 冷ましてからはと麦の上にのせる。
⑤ 食べるときに蜂蜜をかける。

〈効能〉清肝瀉火止痛
にがうり：苦・寒。心・脾・胃経に入る。清熱瀉火。
はと麦にも清熱瀉火作用があり, 熱を尿から出す。

内傷頭痛④——痰湿証

[症状] 頭痛・頭が重い・めまい・白い痰が多い・胸悶・膨満感・肥満。舌苔白厚・脈滑弦。

[証候分析] 肥満・食べすぎ・むくみのある人によく起こる。肥満・痰湿によって起こる気機阻滞の頭痛である。中陽不振によって胸悶などの症状が出る。

[立法] 化痰祛湿止痛

[食材] はと麦・からし菜・玉ねぎ・大根・里いも・えんどう豆・みかん・きんかん・クラゲ

[中薬] 桔梗・杏仁・海藻・蘇子・白芥子・天麻・白朮

[方剤] 半夏白朮天麻湯（半夏・白朮・天麻・茯苓・陳皮・甘草・生姜・大棗）

里いもあずき団子スープ

〈材料〉里いも5個, あずき30g, からし菜1株, みかんの皮（中1/2個分）, 紅花2g, たけのこ少々, わかめ少々, ねぎ5cm, 生姜薄切り3枚, 塩, 胡椒, 片栗粉, ごま油

〈作り方〉
① あずきはやわらかくなるまで煮る。
② からし菜は湯通ししてから2cmの長さに切る。
③ みかんの皮・ねぎ・生姜はみじん切りにする。
④ 里いもは蒸してから皮をむいてつぶし, ①・③・塩・胡椒・片栗粉を加えてよく混ぜ, ウズラの卵くらいの大きさの団子にする。
⑤ たけのこは薄切りにし, わかめは適当に切る。

⑥鍋に水500ccと⑤を入れて火にかけ，沸騰したら④を加えて3分間沸騰させる。
⑦紅花とからし菜を入れ，塩・ごま油で調味する。

〈効能〉化痰祛湿止痛

里いも：甘・辛・平。大腸・胃経に入る。化痰消腫・軟堅散結。化痰の食材を多種類使って，痰湿の排泄をよくし，頭痛を改善する。

内傷頭痛⑤——気血両虚証

[症状] 頭痛・隠痛・朝にひどくなる・疲れ・無力・目の乾燥・手足麻痺・口唇色淡。舌淡・苔白・脈沈細弱。

[証候分析] 虚弱体質・消化器官の慢性疾病・貧血のある人によく起こる。「気為血帥，血為気母」（気は血の流れを率い，血は気を生じるように，気・血の関係は密接に関連している）であるため，気虚または血虚によって気血両虚が引き起こされ，脳が栄養不足になって頭痛が発生する。

[立法] 補気養血止痛

[食材] 穀類・肉類・レバー・山いも・じゃがいも・にんじん・ほうれん草・小松菜・ライチ・ぶどう・しいたけ・栗・落花生・蜂蜜・イカ

[中薬] 当帰・熟地黄・竜眼肉・大棗・吉林人参・黄耆・山薬・茯苓・扁豆・大棗

[方剤] 八珍湯（人参・白朮・茯苓・甘草・当帰・熟地黄・芍薬・川芎）

山いもと干しぶどうの粥

〈材料〉もち米50ｇ，黒米50ｇ，山いも50ｇ，干しぶどう15ｇ，甘栗3個，落花生15ｇ，大棗5個，蓮子9ｇ，蜂蜜

〈作り方〉
①落花生は水に入れて火にかけ，半分火が通るまで茹でる。山いもは皮つきのまま一口大に切る。
②米・甘栗・大棗・蓮子に①を加えて粥を作り，途中で干しぶどうを入れる。好みで蜂蜜を加える。

〈効能〉補気養血止痛

米・山いも：甘・平。脾・肺・腎経に入る。補気健脾。

栗：甘・温。脾・胃・腎経に入る。補気益肺。

補血の落花生・大棗・干しぶどうとを合わせ，補気養血作用で頭痛を改善する。

内傷頭痛⑥——気滞血瘀証

[症状] 頭痛・固定性刺痛・夜になると重くなる・ため息・怒りやすい。舌紫暗・脈沈弦。
[証候分析] ストレスが多い人・肝機能が悪い人によく起こる。気の流れが滞って血行が悪くなるので,「不通則痛」により頭痛が発生する。
[立法] 疏肝理気・活血止痛
[食材] 大根・マッシュルーム・チンゲン菜・玉ねぎ・レモン・みかん・オレンジ
[中薬] 枳殻・青皮・陳皮・香附子・仏手・砂仁・白豆蔲・草果・薤白・薄荷・山楂子・桃仁・丹参・紅花・三七・鬱金・大茴香・小茴香
[方剤] 血府逐瘀湯（当帰・地黄・赤芍・川芎・桃仁・紅花・枳殻・柴胡・牛膝・桔梗・甘草）

みかんの皮と紅花ご飯

〈材料〉 玄米300 g，みかんの皮（小1/2個分），紅花3 g，塩
〈作り方〉
①玄米はよく洗って，一晩水に漬ける。
②圧力鍋に玄米・塩・紅花を入れて蓋をし，おもりをつけて強火にかける。蒸気が出たら弱火にして20〜25分炊く。
③火を止めてそのまま蒸らし，蒸気がなくなったら蓋を開けて，みじん切りにしたみかんの皮を入れてよく混ぜ，少し蒸らす。

〈効能〉 行気活血止痛
　みかんの皮：辛・苦・温。脾・肺経に入る。行気健脾。
　紅花：辛・甘・温。心・肝経に入る。活血祛瘀。
　みかんの皮は陳皮より手に入りやすいが，あれば陳皮の方が効能が強い。
　合わせて行気活血作用によって頭痛を改善する。

メモ

[引経薬の使い方]

　引経薬とは，中薬の味・色・性質・働きによって，ある臓腑・経絡に選択的に作用を発揮する中薬のことである。薬膳の処方だけでなく，別途煎じ薬として引経薬を応用すると，治療効果が高まるが，そのためにはより高度で正確な弁証能力が必要となる。

頭痛の部位別によく使う引経薬	耳の周囲・目尻・片頭痛		川芎・柴胡
	前額		白芷
	眉毛の周囲		蔓荊子
	頭頂部	内傷	呉茱萸
		外感	藁本・防風・柴胡
	全頭痛		羌活・防風
	頭痛・肩こり		葛根
経絡別によく使う引経薬	太陽経		川芎・羌活・蔓荊子
	陽明経		白芷・葛根・知母
	少陽経		柴胡・黄芩・川芎
	太陰経		蒼朮
	少陰経		細辛
	厥陰経		呉茱萸・藁本
体質別によく使う引経薬	肥満痰湿		半夏・蒼朮
	消痩内熱		酒製黄芩・防風
	気虚		酒黄耆・升麻
	血虚		当帰・白芍
その他	慢性頭痛		全蝎・蜈蚣・僵蚕・地竜

Point
＊頭痛の部位と経絡の関係にも注目しよう。
＊外感頭痛と内傷頭痛の病因病機と各証の特徴をおさえておこう。
＊頭痛弁証のポイントに従って薬膳処方を立ててみよう。

4 めまい

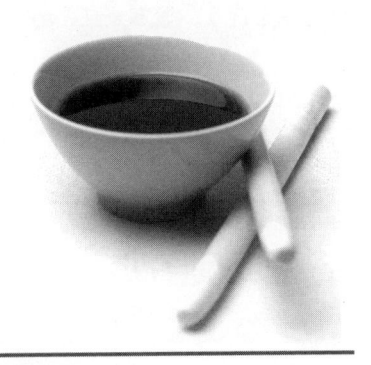

◇めまいの中医学的概念◇

　めまいとは,目が回り,頭がくらくらする症状で,慢性疾病によって引き起こされる症状の1つでもある。軽いものであれば目を閉じると緩和するが,ひどくなると立っていられなくなり,吐き気がしたり,汗が出て,倒れることもある。症状により,めまいは実証・虚証・虚実兼証の3種類に分けられる。

　めまいについての最も早い記載は『黄帝内経素問』にあり,「掉眩」「眩冒」と書かれている。至真要大論篇には「諸風掉眩,皆属于肝」,『金匱要略』には「心下有支飲,……其人苦冒眩,沢瀉湯主之」と記載されている。この「冒眩」は「めまい」である。『丹渓心法』には「痰がなければめまいは起こらない」と書いてあり,めまいの病因病機を,肝機能の失調・痰飲と結びつけている。そのほかに熱盛・上気不足・髄海不足なども原因となる。

　めまいの原因には次のようなものがあげられる。

肝気鬱結:ストレスにより肝気鬱結となり,肝鬱化火となって肝陰を傷める。肝陽が頭部に上擾し,めまいとなる。

腎精不足:老化あるいは慢性疾病により腎精不足を引き起こし,髄海不足となりめまいが生じる。

気血両虚:慢性疾病あるいは大失血により気血両虚が生じて,清陽不昇・血不養神となったため,めまいとなる。

痰湿内盛:肥満や,水湿停留により痰湿が生じてめまいとなる。

瘀血内阻:けがや気滞により瘀血内阻が生じてめまいとなる。

◇めまいの薬膳処方◇

　実証のめまいに対しては祛邪を中心とした薬膳処方を立てる。虚証のめまいに対しては補虚を行う。虚実兼証の場合には，補虚と祛邪を合わせた処方にする。

めまいによく用いる食材と中薬

作用	食材	中薬
清肝泄火	あわ・小麦・大麦・じゅんさい・にがうり・マコモ・トマト・緑茶・わかめ・シジミ	決明子・菊花・薄荷・山梔子・生地黄・牡丹皮・地骨皮・車前子
理気活血	そば・なた豆・えんどう豆・大根・玉ねぎ・らっきょう・みかん・酢・酒	陳皮・青皮・枳殻・枳実・厚朴・川芎・鬱金・姜黄・丹参・三七・紅花・桂枝
補気養血	山いも・いんげん・にんじん・ほうれん草・しいたけ・栗・ぶどう・蜂蜜・鶏肉・牛肉・田ウナギ・イカ・タコ	吉林人参・党参・黄耆・白朮・大棗・炙甘草・当帰・白芍・阿膠
補腎益精	白きくらげ・黒ごま・卵・烏骨鶏・鴨肉・豚肉・アワビ・ホタテ貝	枸杞子・石斛・黄精・女貞子・桑椹
健脾祛湿	はと麦・とうもろこし・大豆・あずき・コイ・フナ・ハモ・白魚	茯苓・冬瓜皮・玉米鬚・車前子・葫芦・通草
滋陰潜陽	小松菜・アスパラガス・卵・鴨肉・豚肉・アワビ・カキ・ホタテ貝	黄精・麦門冬・百合・玉竹・枸杞子・女貞子・亀板・決明子・釣藤鉤・真珠粉・石決明・牡蛎・天麻・全蝎・地竜

実証①──肝火上炎証

[症状] めまい・耳鳴り・イライラして怒りっぽい・顔が赤い・目が赤い。舌紅苔黄・脈弦数。
[証候分析] ストレスまたは陽盛の体質により，肝火が頭・顔部に上炎する。
[立法] 清肝瀉火
[食材] あわ・白菜・大根・にがうり・きゅうり・トマト・なす・りんご・梨・キウイフルーツ・豆腐・緑茶
[中薬] 山梔子・菊花・竹葉・生地黄・金銀花・蒲公英・魚腥草・馬歯莧・決明子・薄荷
[方剤] 竜胆瀉肝湯（竜胆草・沢瀉・木通・車前子・当帰・柴胡・地黄・山梔子・黄芩）

菊花梔子茶

〈材料〉菊花6g，山梔子3g，緑茶3g

〈作り方〉
① 山梔子は細かくつぶす。
② 急須を温め，材料を全部入れる。湯500ccを注いで10分ほど蒸らす。

〈効能〉清熱瀉火

菊花：辛・甘・微苦・微寒。肝・肺経に入る。清肝明目。
山梔子：苦・寒。肝・心・肺・胃・三焦経に入る。清熱瀉火。
茶：苦・甘・微寒。心・肺・胃経に入る。清熱瀉火・清利頭目。
ともに肝火を清める作用がある。

実証② ── 気滞血瘀証

[症状] めまい・頭痛・肢体の痺れ。舌紫暗・脈沈弦。
[証候分析] 気の流れが滞るため，血行も悪くなる。髄海の営養不足のため，めまい・頭痛の症状が現れる。
[立法] 行気活血通絡
[食材] 大根・マッシュルーム・チンゲン菜・玉ねぎ・レモン・みかん・オレンジ
[中薬] 枳殻・青皮・陳皮・香附子・薤白・薄荷・桃仁・丹参・紅花・三七・鬱金・大茴香・小茴香・山楂子
[方剤] 柴胡疏肝散（柴胡・枳殻・芍薬・甘草・香附子・川芎）
　　　 川芎茶調散（川芎・荊芥・薄荷・羌活・細辛・（香附子）・白芷・甘草・防風）
　　　 血府逐瘀湯（当帰・地黄・赤芍薬・川芎・桃仁・紅花・枳殻・柴胡・牛膝・桔梗・甘草）
　　　 通竅活血湯（赤芍薬・川芎・桃仁・紅花・老葱・生姜・大棗・麝香・黄酒）

野菜のカレー煮

〈材料〉玉ねぎ1個，大根100g，にんじん30g，ししとう5個，陳皮6g，紅花6g，生姜薄切り10枚，ねぎ10cm，サラダ油，カレールー

〈作り方〉
① 玉ねぎ・生姜はみじん切りにする。
② 大根・にんじんは一口大に切る。
③ ねぎはぶつ切りにする。
④ 鍋を熱し，サラダ油を入れて玉ねぎをやわらかくなるまで炒める。
⑤ 他の材料を入れて炒め，水とカレールーを加えて煮込む。

〈効能〉理気活血

辛温性のものを使い，体を温める料理にする。

玉ねぎ：辛・甘・温。脾・胃・肺・心経に入る。健脾理気。陳皮と合わせると，健脾理気の作用が高まる。

大根は辛味・涼性で理気消食の働きをもつが，温性の食材とカレールーと一緒に煮込むと涼性が緩和され，合わせて行気活血作用をもつ。

虚証①──気血両虚証

[症状] めまいが朝にひどく起きられない・疲れ・無力・顔色が蒼白・口唇色淡。

[証候分析] 気虚または血虚によって気血両虚を起こし，脳が栄養不足になってめまいを起こす。

[立法] 補気養血

[食材] 穀類・肉類・レバー・にんじん・ほうれん草・小松菜・山いも・じゃがいも・しいたけ・栗・落花生・ライチ・ぶどう・蜂蜜・イカ

[中薬] 当帰・竜眼肉・大棗・吉林人参・黄耆・山薬・茯苓・扁豆

[方剤] 四物湯（当帰・熟地黄・白芍・川芎）

四君子湯（人参・白朮・茯苓・甘草）

八珍粥

〈材料〉米80g，鶏ひき肉50g，生しいたけ1枚，小松菜1本，にんじん50g，吉林人参6g，黄耆15g，当帰3g，塩，胡椒，醤油

〈作り方〉

①黄耆・当帰を袋に入れ，水500ccに20分間漬けてから15分間煎じる。薬汁を濾す。

②吉林人参・しいたけ・小松菜・にんじんはさいの目に切る。

③米に①の薬汁と吉林人参・水を加えて粥を作り，途中でにんじん・鶏肉・小松菜・しいたけを入れる。

④塩・胡椒・醤油で調味する。

〈効能〉補気生血

当帰補血湯（黄耆・当帰）に補気の吉林人参・米・しいたけ・鶏肉に養血のにんじん・小松菜を合わせて，補気養血作用で，めまいを改善する。

虚証②──腎精不足

[症状] めまい・耳鳴り・元気がない・不眠・夢をよく見る・健忘・足腰の疲れ。
[証候分析] 精髄不足によって脳が栄養不足になり，めまいが発生する。精血不足により不眠も現れる。
[立法] 滋陰補髄
[食材] 補陰：黒豆・黒ごま・卵・鴨肉・豚肉・カキ・マテ貝・ムール貝・ホタテ貝
　　　 補血：ぶどう・竜眼肉・ライチ・豚レバー・イカ・タコ・赤貝
[中薬] 補陰：石斛・黄精・枸杞子・女貞子・桑椹・亀板・鼈甲
　　　 補血：熟地黄・乾地黄・阿膠・何首烏
[方剤] 左帰丸（熟地黄・山薬・山茱萸・枸杞子・菟絲子・牛膝・鹿角膠・亀板膠）

イカご飯

〈材料〉イカ1杯，米50g，黒豆10個，枸杞子10g，ウズラの茹で卵3個，生姜10g，ねぎ5cm，塩，醬油，紹興酒，豚骨スープ（なければ水）適量

〈作り方〉
①イカは内臓をきれいに取って湯通しする。
②黒豆は一晩塩水に漬けてからやわらかくなるまで煮る。
③米は1時間ほど醬油と温水に漬けておく。
④生姜・ねぎは半量をみじん切りにし，半量をぶつ切りにする。
⑤イカの腹に②③と枸杞子・みじん切りの生姜・ねぎをイカの半分ぐらいまで詰め，爪楊枝でとめる。
⑥豚骨スープに⑤とウズラの卵，ぶつ切りにした生姜・ねぎ・醬油・紹興酒を入れ，2時間ぐらい煮て，火を止めて蒸らす。
⑦切ってから食べる。

〈効能〉滋陰補血益腎
　イカ：鹹・平。肝・腎経に入る。養血滋陰。
　卵：甘・平。脾・肝・腎・肺・心経に入る。滋陰養血。
　イカと卵を一緒に使うと腎精を養う働きがある。黒豆・枸杞子は滋補肝腎の作用がある。合わせて髄海を充実させる。

虚実兼証①──痰飲証

[症状] 痰湿：めまい・頭が重い・白い痰が多い・汗をかく・胸悶・吐き気・膨満感・肥満。舌苔白厚・脈滑弦。
　　　 水飲：めまい・耳鳴り・清水を嘔吐する・食欲がない。苔白・脈滑。

[証候分析] 肥満・脾虚によって水湿が停滞し，痰湿・水飲が生じる。気機が阻滞され，めまいが起こる。

[立法] 健脾化痰・温陽化飲

[食材] 温性で辛・鹹性のものを使う。

穀類・里いも・山いも・じゃがいも・からし菜・大根・へちま・しいたけ・とうがん・白菜・生姜・海藻・クラゲ

[中薬] 桔梗・杏仁・蘇子・白芥子・莱菔子・山薬・茯苓・薏苡仁・桂枝・肉桂

[方剤] 半夏白朮天麻湯（半夏・白朮・天麻・茯苓・陳皮・甘草・生姜・大棗）

苓桂朮甘湯（茯苓・桂枝・白朮・甘草）

里いもと杏仁の煮もの

〈材料〉里いも5個，杏仁10g，からし菜2株，みかんの皮（中1/2個分），炙甘草3g，生姜15g，ねぎ3cm，塩，醬油，サラダ油

〈作り方〉

①里いもは皮をむき，2つに切る。

②生姜は薄切りにする。ねぎはぶつ切りにする。

③鍋を熱し，サラダ油を入れて生姜とねぎを炒め，里いも・杏仁・塩・醬油・甘草・水300ccを加えて煮込む。

④みかんの皮はせん切りにする。からし菜は2cmの長さに切る。

⑤鍋を熱し，サラダ油を入れてからし菜を炒め，塩・みかんの皮を加える。

⑥⑤を器に盛り，真ん中に③を盛りつける。

〈効能〉化痰利肺

里いも：甘・辛・平。大腸・胃経に入る。化痰軟堅益胃。

杏仁：甘・平。肺・大腸経に入る。潤肺祛痰。

からし菜：辛・温。肺・胃経に入る。宣肺豁痰。

痰湿を取り除き，めまいを改善する。

とうがんと鶏団子の鍋

〈材料〉とうがん100g，鶏ひき肉100g，茯苓粉10g，香菜10g，生姜10g，ねぎ15g，肉桂粉末，片栗粉，塩，胡椒，紹興酒，サラダ油

〈作り方〉

①生姜・香菜・ねぎはみじん切りにする。

②とうがんは皮をむいて一口大に切る。皮とわたは取っておく。

③鶏ひき肉に生姜・ねぎ・茯苓粉・片栗粉・塩・肉桂粉末・胡椒・サラダ油を入れてよく混ぜ，団子を作る。

④鍋にとうがんの皮・わたと水800ccを入れ，20分ほど煮たら，皮とわたは取り出して，とうがんを入れる。

⑤とうがんが半透明になったら③を入れる。

⑥紹興酒・塩で調味し，香菜を入れて火を止め，5分蒸らす。
〈効能〉補気健脾・利水滲湿
　鶏肉：甘・平。脾・胃経に入る。補中益気。
　茯苓：甘・淡・平。心・脾・腎経に入る。利水祛湿。
　とうがん：甘・涼。肺・胃・大腸経に入る。清熱解毒・利尿。
　温辛の薬味と香辛料も合わせて水湿停滞の痰飲・めまいを改善する。

虚実兼証②──陰虚陽亢証

[症状] めまい・午後に重くなる・耳鳴り・目の乾燥・盗汗・口渇・五心煩熱・足腰がだるい・疲れ。舌紅・脈弦細数。
[証候分析] 肝腎陰虚により肝陽上亢の症状が現れる。肝熱が経絡に沿って脳に影響する。
[立法] 滋陰潜陽・柔肝養血
[食材] セロリ・トマト・いちご・食用菊・黒ごま・スッポン・亀肉・兎肉・ホタテ貝・カニ・イカ・ハマグリ・カキ
[中薬] 百合・沙参・麦門冬・地黄・桑椹・枸杞子・女貞子・山薬・何首烏・薄荷・菊花・葛根・桑葉・白芍・阿膠・牡蛎・石決明・天麻
[方剤] 大補元煎（人参・山薬・熟地黄・山茱萸・枸杞子・杜仲・当帰・甘草）
　　　天麻釣藤鈎飲（天麻・釣藤鈎・石決明・牛膝・桑寄生・杜仲・山梔子・黄芩・益母草・茯神・夜交藤）
　　　一貫煎（沙参・麦門冬・当帰・生地黄・枸杞子・川楝子）
　　　杞菊地黄丸（枸杞子・菊花・熟地黄・山茱萸・山薬・沢瀉・牡丹皮・茯苓）

カキとホタテの天麻煮込み

〈材料〉天麻片10ｇ，カキ5個，ホタテ貝3個，枸杞子6ｇ，山いも15ｇ，セロリ1/2本，食用菊花（生）1個，生姜薄切り2枚，ねぎ3ｃｍ，塩，紹興酒，サラダ油少々，片栗粉

〈作り方〉

①セロリは2ｃｍの長さに切って湯通しする。山いもは皮をむいて半月に切る。菊花はくずす。生姜・ねぎはみじん切りにする。
②カキは塩水できれいに洗う。ホタテ貝は2枚に切る。
③天麻を土鍋に入れ，水500ｃｃでやわらかくなるまで煎じる（汁が100ｃｃになるまで煮つめる）。
④③に水300ｃｃを加え，山いも・カキ・ホタテ貝・生姜・ねぎ・枸杞子・紹興酒を加えてよく火を通す。

⑤セロリ・菊花を入れて，水溶き片栗粉でとろみをつけ，塩で調味する。

〈効能〉滋陰潜陽

　滋陰のホタテ貝・カキ・枸杞子・山いもと平肝の天麻，清熱のセロリ・菊花とを合わせ，陰虚陽亢のめまいを改善する。

Point
＊めまいの病因病機を把握しよう。
＊実証のめまいと虚証のめまいの違いに注意しよう。
＊各証の弁証施膳をしてみよう。

5 不眠症

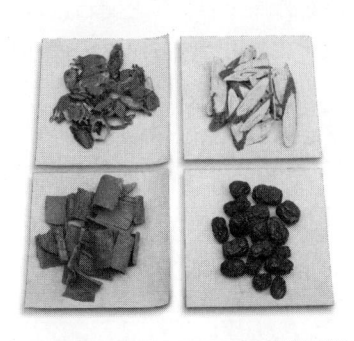

◇不眠症の中医学的概念◇

　古典には昔から，不眠症に関する記載がある。例えば，約２千年前の『金匱要略』血痺虚労病篇には「虚弱で疲れ，精神的な不安があると不眠となる」とあり，それより約２百年さかのぼる『黄帝内経素問』逆調論篇には「胃気が不和になると寝ても安らかではない」と書かれている。『景岳全書』には「精神が安定すれば安眠できる。精神が不安定だと睡眠も不安定となる」とあるように，精神の変動が不眠を引き起こすと書かれており，虚弱体質・胃の病気・神志の異常は不眠症の原因となると説明している。

　人間は「陽が陰に入ると寝て，陽が陰から出ると起きる」のが自然であり，睡眠は陰陽のバランスがよい状態に保たれているかどうかのバロメーターになる。したがって各臓腑の陰陽のアンバランス状態は，不眠症の主な原因となる。

　不眠症には虚証と実証がある。虚証の場合，原因は陰血不足が多く，心血虚・脾気虚・肝血虚・腎陰虚に関わっている。実証は肝鬱化火・食滞痰盛・胃腑不和によるものが多い。

　不眠の原因には以下のものがある。

①緊張・恐怖・強迫観念・躁うつなどが原因で，肝の条達作用が失われると，気鬱不舒となり，これが火熱に変化して神志が乱れ，不眠症を引き起こす。

②虚弱体質・過労・慢性疾患のため腎陰が消耗されると，心火を抑えられなくなって，心陽亢盛の不眠となる。

③脾気虚によって心血虚となり，心脾両虚となって，神志不寧・不眠となる。

④心胆気虚により心神不安となる。

⑤胃気不和のため飲食停滞し，痰熱が生じて，心神の働きが乱される。

◇不眠症の薬膳処方◇

不眠症は大きく分けると，虚証の不眠症と実証の不眠症がある。気虚・血虚・陰虚の虚証は脾・心・腎と関わるので，補益脾気・養血安心・滋補腎陰を行う。実証である肝火・痰熱には清肝泄火・清熱化痰を行い，安神定志の食材や中薬も組み合わせる。

不眠症によく用いる食材と中薬

作用	食材	中薬
清肝泄火	あわ・小麦・大麦・にがうり・きゅうり・トマト・じゅんさい・マコモ・わかめ・シジミ・緑茶	竜胆草・菊花・薄荷・山梔子・決明子・生地黄・牡丹皮・車前子
清熱化痰	黒くわい・たけのこ・へちま・昆布・クラゲ・アサリ	杏仁・枇杷葉・桔梗・栝楼・貝母・海藻・竹筎・羅漢果・胖大海
補気養血	米・山いも・じゃがいも・にんじん・ほうれん草・小松菜・キャベツ・いんげん・ぶどう・干ししいたけ・栗・落花生・蜂蜜・鶏肉・牛肉・田ウナギ・イカ・タコ	吉林人参・党参・黄耆・白朮・大棗・炙甘草・当帰・白芍・阿膠・何首烏・竜眼肉
滋陰補腎	小松菜・アスパラガス・白きくらげ・牛乳・卵・烏骨鶏・鴨肉・豚肉・アワビ・ホタテ貝・カキ	枸杞子・石斛・黄精・女貞子・桑椹・麦門冬・百合・亀板・決明子・釣藤鈎・真珠粉・石決明・牡蛎
安神定志	豚ハツ・ウズラの卵・カキ	酸棗仁・柏子仁・夜交藤・合歓皮・真珠粉・石決明・牡蛎・竜眼肉

虚証① ── 心脾両虚証

[症状] 顔色不華・夢を多く見る・夜中に何度も目が覚める・心悸・健忘・めまい・疲れ・食欲がない。舌淡苔薄・脈細弱。

[証候分析] 心は血脈を主り，脾は気血を生み出す源である。強迫観念・躁うつ・過労などにより心血が消耗されると，心神を滋養できなくなり，夢を多く見る・目が覚めやすい・心悸・健忘などの症状が現れる。

脾気を傷めると食欲がなくなり，気血の生化の源が不足して血虚となり，心を滋養できなくなるため，心神不安・精神不振・四肢倦怠の症状が現れる。また清陽不昇のためめまい・顔色が悪いなどの症状も出てくる。

[立法] 補益心脾安神

[食材] 米・山いも・じゃがいも・かぼちゃ・キャベツ・いんげん・鶏肉・牛肉・にんじん・ほうれん草・小松菜・イカ・タコ・栗・落花生・ぶどう・蜂蜜・ウズラの卵・豚ハツ

[中薬] 吉林人参・西洋参・党参・黄耆・白朮・大棗・炙甘草・当帰・白芍・阿膠・何首烏・竜眼肉

[方剤] 帰脾湯（党参・黄耆・白朮・茯神・酸棗仁・竜眼肉・木香・炙甘草・当帰・遠志・生姜・大棗）

大棗補血茶

〈材料〉大棗15ｇ，竜眼肉10ｇ，当帰1ｇ，黄耆5ｇ
〈作り方〉
①大棗はきざむ。
②材料と水500ccを鍋に入れ，火にかける。沸騰したら10分間煎じて火を止め，容器に移す。
③煎じた茶を飲んだあとは，材料に湯を足して一日中飲む。
〈効能〉補気生血安神
大棗：甘・温。脾・胃経に入る。補中益気・養血安神。
竜眼肉：甘・温。心・脾経に入る。補益心脾・養心安神。
当帰補血湯（当帰・黄耆）に大棗と竜眼肉を合わせて不眠症を改善する。

虚証②——心胆両虚証

[症状] 心悸がして眠れない・夢を多く見る・緊張・不安。舌質淡・脈弦細。
[証候分析] 心血虚によって神魂不安となり，心悸・不眠などの症状が起こる。
胆気虚によって緊張・不安・怒りやすいなどの症状が起こる。
[立法] 益気安神定志
[食材] 米・山いも・じゃがいも・キャベツ・いんげん・干ししいたけ・鶏肉・牛肉・田ウナギ・にんじん・ほうれん草・小松菜・イカ・タコ・栗・落花生・ぶどう・ライチ・蜂蜜・ローヤルゼリー
[中薬] 吉林人参・西洋参・炙甘草・霊芝・大棗・竜眼肉・酸棗仁・夜交藤・合歓皮
[方剤] 酸棗仁湯（酸棗仁・知母・川芎・茯苓・甘草）

酸棗蓮子粥

〈材料〉あわ100ｇ，酸棗仁30ｇ，蓮子10ｇ，茯苓30ｇ
〈作り方〉
①つぶした酸棗仁と水800ccを鍋に入れ，30分間煎じて濾す。
②①の薬汁に蓮子・茯苓・あわを入れて粥を作る。水の量は適宜加減する。
〈効能〉安神定志
酸棗仁：甘・平。心・肝・胆・脾経に入る。養心補肝安神。
蓮子：甘・渋・平。脾・腎・心経に入る。養心安神。
あわの清熱，茯苓の安神作用と合わせ，心胆両虚の不眠を改善する。

虚証③――陰虚火旺証

[症状] イライラ・心悸・不安・寝つきが悪い・めまい・耳鳴り・健忘・腰がだるい・五心煩熱・のどが渇く。舌質紅・脈細数。

[証候分析] 腎陰が虚して心腎不交・心陽亢盛となり，心悸・不安・不眠の症状が現れる。腎精不足のため，髄海空虚となり，めまい・耳鳴り・健忘の症状が現れる。陰虚火旺により五心煩熱・のどが渇くなどの症状が現れる。

[立法] 滋陰潜陽・養心安神

[食材] チシャ・ほうれん草・小松菜・アスパラガス・柿・白きくらげ・白ごま・卵・鴨肉・豚肉・スッポン・アワビ・ホタテ貝・カキ・牛乳

[中薬] 生地黄・牡丹皮・枸杞子・石斛・黄精・女貞子・桑椹・麦門冬・百合・亀板・真珠粉・石決明・牡蛎

[方剤] 黄連阿膠湯（黄連・阿膠・黄芩・鶏子黄・芍薬）

烏骨鶏の双黄煮込み

〈材料〉烏骨鶏200g，黄精30g，生地黄30g，ほうれん草1株，きくらげ10g，ねぎ5cm，生姜薄切り3枚，紹興酒，醬油，塩

〈作り方〉
①烏骨鶏は湯通しする。ねぎはぶつ切りにする。
②ほうれん草は2cmの長さに切って湯通しする。
③土鍋にほうれん草以外の材料全部と水1000ccを入れ，2時間煮る。
④ほうれん草を入れて塩で調味する。

〈効能〉滋陰補腎・安神定志

黄精：甘・平。肺・脾・腎経に入る。滋陰益気・補腎益精。
地黄：甘・苦・寒。心・肝・腎経に入る。清熱涼血・滋陰生津。
烏骨鶏：甘・平。肝・腎経に入る。滋陰補腎。
合わせて，滋陰清熱補腎で心陽亢盛の不眠を改善する。

セロリジュース

〈材料〉セロリ2本，枸杞子10g

〈作り方〉
①セロリを切り，ミキサーにかけ，濾してジュースを作る。
②枸杞子を水で戻し，①に散らす。

〈効能〉滋陰清熱安神

セロリ：甘・辛・涼。肺・胃経に入る。清熱利尿。
枸杞子：甘・平。肝・腎・肺経に入る。補腎養肝潤肺。
ともに使うとめまい・耳鳴り・煩熱を緩和する。

実証①──肝火上炎証

[症状] 躁うつ・怒りやすい・不眠・食欲がない・のどが渇く・冷たいものを好む・目が赤い・尿が赤い・便秘。舌赤苔黄・脈弦数。
[証候分析] ストレスなどが原因で肝の条達作用が失われ，気鬱不舒によって火に変化し，心神を乱す。また肝火犯胃により食欲がない・のどが渇く・冷たいものを好むなどの症状が現れる。
[立法] 清肝瀉火安神
[食材] あわ・にがうり・白菜・セロリ・きゅうり・トマト・じゅんさい・マコモ・緑茶・わかめ・カニ・シジミ
[中薬] 竜胆草・夏枯草・菊花・薄荷・山梔子・決明子・生地黄・牡丹皮・車前子
[方剤] 竜胆瀉肝湯（竜胆草・山梔子・黄芩・沢瀉・木通・車前子・当帰・地黄・柴胡・甘草）

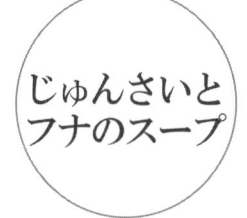

じゅんさいとフナのスープ

〈材料〉じゅんさい10g，フナ1尾，豆腐1/2丁，ねぎ5cm，生姜薄切り3枚，塩，紹興酒，サラダ油
〈作り方〉
①フナはきれいに下処理する。
②ねぎはぶつ切りにする。
③豆腐はさいの目に切る。
④土鍋に材料を全部入れ，水を加えて30分間煮込む。
〈効能〉清肝瀉火
　じゅんさい・豆腐は甘・寒で，肝熱を取り除く。フナと一緒に用いて尿から熱を出し，安眠をはかる。

実証②──痰熱内擾証

[症状] 不眠・頭が重い感じ・痰が多い・食欲がない・胸悶・げっぷ・吐き気・イライラ・口が苦い。舌苔厚膩黄・脈滑数。
[証候分析] 胃気不和により宿食が停滞し，痰熱が生じて，心神を乱す。胃気上逆により食欲がない・胸悶・げっぷ・吐き気などの症状が現れる。
[立法] 清熱化痰・和中安神
[食材] へちま・たけのこ・黒くわい・梨・のり・昆布・クラゲ・アサリ
[中薬] 栝楼・枇杷葉・桔梗・貝母・竹筎・羅漢果・胖大海
[方剤] 温胆湯（半夏・陳皮・甘草・竹筎・枳実・生姜・茯苓）

昆布とクラゲの和えもの

〈材料〉 生昆布30ｇ，塩クラゲ30ｇ，大根10cm，酢，塩，胡椒，ごま油

〈作り方〉
① 大根と昆布はせん切りにする。昆布は湯通しする。
② クラゲはよく洗って切り，酢に漬けておく。
③ 調味料を加えて混ぜる。

〈効能〉 清熱化痰定志

昆布：鹹・寒。肝・胃・腎経に入る。清熱化痰軟堅。
クラゲ：鹹・平。肝・腎経に入る。清熱化痰・潤腸通便。
大根：辛・甘・涼。肺・胃経に入る。清熱化痰・下気寛中。
通利大便の食材を合わせ，痰熱を取り除き，不眠症を改善する。

Point
* 不眠症には虚証と実証がある。
* 各証の主な症状の特徴をとらえよう。
* 心脾両虚・心胆両虚・陰虚火旺の区別と薬膳処方に注意しよう。

6 多汗

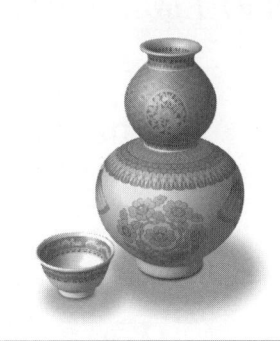

◇多汗の中医学的概念◇

多汗の原因

　多汗（汗証）は，陰陽失調によって腠理（皮膚毛孔）の開合機能が失調して起こる，発汗の異常である。原因と関係なく，昼間の発汗を自汗といい，眠っているうちに発汗し，目が醒めると止まるものを盗汗という。

　『丹渓心法』自汗篇には「自汗は気虚・血虚・湿・陽虚・痰に属する」とあり，また同書盗汗には「盗汗は血虚・陰虚に属する」と述べられており，汗に関しての基本的な認識を示している。また，『景岳全書』汗証篇には「自汗・盗汗にはそれぞれ陰証・陽証の両種類がある。自汗なら必ず陽虚とはいえない，盗汗なら必ず陰虚ともいえない」と書かれており，汗証については，弁証が重要であることを強調している。

　自汗・盗汗の病因病機は外感による発汗と違い，内傷が中心である。

肺気不足：虚弱体質・病気の回復期あるいは慢性の咳で肺気虚弱となり，肺の皮膚と毛孔を主る働きが低下し，体表不固となって汗の症状が現れる。

邪熱内蒸：感情の鬱結によって肝気が疏泄できなくなり，それが長くなると熱が生じる。また塩辛いもの・脂っこいものを食べすぎると肝火・胃熱が旺盛になり，痰熱を生じ，この熱を発散するために汗の症状が現れる。

営衛不和：虚弱体質や，不眠症のため陰陽の状態がアンバランスになり，衛気の身体を守る働きが低下して，汗の症状が現れる。

陰虚火旺：過労・熱病の回復期・陰虚体質の場合，体内の陰液不足で，虚火が生じ，この内熱を発散するために，汗が出やすくなる。

血虚気虧：喀血・嘔血・血便・生理の出血・けがなどによって気虚が引き起こされ，発汗異常となる。

　自汗が長くなると陰液を消耗し，盗汗の症状が現れる。盗汗が長くなると陽気を消耗

し，自汗の症状が現れる。肺気不足・営衛不和・陰虚火旺・血虚気虧の汗は虚証が多く，邪熱内蒸の汗は実証である。

汗の生成

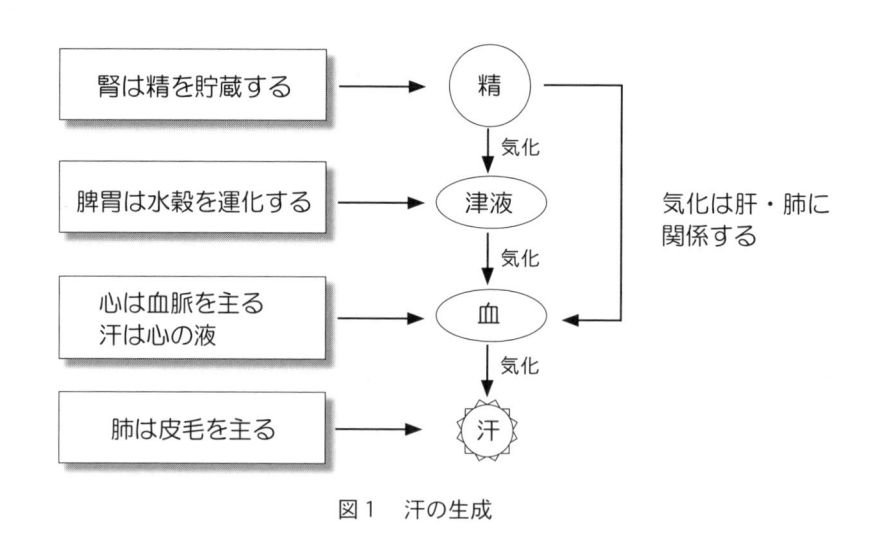

```
腎は精を貯蔵する     →  精
                        ↓ 気化
脾胃は水穀を運化する  →  津液      気化は肝・肺に
                        ↓ 気化    関係する
心は血脈を主る       →  血
汗は心の液              ↓ 気化
肺は皮毛を主る       →  汗
```

図1　汗の生成

　汗の生成には精・津液・血液・気が関わっているが（**図1**），五臓にも密接なつながりがある。
　津液と血は腎に貯蔵されている精の化生と，脾の運化作用によって飲食物から作られた水穀精微からできる。肺の宣発の働きにより津液と血が皮膚を通して汗として排泄され，体温を調節している。この過程において，肝の疏泄発散の働きも，正常な発汗に重要な役割を果たしている。

◇多汗の薬膳処方◇

　多汗は，カゼなどによって体温が上がったための発汗とは違い，臓腑機能の失調と陽盛の体質が主な原因である。気虚・血虚・陰虚などの虚証に対しては，補気・養血・滋陰・営衛調和を行い，汗を収斂する食材と中薬も合わせて使う。邪熱・痰湿・瘀血などの邪気が盛んな状態に対しては祛邪を行う。

多汗によく用いる食材と中薬

作用	食材	中薬
補気養血	米・山いも・じゃがいも・かぼちゃ・キャベツ・いんげん・にんじん・ほうれん草・小松菜・ぶどう・栗・蜂蜜・鶏肉・牛肉・イカ・タコ	吉林人参・党参・黄耆・白朮・大棗・炙甘草・地黄・当帰・白芍・阿膠・何首烏
滋陰潜陽	小松菜・ほうれん草・アスパラガス・チシャ・白きくらげ・白ごま・牛乳・卵・烏骨鶏・鴨肉・豚肉・アワビ・ホタテ貝・カキ	生地黄・熟地黄・枸杞子・石斛・黄精・女貞子・桑椹・麦門冬・百合・真珠粉・牡丹皮・石決明
清熱瀉火	あわ・小麦・大麦・黒くわい・たけのこ・へちま・じゅんさい・マコモ・にがうり・きゅうり・トマト・緑茶・わかめ・のり・昆布・クラゲ・アサリ・シジミ	竹葉・淡竹葉・菊花・薄荷・山梔子・金銀花・連翹・竜胆草・決明子・生地黄・牡丹皮・車前子
健脾化痰	米・はと麦・とうもろこし・里いも・いんげん・からし菜・豆乳	白朮・炙甘草・桔梗・貝母・莱菔子・白芥子
収斂止汗	レモン・ざくろ・梅	浮小麦・山茱萸・五味子・蓮子・石榴皮・芡実・烏梅・烏賊骨

肺気虚証

[症状] 発汗・動くとひどくなる・悪風・カゼを引きやすい・疲労・顔色が悪い。舌淡苔白・脈虚。

[証候分析] 肺気虚弱・表衛不固により津液が毛孔から漏れ，発汗しやすくなる。

[立法] 益気固表止汗

[食材] 米・山いも・じゃがいも・しいたけ・いんげん・栗・鶏肉・牛肉

[中薬] 吉林人参・黄耆・大棗・黄精・白朮・麦門冬・浮小麦・牡蛎・五味子

[方剤] 玉屏風散（黄耆・白朮・防風）
　　　　黄耆六一湯（黄耆・甘草・大棗・生姜）

金銀餅

〈材料〉山いも200g，じゃがいも（中）1個，蓮子10g，甘栗15個，片栗粉大さじ1

〈作り方〉

①山いも・じゃがいも・水で戻した蓮子を蒸してからつぶし，水と片栗粉を加えて混ぜる。

②栗はつぶしてよく練る。

③耐熱容器にラップを敷いて①の半分を入れ，よく押しつけてから②を入れ，その上に残りの①を入れて，形を整え，10分間蒸す。

④容器を伏せて中身を出し，適度な大きさに切る。
〈効能〉 益気補肺斂汗
　山いも：甘・平。脾・肺・腎経に入る。補脾益肺。
　じゃがいも：甘・平。胃・大腸経に入る。補気健脾。
　蓮子は収斂固渋，栗は補脾益気の主な食材としてよく使われる。気が丈夫になると汗を抑える力も強くなる。

営衛不和証

[症状] 全身の発汗・局部の発汗・体の半身の発汗・悪風・寒気とのぼせがしばしば起こる・体中の不快感。舌苔薄白・脈緩。
[証候分析] 陰陽失調による営衛不和（気血不和）・肌膚不固のため発汗・悪風・寒気の症状が出る。
[立法] 調和営衛
[食材] 生姜・梅・蜂蜜
[中薬] 桂枝・芍薬・大棗・甘草・五味子
[方剤] 桂枝湯（桂枝・芍薬・生姜・大棗・甘草）

甘酢ジュース

〈材料〉 蜂蜜大さじ1，黒酢小さじ1.5
〈作り方〉 茶碗に蜂蜜を入れ，湯250ccを少し注いで溶かしてから，酢と湯を加えて混ぜる。
〈効能〉 調和営衛・収斂止汗
　蜂蜜：甘・平。脾・肺・大腸経に入る。補気。
　黒酢：酸・苦・温。肝・胃経に入る。収斂止汗。
　さらに甘味と酸味の組み合わせで気血を調和し，発汗を緩和する。

陰虚火旺証

[症状] 盗汗あるいは自汗・五心煩熱・午後に熱が出る・顔色が赤い・口が渇く。舌紅苔少・脈細数。
[証候分析] 陰液不足で，虚火が生じる。虚火により津液が蒸発し，発汗する。
[立法] 滋陰降火
[食材] 百合根・黒ごま・卵・牛乳・豚肉・鴨肉・カキ・ムール貝
[中薬] 地黄・白芍・山茱萸・地骨皮・牡蛎・竜骨

[方剤] 当帰六黄湯（当帰・生地黄・熟地黄・黄芩・黄連・黄柏・黄耆）
　　　　白芍湯（白芍・棗仁・烏梅）

黒ごまプリン

〈材料〉黒ごま40ｇ，牛乳250cc，ゼラチン５ｇ
〈作り方〉
①ゼラチンは水少々でふやかしておく。
②黒ごまは炒ってからよくすり，牛乳と混ぜて鍋に入れ，火にかける。
③②が沸騰したら①を加え，溶けたら火を止める。
④あら熱が取れたら冷蔵庫に入れて冷やす。
〈効能〉滋陰瀉火
　黒ごま：甘・平。肝・腎経に入る。滋補肝腎・養血益精。
　牛乳：甘・平。心・肺・胃経に入る。滋陰生津。
　これらを合わせて滋陰清熱作用によって，多汗を緩和する。

気血両虚証

[症状] 多汗・疲れ・息切れ・顔色白・心悸・寝つきが悪い・生理不順・皮下出血。舌痰・脈沈細。
[証候分析] 気血同行の関係により，気虚から血虚が生じると同時に，血虚から気虚が生じ，表衛不固で発汗する。
[立法] 養血益気止汗
[食材] にんじん・ほうれん草・ぶどう・落花生・豚レバー・豚足・イカ
[中薬] 吉林人参・黄耆・大棗・当帰・阿膠・竜眼肉・浮小麦・牡蛎・五味子
[方剤] 当帰補血湯（黄耆・当帰）

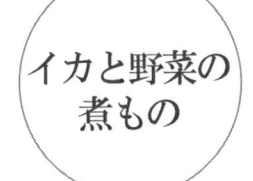

イカと野菜の煮もの

〈材料〉イカ１杯，にんじん１本，じゃがいも（中）１個，ほうれん草２束，落花生60ｇ，生姜薄切り５枚，ねぎ10cm，塩，醬油，紹興酒
〈作り方〉
①にんじんは薄切りにする。
②じゃがいもは皮をむいて薄切りにする。
③イカは一口大に切り，切り込みを入れる。
④鍋に落花生・生姜・ねぎ・醬油と水800ccを入れて煮る。
⑤落花生がやわらかくなったら，にんじん・じゃがいも・イカ・紹興酒を加え，さらに煮込む。

⑥ほうれん草を入れ、塩で調味する。

〈効能〉養血補気止汗

　　イカ：鹹・平。肝・腎経に入る。養血滋陰。

　　落花生・にんじん：甘・平。肺・脾経に入る。補脾養血。

　　じゃがいも：甘・平。胃・大腸経に入る。補気健脾。

　　補血の食材で血虚を改善し、補気のじゃがいもと一緒に用いて補気養血を行って、発汗をよくする。

邪熱内蒸証

[症状] 多汗・汗液が濃い、あるいは汗液が黄色く臭う・体が熱い・顔色が赤い・躁うつ・口が苦い・尿が黄色い。舌苔薄黄・脈弦数。

[証候分析] 肝火または多食・多飲のための胃火が旺盛になり、湿熱が内蒸する。体熱の症状が現れ、津液が筋肉・皮膚から排泄される。

[立法] 清肝泄胃・化湿和営

[食材] セロリ・せり・白菜・春菊・にがうり・きゅうり・トマト・すいか・バナナ・りんご・緑豆・豆腐・金針菜

[中薬] 菊花・薄荷・金銀花・魚腥草・山楂子・車前子・薏苡仁

[方剤] 竜胆瀉肝湯（竜胆草・黄芩・山梔子・柴胡・沢瀉・木通・車前子・当帰・生地黄・甘草）

豆腐ともやしの炒めもの

〈材料〉もやし1袋、豆腐1丁、トマト1個、ねぎ少々、生姜少々、塩、ごま油、サラダ油

〈作り方〉

① もやしは両端を取り、豆腐は2cm角に切って、それぞれ湯通しする。

② トマトはさいの目に切る。ねぎ・生姜はみじん切りにする。

③ 鍋に油を熱し、生姜を入れる。香りが出たら豆腐を入れて、両面を薄黄色くなるまで焼く（型崩れさせないため）。

④ もやし・トマト・ねぎを加えて塩で調味する。最後にごま油で香りをつける。

〈効能〉清熱瀉火

　　もやし（緑豆）：甘・涼。心・胃経に入る。清熱解毒。

　　豆腐：甘・寒。脾・胃・大腸経に入る。清熱瀉火・生津潤燥。

　　トマトと合わせ、清熱瀉火・生津により多汗を改善する。

痰湿内盛証

[症状] 発作性多汗・めまい・胸の痞え・吐き気・嘔吐。または咳・喘息・痰が出る。舌苔膩・脈弦滑。
[証候分析] 痰湿が内にたまり，肺の宣降機能が失調し，痰の症状と多汗が現れる。
[立法] 燥湿化痰
[食材] 大根・大麦・はと麦・あずき・金針菜・とうがん・海藻・コイ・フナ
[中薬] 茯苓・白朮・陳皮・甘草・桔梗・杏仁・栝楼・莱菔子
[方剤] 撫芎湯（川芎・白朮・陳皮・甘草）

とうがんと昆布のスープ

〈材料〉とうがん100g，昆布30g，はと麦30g，皮つき生姜薄切り5枚，塩

〈作り方〉
① とうがんと昆布は一口大に切る。
② はと麦を20分ほど煮て①と生姜を加え，はと麦がやわらかくなるまで煮る。塩で調味する。

〈効能〉利湿祛痰
とうがん：甘・淡・微寒。肺・大腸・膀胱経に入る。
昆布：鹹・寒。肝・胃・腎経に入る。
はと麦と皮つきの生姜を一緒に使うことで，湿が尿から排泄され，痰の症状も改善し，汗の症状もよくなる。

気滞血瘀証

[症状] 慢性的な局部・半身の発汗・四肢の痺れ。治りにくい。
[証候分析] 瘀血による気滞，または気滞による血瘀のため，気血失調の発汗となる。
[立法] 行気活血化瘀
[食材] チンゲン菜・玉ねぎ・らっきょう・大根・えんどう豆・みかん・ジャスミン・酢
[中薬] 当帰・川芎・三七・鬱金・丹参・桃仁・紅花・陳皮・枳殻・仏手・桔梗
[方剤] 血府逐瘀湯（当帰・地黄・川芎・白芍・桃仁・紅花・桔梗・牛膝・柴胡・枳殻・甘草）

紅花姜黄粥

〈材料〉米80g，大根3cm，紅花1g，姜黄2g，陳皮6g，生姜少々，ねぎ少々，醬油

〈作り方〉
① 大根はさいの目に切る。
② 生姜・ねぎはみじん切りにする。
③ 粥を炊いて，途中で紅花・姜黄・大根・陳皮を入れる。
④ 炊きあがったら生姜・ねぎ・醬油を入れる。

〈効能〉活血行気
紅花・姜黄の辛温活血化瘀作用と，大根の辛・涼と陳皮の苦・辛・温を配合し，行気活血をする。

局部の発汗

[頭部] 頭部は「諸陽の集まる所」である。外感あるいは内傷によって，よく頭部の発汗が起こる。
　〈治法〉清熱潜陽：竹葉石膏湯（竹葉・石膏・人参・麦門冬・半夏・甘草・粳米）

[鼻部] 鼻は督脈・手陽明大腸経・足陽明胃経が通り，また肺の開竅する所として，これらの経絡と臓腑が失調したときに鼻部の発汗が起こる。
　〈治法〉清熱瀉火：清胃散（生地黄・当帰・牡丹皮・黄連・升麻）

[手足] 脾が四肢筋肉を主っているため，手足の発汗の原因は脾胃湿熱である。
　〈治法〉健脾清熱利湿：瀉黄散（藿香・山梔子・石膏・防風・甘草）

[胸部] 胸部は任脈・肺経・胃経の循行する所，膻中（両乳首の中間）は脾経・腎経・小腸経・三焦経・任脈の5つの経絡が集まる所であり，「気会膻中」（気が膻中に集合する）という説もある。これらの臓腑や，心肺の機能の失調によって，胸部の発汗が起こる。
　〈治法〉養心安神・兼益脾腎：天王補心丹（酸棗仁・柏子仁・生地黄・当帰・天門冬・麦門冬・人参・丹参・玄参・茯苓・五味子・遠志・桔梗）

[陰部] 陰部は肝経と腎経が走る所で，肝経の湿熱・腎経の虚弱によって発汗することがある。
　〈治法〉清肝瀉熱：竜胆瀉肝湯（竜胆草・黄芩・梔子・柴胡・沢瀉・木通・車前子・当帰・地黄・甘草）
　温腎散寒：安腎丸（胡芦巴・補骨脂・川楝子・小茴香・続断・杏仁・桃仁・山薬・茯苓）

[半身] 気血不和・痰湿阻絡により半身発汗が現れることがある。
　〈治法〉補益気血・調和陰陽：補陽還五湯（黄耆・当帰・川芎・赤芍・桃仁・紅花・地竜）

桂枝梅粥

〈材料〉米80g，桂枝6g，大棗6個，梅干1個，生姜少々，ねぎ少々，塩

〈作り方〉
① 桂枝は粉にする。大棗はきざんで種を取る。生姜・ねぎはみじん切りにする。梅干はきざむ。
② 粥を炊き，途中で桂枝・大棗を加える。
③ 生姜・ねぎ・梅干を入れ，塩で調味する。

〈効能〉調気和血

局部発汗の最も多い原因は気血不和である。特に半身発汗はこの原因に属する。桂枝湯の芍薬を梅干に替え，酸味と辛味の桂枝・生姜・ねぎ，甘味の大棗と合わせ，気血を調節する。

Point
* 汗の生成と臓腑の関係をつかもう。
* 自汗と盗汗の症状はどこが違う？
* 自汗と盗汗の病因病機は内傷が中心。
* 各証の薬膳処方を作ってみよう。

7 慢性疲労

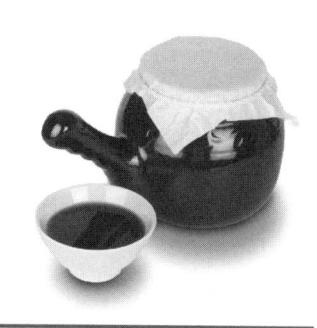

◇慢性疲労の一般的概念◇

慢性疲労は，肉体疲労と精神疲労の2種類に分けられる。

肉体疲労の原因

　肉体疲労の原因として一番多くみられるのは，長時間の労働やスポーツのやりすぎである。また，高原や深海での作業，高温度・高湿度下での作業など特殊な環境における活動で起きることも多い。軽作業でも長時間に及んだり，OA機器を操作したりすることによって局所的な肉体疲労が起きることがある。

　適度な運動は血行をよくし，健康によいが，体力を超えた長時間の活動または長時間同じ動作を繰り返す運動などは，肉体の疲労を招くことになる。

精神疲労の原因

　精神疲労の原因となるのは，さまざまなストレスである。肉親や親しい人の死・病気・夫婦関係・嫁姑関係・子どもの教育問題・失業・職場の人間関係・待遇や昇進の不満・失恋・学校の成績など，ストレスになるものは数多くある。

　上記のような，外部からの不快な刺激（ストレッサー）を受けると，いつも保っている安定が乱され，体がアンバランスな状態になる。不快な刺激に対する調節能力・抵抗能力は人によって異なり，ストレスの程度も違う。ストレスがたまり，緊張・不安・躁うつ・過敏など不安定な精神状態が長く続くと，精神疲労につながる。精神疲労では，自律神経失調症の心悸・汗が出やすい・吐き気・胃痛・頭痛・不眠症・集中力低下・胃腸の不調などの症状が現れる。

◇慢性疲労の中医学的概念◇

中医学からみると，慢性疲労とは，五臓六腑の精気がさまざまな原因により消耗され，虚損されるために現れる臨床表現である。「虚労」の前の症状と考えられる。

慢性疲労の病因病機

体質素因：病気に対する敏感度および病気の進展・傾向を決定するのは体質である。これは老化現象にも関連している。体質が弱い人は，老化現象の進みが早く，慢性疲労にもなりやすい。
生活素因：飲食・起居・情緒・労倦・嗜好などを含む。
性生活：過度な性生活により精気を消耗し，精力を虚損する。
飲食起居：偏食・飲食不節・暴飲暴食・飲酒過度・不規則な生活などによって，栄養のバランスが崩れ，慢性疲労の原因となる。

肉体の過労

『黄帝内経素問』宣明五気篇には「長くものを見すぎると血を損う。長く寝すぎると気を損う。長く坐りすぎると肉を損う。長く立ちすぎると骨を損う。長く歩きすぎると筋を損う」とある。中医学からみると，久視・久臥・久坐・久立・久行などの活動は，傷血・傷気・傷肉・傷骨・傷筋などの肉体疲労の症状を引き起こし，さらに，心・肺・脾・腎・肝など関連する臓器の精気不足を引き起こす（**表3**）。

表3 過労と五臓

動作	久視 （長時間見る）	久臥 （長時間寝る）	久坐 （長時間座る）	久立 （長時間立つ）	久行 （長時間歩く）
損傷するもの	血	気	肉	骨	筋
影響を与える臓器	肝・心	肺	脾	腎	肝
関係性	肝は蔵血を主る・肝は目に通じる。心は血脈を主る。	肺は気を主る。	脾は四肢・筋肉を主る。	腎は骨を主る。	肝は筋を主る。

精神的な過労

『黄帝内経素問』上古天真論篇には「古代の修養の道理を深く理解した人は，常に人々を教え導くにあたってこう述べたものである。外界の虚邪賊風に注意して回避すべきときに回避する，と。それとともに，心がけは安らかで静かであるべきだ。貪欲であったり，妄想したりしてはならない。そうすれば真気が調和し，精神もまた内を守って磨り減り散じることはない。このようであれば病が襲うというようなことがあろうか，と。このため人々の心はきわめてのどかで，欲望は少なく，心境は安定していて，恐れることがなかった。肉体を働かせても過度に疲労することはなく，正気は治まり順調である。それぞれの望みは満たされ，食べたものをおいしく思い，着たものを心地よく思い，習慣を楽しみ，地位の高低をうらやむことがなく，人々はいたって素朴で誠実であった。正しくない嗜好も彼らの耳目を揺り動かさず，淫らな邪説も彼らの心情をまどわすことはなかった。愚鈍・聡明・有能，または不肖な人を問わず，何事に対してもまったく恐れることはなかった。してみると彼らがあらゆる点で，養生の道理に合致していたことがわかるであろう」とある。

ここでは，古人が養生の真髄を述べている。精神疲労の原因はまず，自分に精神的に弱いところがあり，欲望や激情を抑えきれないために抵抗力が低下してしまうからだと考えており，それに対し，欲望を抑え，心の豊かさを求め，精神的なもの・教養的なものへの欲求を高める必要がある，と教えている。『黄帝内経素問』陰陽応象大論篇には「怒気は肝を損ない，喜びは心を損なう。思慮は脾気を損ない，憂は肺を損なって，恐は腎を損なう」とあり，過度の感情の変化は関連した臓器に悪影響を及ぼすと，記載されている。

◇慢性疲労の薬膳処方◇

気虚・血虚・陰虚・気鬱などの弁証に応じて，補気・養血・滋陰・解鬱の薬膳処方を立て，それに合った食材と中薬を選ぶ。

血虚気鬱証

[症状] 不安・イライラ・うつ状態・不眠・集中力の低下・めまい・物忘れ・疲れ・食欲不振。舌淡苔薄白・脈沈細弦。
[証候分析] 心血虚・肝気鬱結により神志を主る働きが低下し，精神・神経の不安定・疲れが現れる。肝脾不和によって食欲不振となる。
[立法] 養血安神理気

[食材] にんじん・ほうれん草・小松菜・みかん・かぼす・レモン・オレンジ・ぶどう・ライチ・落花生・豚ハツ・イカ・カキ

[中薬] 酸棗仁・柏子仁・大棗・百合・竜眼肉・当帰・熟地黄・陳皮・柴胡・枳殻

[方剤] 酸棗仁湯（酸棗仁・茯苓・知母・川芎・炙甘草）

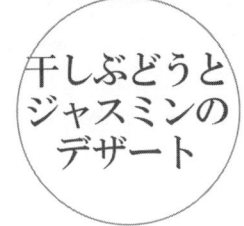

干しぶどうとジャスミンのデザート

〈材料〉干しぶどう10ｇ，ジャスミン3ｇ，竜眼肉10ｇ，陳皮3ｇ

〈作り方〉容器に材料を入れて，湯300ccを注いで15分間蒸す。

〈効能〉補血行気

　ぶどう：甘・酸・平。脾・肺・腎経に入る。補血益気。

　竜眼肉：甘・温。心・脾・肝経に入る。補心益脾・養血安神。

　ジャスミン：苦・辛・温。肝経に入る。疏肝理気。

　合わせて用いると養血行気安神の作用がある。

玫瑰甘麦茶

〈材料〉玫瑰花2ｇ，甘草3ｇ，小麦50ｇ，大棗3個

〈作り方〉

①甘草・小麦・大棗を一緒に5分間煎じる。

②玫瑰花を入れ，火を止めてしばらく蒸らす。

〈効果〉理気養心安神

　玫瑰花：甘・微苦・温。肝・脾経に入る。芳香。行気解鬱・和血散瘀。

　甘草：甘・平。脾・胃・肺・心経に入る。補脾益気。

　小麦：甘・涼。心・脾・腎経に入る。養心除煩・補益脾胃。

　大棗：甘・温。脾・胃経に入る。補中益気・養血安神。

慢性疲労によく用いる食材と中薬

作用	食材	中薬
補脾益気	米・山いも・じゃがいも・かぼちゃ・キャベツ・いんげん・栗・蜂蜜・鶏肉・牛肉	吉林人参・党参・黄耆・白朮・大棗・炙甘草・蓮子
養血安神	にんじん・ほうれん草・ぶどう・ライチ・落花生・豚ハツ・イカ・タコ	地黄・当帰・白芍・阿膠・何首烏・真珠粉
滋陰清熱	セロリ・せり・トマト・きゅうり・小松菜・アスパラガス・チシャ・白きくらげ・白ごま・牛乳・卵・鴨肉・豚肉・アワビ・ホタテ貝・カキ	麦門冬・百合・沙参・地黄・枸杞子・石斛・黄精・女貞子・桑椹
疏肝理気	そば・玉ねぎ・らっきょう・なた豆・えんどう豆・大根・みかん・ぶんたん・レモン・ジャスミン・きんかん	陳皮・青皮・枳殻・枳実・厚朴・木香・香附子・玫瑰花・緑萼梅・仏手・香櫞
収斂益気	スターフルーツ・ざくろ・ぎんなん	山茱萸・五味子・蓮子・芡実・浮小麦

心気虚証

[症状] 顔色が蒼白・心悸・胸悶・息切れ・自汗・動くと症状がひどくなる・不安・集中力の低下・不眠。

[証候分析] 虚弱体質・慢性病により心気虚弱となり，神志を安定させる力と汗を抑える力が低下する。

[立法] 補益心気

[食材] 補気：うるち米・干ししいたけ・山いも・じゃがいも・栗・鶏肉・豚の胃袋・豚マメ・牛肉・田ウナギ・ナマコ

[中薬] 補気：吉林人参・西洋参・太子参・甘草・黄耆・大棗・飴糖
　　　　固摂：五味子・烏梅・浮小麦・蓮子・山茱萸

[方剤] 生脈散（人参・麦門冬・五味子）

紅景天茶

〈材料〉紅景天2ｇ，蜂蜜適量

〈作り方〉急須に材料を入れ，湯500ccを注ぎ，しばらく蒸らしてから飲む。

〈効能〉補気安神

　紅景天：甘・渋・寒。肺・腎・脾経に入る。標高4,000ｍのチベットに生育している植物で，酸欠状態を改善する力が強い。疲労回復・虚血性心疾患・老化現象・自律神経失調症の改善に効果があり，独特な香りでストレスの解消にもよい。

気陰両虚証

[症状] 心悸・息切れ・自汗・盗汗・不安・記憶力の低下・めまい・耳鳴り・不眠・多夢・口渇。

[証候分析] ①虚弱体質，②慢性病，③精神的な素因（気鬱によって内熱を生じ，陰液を消耗する），④失血などによって，心気虚・腎陰虚となる。
　　　　心気・心陰が不足して心を養えなくなり，陰虚陽亢の症状が現れる。

[立法] 益気養陰安神

[食材] 補気：米・あわ・山いも・栗・鶏肉・牛肉・タラ・イワシ・カツオ・スズキ
　　　　補陰：黒ごま・豚足・牛乳・亀肉・スッポン・カキ・マテ貝・ムール貝・ホタテ貝

[中薬] 補気：吉林人参・太子参・西洋参・黄耆・甘草・大棗
　　　　補陰：麦門冬・百合・枸杞子・桑椹

[方剤] 帰脾湯（人参・黄耆・白朮・茯神・酸棗仁・竜眼肉・木香・炙甘草・当帰・遠

志・生姜・大棗）＋増液湯（玄参・麦門冬・細生地）
炙甘草湯（炙甘草・生姜・桂枝・人参・生地黄・阿膠・麦門冬・麻子仁・大棗）

麦門冬と酸棗仁の粥

〈材料〉米80ｇ，麦門冬15ｇ，百合根１／２個，酸棗仁30ｇ，黒ごま６ｇ

〈作り方〉
①酸棗仁・麦門冬を水500ccで30分間煎じ，薬汁を取る（100cc）。
②米を①の薬汁と800ccの水に入れて粥を作る。
③百合根は１枚ずつ剝がして洗う。
④半分まで火が通ったら百合根・くるみを加えて炊く。
⑤最後に黒ごまをふる。

〈効能〉補気益陰

百合根：甘・微苦・微寒。肺・心経に入る。清心安神・潤肺止咳。
麦門冬：甘・微苦・微寒。肺・心・胃経に入る。潤肺養陰・生津除煩。
酸棗仁：甘・酸・平。心・肝・胆・脾経に入る。養心安神・斂汗。
黒ごま：甘・平。肝・腎経に入る。滋補肝腎・潤腸。

豚肉の黄精煮

〈材料〉豚肉250ｇ，黄精30ｇ，きくらげ10ｇ，白くらげ10ｇ，大棗10個，ねぎ３cm，生姜薄切り８枚，紹興酒，醬油，黒砂糖，サラダ油

〈作り方〉
①きくらげ・大棗は水で戻す。
②肉は一口大に切る。ねぎをぶつ切りにする。
③鍋を熱し，油を入れ生姜の半量を炒めてから肉を入れ，紹興酒・ねぎ・醬油・残りの生姜の順に加えて炒める。
④黄精・水・黒砂糖を加え，強火で煮る。
⑤煮立ったら弱火にして，半分火が通るまで煮てから，きくらげ・白きくらげ・大棗を加え，やわらかくなるまで煮込む。

〈効能〉滋陰補気

豚肉：甘・鹹・平。脾・胃・腎経に入る。滋陰・潤燥。
黄精：甘・平。脾・肺・腎経に入る。潤肺滋陰・補脾益気・補腎益精。
きくらげ：甘・平。胃・大腸経に入る。涼血。
白きくらげ：甘・淡・平。肺・胃・腎経に入る。滋陰潤肺・養胃生津。
大棗：甘・温。脾・胃経に入る。補中益気・養血安神。

心脾両虚証

[症状] 顔色が淡白または萎黄・めまい・自汗・四肢の疲れ・心悸・不眠・多夢・物忘れ・食欲がない・下痢。舌淡苔白・脈細弱。

[証候分析] 脾気虚による水穀精微の生成不足で，疲れ・無気力になり，心血虚による血不養神で，心悸・不眠・多夢などの症状が出て気血両虚になる。

[立法] 健脾養心・益気補血

[食材] うるち米・にんじん・山いも・じゃがいも・ぶどう・ライチ・落花生・栗・鶏肉・牛肉・豚ハツ・イカ・田ウナギ

[中薬] 吉林人参・西洋参・太子参・甘草・黄耆・蓮子・竜眼肉・大棗・当帰

[方剤] 八珍湯（人参・白朮・茯神・炙甘草・当帰・熟地黄・白芍・川芎・生姜・大棗）

鶏肉と吉林人参の蒸しもの

〈材料〉鶏手羽3枚，吉林人参10g，黄耆6g，当帰6g，枸杞子6g，ねぎ3cm，生姜薄切り3枚，塩，紹興酒

〈作り方〉
① 鶏の手羽を湯通しする。
② ほかの材料と一緒に容器に入れて30分間蒸す。

〈効能〉補気養血

鶏：甘・平。脾・胃経に入る。補中益気・補精添髄。
黄耆：甘・微温。脾・肺経に入る。補気昇陽・益衛固表。
人参：甘・微苦・微温。脾・肺経に入る。大補元気・補脾益肺・安神益智。
当帰：甘・辛・温。肝・心・脾経に入る。補血・活血・潤腸。
枸杞子：甘・平。肝・腎・肺経に入る。滋補肝腎・明目・潤肺。

陰虚陽亢証

[症状] 緊張・不安・頭痛・めまい・微熱・のどの痛み・自汗・物忘れ・心悸・不眠・多夢・いらだち・腰痛・足腰がだるい・生理不順。舌紅少津・脈細数

[証候分析] 虚弱体質や慢性の病気により，腎陰不足の足腰がだるい・物忘れ・生理不順・舌紅少津などの症状と，心火旺盛・肝陽亢盛の症状が現れる。

[立法] 滋陰清熱・鎮心安神

[食材] あわ・きゅうり・トマト・白菜・セロリ・せり・梨・黒ごま・茶・豆腐・卵・牛乳・鴨肉・豚足・亀肉・スッポン・イカ・カキ・マテ貝・ムール貝・ホタテ貝

[中薬] 生地黄・丹皮・生甘草・麦門冬・百合・玉竹・沙参・枸杞子・桑椹

[方剤] 天王補心丹（人参・玄参・丹参・茯苓・当帰・酸棗仁・生地黄・五味子・遠志・

桔梗・天門冬・麦門冬・柏子仁・辰砂）

ほうれん草と菊の和えもの

〈材料〉ほうれん草1束，食用菊花（黄色）5個，枸杞子15ｇ，塩，酢，ごま油

〈作り方〉
① 枸杞子は酢少々で戻す。
② ほうれん草とほぐした菊花を湯通しする。ほうれん草は食べやすい長さに切る。
③ 冷めてから枸杞子と一緒に塩・ごま油で和える。

〈効能〉滋陰平肝潜陽

ほうれん草：甘・涼。胃・大腸経に入る。養血・斂陰・潤燥。コレステロールを低下させる働きがある

菊花：辛・甘・微苦・微寒。肺・肝経に入る。清熱平肝・明目。

枸杞子：甘・平。肝・腎・肺経に入る。養陰補肝明目。

豆腐の炒めもの

〈材料〉豆腐1/2丁，たけのこ50ｇ，きくらげ3ｇ，セロリの葉少々，醤油，サラダ油，ごま油，片栗粉

〈作り方〉
① きくらげは水で戻し，きれいに洗ってから水切りする。
② たけのこは薄切りにする。
③ 豆腐は1cmの厚さに切り，両面に片栗粉をまぶす。
④ 熱した鍋にサラダ油を入れ，豆腐を入れて黄色くなるまで焼く。
⑤ たけのこ・きくらげを加え，醤油を入れて，炒め煮にする。
⑥ セロリの葉とごま油を入れて調味する。

〈効能〉清熱瀉火

豆腐：甘・寒。脾・胃・大腸経に入る。益気和中・生津潤燥・清熱。ただし，腹脹・腹瀉・遺精の症状がある場合は注意する。

たけのこ：甘・寒。胃・大腸経に入る。清熱・滑腸通便。繊維を多量に含んでいるため消化器系の病気をもつ者は禁止。たけのこに含まれるシュウ酸はカルシウムの吸収に影響するので子供や結石のある者は禁止。

白きくらげ：甘・淡・平。肺・胃・腎経に入る。滋陰生津。

黒きくらげ：甘・平。胃・大腸経に入る。涼血。

セロリの葉：甘・辛・涼。肺・胃経に入る。清熱利尿。

メモ

［慢性疲労の養生法］

　慢性疲労にならないためには，日々の疲労をその都度回復することが大事である。昔は肉体疲労が多かったため，入浴・休憩・睡眠・温泉・按摩など受動的・消極的な方法で，疲労を回復することができた。しかし，現在は科学技術の進歩につれ，社会が変化し，肉体労働が減って，精神的・心理的な労働が増えており，今までのやり方ではなかなか回復できなくなっている。そこで，精神的・心理的疲労の回復には自発的・積極的な方法を勧めている。例えば，水泳・軽いスポーツ（散歩・体操・自転車・ジョギングなど）・ストレッチ・気分転換・レクリエーションなどである。これらによって疲れた神経・精神・肉体を休め，新たな活力を得ることができる。

Point

＊慢性疲労には肉体的な疲労と精神的な疲労とがある。
＊基本的な病機は臓腑機能の失調，気血や陰陽の不足にあることをとらえよう。
＊弁証論治においては基本的に補益を主とし，気血陰陽の何が不足しているか，どの臓腑に病変があるかを見極めよう。
＊五臓の相関関係や，気血の同源，陰陽の互根なども考慮に入れ，兼病や転化にも注意を払うようにしよう。

8 眼精疲労

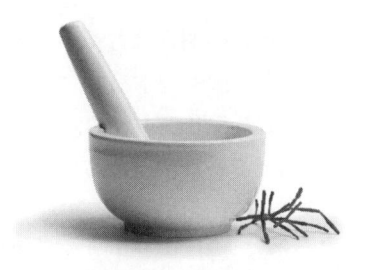

◇眼精疲労の一般的概念◇

　眼精疲労とは，眼底・眼圧・視野などの検査では何も異常はないにもかかわらず，目に現れるさまざまな症状のことで，軽い段階を「目の疲れ」といい，ひどくなると「眼精疲労」といわれる。よくみられる症状は，眼球の脹痛・眼瞼のむくみ・目の乾燥・かすみ目・充血・目の疼痛・視力低下・頭痛・めまいなどで，ひどい場合は，イライラ・吐き気などもみられる。

　また主に，肝が目に開竅するため，眼精疲労は「肝労」ともいわれている。

眼精疲労の原因

目の使いすぎ：テレビ・コンピューター・ゲーム機器の見すぎにより，精気を傷め，ドライアイなどを引き起こす。

ストレス：不眠・不安・易怒（怒りっぽい）・悲しいなどの情志の異常は肝を傷め，目の充血と疲れを引き起こす。

目の器質性障害：近視・乱視・老眼・白内障・緑内障・眼瞼下垂・眼底出血などさまざまな原因で目の疲れが現れる。

食生活の乱れ：飲みすぎ・食べすぎなどによって瞼のむくみ・遅鈍・呆滞（目の動きが鈍くどろんとしている）・疲れなどが現れる。

紫外線・大気汚染：目の痒み・涙・視力低下。

他の病気の影響：糖尿病による網膜症・甲状腺機能亢進症による突眼症・更年期障害や腎臓病や動脈硬化による瞼のむくみ。これらが原因となって眼精疲労を起こす。

先天的要因：先天性の目の病気。

◇眼精疲労の中医学的概念◇

五輪学説にみる目と五臓

　目と五臓の関係は古くから多くの研究が積み重ねられてきた。最も古い眼科の書籍である『秘伝眼科龍木論』に「目は，五臓の精明が現れるところであり，自然界における日（太陽）や月のような，大事に保護しなければならない場所である。腎は骨を主り，腎の精気の盛衰が現れる場所は瞳孔となる。肝は筋を主り，肝の盛衰は黒目に現れる。心は全身の血を主り，心の盛衰は目尻に現れる。肺は全身の気を主り，肺の盛衰は白目に現れる。脾は肉を主り，脾の盛衰は瞼に現れる」と記載されている。これらの理論により眼の外部から中までを5つの部分に分け，それぞれ対応する五臓との関係を表した「五輪学説」が生まれた。

　目の各部位には五臓の働き・精気の盛衰が反映されるため，目の状態をみることで，五臓の状態を知ることができる（表4，図2）。

表4　五輪と五臓の関係

五部	黒目	目尻	瞼	白目	瞳孔
五輪	風輪	血輪	肉輪	気輪	水輪
部位	角膜・虹彩・前房	内側と外側（目頭と目尻）・涙器・血管・眼球結膜	眼瞼の皮膚・筋肉・眼瞼結膜	眼球結膜・強膜	瞳孔・水晶体・硝子体・眼底
五色（健康な状態）	光沢があり澄んでいる。	潤沢でピンク色。	弾力があり微黄色でつやがある。	潤沢	目が輝き，視力がよい。
五臓	肝	心	脾	肺	腎
組織	筋	血脈	四肢・肌肉	皮毛	骨

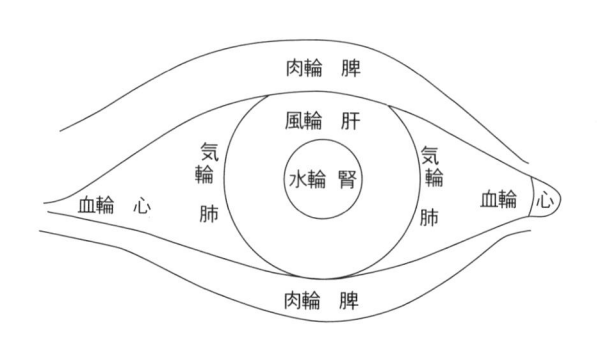

図2　五輪の分布図

五臓・気血・経絡と目の関係

目は体のさまざまな器官とつながりが深い。

肝は目に開竅する。また目は血によって養われているので，肝の蔵血作用により目を養い，ものを見ることができる。

心は血脈を主っているので，血脈を通して目に栄養を送る。また心の盛衰は主に目尻に現れる。

脾は運化を主り，水穀精微を作り，その精微を上昇させて目を営養する。また脾は肌肉を主るので，特に瞼に脾の盛衰が現れる。

肺は全身の気を主り，百脈の集合するところなので，肺の宣発・粛降作用によって気血が目に注がれる。また肺の盛衰は白目に現れる。

腎は蔵精を主り，腎精は血を作る元にもなるので，精血を集合させ，目を養う。また目と脳はつながりが深く，腎は骨髄を生じて脳を滋養するので，同時に目を滋養することにもなる。特に視力や眼底の状況との関わりが深い。

目は気血とも密接な関係をもつ。物を見る，色を識別するなど目の働きはすべて，気の巡りがよく，血が養うことを必要としている。ほかにも，目の周りには足の太陽膀胱経・足の陽明胃経・足の少陽胆経・督脈・手の少陽三焦経など多くの経絡が流れている。これらの経絡は五臓六腑・気血津液とつながりが深く，目に豊富な栄養を送っている。

このように目は五臓六腑・気血津液・経絡とつながりが深く，お互いに影響し合っている。また目は五臓六腑の精気が注がれているところであるため，体の健康状態は目に現れる。したがって体が元気な場合は目が輝いており，「有神」ともいわれる。体が疲れている場合は目に呆滞・乾燥・かすみ・充血・疼痛・視力低下・頭痛・めまいなどの眼精疲労の症状が現れる。

◇眼精疲労の薬膳処方◇

眼精疲労は主に肝腎の精血・気血を養って改善する。補腎養肝・益気養血の薬膳処方を立て，補益の食材と中薬を選ぶ。

眼精疲労によく用いる食材と中薬

作用	食材	中薬
補気養血	米・山いも・じゃがいも・かぼちゃ・いんげん・にんじん・ほうれん草・ぶどう・栗・蜂蜜・鶏肉・牛肉・豚レバー・イカ・タコ	吉林人参・党参・黄耆・白朮・大棗・炙甘草・蓮子・地黄・当帰・白芍・阿膠・何首烏・真珠粉
滋陰補腎	白ごま・牛乳・卵・鴨肉・豚肉・豚マメ・豚レバー・アワビ・ホタテ貝・カキ	枸杞子・地黄・石斛・黄精・女貞子・桑椹

肝腎陰虚証

[症状] 目の乾燥と熱感・涙が出ない・のぼせ・ほてり・盗汗・のどが渇く・五心煩熱。舌紅少津・脈弦細数。

[証候分析] 目の過労・長期にわたるストレス・視力障害・眼底出血・糖尿病・甲状腺機能亢進症・老化などの影響で津液不足となる。進行すると陰虚となって目を潤すことができないため眼精疲労が起きる。

[立法] 滋陰柔肝明目

[食材] ぶどう・キウイフルーツ・白きくらげ・黒ごま・牛乳・卵・豚肉・豚足・豚レバー・スッポン・カキ・アワビ・ホタテ貝・マテ貝・ムール貝

[中薬] 枸杞子・菊花・石斛・地黄・女貞子・桑椹

[方剤] 杞菊地黄丸(枸杞子・菊花・地黄・山薬・山茱萸・沢瀉・茯苓・牡丹皮)

ホタテ貝と白きくらげの牛乳煮

〈材料〉ホタテ貝3個,食用菊1個,セロリ15g,セロリの葉少々,牛乳200cc,白きくらげ3g,枸杞子6g,百合10g,塩,胡椒,料理酒

〈作り方〉

① 白きくらげ・百合を水で戻す。菊はほぐす。
② セロリは短冊に切る。
③ ホタテ貝を八つ切りにして,塩・胡椒・酒で下味をつける。
④ 百合,セロリを湯通しする。
⑤ 鍋に白きくらげと500ccの水を入れて30分間煮る(最初は強火で,沸騰したら弱火)。水が150ccぐらいになるまで煮つめる。
⑥ ⑤に③④,枸杞子・牛乳を入れる。
⑦ 沸騰したら塩・胡椒で調味し,菊とセロリの葉を入れる。

〈効能〉滋陰養目

ホタテ貝・白きくらげ・枸杞子・百合・牛乳などの滋陰作用で陰液を補い,目の乾燥を改善する。同時に清熱作用のある菊・セロリによって内熱の症状を緩和する。

枸杞桑椹膏

〈材料〉枸杞子50g,新鮮な桑の実(桑椹)50g,竜眼肉20g,干しぶどう15g,大棗10個,陳皮3g,蜂蜜100cc

〈作り方〉

① 大棗の種を取る。陳皮をみじん切りにする。
② すべての材料に水1000ccを加えて,実が崩れるまで煮込み(800ccくらいになるまで),火を止める。
③ 冷やしてからミキサーにかける。
④ ③に蜂蜜を加えて水が500ccになるまで煮つめ,保存する。

⑤大さじ１杯を水150ccに溶かして１日１〜２回飲む。

〈効能〉滋陰補肝明目

　枸杞子・桑椹・竜眼肉・ぶどうは滋陰・養血・明目の効能がある。

　大棗は補気養血，陳皮は健脾行気の作用がある。

　これらの食物の作用によって，気血を補いながらも，よく巡らせることで目の疲れを取る。

杞菊茶

〈材料〉枸杞子10ｇ，菊花５ｇ

〈作り方〉茶碗に枸杞子と菊花を入れ，湯400ccを注いで15分間蒸らしてから飲む。

〈効能〉滋陰平肝明目

　枸杞子：甘・平。滋補肝腎・清潤明目。

　菊花：辛・甘・苦・微寒。清肝明目。

　これらを合わせて，目を潤しながら，肝経の熱を取り，眼精疲労を改善する。

気血両虚証

[症状] 目の疲れ・乾燥・瞼の腫れ・顔色が蒼白・息切れ・声が低い・疲労・めまい。舌淡苔白・脈細無力。

[証候分析] 虚弱体質・貧血・目の使いすぎ・目の病気などで，気血がともに虚し，目の栄養が不足するため眼精疲労になる。

[立法] 益気補血養目

[食材] 米・山いも・かぼちゃ・にんじん・ほうれん草・しいたけ・ぶどう・ライチ・ブルーベリー・ひじき・豆類・落花生・蜂蜜・牛肉・鶏肉・豚レバー・豚ハツ・ウナギ・スズキ・イカ

[中薬] 吉林人参・太子参・党参・山薬・黄耆・大棗・飴糖・当帰・熟地黄・竜眼肉・白芍・阿膠

[方剤] 八珍湯（人参・茯苓・白朮・甘草・当帰・熟地黄・芍薬・川芎）

レバー粥

〈材料〉米80ｇ，じゃがいも（小）１個，にんじん50ｇ，豚のレバー80ｇ，小松菜１株，生姜薄切り３枚，ねぎ２cm，醬油，塩，紹興酒

〈作り方〉

①米に水800ccを加えて粥を作る。

②じゃがいも・にんじんをさいの目に切る。

③小松菜・生姜・ねぎをみじん切りにする。
④レバーを薄切りにし，血をよく洗い流し，醬油・紹興酒・生姜・ねぎを混ぜる。
⑤④を湯通しをしてザルに上げる。
⑥粥ができあがる15分前にレバー・じゃがいも・にんじん・小松菜を加えてよく火を通してから塩で調味する。

〈効能〉 補気養血明目

米・じゃがいもは脾を補い，にんじん・豚レバー・小松菜は血を養う。合わせて気血を補充し，水穀精微が作られ，目を補うことができる。

木の実豆乳

〈材料〉 くるみ25ｇ，黒ごま20ｇ，豆乳150cc，ブルーベリー30ｇ，蜂蜜小さじ1

〈作り方〉
①くるみ・ごまをから煎りして冷まし，粉末にする。
②豆乳とブルーベリーをミキサーにかける。
③②を火にかけ，沸騰したら，①と蜂蜜を加える。

〈効能〉 補気養血明目

豆乳・くるみは補気益陽，黒ごま・ブルーベリーは養血明目の作用があるので，気血を補って眼精疲労を改善する。

気滞血瘀証

[症状] 目の疲れ・乾燥・目の奥の痛み・瞼の周囲が黒い・表情が暗い・精神不安・ため息。舌紫紺あるいは瘀点・苔白・脈弦渋。

[証候分析] 気滞の体質・ストレスや精神的な疲れ・食生活の乱れなどの原因により肝気の巡りが停滞し，血流も悪くなって，目に運ばれる栄養が不足する。

[立法] 理気活血明目

[食材] そば・チンゲン菜・えんどう豆・みかん・オレンジ・レモン・だいだい・ジャスミン

[中薬] 陳皮・仏手・薤白・刀豆・緑萼梅・薄荷・当帰・川芎・紅花・赤芍・鬱金・姜黄・地竜・玫瑰花

[方剤] 柴胡疏肝散（柴胡・陳皮・川芎・香附子・枳殻・芍薬・甘草）
通竅活血湯（赤芍・川芎・桃仁・紅花・麝香・大棗・生姜・酒）

プーアール薬茶

〈材料〉プーアール茶3g,三七1g,紅花2g,陳皮3g

〈作り方〉

①土鍋に三七・陳皮と紅花を入れて,水400ccに15分間漬ける。

②水が300ccになるまで煎じてから濾して,プーアール茶を加える。5分間蒸らしてから飲む。

〈効能〉温経活血・理気明目

三七・紅花は温経活血化瘀の作用がある。プーアール茶は体を温め,陳皮は気の巡りをよくする。

合わせて理気活血の作用で目の血流を改善し,目の疲れを取る。

緑薬茶

〈材料〉緑茶(龍井茶)3g,丹参3g,鬱金3g,レモン皮3g

〈作り方〉

①土鍋に丹参・鬱金を入れて,水400ccに15分間漬けてから煎じる。

②レモンの皮はせん切りにする。

③水が300ccになるまで煎じてから濾して,レモン皮と緑茶を加え,5分間蒸らしてから飲む。

〈効能〉清熱活血・行気明目

丹参・鬱金には清熱涼血化瘀の作用がある。緑茶は体の熱を冷まし,レモンは気の巡りをよくする。

合わせて清熱理気活血の作用で目の血流を改善し,眼精疲労も改善させる。

Point

＊眼精疲労とはどういう症状かを理解しよう。

＊「五輪学説」とはどういうものかを理解しよう。

＊目と臓腑・気血・経絡の関係を理解し,眼精疲労の原因追及に役立てよう。

＊眼精疲労のタイプを理解し,しっかり弁証しよう。

＊眼精疲労にはどんな食材がよいのかを覚えて薬膳処方に役立てよう。

8 眼精疲労

9 | 胃痛

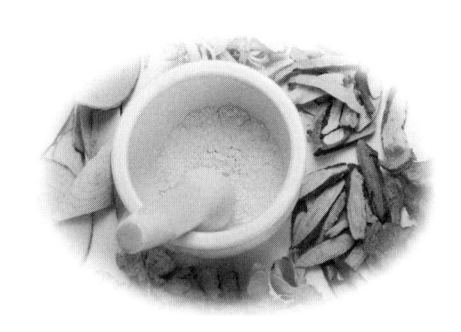

◇胃痛の中医学的概念◇

胃痛とは

　胃痛とは胃脘痛ともいい，上腹部の疼痛を主症とした病症であるが，吐き気・胸やけ・膨満感・げっぷ・大便の不調（下痢・便秘・血便）などの症状も同時に現れることが多い。

　解剖学的にみると，腹部には胃・脾・肝・胆・大腸・小腸などの消化系統の器官があり，胃痛はこれら臓腑の失調により引き起こされることもあるが，下腹部にも影響して腹痛・腹脹を引き起こすこともある。また近くの心・胸脇肋に疾病が起きても，ときには胃痛のような症状が起こる。

　西洋医学における急・慢性胃炎や胃・十二指腸潰瘍，胃痙攣・胃下垂などの疾患は中医学的にみると胃痛として弁証することが多い。また中医学ではほかに「吐酸」（胸やけ）「嘈雑」（胃のもたれ）「積聚」「鼓脹」という病気でも胃痛の症状が現れることがある。

　『黄帝内経霊枢』邪気臓腑病形篇に「胃病は腹脹と胃脘痛の症状がある」という記述があり，『外台秘要』心痛方篇にも「胃気虚のときには腹脹がある。気が上逆すると心痛のような胃痛の症状が現れる」とある。

消化器官の中医学的生理機能

脾と胃の生理機能

　脾と胃はともに消化器官の主な臓器であり，腹部に位置する。食べものは脾と胃の消化吸収機能により，水穀精微に変わり，気血津液を生成して，全身に栄養を提供している。

　脾の特徴は乾燥を好み，湿気を嫌うことである。一方胃は，湿気を好み，乾燥を嫌う。

脾気は「昇清作用」をもち，胃気は「降濁作用」をもつ。これらの機能によって脾・胃の働きが正常に保たれている。

肝と胆の生理機能

肝は右の脇腹に位置する。胆は肝の裏にある。肝・胆の疏泄を主る作用によって，情緒・気機・血の流れ・水の代謝がスムーズに行われている。

肝・胆の気は，伸びやかに上昇することにより，脾胃の消化と吸収作用を促進している。

大腸と小腸の生理機能

小腸は胃で消化された水穀をさらに消化吸収して精微に化生すると同時に，清濁（精微と不必要なもの）を分けて精微物質を脾，不要なものを大腸に送る働きがある。

大腸は小腸から送られてきた残渣を便として肛門へ送ると同時に，残渣の中にある水分を吸収して津液として再利用する働きがある。

胃痛の病因病機

中医学でいう胃痛にあたる胃炎や胃・十二指腸潰瘍の原因には食生活のリズムの乱れ・食生活の質の悪さ・ストレスによる自律神経の失調・疲労・薬の副作用などがあげられる。具体的に以下のようなものがある。

- **飲食不節**：食生活のリズムの乱れ・暴飲暴食・断食・食物繊維を多く含むものの食べすぎなどにより，脾と胃の働きが悪くなる。
- **外邪の侵入**：寒冷邪気の侵入や，冷たいものの摂りすぎによって脾と胃が冷えてしまい，消化機能の運化と気血の巡りが悪くなり，痛みが出る。また湿邪の侵入により水がたまり，陽気が傷められ，気機の巡りが順調でなくなって，冷え・もたれ・胃痛が現れる。
- **アレルギー**：薬・卵類・エビ・カニなどアレルギーを起こすものを食べたことにより，胃腸に痛みや，潰瘍ができる。
- **臓腑機能の低下**：過労・老化・薬などの影響。
- **脾胃虚弱**：虚弱体質あるいは病後の疲れなどが原因で脾胃の働きが弱くなり，それによって虚寒が生じ，胃が痛くなる。
- **精神情緒の不調**：ストレスによって精神情緒が不安定になり，自律神経の働きが乱れ，胃腸が痙攣を起こしたり，痛みや腹脹を感じる。
- **肝脾（胃）不和**：肝の疏泄の働きには脾胃の消化機能を促す作用があるため，疏泄の働きが悪くなると脾胃の消化機能に影響を与える。さらに，肝鬱が長引くと肝火旺盛になり，胃陰を消耗して，各症状が悪化する。

『黄帝内経素問』六元正記大論篇には「木鬱之発，民病胃脘当心而痛」（肝気鬱結により胃脘・心下の痛みが現れる）とある。肝気鬱結により胃脘痛を起した場合，よく心痛

と間違われ，心臓の病気である真心痛による心下の激痛・恐怖感・手足厥冷と誤診されることが多かった。

◈胃痛の薬膳処方◈

中医学では痛みの原因は「不通則痛」としているので，よく通せば痛みはなくなる。薬膳処方は理気和胃止痛が中心となる。虚実・寒熱・気血をよく弁証し，証に合った食材と中薬を選ぶようにする。

胃痛によく用いる食材と中薬

作用	食材	中薬
補脾益胃	うるち米・もち米・長いも・じゃがいも・にんじん・いんげん・れんこん・干ししいたけ・落花生・ライチ・栗・蜂蜜・鶏肉・烏骨鶏・豚の胃袋・牛肉・羊肉・ドジョウ	吉林人参・黄耆・山薬・扁豆・大棗・飴糖
温胃散寒止痛	にら・唐辛子・生姜・山椒・胡椒・赤砂糖・蓮魚・青魚	肉桂・乾姜・大茴香・小茴香・丁香・桂花
疏肝理気止痛	そば・なた豆・えんどう豆・みかん・きんかん・らっきょう・ジャスミン	橘皮・仏手・薤白・玫瑰花・緑萼梅
活血祛瘀止痛	甜菜・チンゲン菜・くわい・酢	三七・鬱金・紅花・月季花
健脾祛湿	はと麦・とうがん・金針菜・コイ	茯苓・藿香・佩蘭・砂仁・菖蒲
消食健胃	大麦・大根・にんにく・トマト	山楂子・神麴・麦芽・穀芽・莱菔子・鶏内金
清熱益胃	あわ・小麦粉・にがうり・きゅうり・トマト・すいか・バナナ・りんご・豆腐	麦門冬・石斛・玉竹

寒邪困脾（胃）証

[症状] 胃脘部の突然の疼痛・冷え・腹脹・腹痛・温めるとよくなる・口渇はない・温かいものを好む。舌質淡舌苔薄白・脈弦緊遅。

[証候分析] 寒邪の侵入，あるいは生もの・冷たいものの摂りすぎにより，寒気内盛になり，脾胃の陽気が抑えられて温養ができず，胃痛・腹脹・冷えを引き起こす。

[立法] 温胃散寒・行気止痛

[食材] 米・もち米・生姜・にら・みょうが・香菜・唐辛子・黒砂糖・鶏肉・アジ・マス・サケ

[中薬] 紫蘇・乾姜・高良姜・肉桂・丁香・大茴香・小茴香・花椒・桂花

[方剤] 良附丸（高良姜・香附子）

桂花粥

〈材料〉米80ｇ，桂花3ｇ，生姜薄切り5枚，塩
〈作り方〉
①生姜はせん切りにする。
②米に水800ccを加えて粥を作る。最後に桂花と生姜を入れ，塩で調味する。
〈効能〉温胃止痛
　桂花：辛・甘・温。温中散寒・理気止痛。

生姜もち米粥

〈材料〉もち米80ｇ，鶏ひき肉80ｇ，生姜薄切り10枚，香菜少々，紹興酒，塩，醬油
〈作り方〉
①生姜と香菜はみじん切りにする。
②鶏ひき肉は紹興酒・醬油で下味をつける。
③米に水800ccを加えて粥を作り，途中で②を入れて煮る。
④①を加えて塩で調味する。
〈効能〉補気温胃・散寒止痛
　もち米と鶏肉は温性により胃腸を温めて補い，生姜・香菜・紹興酒は辛温により温経散寒に働く。合わせて温陽散寒止痛の作用がある。

湿盛困脾（胃）証

[症状] 脘腹部の膨満感・疼痛・食欲がない・吐き気・体が重い・下痢。舌淡胖苔白膩・脈濡緩。
[証候分析] 痰湿の体質・湿邪の侵入・冷たいもの・生ものの過食などにより，湿邪が脾と胃の働きを失調させる。
[立法] 芳香化湿・温胃健脾
[食材] はと麦・あずき・とうもろこし・大葉・生姜・香菜・ねぎ・黒砂糖
[中薬] 紫蘇・肉桂・乾姜・花椒・茯苓・扁豆・陳皮
[方剤] 藿香正気散（藿香・大腹皮・白芷・紫蘇・茯苓・白朮・半夏・陳皮・厚朴・桔梗・甘草）

菖蒲茶

〈材料〉菖蒲10g，丁香3g，肉桂粉末

〈作り方〉

① 土鍋に菖蒲・丁香と水400ccを入れ，15分間漬けてから10分間煎じる。

② 肉桂を加えて混ぜ，温かいうちに飲む。

〈効能〉温裏散寒止痛

菖蒲：辛・温。心・胃経に入る。芳香化湿・健胃。

丁香：辛・温。脾・胃・腎・肺経に入る。散寒止痛。

肉桂：辛・甘・大熱。腎・脾・肺・心経に入る。散寒止痛。

いんげんカレー炒飯

〈材料〉米100g，いんげん3本，玉ねぎ1/2個，生姜3枚，ねぎ5cm，唐辛子1個，塩，胡椒，カレー粉，サラダ油

〈作り方〉

① いんげん・玉ねぎ・生姜・ねぎは細かく切る。

② ご飯を炊く。

③ 鍋を熱し，サラダ油を入れて，唐辛子を炒めてから玉ねぎをやわらかくなるまで炒める。

④ 生姜・いんげんを加えて炒める。

⑤ ④にご飯・塩・カレー粉を加えて炒め合わせ，最後にねぎを入れて塩・胡椒で調味する。

〈効能〉補脾祛湿・行気止痛

米は補脾，いんげんは補気とともに祛湿の作用がある。辛熱の調味料と一緒に用いると，散寒祛湿の効果がある。

とうもろこし粥

〈材料〉米80g，とうもろこし1/4本，はと麦10g，大葉3枚，塩

〈作り方〉

① はと麦を20分間煮る。

② 生のとうもろこしの実を包丁でこそげる。

③ 大葉をみじん切りにする。

④ 米・はと麦（汁も）に水を加えて粥を作る。

⑤ ④にとうもろこしを入れ，やわらかくなるまで煮る。

⑥ 大葉を入れ，塩で調味する。

〈効能〉健脾祛湿止痛

とうもろこし：甘・平。脾・肝・腎経に入る。健脾利尿。

はと麦：甘・淡・涼。肺・脾・胃経に入る。健脾除湿。

大葉：辛・温。肺・脾経に入る。芳香化湿・行気寛中。

飲食停滞証

[症状] 胃脘および腹部の膨満と疼痛・げっぷ・胸やけ・口臭・しゃっくり・吐き気・嘔吐（吐くと楽になる）・ガス・便が悪臭を放つ・下痢。舌苔厚膩・脈滑。
[証候分析] 食べすぎで消化不良となったものが，長期間たまると内熱が生じて，脾胃の働きが抑えられ，胃気が上逆して胃の昇降作用が失調する。
[立法] 消食和胃止痛
[食材] そば・おこげ・大麦・大根・かぶ・みかんの皮・らっきょう・なた豆・ジャスミン
[中薬] 山楂子・莱菔子・陳皮・穀芽・麦芽・玫瑰花・緑萼梅・決明子
[方剤] 保和丸（神麴・山楂子・茯苓・半夏・陳皮・連翹・莱菔子）

大根すいとん

〈材料〉小麦粉100ｇ，大根80ｇ，大根の葉少々，塩，ごま油
〈作り方〉
①大根の半分は細切りにし，葉はみじん切りにする。
②大根の残り半分は水少々を加えてミキサーにかける。
③小麦粉を②と軽く混ぜる。
④鍋に湯を沸騰させた中に，③を混ぜながら箸で落としていく。
⑤浮き上がってきたら，汁に①と塩・ごま油を加える。
〈効能〉行気消食止痛
　大根：辛・甘・涼。肺・胃経に入る。
　小麦粉には補益脾胃，大根には順気消食作用があり，宿食によい。

山楂かぶ粥

〈材料〉山楂子30ｇ，小かぶ１／２個，米80ｇ，塩
〈作り方〉
①山楂子を水500ccに20分間漬けてから煎じて濾し取る（約200cc）。
②小かぶをさいの目に切る。
③薬汁に米と水500ccを加えて粥を作る。
④途中で小かぶを入れ，塩で調味する。
〈効能〉行気消食止痛
　山楂子：酸・甘・温。脾・胃・肝経に入る。消積化食・活血化瘀。
　かぶ：辛・甘・苦・平。脾・胃・肺経に入る。下気調中・清熱利湿。

陳皮と山楂子の薬茶

〈材料〉陳皮（みかんの皮でも可）6 g，山楂子15 g，大麦10 g，決明子10 g

〈作り方〉
① 大麦・決明子は軽くから煎りする。
② 土鍋に材料全部と水500ccを入れ，10分間煎じたら蓋をして蒸らす。冷めてから飲む。

〈効能〉理気消食通下

陳皮：辛・苦・温。脾・肺経に入る。理気調中。
山楂子：酸・甘・温。脾・胃・肝経に入る。消食化積。
大麦：甘・鹹・涼。脾・胃経に入る。消食和中。
決明子：甘・苦・微寒。肝・大腸経に入る。潤腸通便。

肝胃不和証

[症状] 胃脘部の疼痛と膨満感・胸やけ・ため息・げっぷ・ストレスで悪化する・躁うつ・口の中が苦い。舌質紅苔黄・脈弦数。

[証候分析] ストレスなどで肝気鬱結になり，胃の気機が失調する。肝鬱が長引くと熱証に変わる。

[立法] 疏肝和胃・清肝和胃

[食材] そば・大根・えんどう豆・らっきょう・みかん・ゆず・オレンジ

[中薬] 枳殻・青皮・陳皮・木香・香附子・草果・五味子・薄荷・玫瑰花・緑萼梅・大茴香

[方剤] 柴胡疏肝散（柴胡・陳皮・枳殻・芍薬・香附子・川芎・炙甘草）
丹梔逍遙散（当帰・白芍・白朮・柴胡・茯苓・甘草・生姜・薄荷・牡丹皮・山梔子）

大根のお焼き

〈材料〉大根 100 g，小麦粉 100 g，ねぎ 15 g，塩，サラダ油

〈作り方〉
① 大根はせん切りにし，塩を加えてよくもむ。
② ねぎはみじん切りにする。
③ ①に小麦粉を振り入れ，よく混ぜて，ねぎを加える。
④ フライパンを熱し，サラダ油を入れて，③を1/3量ずつ入れ両面を焼く。

〈効能〉順気和胃止痛

大根は辛・甘・涼。肝・胃経に入る。
順気消食・下気寛中により疏肝降気に働き，胃気を下降させる。

肝脾不和証

[症状] 胸脇部脹痛・ため息・腹部膨満・大便不爽または下痢しやすい・ストレスによる症状の悪化・ガスが出ると症状が緩和する。舌苔薄白・脈弦。

[証候分析] ストレスなどの精神的要因によって肝の疏泄が鬱結し，気機が失調するため脾の運化が失調し，水穀の消化・運化がうまくいかずたまってしまうため，痛み・腹脹・下痢の症状が現れる。

[立法] 疏肝健脾

[食材] そば・生姜・ねぎ・らっきょう・えんどう豆・みかん・ゆず・オレンジ・なた豆

[中薬] 枳殻・仏手・玫瑰花・薄荷・青皮・陳皮・木香・厚朴・香附子・白朮・大茴香

[方剤] 逍遙散（柴胡・当帰・茯苓・白朮・白芍・炙甘草・薄荷・生姜）

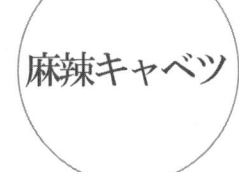

麻辣キャベツ

〈材料〉キャベツ100ｇ，みかんの皮１／２個分，生姜薄切り５枚，ねぎ10cm，にんにく３かけ，唐辛子２個，花椒６ｇ，塩，酢，蜂蜜，サラダ油

〈作り方〉
①キャベツは一口大に切り，湯通しして，よく水を切る。
②みかんの皮はみじん切りにし，塩・酢・蜂蜜と合わせる。
③生姜・ねぎ・にんにくはみじん切りにする。
④鍋を熱しサラダ油を入れ，唐辛子・花椒を入れて香りが出たら取り出す。
⑤生姜・ねぎ・にんにくを炒めて，①を加え，②を入れて味をととのえる。

〈効能〉疏肝理気止痛

唐辛子・花椒・生姜・ねぎ・にんにくは量を多く使うと，辛味が強くなって理気作用が増し，疏肝に働く。補気のキャベツを用いると，健脾和胃の効能がある。

みかんの皮とかぶの豚肉粥

〈材料〉米80ｇ，かぶ１／２個，豚肉50ｇ，みかんの皮６ｇ，ねぎ６ｇ，生姜10ｇ，塩，胡椒，醬油，サラダ油

〈作り方〉
①かぶは細切りにする。みかんの皮はせん切りにする。肉は細切りにする。
②ねぎ・生姜はみじん切りにする。
③米に水800ccを加えて粥を作る。
④油でねぎ・生姜を炒め，肉を加え，さらにかぶ・塩・胡椒・醬油を加えてよく火が通るまで炒める。
⑤粥に④を入れ，最後にみかんの皮を加える。

〈効能〉理気健脾止痛
 みかんの皮：辛・苦・温。脾・肺経に入る。理気健脾。
 かぶ：辛・甘・苦・平。心・肺・脾・胃経に入る。理気健脾消食。

脾胃気虚証

[症状] 胃脘部の隠痛・食べるとよくなる・温めたり押さえたりすると楽になる・胃腹の脹満感・食後に悪化・疲れ・食欲減退・下痢しやすい。舌淡苔白・脈細弱。
[証候分析] 虚弱体質・長期にわたる飲食の失調・過労などにより脾胃の働きが低下して，気の不足により，虚弱の症状が生じる。
[立法] 益気健脾・消脹止痛
[食材] 米・いも類・かぼちゃ・いんげん・キャベツ・にら・干ししいたけ・栗・蜂蜜・胡椒・唐辛子・鶏肉・豚の胃袋・牛肉・田ウナギ
[中薬] 吉林人参・党参・太子参・黄耆・白朮・大棗・山薬・丁香・薤白・飴糖
[方剤] 小建中湯（桂枝・白芍・炙甘草・生姜・大棗・水飴）
   厚朴温中湯（厚朴・陳皮・甘草・茯苓・草豆蔲・木香）

いんげん鶏肉粥

〈材料〉米80g，いんげん3本，鶏ひき肉50g，みょうが1/2個，生姜10g，塩，醬油，紹興酒

〈作り方〉
①いんげんは細かく切る。生姜・みょうがはみじん切りにする。
②鶏ひき肉に醬油・紹興酒・生姜で下味をつける。
③米と水800ccで粥を作る。
④途中でいんげんと②を入れ，やわらかくなったらみょうがを加え，塩で調味する。

〈効能〉補脾温胃止痛
補気作用がある米・鶏肉・いんげんと，温経散寒行気の作用がある生姜・みょうがを組み合わせ，脾胃を温め，気を補う。

しいたけ鶏肉粥

〈材料〉米80g，生しいたけ3個，鶏ひき肉80g，かぼちゃ80g，生姜薄切り2枚，ねぎ10g，塩，紹興酒

〈作り方〉
①しいたけは薄切りに，ねぎ・生姜はみじん切りにする。かぼちゃはさいの目に切る。
②鶏ひき肉は紹興酒・ねぎ・生姜・塩で下味をつける。
③米に水800ccを加え，粥を作る。

④よく火が通るまで煮たら①と②を加え，火が通ったら，塩で調味する。
〈効能〉補脾益胃止痛
　しいたけ：甘・平。胃経に入る。補気益胃。
　かぼちゃ：甘・温。脾・胃経に入る。補気健脾。
　補気の食材を合わせ，温陽補脾により消化を促進する。

茯苓山いも粥

〈材料〉米80 g，茯苓60 g，山いも60 g，栗（瓶詰）3個，生姜6 g，塩
〈作り方〉
①茯苓は水500ccに30分間漬けた後，30分間煮て薬汁を取る。
②生姜はみじん切りにする。
③山いもは皮を軽く炙ってひげ根を取り，一口大に切る。
④栗は水洗いして甘味を流し，2つに切る。
⑤薬汁に米を入れて粥を作る。水の量は適宜加減する。
⑥途中で山いも・栗を加える。最後に生姜を入れ，塩で調味する。
〈効能〉健脾益気止痛
　茯苓：甘・淡・平。心・脾・腎経に入る。健脾利水滲湿・安神。
　山いも：甘・平。脾・肺・腎経に入る。益気養陰・補脾肺腎。
　栗：甘・温。脾・胃・腎経に入る。健脾養胃。

脾胃虚寒証

[症状] 胃脘部の隠痛・冷え・もんだり温めたりすると痛みが和らぐ・食後に症状がよくなる・食欲がない・少食・下痢。舌淡苔白・脈虚。
[証候分析] 気虚の悪化，他の病気の影響によって陽虚となり，陰寒内盛の症状が現れる。
[立法] 温補脾胃
[食材] 補気：もち米・山いも・じゃがいも・干ししいたけ・栗・鶏肉・豚の胃袋・牛肉・田ウナギ・エビ・イワナ
　　　温裏：生姜・らっきょう・ねぎ・にら・胡椒・唐辛子・黒砂糖・サケ・マス・アジ
[中薬] 補気：吉林人参・党参・山薬・黄耆・白朮・大棗
　　　温裏：肉桂・乾姜・薤白・高良姜・大茴香・小茴香・丁香・花椒
[方剤] 黄耆建中湯（黄耆・芍薬・桂枝・甘草・大棗・飴糖・生姜）

五目ビーフン

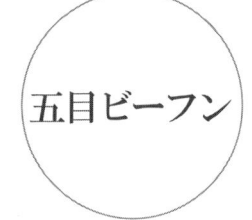

〈材料〉ビーフン100 g，干ししいたけ 3 枚，干しエビ10 g，にら 2 株，生姜薄切り 5 枚，ねぎ 3 cm，塩，醬油，サラダ油

〈作り方〉

① 干ししいたけは水で戻し，せん切りにする。戻し汁はとっておく。
② 干しエビは戻して，みじん切りにする。
③ 生姜・ねぎはせん切りにする。にらはみじん切りにする。
④ ビーフンはさっと湯がいて，すぐザルに上げる。
⑤ 鍋を熱し，サラダ油を入れ，しいたけを炒めてから生姜・ねぎを炒める。
⑥ ビーフンを加えて炒めてから，エビ・にら・醬油・しいたけの戻し汁を加え，炒め煮にする。塩で味をととのえる。

〈効能〉温胃補脾止痛

ビーフンは米で作られているので補気作用がある。しいたけと合わせて胃気を補う。干しエビは温陽益気，生姜・ねぎ・にらは散寒止痛の作用があり，合わせて補脾温胃散寒止痛作用がある。

胃熱証

[症状] 胃脘部の灼けるような疼痛・胃の不快感や痞える感じ・のどが渇く・冷たいものを欲しがる・多食・歯ぐきの疼痛や出血・口臭・尿が少なく赤い・便秘。舌質紅苔黄・脈滑数。

[証候分析] 辛いもの・脂っこいものの過食，ストレスなどの原因により熱が生じ，胃熱熾盛により疼痛・胃の不快感・痞える感じなどの症状が現れる（胃痛の症状と熱証を特徴とする）。

[立法] 清胃瀉火止痛

[食材] あわ・きゅうり・なす・トマト・白菜・すいか・バナナ・りんご・豆腐・緑茶

[中薬] 金銀花・連翹・魚腥草・蒲公英・板藍根・芦根・百合・麦門冬・玉竹・石斛

[方剤] 清胃散（生地黄・当帰・牡丹皮・黄連・升麻）

きゅうりとすいかの皮ジュース

〈材料〉きゅうり 1 本，すいかの皮30 g

〈作り方〉

① すいかの皮は固い部分をむいて，白い部分を適度な大きさに切る。きゅうりは適当な大きさに切る。
② ミキサーにかけ，濾してジュースを作る。

〈効能〉清胃瀉火
　きゅうり：甘・涼。脾・胃・大腸経に入る。清熱解毒利尿。
　すいか：甘・寒。心・胃・膀胱経に入る。清熱利尿。

胃陰虚証

[症状] 胃脘部の隠痛（ズキズキと痛む）・空腹感はあるが食欲はない・胃脘部が痞える・げっぷ・しゃっくり・消痩・頬が赤い・のどが渇く・便秘。舌紅苔少・脈細数弦。

[証候分析] 陰虚の体質あるいは慢性的な胃の疾病，熱病の後期で，陰液を消耗する。塩辛いものの嗜好，感情の抑うつ・興奮などの影響により肝鬱化火となり，胃陰を損傷することもある。慢性的な病気により胃の陰液虧損が生じる（胃の症状と陰虚を特徴とする）。

[立法] 養陰益胃・緩急止痛

[食材] あわ・小麦・大麦・きゅうり・トマト・松の実・白きくらげ・白ごま・卵・牛乳・豆腐・ゆば・鴨肉・豚肉・豚足・兎肉・貝類

[中薬] 沙参・麦門冬・百合・玉竹・生扁豆・石斛・黄精

[方剤] 養胃湯（沙参・麦門冬・玉竹・生扁豆・桑葉・甘草）

牛乳粥

〈材料〉米80g，牛乳100cc，ホタテ貝2個，卵1個，にんじん少々，せり少々，塩

〈作り方〉
① ホタテ貝は4つに切る。にんじんはさいの目切りにする。せりはみじん切りにする。
② ボールに卵を割り入れ，よくかき混ぜる。
③ 米に水700ccを加えて粥を作る。
④ 途中でホタテ貝・にんじんを入れ，濃いめの粥にする。
⑤ 牛乳・卵とせりを加え，沸騰したら塩で調味する。

〈効能〉滋陰清胃
甘・平・滋陰の牛乳・ホタテ貝・卵を中心にして，滋陰養胃止痛作用が期待できる。

ホタテ貝とゆばのあわ粥

〈材料〉米50g，あわ30g，ホタテ貝2個，ゆば50g，生姜薄切り2枚，ねぎ2cm，胡椒，塩

〈作り方〉
① ゆばは戻して，せん切りにする。ホタテ貝は細切りにする。
② ねぎはみじん切り，生姜はせん切りにする。
③ 米・あわ・ゆばを水800ccに入れて粥を作る。

④最後にホタテ貝と生姜を加え，沸騰したら，ねぎ・胡椒・塩を加える。

〈効能〉滋陰養胃

　あわ：甘・鹹・涼。腎・脾・胃経に入る。清熱和胃。

　ゆば：甘・淡・平。肺・脾・胃経に入る。益気和胃清熱。

　滋陰調中開胃のホタテ貝と合わせて益気調中・滋陰養胃・緩急止痛の作用がある。

小松菜と松の実の粥

〈材料〉米80g，小松菜2株，松の実30g，卵1個，塩，サラダ油

〈作り方〉

①小松菜・松の実はみじん切りにする。

②卵をボールに割り入れ，塩を入れよく混ぜる。

③鍋を熱しサラダ油を入れ，卵を炒めてから取り出す。

④鍋に小松菜を入れて炒める。塩で調味する。

⑤米を水800ccに入れて粥を作る。

⑥最後に卵・小松菜・松の実を加え，塩で調味する。

〈効能〉滋陰養胃

　小松菜：辛・甘・温。肺・肝・胃・大腸経に入る。養陰潤燥。滋陰の卵・松の実を合わせ，胃陰を滋養する。

瘀血証

[症状] 胃脘部の固定した疼痛・針で刺すような痛み・もむとかえって痛む・食後に痛みが悪化する・吐血または便血・血色は黒い。舌質紫紺・脈細渋。

[証候分析] 脾胃の病気が長引くと肝気鬱結により血液循環が滞り，瘀血が胃に停滞する。

[立法] 活血化瘀・理気止痛

[食材] チンゲン菜・にら・らっきょう・玉ねぎ・レモン・みかん・ゆず・酢

[中薬] 桃仁・丹参・紅花・三七・鬱金・当帰・姜黄・玫瑰花・青皮・枳殻・香附子・薤白・陳皮・黄耆・甘草・山楂子・茴香

[方剤] 失笑散（五霊脂・蒲黄）＋丹参飲（丹参・麝香・砂仁）

　血府逐瘀湯（当帰・生地黄・赤芍・川芎・桃仁・紅花・枳殻・柴胡・牛膝・桔梗・甘草）

当帰粥

〈材料〉米80g，当帰6g，紅花2g，肉桂3g，陳皮3g，生姜，胡椒，塩

〈作り方〉

①当帰・陳皮・肉桂を水500ccに入れ10分間漬け，300ccになるまで煎じて薬汁を取る。

②生姜はせん切りにする。
③米と①の薬汁に水適量を加え,粥を作る。
④最後に紅花・生姜を加え,沸騰したら胡椒・塩を加える。
〈効能〉活血温胃止痛

　活血化瘀の紅花・当帰,行気の陳皮,温裏の肉桂と合わせ,温経活血止痛作用が期待できる。

紅花ご飯

〈材料〉米 100 g,紅花 3 g,えんどう豆 15 g,塩
〈作り方〉
①米・紅花・塩を一緒に炊く。
②えんどう豆を茹でる。
③①と②を混ぜる。
〈効能〉活血行気止痛

　紅花:辛・甘・温。心・肝経に入る。活血化瘀・温経止痛。
　えんどう豆:甘・平。脾・胃経に入る。健脾行気。

メモ

[食生活の注意事項]

①胃に激痛があるときは禁食する。
②胃を保護することが大事である。食物繊維が少ないものがよい。やわらかく温かい粥が最も望ましい食べものである。
③生もの・冷たいものは禁忌であり,脂っこいもの・塩辛いもの・辛いものは控える。
④便通を保つようにする。

Point

*肝・脾・胃の生理機能と相互関係を知ろう。
*胃痛の主な症状と原因・病機を理解しよう。
*弁証のポイントとなる実証と虚証をしっかり弁別し,各証の弁証施膳を把握しよう。
*よく使われる食材と中薬を把握しよう。

10 下痢

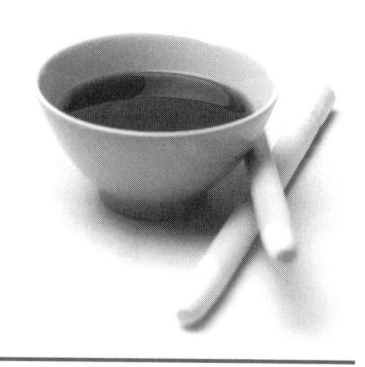

◇下痢の中医学的概念◇

古典にみる下痢

　下痢とは，水分が多く含まれた便を，一日に何回も排泄する症状のことである。一年中どの季節でも発病するが，特に夏と秋には下痢の発病率が高くなり，そのままよくならずに繰り返すと慢性となる。

　下痢はほかにも，「泄瀉」「大便溏瀉」「大便溏薄」「大便鶩溏(アヒルの糞のような下痢)」「飧泄(消化不良のような下痢)」「下注」「腹瀉」「滞下」「痢疾」などの病名がある。大便が泥のような軟便で排泄の勢いが激しくない下痢を「泄」といい，大便が水のように希薄で勢いが急迫な下痢を「瀉」という。『黄帝内経』では下痢を「濡泄」「洞泄」「注泄」などと呼んでいた。挙痛篇に「寒邪が小腸に侵入すると，小腸は水穀の気を受盛できず，下痢や腹痛の症状を起こす」との記述があり，下痢と小腸の関係について述べている。漢代の『傷寒雑病論』に「太陰病とは，腹部に膨満感があり，嘔吐・食欲不振・ひどい下痢，ときに腹痛などの症状がある」とあるが，下痢を「自利」と表現し，太陰脾経の病症と認めている。『諸病源候論』では「泄瀉」と「痢疾」を区別した。宋の時代以後，陳無択が『三因極一病証方論』泄瀉叙論で「喜ぶと散る，怒ると激しくなる，憂いがあれば集まる，驚くと動く，臓気が隔絶し，精神が奪われると，溏泄が起こる」と述べ，下痢を「溏泄」と表現して，その原因を七情に関連づけている。

下痢の病因病機

　『黄帝内経』陰陽応象大論篇に「清陽の気が下部にあって上昇しなければ泄瀉の病を引

き起こし……」，挙痛論篇に「多くの疾病が気の異常によって発生する……激しく怒れば気は上逆し，はなはだしければ血を吐いたり，下痢したりする」，風論篇に「冷たいものを飲食すると下痢する」という記述があるように，この時代における下痢の原因は虚弱・肝気鬱結・寒気と関連が深いと考えられていた。

- **寒湿邪気の侵入**：脾は「喜燥悪湿」（乾燥を好み，湿気を嫌う）という特徴がある。寒湿邪気の侵入によって脾胃の運化の働きが失調してしまう。水様性の下痢・便に未消化なものが混じるという症状が特徴である。
- **湿熱邪気の侵入**：湿熱邪気の侵入によって脾の運化機能が失調し，湿熱がこもると，腹痛・下痢・便が臭い・肛門の灼熱感などの症状が現れる。「暑泄」「大腸湿熱の泄瀉」ともいわれる。
- **飲食の不摂生**：暴飲暴食・冷たいものや脂っこいものの摂りすぎなどによって脾胃を傷め，消化機能が低下し，下痢となる。
- **肝気鬱結**：肝気鬱結によって，木克脾土（肝気が脾に乗じて脾を傷める）のため運化作用が失調し，下痢の症状が現れる。特に情緒の変動により悪化する。
- **脾胃虚弱**：脾胃が虚弱になると水穀を消化・運化できなくなり，腸で栄養分と不要なものに分けられないまま流れて下痢となる。慢性の下痢はこの証が多い。
- **腎陽不足**：腎陽不足により温煦作用が低下し，水液代謝が悪くなって，大腸に直接水液が流れ込んで下痢になる。

◇下痢の薬膳処方◇

下痢が発症したときの状況をよく把握し，寒熱の邪気や虚実などの弁証に従って食材と中薬を選ぶ。

寒湿下痢証

[症状] 腹痛・水様性下痢・腸が鳴る・脘腹部の冷え・吐き気。舌淡苔薄白・脈濡緩。悪寒・発熱の症状を伴うこともある。
[証候分析] 寒湿邪気の侵入により寒湿内盛となり，脾の運化が失調し，水が大腸に流れる。
[立法] 解表散寒・芳香化湿
[食材] はと麦・あずき・大葉・生姜・ねぎ・にら・ピーマン・にんにく
[中薬] 芫荽・肉桂・乾姜・花椒・藿香・佩蘭・砂仁・菖蒲
[方剤] 藿香正気散（藿香・大腹皮・白芷・紫蘇・茯苓・白朮・半夏・陳皮・厚朴・桔梗・甘草）

下痢によく用いる食材と中薬

作用	食材	中薬
健脾益気	うるち米・もち米・山いも・じゃがいも・にんじん・れんこん・干ししいたけ・栗・蜂蜜・鶏肉・豚の胃袋・羊肉	吉林人参・黄耆・山薬・扁豆・大棗・飴糖
清熱利湿	はと麦・粟・とうもろこし・大豆・あずき・にがうり・きゅうり・とうがん・すいか・金針菜・豆腐・コイ	茯苓・車前子・白茅根・玉米鬚・冬瓜皮・荷葉
芳香化湿	大葉・香菜・みょうが	藿香・佩蘭・砂仁・菖蒲・香薷
温胃散寒	にら・唐辛子・山椒・胡椒・黒砂糖・鱣魚	乾姜・大茴香・小茴香・丁香・高良姜・肉桂
健脾消食	大麦・だいこん・にんにく	山楂子・神麴・麦芽・穀芽・莱菔子・鶏内金
疏肝理気	そば・玉ねぎ・らっきょう・なた豆・えんどう豆・みかん・ジャスミン	薄荷・陳皮・青皮・枳殻・仏手・玫瑰花・緑萼梅

香菜粥

〈材料〉米80ｇ，香菜1株，ねぎ5cm，生姜薄切り5枚，塩
〈作り方〉
①香菜・ねぎ・生姜はみじん切りにする。
②米に水800ccを加えて粥を作る。
③最後に①を加え，塩で調味する。
〈効能〉辛温散寒・化湿止痢
　香菜・ねぎ：辛・温。肺・胃経に入る。散寒消食化湿。
　生姜：辛・微温。肺・胃経に入る。温胃散寒化湿。

湿熱下痢証

[症状] 腹痛・赤痢または下痢・便が悪臭を放つ・便意が急迫している・便後すっきりしない・肛門の灼熱感・のどが渇く・発熱・尿が少ない。舌紅苔黄膩・脈数。
[証候分析] 湿熱邪気の侵入によって脾の運化が失調し，湿熱が盛んで大腸・小腸の伝化失調を起こす。
[立法] 清熱利湿
[食材] はと麦・そば・大根・とうがん・へちま・れんこん・緑豆・スベリヒユ・タンポポ
[中薬] 冬瓜皮・芦根・車前子・玉米鬚・芦薈・番瀉葉
[方剤] 葛根芩連湯（葛根・黄芩・黄連・甘草）

スベリヒユ粥

〈材料〉米80g，スベリヒユ(生)20g，小松菜1株，ねぎ2cm，生姜薄切り1枚，塩，サラダ油

〈作り方〉
①小松菜・ねぎ・生姜はみじん切りにする。
②スベリヒユをみじん切りにする(乾燥したものは水で戻し，みじん切りにする)。
③鍋を熱しサラダ油を入れ，①と②を炒めて塩で調味する。
④米に水800ccを加えて粥を作る。
⑤粥に③を加え，塩で調味する。

〈効能〉清熱利湿

スベリヒユ：酸・寒。大腸・肝経に入る。清熱解毒涼血止痢。ねぎ・生姜は湿を取り除く。

飲食停滞証

[症状] 下痢・腹痛・腸が鳴る・ガス・便が悪臭を放つ・胃脘部の脹痛・膨満感・げっぷ・しゃっくり・吐き気・嘔吐・食欲がない。舌苔厚膩・脈滑。

[証候分析] 飲食の乱れによって胃脘に食が滞り，胃気上逆して，伝導が失われる。

[立法] 消食導脹

[食材] 大麦・そば・かぶ・みかんの皮・らっきょう・大根・なた豆

[中薬] 山楂子・神麴・莱菔子・麦芽

[方剤] 保和丸（山楂子・神麴・茯苓・半夏・陳皮・連翹・莱菔子）

大根そば

〈材料〉乾そば80g，大根3cm，ごぼう5cm，みかんの皮1/2個，ねぎ5cm，生姜薄切り5枚，塩，胡椒，醬油，サラダ油

〈作り方〉
①大根は細切り，ごぼう・ねぎ・生姜・みかんの皮はせん切りにする。
②そばを茹でて，水切りする。
③鍋を熱し，サラダ油を入れて，ねぎ・生姜を炒め，大根・ごぼう・水を加える。
④やわらかくなるまで煮て，最後にみかんの皮・塩・胡椒・醬油を加える。
⑤椀にそばを入れて，④をかける。

〈効能〉降気消食導滞

大根：辛・甘・涼。肺・胃経に入る。下気消食。

ごぼう：辛・苦・寒。肺・胃経に入る。清熱解毒通便。
みかんの皮は行気の作用があり，合わせて消化を促進し，下痢も改善する。

肝脾不和証

[症状] 腹痛・下痢・精神的に不安定なときに症状が悪化・胸脇や胃脘部の脹痛・ため息・緊張・げっぷ・食欲減退。舌紅・脈弦。
[証候分析] 情緒不安やストレスなどの影響で肝気鬱結が引き起こされ，木克脾土のため，脾胃の運化が失調して，下痢の症状が現れる。
[立法] 抑肝扶脾
[食材] 大根・らっきょう・みかん・ゆず・オレンジ・えんどう豆
[中薬] 枳殻・青皮・陳皮・木香・香附子・草果・薄荷・大茴香
[方剤] 痛瀉要方（白朮・白芍・陳皮・防風）

みかんの皮とサケの粥

〈材料〉 米80ｇ，みかんの皮15ｇ，サケの切り身（甘塩）1枚，にら1株，塩
〈作り方〉
①サケを焼いて身をほぐす。
②みかんの皮とにらをみじん切りにする。
③米に水800ccを加え，粥を作る。
④サケとにらとみかんの皮を入れて塩で味をととのえる。
〈効能〉 疏肝健脾

みかんの皮：辛・苦・温。脾・肺経に入る。理気健脾。
にら：辛・温。肝・胃・腎経に入る。温陽下気・食欲増進。
サケ：甘・温。脾・胃経に入る。健脾温胃和中。
合わせて行気疏肝健脾の働きがある。

えんどう豆とゆばの粥

〈材料〉 米80ｇ，乾燥ゆば50ｇ，えんどう豆30ｇ，生姜薄切り3枚，ねぎ3cm，胡椒，塩
〈作り方〉
①ゆばは戻し，せん切りにする。
②生姜・ねぎはみじん切りにする。
③米とゆばに水800ccを加えて粥を作る。途中でえんどう豆を入れる。
④最後に生姜・ねぎを加え，沸騰したら，胡椒・塩で調味する。

〈効能〉理気健脾
えんどう豆：甘・平。脾・胃経に入る。健脾益気。
ゆば：甘・淡・平。肺・脾・胃経に入る。益気健脾和中。
辛温の生姜・ねぎと合わせると理気健脾疏肝作用がある。

脾胃気虚証

[症状] 慢性下痢・便に未消化のものが混じる・胃脘部の脹満感・食欲減退・疲れ・顔色が悪い。舌淡苔薄白・脈細弱。

[証候分析] 脾胃気虚によって運化機能が低下し下痢となる。悪化すると陽虚となり陰寒内盛になる。

[立法] 温補脾胃

[食材] 補気：うるち米・山いも・じゃがいも・干ししいたけ・栗・蜂蜜・鶏肉・豚の胃袋・牛肉
温裏：らっきょう・玉ねぎ・ねぎ・にら・胡椒・唐辛子・山椒・黒砂糖・マス・アジ・サケ

[中薬] 補気：吉林人参・党参・山薬・黄耆・白朮・大棗・飴糖
温裏：肉桂・乾姜・薤白・桂花・高良姜・丁香・大茴香

[方剤] 参苓白朮散（人参・茯苓・白朮・山薬・蓮子・薏苡仁・扁豆・陳皮・甘草・桔梗・砂仁）

とうもろこしと山いもの粥

〈材料〉米80ｇ，とうもろこし１／３本，山いも60ｇ，しいたけ３個，鶏ひき肉80ｇ，塩

〈作り方〉
①山いもは皮を軽く炙って，ひげ根を取り，さいの目に切る。
②生のとうもろこしの実を包丁でこそげ取る。
③しいたけをせん切りにする。
④米に水800ccを加えて粥を作る。
⑤最後に山いも・鶏ひき肉・しいたけ・とうもろこしを加え，とろみが出たら火を止め，塩で調味する。

〈効能〉補気健脾利水
山いも：甘・平。脾・肺・腎経に入る。補脾益気止瀉。
鶏肉：甘・平（温）。脾・胃経に入る。補中益気。
とうもろこし：甘・平。脾・肝・腎経などに入る。利湿健脾。
合わせて脾虚下痢に用いる。

腎陽虚証

[症状] 下痢・下痢の後すっきりする・四肢厥冷・全身の冷え・腰の冷えや疼痛やだるさ・顔色が悪い・夜明けに腸が鳴る・腹痛。舌苔白・脈沈細または沈遅無力。

[証候分析] 腎の陽虚により陽気の温める働きが低下し，陰寒内盛となる。

[立法] 温腎健脾・固渋止瀉

[食材] 補気助陽：山いも・栗・くるみ・羊肉・鶏肉・豚マメ・イワシ・タチウオ・エビ・ナマコ

温裏固渋：にら・ざくろ・スターフルーツ・胡椒・鱧魚・マス・アジ・サケ

[中薬] 補気助陽：吉林人参・党参・山薬・黄耆・白朮・淫羊藿・菟絲子・杜仲・鹿角・肉蓯蓉

温裏固渋：肉桂・乾姜・薤白・小茴香・丁香・蓮の実・芡実・烏梅・五味子・肉豆蔲

[方剤] 四神丸（補骨脂・肉豆蔲・呉茱萸・五味子・生姜・大棗）

エビと桂花の粥

〈材料〉米80g，エビ2尾，桂花3g，肉桂粉末1g，ねぎ3cm，生姜薄切り2枚，塩，紹興酒

〈作り方〉
①ねぎ・生姜はみじん切りにする。
②エビの背わたを取り，1cmの長さに切り，紹興酒・ねぎ・生姜・塩で下味をつける。
③米を水800ccに入れ，粥を作る。
④粥に半分火が通ったところで②を加え，中まで火が通ったら肉桂の粉末と桂花を入れ，塩で調味する。

〈効能〉温陽補腎

エビ：甘・温。肝・腎・脾・肺経に入る。温陽補腎。

桂花：辛・温。心・脾・肝・胃経に入る。温中散寒・理気止痛。

肉桂は温腎散寒の働きがあり，合わせて腎陽虚の下痢に用いる。

Point
* 下痢の病因と病機を把握し，各証の特徴をつかもう。
* 弁証論治のポイント，特に下痢の症状や伴随症状から正確に弁証しよう。
* 下痢各証によく使われる食薬と弁証施膳を理解しよう。

11 便秘

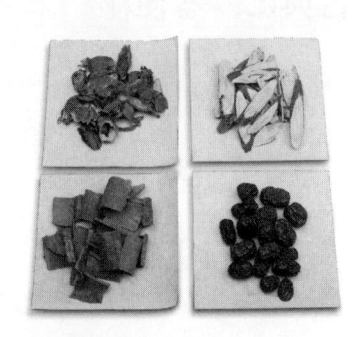

◇便秘の一般的概念◇

　口から摂取された食べものは，食道を通ってまず胃に運ばれる。胃はおよそ3～4時間で食べ物を送り出して空になり，そこで消化された物は小腸に運ばれる。その後約6～9時間かけて大腸に運ばれ，最後に便として肛門に達する。この所要時間は人によって，あるいは体調によっても非常に差がある。正しい通便のためには，胃腸の働きによる食物の消化・吸収，自律神経による胃腸の運動，腹筋・横隔膜・肛門括約筋の力など，すべてが調和していなければならない。

　便秘の症状には，大便が固い・大便が出ない・排便に長い時間がかかる・あるいは排便後さっぱりしない，などがある。便秘が長引くと，頭痛・歯痛・皮膚炎・咳・喘息・口臭・吐き気などの自家中毒症状を引き起こし，さらに大腸がんにもなりやすくなるので，便通を保つことは非常に大切である。

　現代医学では，便秘を器質性便秘と機能性便秘に分けている。器質性便秘は，大腸自体に問題がある場合で，例えば大腸がんや大腸ポリープにより，大腸の内部が詰まったり，狭くなったりしたために起こる。機能性便秘は，環境の変化などによる一過性便秘と，慢性化した常習性便秘に分けられる。常習性便秘には痙攣性（大腸の筋肉が緊張したままになって痙攣を起こす）と弛緩性（腸の平滑筋の収縮力低下）があり，女性に多くみられる。

◇便秘の中医学的概念◇

古典にみる便秘

　中医学には，『傷寒雑病論』に便秘についての記述がある。「少陽陽明者，発汗，利小便已，胃中燥煩実，大便難是也」（少陽と陽明の病気の場合，発汗と利尿により，胃が乾燥して内実となり，排便困難になる），「不更衣，内実，大便難者，此名陽明也」（排便しない，内にたまる便秘は陽明病の症状である），「傷寒不大便六七日，頭痛有熱者，与承気湯」（傷寒病で6，7日排便しない，また頭痛・発熱の症状がある者には承気湯を与える）などである。

　宋代の『聖済総録』巻第九十七・大便秘渋篇に「便秘の原因は1つではなく，営衛の不調，陰陽の気と関係している。風気が旺盛で気機が滞って，胃腸が乾燥したために引き起こされた便秘を風秘という。胃に熱がこもって起こる便秘を熱秘という。下焦の虚冷が原因で起こるものは冷秘という。あるいは腎虚による頻尿が原因で大腸が乾燥し，のどが渇き，便秘が起こるのは，津液が枯渇した状態である。あるいは胃が乾燥し，冷えや熱がときどき起こる便秘は胃腸に宿食がある」という記述がある。ここでは便秘を風秘・熱秘・冷秘・陰虚便秘・宿食便秘に分類している。

　金元時代の張潔古の『医学啓源』六気方治篇に「凡治臓腑之秘，不可一例治療，有虚秘，有実秘。有胃実而秘者，能飲食，小便赤。有胃虚而秘者，不能飲食，小便清利」とありここでは，便秘を実証の便秘と虚証の便秘に分けている。実証の便秘は食欲があり，尿の色が濃い。虚証の便秘は食欲がなく，尿の色が透明感がある。

　これらの分類は現代の便秘に対する認識にも影響している。

便秘の病因病機

　中医学からみると，大腸は肺と表裏の関係にあり，脾胃は消化器官として大腸とつながっている。腸内を循環している気血と水液は肝と腎の働きに関連しているため，便秘は肺・脾胃・腎・肝と密接に関係していると考えられている。

　よくある病因は以下の通りである。

①もともと陽盛の体質あるいは飲食の不節，例えば脂っこいもの・辛いものの食べすぎや，過度の飲酒のため体内に熱がこもって津液を消耗し，大便が乾燥する。

②ストレスや運動不足によって気滞を引き起こし，特に胃・大腸の気機失調によって排便不暢となる。

③疲労・飲食内傷・病後，老人性の体質虚弱・熱病の後期などが原因で気虚となり排便が困難となり，便秘になる。あるいは血虚・陰虚により腸を潤すことができ

ず，便秘となる。
④もともと陽虚の体質，あるいは老人性の体質虚弱，寒邪の侵入などにより腸内が冷えて腸の機能が低下するため，排便不調となる。

◇便秘の薬膳処方◇

便秘を改善するためには，下剤を使うだけではなく，弁証に応じて食材と中薬を選ぶ。熱性の便秘が最も多いが，気滞や虚証にも着目する必要がある。

便秘によく用いる食材と中薬

作用	食材	中薬
清熱通便	白菜・セロリ・にがうり・へちま・マコモ・パイナップル・こんにゃく	芦薈・番瀉葉・大黄・麻子仁・生地黄・山梔子・馬歯莧
疏肝理気	そば・玉ねぎ・らっきょう・大根・かぶ・なた豆・えんどう豆・みかん・きんかん・ジャスミン	陳皮・青皮・枳実・仏手・厚朴・大腹皮・莱菔子
補気養血	うるち米・さつまいも・山いも・じゃがいも・にんじん・ほうれん草・小松菜・蜂蜜・豚の胃袋	吉林人参・黄耆・山薬・扁豆・大棗・飴糖・当帰・白芍・生何首烏・地黄
滋陰潤腸	いちじく・松の実・ごま・牛乳・チーズ	郁李仁・火麻仁
温陽行気	にら・くるみ・唐辛子・胡椒・山椒・鶏肉・羊肉	肉蓯蓉・杜仲・牛膝・乾姜・大茴香・小茴香・丁香・高良姜・肉桂

熱　証

[症状] 大便乾燥・便が臭い・小便の量が少なく色が濃い・顔が赤い・熱っぽい・腹脹・腹痛・口渇・口臭。舌質紅舌苔黄・脈滑数。
[証候分析] 腸内に熱がこもり，津液を消耗するため，腸の水分が不足して便秘となる。
[立法] 清熱潤腸
[食材] 白菜・山東菜・ターツァイ・水菜・へちま・マコモ・パイナップル・こんにゃく
[中薬] 芦薈・番瀉葉・大黄・麻子仁・地黄・山梔子
[方剤] 麻子仁丸（大黄・麻子仁・杏仁・芍薬・枳実・厚朴・蜂蜜）

地黄茶

〈材料〉生大根汁100cc，蜂蜜50cc，生地黄6g

〈作り方〉生地黄を水300ccに入れ，200ccになるまで煎じ，大根汁・蜂蜜を入れて混ぜる。お茶として頻繁に服用する。

〈効能〉清熱通便

生地黄：甘・苦・寒。心・肝・腎・肺経に入る。清熱涼血・養陰生津。

大根：辛・甘・涼。肺・胃経に入る。清熱下気通便。

へちまと豚肉ときくらげの炒めもの

〈材料〉へちま1本，豚肉薄切り80g，きくらげ6g，ねぎ3cm，塩，醬油，サラダ油，片栗粉

〈作り方〉

①きくらげは水で戻す。ねぎはみじん切りにする。へちまは皮をこそげて薄切りにする。

②豚肉は2cm幅に切り，醬油・片栗粉で下味をつける。

③鍋を熱し，サラダ油を入れてねぎを炒め，豚肉を加えて炒める。へちまときくらげを加え，炒め合わせて塩で調味する。

〈効能〉滋陰清熱通便

へちま：甘・涼。心・肝・胃経に入る。清熱化痰・涼血通絡。

きくらげ：甘・平。胃・大腸経に入る。涼血止血。

豚肉：甘・鹹・平。脾・胃・腎経に入る。滋陰潤燥通便。

白菜の和えもの

〈材料〉白菜の芯5枚，セロリ10cm，レモン1/2個，新生姜薄切り3枚，塩，胡椒，ごま油

〈作り方〉

①白菜の芯，セロリを細切りにし，塩でもんでしばらく置く。

②生姜を細切りにする。

③①の水分を絞り，ボールに入れる。

④③に塩・生姜・胡椒・ごま油・レモンの搾り汁を入れて和える。

〈効能〉清腸通便

白菜：甘・平。胃・大腸経に入る。清熱通便。

セロリ：甘・辛・涼。肺・胃経に入る。清熱。

気滞証

[症状] 便意はあるのに排便困難・げっぷ・胸脇痞満・腹部脹満・食欲減退。舌苔薄膩・脈弦。

[証候分析] ストレスや運動不足のため腸内の気の流れが悪くなり，腸の動きが鈍って便秘になる。
[立法] 順気行滞
[食材] そば・大根・かぶ・らっきょう・みかん・なた豆・えんどう豆・ジャスミン
[中薬] 陳皮・枳殻・仏手・玫瑰花
[方剤] 六磨湯（木香・烏薬・沈香・檳榔・大黄・枳実）

かぶと豚肉の煮込み

〈材料〉かぶ1個，豚肉の塊100ｇ，陳皮6ｇ，ねぎ10cm，生姜10ｇ，醬油，紹興酒，サラダ油

〈作り方〉
①豚肉・かぶ（皮付き）は一口大に切る。
②ねぎ・生姜はぶつ切りにする。
③鍋を熱し，サラダ油を入れて豚肉・ねぎ・生姜を炒め，紹興酒・醬油の順に加えて茶色くなるまで炒める。
④陳皮・水を入れて加熱し，肉がやわらかくなったらかぶを加えて煮込む。

〈効能〉降気通便

かぶ：辛・甘・苦・平。心・肺・脾・胃経に入る。行気寛中。豚肉の滋陰潤燥通便と合わせて降気通便する。

バナナの蘇子揚げ

〈材料〉バナナ1本，卵1個，グリーンピース30ｇ，玫瑰花1個，蘇子6ｇ，枳殻6ｇ，サラダ油，ごま油，塩，ごま，小麦粉

〈作り方〉
①蘇子・枳殻を水300ccに入れ，50ccになるまで煮て濾す。
②薬汁に卵・小麦粉を入れて糊状になるまで混ぜる。
③グリーンピースは茹でて，塩・ごま・ごま油と合わせる。
④輪切りにしたバナナに②の衣をつけて黄金色に揚げ，皿に③と盛り合わせる。
⑤粉にした玫瑰花と塩を混ぜ，上に散らす。

〈効能〉降気通便

蘇子：辛・温。肺・大腸経に入る。降気平喘・潤腸通便。
枳殻：苦・辛・温。脾・胃・大腸経に入る。行気寛中・消脹除満。
玫瑰花：甘・微苦・温。理気活血。
バナナ：甘・寒。胃・大腸経に入る。清熱潤腸解毒。

気虚証

[症状] 便意があるのに排便困難・便は固くない・排泄後に汗や疲れが出る・顔色白・疲労・息切れ。舌淡嫩苔薄・脈虚。

[証候分析] 疲労・飲食内傷・病後・老人性の体質虚弱などが原因で気虚になり，排便する力が不足する。

[立法] 益気通便

[食材] さつまいも・山いも・じゃがいも・鶏肉・蜂蜜

[中薬] 吉林人参・黄耆・白朮・党参

[方剤] 黄耆湯（黄耆・陳皮・麻子仁・蜂蜜）

豚の胃袋中薬煮

〈材料〉豚の胃袋100ｇ，黄耆10ｇ，白朮10ｇ，干ししいたけ５個，醬油，黒砂糖，紹興酒

〈作り方〉
①干ししいたけを水で戻し，1/4に切る。
②豚の胃袋は茹でて一口大に切る。
③黄耆・白朮を袋に入れる。
④豚の胃袋・干ししいたけ（戻し汁も）・薬袋・醬油・水・紹興酒を一緒に鍋に入れ，やわらかくなるまで煮る。
⑤途中で黒砂糖を入れ，汁を煮つめる。

〈効能〉補気通便

豚の胃袋：甘・温。脾・胃経に入る。健脾益胃補虚。

黄耆・白朮：甘・温・微苦。脾・胃・肺経に入る。補気昇陽・健脾益胃。

さつまいもとりんごの蜂蜜煮

〈材料〉さつまいも（小）１本，りんご1/2個，レモン1/2個，干しぶどう少々，みかんの皮少々，蜂蜜，塩

〈作り方〉
①さつまいもは３〜４mm厚さの輪切りにし，水にさらす。
②りんごは４つ割にして芯を取り，レモンは輪切りにする。
③鍋に材料全部と水200ccを入れ，途中煮汁をかけながら15〜20分間煮込む。

〈効能〉補気行気通便

さつまいも：甘・平。脾・腎経に入る。健脾益気・潤腸通便。
りんご：微酸・甘・涼。心・脾・胃経に入る。清熱潤燥通便。
レモン：酸・平（涼）。脾・肺・胃経に入る。行気開胃消食。
みかんの皮：辛・苦・温。肺・脾経に入る。行気健脾。

血虚証

[症状] 顔色が悪い・頭がフラフラする・めまい・動悸・便秘・ウサギのふんのような便。唇舌淡・脈細渋。

[証候分析] 疲労・病後・熱病の後期などが原因で血が不足になり，腸内が乾燥して便秘になる。また血液循環が弱くなって，腸が潤わず乾燥して便秘になる。

[立法] 養血潤腸通便

[食材] ほうれん草・小松菜・にんじん・落花生・豚レバー・豚足

[中薬] 当帰・白芍・何首烏・地黄

[方剤] 潤腸丸（当帰・生地黄・桃仁・麻子仁・枳殻）

ほうれん草粥

〈材料〉もち米80ｇ，ほうれん草１／２束，何首烏15ｇ，松の実20ｇ，塩

〈作り方〉
①何首烏を水250ccに入れ，50ccになるまで煎じる。
②ほうれん草を湯がいて，１cmの長さに切る。
③もち米と水800ccで粥を作る。
④最後に何首烏を煎じた汁・松の実・ほうれん草・塩を加える。

〈効能〉滋陰養血通便

ほうれん草：甘・涼。胃・大腸経に入る。養血潤腸通便。

何首烏：苦・甘・渋・微温。肝・腎経に入る。補益精血・潤腸通便。

松の実：甘・温。肺・肝・大腸経に入る。健脾滑腸。

陰虚証

[症状] 痩せ型・顔色が赤い・ほてり・盗汗・めまい・耳鳴り・動悸・不眠・便秘・コロコロの便。舌紅苔少・脈細数。

[証候分析] 疲労・病後・熱病の後期などが原因で陰虚になり，腸内が乾燥して便秘になる。

[立法] 滋陰潤腸通便

[食材] 松の実・ごま・卵・牛乳・チーズ・豚肉・貝類

[中薬] 地黄・沙参・玄参・麦門冬・桑椹・郁李仁・火麻仁

[方剤] 増液湯（玄参・生地黄・麦門冬）

木の実ヨーグルト

〈材料〉煎り黒ごま20ｇ，松の実・くるみ各10ｇ，蜂蜜60ｇ，ヨーグルト適量

〈作り方〉
①松の実とくるみは一緒にから煎りし，細かくきざむ。
②黒ごまは煎ってすり鉢で軽くする。
③ヨーグルトに①と②を入れ，蜂蜜を加えて混ぜる。

〈効能〉潤腸通便

黒ごま：甘・平。肝・腎経に入る。滋陰潤腸通便。

松の実：甘・温。肝・肺・大腸経に入る。潤腸通便。

寒　証

[症状] 排便困難・小便清長・顔色白・冷え・温めることを好む・腹中冷痛または腰背痠痛・疲労。舌淡苔白・脈沈遅。

[証候分析] 陽虚体質または老化のため，腸内が陰寒内盛となり，陽気不通により伝導困難で便が進まず，便意もない。便が太く固くなる。

[立法] 温陽通便

[食材] 黒ごま・松の実・くるみ・羊肉・鶏肉・鹿肉・エビ・ナマコ・イワナ

[中薬] 肉蓯蓉・杜仲・牛膝・淫羊藿・当帰・肉桂・丁香・小茴香

[方剤] 済川煎（肉蓯蓉・牛膝・当帰・升麻・枳殻・沢瀉）

ナマコの肉蓯蓉煮込み

〈材料〉乾燥ナマコ3個，肉蓯蓉10ｇ，ムール貝3個，山いも100ｇ，ねぎ10cm，生姜15ｇ，塩，胡椒，サラダ油，片栗粉

〈作り方〉
①魔法瓶にナマコと湯を入れ，一晩おいて戻し，斜めに切る。
②肉蓯蓉を水300ccに入れて15分間煎じ，100ccの薬汁を濾し取る。
③山いもの皮をむいて，薄切りにする。
④ねぎ・生姜はぶつ切りにする。
⑤鍋を熱し，サラダ油を入れてねぎと生姜を炒め，ナマコ・ムール貝を入れて炒め合わせ，②③を加えて煮込む。
⑥塩・胡椒で調味し，最後に片栗粉でとろみをつける。

〈効能〉補気温腎通便

ナマコ：甘・鹹・温（平）。心・腎・肺経に入る。温陽補腎・養血潤燥。

ムール貝：鹹・温。肝・腎経に入る。温補肝腎・養精益血。

山いも：甘・平。脾・肺・腎経に入る。健脾補腎。
肉蓯蓉：甘・鹹・温。腎・大腸経に入る。補腎助陽・潤腸通便。

Point
＊臓腑の機能と排便の関係を把握しよう。
＊便秘の原因・弁証分型・主な症状を把握しよう。
＊虚証便秘各証の原因と特徴，および薬膳処方を十分理解しよう。

12 肥満

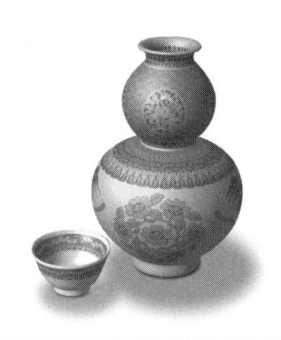

◇肥満の一般的概念◇

　肥満とは人体を構成する成分のうち，脂肪組織が正常よりも増加した状態をいう。

　肥満は，高脂血症・動脈硬化・糖尿病・高血圧・虚血性心疾患・痛風・脂肪肝・生理不順・不妊症・不育症（男性不妊）などの病気および症状を引き起こしやすい。肥満の人すべてが高脂血症になるわけではないが，発病率が高いことは確かである。

　過剰なエネルギーは脂肪組織として蓄積され，新陳代謝のバランスを崩してしまう。異常な代謝は高脂血症の原因の1つになる。脂肪組織が肝臓に蓄積されると，脂肪肝を引き起こしやすくなる。脂肪が動脈壁にたまり，これが進行すると，動脈硬化となる。狭く硬くなった血管は，血液循環を悪化させ，狭心症・心筋梗塞・高血圧の原因となる。

● 標準体重の計算

①身長（m）×身長×22±10％＝標準体重（kg）（日本肥満学会）

　例えば身長が160cmなら，1.6×1.6×22＝56.32（kg）±10％。56kg前後が標準体重である。

②（身長（cm）−100）×0.9＝標準体重（kg）（従来の桂変法）

　例えば身長が160cmなら，(160−100)×0.9＝54（kg）。54kgが標準体重である。

● ボディマス指数（BMI）の計算

体重÷｛身長（m）×身長｝＝BMI（22が一番よい状態である）

　例えば身長が160cmで体重が64kgなら，64÷(1.6×1.6)＝25

● 必要エネルギー量（kcal）の計算

標準体重（kg）×体重1kgあたりのエネルギー量（20〜40 kcal）
　　　　　　　　　　　　　　　　　　　　＝必要エネルギー量（kcal）

　人間が活動するためには，1日に最低1200kcalが必要である。

◇肥満の中医学的概念◇

中医学からみると肥満の人は「湿盛証」「痰多証」「気虚証」に属することが多い。「痰」「湿」は病理的な産物で，病気の素因にもなる。

遺伝

遺伝的に肥満の体質，陽盛の体質があると，胃熱が旺盛になって食欲があり，よく食べる。そのため痰湿がたまって，肥満となる。

飲食不節

暴飲暴食・食べすぎ・甘いものの過食によって水穀精微がたまり，肥満を招く。また，脾胃を傷めると，水穀精微と水湿の代謝が悪くなり，痰湿がたまって肥満となる。

運動不足

運動不足により気血の運行が低下し，水穀精微と水湿の代謝も悪くなり，膏脂・痰湿が皮膚・筋肉・臓腑内・経絡に蓄積されて肥満となる。

加齢

肥満は年齢と関係が深い。40歳を超えてから体重が増え続けることの原因は加齢による気虚にある。特に脾腎気虚と密接な関係がある。脾は水穀精微と水湿を運化する。腎が全身の水を主り，津液の気化と分散・尿の生成・排泄を行う。脾腎気虚のため，全身の水の運化が低下し，水湿がたまり痰濁となり，肥満を引き起こす。

脾気虚の場合は，水穀は完全に水穀精微に変わることができなくなり，「痰」「湿」が生じ，これが蓄積して肥満になる。

腎気虚の場合は，水の代謝が悪くなり，脾腎両虚となって水太りになる。

肥満は，上述のように主に脾と腎と関係が深いが，肝・肺・心とも関わっている。肝は疏泄を主り，肝気の発散上昇により，気機の巡り・津液の代謝・血の流れを調節している。また肺気の働きによって，気機の全身の巡りが順調になり，津液の代謝もスムーズになる。心気の働きによって血は順調に流れ，津液の代謝が調節される。このように五臓がバランスよく働くと，気の巡り・津液の代謝・水はけが順調になり水湿はたまらない。また水穀精微も順調に体全体に送られる。

肝気鬱結や肺失宣粛によって，気の巡りが悪くなると，水の代謝も異常を起こし，「痰」「湿」が生じる原因となる。臓腑陽気の虧損によってその働きが低下すると，水穀・気・血・津液の代謝障害が生じ，余分なものが体に蓄積して肥満になる。

◇肥満の薬膳処方◇

肥満の特徴は「本虚標実」にあるので、薬膳処方では健脾・益腎・行気・利湿・消食・化瘀・通便の作用がある食材と中薬を用い、体内にたまっている痰濁・水湿・瘀血・膏脂を取り除くようにする。

肥満によく用いる食材と中薬

作用	食材	中薬
健脾益気	うるち米・玄米・さつまいも・山いも・じゃがいも・蜂蜜・豚の胃袋	吉林人参・黄耆・山薬・扁豆・肉蓯蓉・杜仲
利尿祛湿	はと麦・粟・とうもろこし・大豆・あずき・とうがん・金針菜・コイ・フナ	茯苓・車前子・白茅根・玉米鬚・冬瓜皮・車前子・葫芦・通草
清熱通便	白菜・セロリ・にがうり・へちま・マコモ・パイナップル・いちじく・こんにゃく	芦薈・番瀉葉・大黄・麻子仁・生地黄・山梔子
疏肝理気	そば・玉ねぎ・らっきょう・大根・かぶ・なた豆・えんどう豆・みかん・ジャスミン	陳皮・青皮・枳殻・枳実・仏手・厚朴・大腹皮・萊菔子・山楂子

胃熱傷脾証

[症状] 肥満・顔色が赤い・めまい・口渇・口臭・食欲旺盛・胃脘脹満・便秘。舌紅苔黄膩・脈弦滑。

[証候分析] 胃熱が旺盛であるために多食となり、熱がこもって脾を傷め、水穀が停留する。

[立法] 清熱瀉火・健脾通便

[食材] 大根・かぶ・白菜・たけのこ・バナナ・茶葉・こんにゃく・昆布

[中薬] 芦根・竹葉・荷葉・山梔子・麦芽・穀芽・番瀉葉・芦薈

[方剤] 小承気湯（大黄・枳実・厚朴）＋保和丸（山楂子・神麴・半夏・茯苓・陳皮・連翹・萊菔子）

菊楂決明茶

〈材料〉菊花3g，山楂子6g，決明子3g

〈作り方〉

①山楂子と決明子は10分ほど煎じ，菊花を加えて2分ぐらい煎じたら火を止める。飲み終わっても，お湯を注げば続けて飲める。

②または，お茶のように直接お湯を注ぎ，一日中飲む。

③または，全部ミキサーにかけて粉砕し，袋に入れて煎じて飲む。

〈効能〉清熱瀉火・通便減肥

菊花：辛・甘・微苦・微寒。肝・肺経に入る。疎風清熱・清肝明目。

山楂子：酸・甘・温。肝・脾・胃経に入る。消食化積・活血化瘀。ビタミンCが豊富で，カルシウム・カロチンも多量に含んでおり，コレステロールを低下させる働きがある。

決明子：甘・苦・鹹・微寒。肝・大腸経に入る。清肝瀉火・潤腸通便。

こんにゃくの炒めもの

〈材料〉こんにゃく白・黒1/2ずつ，らっきょう3個，アスパラガス3本，にんじん少々，ねぎ2cm，生姜薄切り2枚，塩，ごま油，サラダ油

〈作り方〉

①材料はすべてせん切りにする。こんにゃく・アスパラガス・にんじんは湯通しする。

②鍋を熱し，サラダ油を入れてねぎ・生姜・らっきょうを炒める。

③こんにゃく・アスパラガス・にんじんを加えて炒め合わせ，塩とごま油で調味する。

〈効能〉清熱通便減肥

こんにゃく：辛・寒。補脾・滑腸。

　こんにゃくはこんにゃくいもの球茎を粉末にしたものから作られている（白：こんにゃくいもの皮をむいてから製粉したもの。黒：皮つきのまま製粉したもの）。成分の97%は水分だが，その他に人の消化酵素では分解できない食物繊維が含まれている。この成分が，消化されないまま腸に入り，水分を吸収して約30～100倍に膨らみ，腸内を移動する間に便をやわらかくする。腸の動きもよくするので，便通がよくなり，有害物質などを体外に排泄できる。便秘の改善には最適の食品といえる。カロリーはないので，血糖値の上昇を抑え，コレステロール値を下げる効果があるので，肥満・糖尿病・高脂血症の改善にも有効である。

らっきょう：辛・苦・温。肺・胃・大腸経に入る。通気散結・行気導滞。

アスパラガス：甘・苦・微温。肺・心・肝・腎経に入る。滋陰清熱。

痰湿内盛証

[症状] 肥満・体が重い感じ・疲労・胸膈痞満・痰多・めまい・口渇があるが飲みたくない。苔白膩・白滑・脈滑。

[証候分析] 脂っこいものやアルコールの摂りすぎで痰湿が生じ，脾の運化が失調し，気機が阻滞する。

[立法] 燥湿化痰・行気健脾

[食材] はと麦・大根・かぶ・里いも・たけのこ・へちま・からし菜・とうがん・みかん・オレンジ・豆類・のり・昆布・クラゲ・コイ・フナ

[中薬] 陳皮・枳殻・白芥子・莱菔子・栝楼・貝母・竹筎・馬蹄・茯苓

[方剤] 導痰湯（半夏・陳皮・枳実・茯苓・甘草・製南星・生姜）

大根の和えもの

〈材料〉大根10cm，きゅうり1/2本，にんじん少々，塩，胡椒，ごま油

〈作り方〉
①材料はすべてせん切りにし，大根は水にさらす。にんじんは湯通しする。
②材料を合わせて調味料を加え，混ぜる。

〈効能〉理気通便減肥

大根：辛・甘・涼。肺・胃経に入る。行気消積・清熱通便。
きゅうり：甘・涼。脾・胃・大腸経に入る。清熱解毒・利水消腫。
にんじん：甘・平。脾・肺経に入る。健脾化滞。

里いもの煮もの

〈材料〉里いも3個，茹でたけのこ（小）1個，とうがん80g，赤ピーマン1/2個，茹で大豆20g，甜杏仁15g，ねぎ5cm，皮付き生姜薄切り5枚，塩，醤油，豆瓣醤，ごま油

〈作り方〉
①とうがんの皮と種，水500ccを鍋に入れて20分間煮てから汁を取る。
②里いもの皮をむいて半分に切る。たけのこ・赤ピーマンは乱切り，とうがんを一口大に切る。ねぎは半分に切る。
③①の汁に②，大豆・生姜・ねぎ・杏仁を入れて，水を加減し煮込む。途中で醤油，豆瓣醤を加える。
④里いもととうがんがやわらかくなるまで煮て，最後に塩とごま油で調味する。

〈効能〉化痰通便減肥

里いも：甘・辛・平。大腸・胃経に入る。化痰散結。

たけのこ：甘・寒。胃・大腸経に入る。清熱化痰・潤腸通便。
とうがん：甘・淡・涼。肺・大腸・小腸・膀胱に入る。清熱解毒・利湿化痰。

脾虚湿困証

[症状] 肥満・疲労・息切れ・むくみ・汗が出やすい・下痢あるいは便秘・舌淡胖で舌辺に歯痕がある。苔薄白・白膩・脈濡細。
[証候分析] 脾気虚により水湿が停滞するため体重が増える。
[立法] 健脾益気・利水祛湿
[食材] はと麦・とうもろこし・とうがん・らっきょう・あずき・なた豆・鱧魚・草魚・マス・アジ・サケ・ナマズ
[中薬] 吉林人参・党参・黄耆・山薬・白朮・扁豆・茯苓・玉米鬚・陳皮・枳殻
[方剤] 参苓白朮散（人参・茯苓・白朮・甘草・山薬・蓮子・扁豆・砂仁・薏苡仁・桔梗）

フナとじゃがいもの煮込み

〈材料〉フナ250ｇ，じゃがいも1個，ねぎ1/2本，生姜15ｇ，塩，紹興酒，サラダ油

〈作り方〉
①じゃがいもは一口大に切る。ねぎ・生姜はぶつ切りにする。
②鍋を熱し，サラダ油を入れて，じゃがいもとフナ（丸ごと）を別々に，両面が黄色くなるまで焼く。
③土鍋にフナ・じゃがいも・ねぎ・生姜・紹興酒を入れ，20分間煮込む。
④塩で調味して，仕上げる。

〈効能〉健脾益気祛湿

フナ：甘・温。温中健胃・補腎利水。
じゃがいも：甘・平。胃・大腸経に入る。補気健脾。

とうがんととうもろこしの煮込み

〈材料〉とうがん100ｇ，とうもろこし粒50ｇ，たけのこ50ｇ，生姜の皮10ｇ，塩，サラダ油

〈作り方〉
①とうがんは皮をむいて一口大に切る。たけのこは薄切りにする。
②とうがんの皮と種を500ccの水で15分煮てから汁を濾す。
③汁にとうがん・たけのこ・とうもろこしを入れて，やわらかくなるまで煮込む。

④せん切りにした生姜の皮を③に入れ，塩・サラダ油を加える。
〈効能〉清熱利水・健脾減肥
　とうがん：甘・淡・涼。肺・腸・膀胱経に入る。清熱利尿。
　とうもろこし：甘・平。脾・肝・腎経に入る。清熱利湿・健脾益肺。
　たけのこ：甘・寒。胃・大腸経に入る。清熱通便。

脾腎陽虚証

[症状] 肥満・全身のむくみ・疲労・息切れ・汗が出やすい・四肢や腹部や腰足の冷え・夜間尿が多い・舌淡胖で舌辺に歯痕がある。苔薄白・脈沈細

[証候分析] 脾腎陽虚により気化作用が低下するため，水湿が停滞し，水太りになる。

[立法] 温腎補脾・利水祛湿

[食材] はと麦・にら・らっきょう・唐辛子・あずき・羊肉・鶏肉・エビ・鰱魚・草魚・マス・アジ・サケ・ナマズ

[中薬] 吉林人参・黄耆・白朮・杜仲・鹿角・淫羊藿・乾姜・肉桂・桂枝・丁香・小茴香・茯苓

[方剤] 真武湯（炮附子・茯苓・白朮・芍薬・生姜）

羊肉カレー

〈材料〉羊肉薄切り100g，にら3株，ししとう3本，かぼちゃ80g，小玉ねぎ3個，とうもろこし30g，皮付き生姜薄切り5枚，にんにく2かけ，唐辛子1本，山椒1g，肉桂3g，小茴香1g，塩，醬油大匙2，カレー粉，紅花油

〈作り方〉
①にらを3cmの長さに切る。かぼちゃは薄切りにする。玉ねぎは皮をむいて，半分に切る。ししとうは半分に切る。
②山椒・肉桂・小茴香を布袋に入れる。
③鍋に500ccの水・②・唐辛子・生姜・にんにくを入れ火にかけ，沸騰したら弱火で10分間煮る。
④①とカレー粉・醬油を加える。
⑤かぼちゃがやわらかくなったら羊肉・とうもろこし・ししとう・紅花油を加えて完全に火を通してから火を止め，塩で調味する。

〈効能〉温腎健脾・祛湿減肥
　羊肉：甘・温。脾・腎経に入る。益気補虚・温脾暖腎。

にら：辛・温。肝・胃・腎経に入る。温陽活血。

唐辛子：辛・熱。心・脾経に入る。温中散寒健脾。

> **メモ**
>
> ### ［一般的な肥満対策］
>
> ※蓄積した脂肪を消耗させる
>
> **運動**：少なくとも週4～5回以上，運動して100kcal（ジョギングなら15分）を消費することを目標にする。また毎日20～30分歩くとよい。運動するのは食後1～2時間経ってからがよい。脈拍は年齢と体質により1分間110～130回にコントロールする。
>
> **日常生活のチェック**：栄養のバランス・生活パターン・食生活のリズム・精神的な安静・ストレスの解消などについて見直し，きちんと管理する。
>
> ※エネルギー摂取量を減らす
>
> **断食療法**：気功療法などに，断食する方法がある。しかし，「リバウンド現象」が多いので，医師の指導の下で行うべきである。
>
> **減量入院**：入院して，医師の厳しい管理の下，栄養士が1日のカロリー摂取量（600kcal～1200kcal）を計算し，その指導に従って食事療法を行うやり方であり，4週間で約8kg減量するのがよいとされている。
>
> **減食方法**：食材の性質と栄養のバランスを考えて，自分に合った方法を選択する。
>
> **食物繊維と植物性食品を摂る**：雑穀類・豆類・豆製品・キノコ・野菜・果物・海藻類などの食材がよい。

Point
*中医学の肥満に対する認識，病因や関連する臓腑を理解しよう。
*弁証施膳の方法とよく使われる食材と中薬，および適応症を把握しよう。

13 腰痛

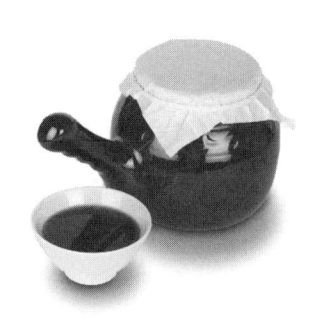

◇腰痛の中医学的概念◇

古典にみる腰痛

　腰の痛みは，日常生活で最もよくある症状の1つである。中医学では腰は「腎の府」といわれ，また腎は骨を主っているため，腰痛は腎と関わりが深いとされる。

　経絡からみると，足の三陰経と三陽経，督脈・帯脈は腰を巡っているため，邪気が経絡に侵入した場合も腰痛が引き起こされるわけである。

　『黄帝内経素問』金匱真言論篇には，「北風は冬季に多く，病変は往々にして腎経に発生する……冬は痺証（リウマチなどの関節痛）や厥証の疾病が多い」とあるように，季節との関係，また季節による病名などを記述している。

　漢の時代の『金匱要略』五臓風寒積聚病篇には「寒湿邪気が腎に侵入すると『腎著』という病気となる。症状としては体重・腰の冷痛・腹部が重く感じる，などがみられる」と記載されており，寒湿により腰に冷痛が起きる「腎著」という病気を説明している。

　『景岳全書』腰痛篇には，「腰痛が繰り返して起こる場合は腎虚が原因である。雨にあったり，あるいは長時間座って発症する痛くて重い腰痛は湿によって起こる。寒いと痛くなり，温めると良くなる腰痛は寒邪のためである。熱によって痛みが現れ，冷やすと楽になる腰痛は熱邪が原因である。うつや怒りで腰痛となるのは気滞である。憂いにより痛くなるのは気虚腰痛で，労働により痛くなるのは肝腎虚弱の腰痛である。腰痛は病因を弁証して治療を行うべきである」と記載されている。

　『医学衷中参西録』腰痛篇には，「肝は筋を主り，腎は骨を主る。腰痛は筋骨の病気で，肝腎の問題である」とあり，腰痛と肝・腎との関係を強調している。

腰痛の病因病機（図3）

病因

①**外邪**：六淫の邪気（特に寒湿邪気，暑湿邪気）が侵入し，経脈を阻害して，気血の運行を妨げる。
②**気滞血瘀**：外傷・長患い・体位不正・七情失調などによって経絡の気血運行を阻害し，腰部に瘀血が発生する。
③**腎虚**：先天不足・疲労・長患い・老化・性生活の不摂生などによって腎精を消耗し，腎陰と腎陽の虚弱を引き起こす。

病機

　腰は「腎の府」といわれ，腎の精気が注ぐところである。また腎と膀胱は表裏関係にあり，経絡からみると，足の太陽膀胱経は腰を通っている。さらに任脈・督脈・衝脈・帯脈とも深い関わりがあるため，腰痛の「本」となる内傷の要因は腎虚である。
　また風寒湿熱の外邪，特に湿邪は性質が粘滞で，腰部に痺着しやすいので，最も関係が深い。
　腰痛の鍵となるのは腎虚であり，腎虚によって，風寒湿熱の邪気が腰部を阻滞し発病することが多いが，逆に腎が充実していれば外邪を受けても発病しにくい。よって腰痛を考える場合，「標本」の両面から考慮する必要がある。
　また，ぎっくり腰などの外傷は瘀血と関係が深い。

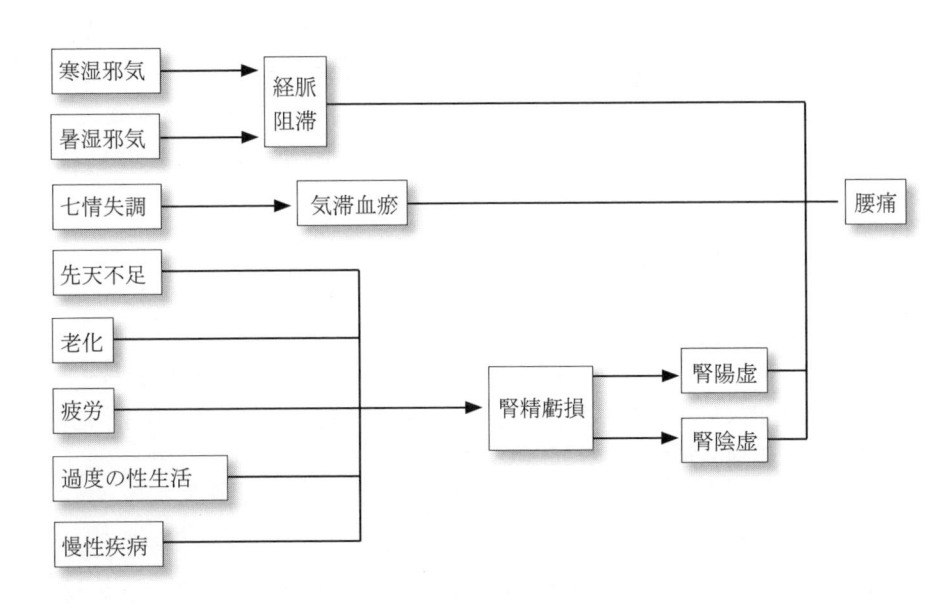

図3　腰痛の病因病機

◇腰痛の薬膳処方◇

腰痛の原因は寒熱・湿熱・瘀血の実証と肝腎虚弱の虚証がある。薬膳処方を立てる時に，散寒・去湿・化瘀・補肝益腎の作用がある食材と中薬を用いる。

腰痛によく用いる食材と中薬

作用	食材	中薬
温経散寒	生姜・ねぎ・にら・唐辛子・山椒・黒砂糖・ヘビ	桂枝・乾姜・大茴香・小茴香・胡椒・丁香・高良姜・独活・木瓜・五加皮・肉桂
清熱利湿	はと麦・粟・とうがん・とうもろこし・金針菜・コイ・フナ	茯苓・猪苓・車前子・白茅根・大薊・小薊・玉米鬚・冬瓜皮・車前子・通草・金銭草
活血化瘀	チンゲン菜・らっきょう・酢・酒	川芎・鬱金・姜黄・三七・紅花・丹参・牛膝
補肝益腎	山いも・栗・黒ごま・松の実・くるみ・鶏肉・烏骨鶏・羊肉・犬肉・熊肉・鹿肉・スズメ・スッポン・田ウナギ・イワナ・ナマコ・エビ	吉林人参・黄精・枸杞子・女貞子・亀板・杜仲・桑寄生・冬虫夏草・淫羊藿・肉蓯蓉・益智仁・菟絲子・鹿茸

寒湿証

[症状] 足腰が冷える・重たくて痛い・痺れ・天気が悪いときにひどくなり，温めるとよくなる。舌苔白・脈沈遅。

[証候分析] 寒湿の多い環境に長期間生活していたり，生もの・冷たいものの摂りすぎなど飲食の習慣により寒湿の邪気が体内に停留し，陽気の巡りを阻滞して，血の流れを悪くし，痛みを引き起こす。

[立法] 温経散寒・祛湿止痛

[食材] 米・生姜・ねぎ・うど・ピーマン・香菜・山椒・花椒・唐辛子・黒砂糖・ヘビ・酒

[中薬] 紫蘇・白芷・桂枝・肉桂・菖蒲・木瓜・紅花・杜仲・五加皮・桑寄生

[方剤] 独活寄生湯（独活・桑寄生・秦艽・防風・細辛・当帰・芍薬・川芎・乾地黄・杜仲・牛膝・人参・茯苓・甘草・肉桂）

うどと鶏の鍋

〈材料〉鶏もも肉200ｇ，うど１本，ししとう３本，ねぎ５cm，にんにく３かけ，当帰６ｇ，乾姜10ｇ，肉桂６ｇ，醬油，紹興酒，胡椒

〈作り方〉
① 鶏もも肉は一口大に切る。
② うどは２cmの長さに切る。
③ 当帰・乾姜・肉桂を布袋に入れる。
④ 土鍋に材料を全部と水を入れ，やわらかくなるまで煮込む。

〈効能〉温経散寒・祛湿止痛

うど：辛・苦・微温。肝・腎・膀胱経に入る。祛風除湿止痛。鶏肉・ししとう・当帰を合わせ，補腎活血・祛風止痛の作用がある。

湿熱証

[症状] 腰痛・腰部の熱感・排尿時の疼痛や熱感・排尿困難・血尿。舌紅苔黄膩・脈数。

[証候分析] 湿熱が膀胱に充満して，気血の流れを乱すため，関連した腎に影響を及ぼす。

[立法] 清熱利湿止痛

[食材] はと麦・とうがん・セロリ・きゅうり・にがうり・白菜・水菜・せり・すいか・緑豆・あずき・茶・豆腐

[中薬] 竹葉・芦根・山梔子・金銀花・連翹・蒲公英・車前子・冬瓜皮・玉米鬚・茯苓・生地黄・生甘草

[方剤] 四妙丸（蒼朮・牛膝・薏苡仁・黄柏）

金針菜スープ

〈材料〉とうがん200ｇ，金針菜15ｇ，もやし15ｇ，トマト１個，山梔子２ｇ，玉米鬚15ｇ，塩，生姜の皮

〈作り方〉
① 金針菜を戻し，固い部分を取り，半分に切る。
② とうがんは皮と種を取って，一口大に切る。
③ トマトは四角に切る。
④ 生姜の皮はせん切りにする。
⑤ 山梔子は粉にする。
⑥ とうがんの皮と種・玉米鬚を水500ccに入れ，火にかけて15分間煮る。
⑦ ⑥のスープを濾し取った中に金針菜を入れ，10分間煮たら他の材料を加え，沸騰したら塩で調味する。

〈効能〉清熱利湿止痛

金針菜：甘・涼。肝・胃経に入る。清熱利湿。

ほかの食材と中薬を合わせ，膀胱湿熱を取り除き，腰痛を緩和する。

瘀血証

[症状] 腰痛・固定性の刺痛・夜になると痛みがひどくなる・もんでも楽にならない。舌紫暗・脈沈弦。

[証候分析] 怪我や外傷，または慢性病・老化などが原因で血の流れが悪くなり，「不通則痛」によって腰痛が起こる。

[立法] 活血理気・通絡止痛

[食材] 唐辛子・にら・ねぎ・チンゲン菜・玉ねぎ

[中薬] 枳殻・青皮・陳皮・香附子・桃仁・丹参・紅花・三七・木瓜・地竜・山楂子・大茴香・小茴香

[方剤] 通竅活血湯（赤芍・川芎・桃仁・紅花・老葱・生姜・大棗・麝香）

当帰生姜羊肉湯

〈材料〉羊肉薄切り100g

A：当帰6g，川芎6g，紅花6g，乾姜10g，姜黄6g，木瓜15g

B：ねぎ10cm，醤油，紹興酒，マジョラム

〈作り方〉

①Aを水300ccに30分浸してから20分煎じて，薬汁（250cc）を取る。

②ねぎはせん切りにし，マジョラムはみじん切りにする。

③薬汁を沸騰させ，羊肉を入れて軽く茹でる。

④Bを入れて調味する。

〈効能〉温腎活血止痛

羊肉：甘・大熱（温）。腎・脾・肝経に入る。益気補虚・温腎去寒。Aの中薬と合わせ，活血化瘀の作用がある。

腎陽虚証

[症状] 足腰がだるくて痛い・冷感・疲れると痛みがひどくなる・もんだり温めたりするとよくなる・むくみ・頻尿感・下痢しやすい。舌淡苔白・脈沈弱。

[証候分析] 老化・虚弱体質・慢性病などによって腎陽虚が引き起こされ，足腰の痛みが現れる。

[立法] 温補腎陽止痛

[食材] 補陽：くるみ・羊肉・エビ・ナマコ
温裏：らっきょう・胡椒・唐辛子・にら・酒

[中薬] 補陽：鹿角・杜仲・冬虫夏草・蛤蚧・菟絲子・韮子
温裏：肉桂・乾姜・薤白・小茴香

[方剤] 腎気丸（乾地黄・山薬・山茱萸・沢瀉・茯苓・牡丹皮・桂枝・附子）

エビの蟻まぶし揚げ

〈材料〉蟻（乾燥）15ｇ，エビ5尾，甘栗3個，松の実15ｇ，杜仲15ｇ，桑枝15ｇ，塩，胡椒，片栗粉，紹興酒，サラダ油

〈作り方〉
①杜仲・桑枝を水300ccに入れ，80ccになるまで煎じて濾す。
②蟻・甘栗・松の実はすり鉢で粉にして，混ぜる。
③エビは黒い背わたを取り，左右に開いて軽く叩き，塩・胡椒・紹興酒で下味をつける。
④片栗粉と①の薬汁を混ぜたものをエビの両面につけ，②をまぶす。
⑤鍋を熱し，油を入れて④を揚げる。

〈効能〉補腎温陽除湿

杜仲：甘・温。肝・腎経に入る。補腎強骨。
桑枝：苦・平。肝経に入る。祛風通絡。

蟻は祛風除湿，エビは補腎壮陽の作用があり，ほかの食薬と合わせ，補腎止痛の効能がある。

肝腎陰虚証

[症状] 足腰あるいはかかとがだるくて痛い・疲れると痛みがひどくなる・口が渇く・めまい・のぼせ・ほてり・耳鳴り・盗汗・五心煩熱・潮熱・尿が少ない・血尿・生理不順。舌紅・脈細数。

[証候分析] 慢性病などが原因で肝腎陰虚を起こし，足腰の痛みと陰液不足による内熱の症状が現れる。

[立法] 滋補肝腎

[食材] 補陰：黒ごま・黒豆・卵・鴨肉・豚肉・カキ・マテ貝・ムール貝・ホタテ貝
補血：ぶどう・ライチ・豚レバー・イカ・タコ

[中薬] 補陰：石斛・黄精・枸杞子・桑椹・亀板・鼈甲

補血：熟地黄・何首烏・阿膠

[**方剤**] 知柏地黄丸（熟地黄・山薬・山茱萸・沢瀉・茯苓・牡丹皮・知母・黄柏）

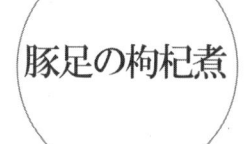

豚足の枸杞煮

〈材料〉豚足1個，枸杞子15g，玉竹15g，白きくらげ10g，セロリ1/2本，生姜薄切り3枚，ねぎ5cm，塩，醬油，紹興酒，サラダ油

〈作り方〉
① 豚足はきれいに洗い，湯通しする。
② 白きくらげは水で戻す。
③ セロリを2cmの長さに切る。
④ ねぎは斜め切りにする。
⑤ 鍋を熱し，サラダ油を入れて豚足を炒め，さらに生姜・ねぎを加えて炒める。
⑥ 香りが出たら紹興酒をかけ，醬油を加える。
⑦ 豚足の色が変わったら水をたっぷり入れ，1時間ほど煮込む。
⑧ セロリ・玉竹・枸杞子・白きくらげを加え，再び1時間ほど煮込む。
⑨ 塩を加え，豚足がやわらかくなるまでさらに煮込む。

〈効能〉補血養陰止痛

豚足：甘・鹹・平。胃・肺経に入る。補血養陰作用。

枸杞子・白きくらげ・玉竹・セロリと合わせて，肝腎陰虚を補い，腰痛を緩和する。

Point
＊腰痛の病因・病機をきちんと把握しよう。
＊実証と虚証の腰痛の違いに注目しよう。

14 冷え症

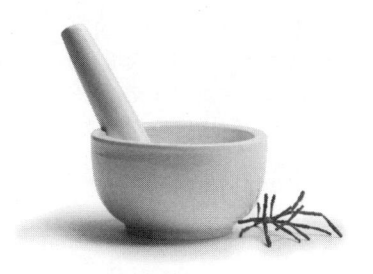

◇冷え症の中医学的概念◇

　冷え症とは，中医学でいえば陽虚証に属することが多い。冷え症の臨床表現は多岐にわたっており，主症は四肢・腰・腹など身体に冷感があり，ときに疼痛を伴うもので，温めると楽になる。ひどくなると頭痛・肩こり・顔色㿠白・精神不安・疲れ・動悸・息切れ・自汗などの症状が現れる。また体液，例えば唾・涎・涕が水のように薄く，小便清長，下痢を伴い，舌淡胖嫩，あるいは歯痕があり，脈沈・遅・虚などであれば，冷え症とされる。

　中医学で考える冷え症に対する病因病機は以下の場合が多い。

①生まれつきの心陽・脾陽・腎陽の虚弱体質，あるいは病気が原因で陽虚証となる。
②生活環境の影響，飲食不節などが原因となり，体内に寒邪がたまって冷えがみられる。
③気滞血瘀により全身に気血が行きわたらず，温煦作用が失調するため冷えの症状が現れる。
④血虚による血瘀となり，血行が悪くなり，特に四肢末端まで血液が行きわたらず冷えを起こす。

◇冷え症の薬膳処方◇

　冷え症の最も大きな原因は陽虚である。そのほかには気滞と血虚による血瘀も多い。温陽散寒・理気・補血・活血の作用がある食材と中薬を選ぶようにする。

冷え症によく用いる食材と中薬

作用	食材	中薬
助陽補腎	くるみ・鶏肉・羊肉・犬肉・熊肉・鹿肉・スズメ・ナマコ・エビ・イワナ	冬虫夏草・紫河車・淫羊藿・肉蓯蓉・杜仲・益智仁・菟絲子・鹿茸
温経散寒	生姜・ねぎ・にら・唐辛子・山椒・胡椒・黒砂糖・アジ・サケ・マス・ヘビ	桂枝・乾姜・大茴香・小茴香・丁香・高良姜・桂花・羌活・独活・木瓜・五加皮・桑寄生・肉桂
理気活血	そば・大根・かぶ・玉ねぎ・らっきょう・なた豆・えんどう豆・みかん・酢・酒	陳皮・青皮・枳殻・大腹皮・厚朴・川芎・姜黄・三七・紅花・当帰・桃仁
補気養血	いんげん・栗・鶏肉・豚足・豚マメ・田ウナギ	吉林人参・党参・黄耆・白朮・当帰・熟地黄

陽虚証

[主な症状] 四肢と腰の冷えや痛み・寒がり・疲れ・顔色晄白。以上は陽虚証だけでなくすべての証に共通する。

[証候分析] 生まれつき陽虚の体質・大病や病気の長期化・飲食や過労・老化などが原因で、体内の陽気が不足し、温煦機能が低下して冷えの症状が現れる。

[立法] 温陽散寒（下記を参照）

[食材] ねぎ・生姜・にんにく・唐辛子・香菜・にら・栗・くるみ・杏・桃・さくらんぼ・ライチ・鹿肉・鶏肉・羊肉・スズメ・ウナギ・エビ・ナマコ・マス・酒

[中薬] 乾姜・高良姜・肉桂・大茴香・小茴香・巴戟天・淫羊藿・艾葉・当帰・冬虫夏草

[方剤]（下記を参照）

心陽虚証

[症状] 主な症状＋心悸・自汗・心臓の周りが痛む・息切れ。舌淡苔白・脈微細。

[立法] 温補心陽

[方剤] 桂枝甘草竜骨牡蛎湯（桂枝・甘草・竜骨・牡蛎）加味

脾陽虚証

[症状] 主な症状＋食欲減退・腹部脹満・胃脘部痛・腹部痛があり、温めると楽になる・浮腫・女性の場合はおりものの量が多く、白くて水様・大便がゆるい。舌淡苔白・脈微細。

[立法] 温中補虚

[方剤] 理中丸（人参・乾姜・炙甘草・白朮）

腎陽虚証

[症状] 主な症状＋冷えの症状がひどく，温めると楽になる・めまい・むくみ・下痢・小便（透明でダラダラと続く）・性能力の低下。舌淡体胖苔白・脈沈弱。
[立法] 温補腎陽
[方剤] 腎気丸（乾地黄・山茱萸・山薬・沢瀉・牡丹皮・桂枝・炮附子）

子宮虚寒証

[症状] 主な症状＋生理不順・生理期間に小腹部が痛む・温めると楽になる・出血の色が淡い・不妊症。
[立法] 温腎散寒調経
[方剤] 艾附暖宮丸（艾葉・香附子・当帰・川芎・地黄・呉茱萸・続断・白芍・黄耆・肉桂）

雪蓮花酒

〈材料〉雪蓮花60g，酒500cc
〈作り方〉酒に材料を入れる。1週間後から飲める。毎日1回，10ccを飲む。
〈効能〉祛風除湿・散寒補腎
雪蓮花は『本草綱目拾遺』に「大熱の性質で補陽益陰，寒証を治療する」とある。冷え症・インポテンス・生理痛・リウマチ・五十肩・半身不随に効く。陽気虚損証の各証の冷え症に用いることができる。

鹿肉の煮込み

〈材料〉鹿肉150g，くるみ5g，干ししいたけ3個，にんじん1/3本，甘栗6個，陳皮6g，唐辛子1本，生姜15g，ねぎ10cm，にんにく2かけ，醬油，塩，サラダ油，ごま油，紹興酒，黒酢
〈作り方〉
①鹿肉は一口大に切る。
②にんじんを一口大に切る。しいたけを戻し，半分に切る。
③生姜・ねぎはぶつ切りにする。
④鍋を熱し，サラダ油を入れて，鹿肉を炒めてから，生姜・ねぎを加える。香りが出たら紹興酒・醬油を加え，汁がなくなるまで炒め煮にする。
⑤くるみ・栗・にんにく・唐辛子・陳皮・水500cc・②を④に入れ，鹿肉がやわらかくなるまで煮る。
⑥ごま油・黒酢を加える。

〈効能〉温腎補陽

鹿肉：甘・鹹・温（平）。腎・脾・胃経に入る。温補益精・養血調経。

温性の食材と中薬と行気の陳皮を合わせ，補陽祛寒の作用で冷えの症状を改善する。各証によい。

鶏の冬虫夏草煮

〈材料〉鶏1羽，冬虫夏草6ｇ，巴戟天6ｇ，淫羊藿6ｇ，生姜薄切り5枚，ねぎ10cm，醬油，紹興酒，片栗粉

〈作り方〉
① 冬虫夏草・巴戟天・淫羊藿は袋に入れる。
② 下ごしらえした鶏の中に薬袋と生姜・ねぎを入れ，調味料と水200ccを加えて30分間蒸すか煮込む。
③ 鶏を出してほぐす。
④ スープを濾して火にかけ，片栗粉でとろみをつける。
⑤ 鶏に④をかける。

〈効能〉補腎壮陽

鶏：甘・平（温）。脾・胃経に入る。補中益気・補精添髄。
冬虫夏草：甘・温（平）。肺・腎経に入る。補肺益腎・壮陽益精。
巴戟天：辛・甘・温。腎経に入る。補腎助陽・祛風除湿。
淫羊藿：辛・甘・温。腎経に入る。補腎壮陽・祛風除湿。

この料理は特に腎陽虚・子宮虚寒証によい。

鶏肉の冬虫夏草仕上げ

〈材料〉鶏もも肉200ｇ，栗150ｇ，冬虫夏草5ｇ，くるみ50ｇ，唐辛子1本，ねぎ5cm，生姜薄切り5枚，醬油，紹興酒，黒砂糖，サラダ油

〈作り方〉
① 冬虫夏草は軽く炒ってから，粉にする。
② 鶏肉は一口大に切り，みじん切りしたねぎと生姜・醬油・黒砂糖・紹興酒で下味をつける。
③ 鍋を熱くし，油を入れて鶏肉を炒める。
④ 栗・くるみ・唐辛子・水200ccを加え煮込む。
⑤ 冬虫夏草の粉をまぶす。

〈効能〉補腎温陽

栗：甘・温。脾・胃・腎経に入る。補腎健脾・活血強筋。
くるみ：甘・温（熱）。腎・肺・大腸経に入る。補腎強腰・温肺定喘。脂肪・タンパク質・糖分・ビタミン・カルシウムを含む。
冬虫夏草：甘・温（平）。補腎益肺。

この料理は，脾腎陽虚と子宮虚寒によい。

陰寒内盛証

[症状] 主な症状＋四肢・腰の冷えが目立つ・温めると回復が早い・腹痛・下痢・生理不順・生理期間に小腹部が痛む。

[証候分析] 生活環境がよくない・日当たりが悪い・強い冷房・冷たいものや生もの（サラダなど）の食べすぎなどが原因で，寒邪が臓腑に直接侵入し，陽気の流れが悪くなって四肢まで行きわたらないため，冷え症が起こる。

[立法] 温中散寒調経

[食材] ねぎ・生姜・にんにく・唐辛子・香菜・うど・ししとう・鶏肉・羊肉・酒

[中薬] 乾姜・高良姜・肉桂・大茴香・小茴香・艾葉・紅花

[方剤] 良附丸（高良姜・香附子）
　　　　少腹逐瘀湯（小茴香・乾姜・延胡索・没薬・当帰・川芎・肉桂・赤芍・蒲黄・五霊脂）

にらと鶏肉の炒めもの

〈材料〉にら5本，鶏むね肉100g，生姜薄切り10枚，塩，醬油，紹興酒，片栗粉，サラダ油

〈作り方〉
①にらを3cmの長さに切る。生姜をせん切りにする。
②鶏肉は細切りにし，醬油・紹興酒・生姜・片栗粉で下味をつける。
③鍋を熱し，サラダ油を入れて②を軽く炒め，取り出す。
④再び鍋を熱し，サラダ油を入れてにらを炒め，塩を入れてから③を加え，大きく炒め返して器に盛る。

〈効能〉温陽補気散寒
　にら：辛・温。肝・胃・腎経に入る。温陽散寒。
　鶏肉：甘・平（温）。脾・胃経に入る。補中益気・補精添髄。

うどと牛肉の炒め煮

〈材料〉うど1本，薄切り牛肉100g，生姜15g，醬油，紹興酒，サラダ油

〈作り方〉
①うどを薄切りにする。生姜をせん切りにする。
②鍋を熱し，サラダ油を入れて牛肉を炒め，生姜・うどを入れて炒め合わせたら，紹興酒・醬油を加えて煮込む。

〈効能〉補気温経散寒
　うど：辛・苦・微温。肝・腎・膀胱経に入る。祛風除湿・通絡止痛。
　牛肉：甘・平。脾・胃経に入る。補脾胃・強筋骨・益気血。

いんげんの炒めもの

〈材料〉いんげん15本，にんにく3かけ，塩，サラダ油

〈作り方〉

①いんげんは2つに折り，にんにくはみじん切りにする。

②鍋を熱し，サラダ油を入れていんげんを炒め，にんにく・塩を加えてさらに炒める。水を加えて炒め煮にする。

〈効能〉温中補腎祛寒

いんげん：甘・平。脾・胃経に入る。健脾化湿・消暑和中。

にんにく：辛・温。脾・胃・肺・大腸経に入る。健胃散寒。

気滞血瘀証

[症状] 主な症状＋うつ・ため息・胸脇脹満・疼痛・腹痛・下痢または便秘。

[証候分析] ストレスや情緒不安定，その他の病気によって気の流れが滞り，血行が悪くなる。気血循環が阻滞されるため陽気の働きが低下し，温煦作用が失調して冷え症が起こる。

[立法] 疏肝理気・活血通絡

[食材] そば・大根・ねぎ・生姜・香菜・玉ねぎ・にら・みかん・オレンジ・レモン・ジャスミン

[中薬] 大茴香・小茴香・香附子・当帰・山椒・仏手・薤白・玫瑰花・姜黄

[方剤] 柴胡疏肝散（柴胡・枳殻・芍薬・甘草・香附子・川芎・陳皮）

なた豆粥

〈材料〉なた豆30g，陳皮6g，米80g，生姜薄切り3枚，塩

〈作り方〉

①なた豆をやわらかくなるまで煮る。

②水800ccと米で粥を作る。途中でなた豆を入れる。

③粥に陳皮を入れて，沸騰したら塩で調味する。

〈効能〉温中下気

なた豆：甘・温。肺・脾・腎・胃経に入る。温中下気補腎。

陳皮を一緒に使うと行気作用が強くなる。

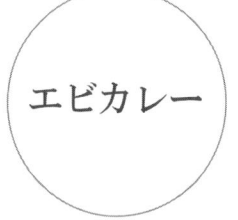

エビカレー

〈材料〉エビ（中）5個，ピーマン2個，かぼちゃ100g，玉ねぎ（小）1個，胡椒，醤油，サラダ油，カレールー（中辛）

A：肉桂3g，月桂樹の葉1枚，小茴香2g，巴戟天3g，姜黄6g，生姜6g

〈作り方〉

①エビは皮をむき，背わたを取って，真中から2つに切る。

②ピーマン・かぼちゃは一口大に切り，玉ねぎはさいの目切りにする。

③土鍋にＡ・水300ccを加えて15分間，100ccになるまで煎じ，濾して薬汁を取る。

④鍋を熱し，サラダ油を入れて玉ねぎを炒め，醬油を加えて，玉ねぎが透明になるまで炒める。

⑤エビ・ピーマン・かぼちゃ・カレールーと③の薬汁を④に入れて煮込み，最後に胡椒を入れて混ぜ合わせる。

〈効能〉補腎壮陽散寒

益気補陽のエビ・かぼちゃと温経散寒の肉桂・月桂樹の葉・茴香・巴戟天と活血化瘀の姜黄を合わせて用いる。体が温かくなると気血の流れもよくなり，冷えが改善する。

血虚血瘀証

[症状] 主な症状＋めまい・心悸・不眠・四肢の痺れ・生理不順・腹部隠痛または刺痛・生理の出血量少・色淡または紫・塊がある。

[証候分析] 血虚の体質・脾胃虚弱・病後・ストレスなどの原因により陰血虚損となり，血行障害を引き起こして冷え症になる。

[立法] 養血益気・活血化瘀

[食材] 穀類・かぼちゃ・いも類・ライチ・ぶどう・落花生・栗・くるみ

[中薬] 吉林人参・白朮・黄耆・党参・扁豆・大棗・艾葉・当帰・竜眼肉

[方剤] 当帰補血湯（黄耆・当帰）

四物豚レバースープ

〈材料〉四物湯（当帰6ｇ，熟地黄6ｇ，芍薬6ｇ，川芎6ｇ），豚レバー100ｇ，にら3株，大茴香1個，小茴香3ｇ，生姜，紹興酒，塩

〈作り方〉

①四物湯の材料と茴香・生姜を水500ccに入れ，30分間煎じて薬汁を濾し取る。

②豚レバーは薄切りにし，水でよく洗う。

③にらは3cmの長さに切る。生姜はせん切りにする。

③薬汁を火にかけ，沸騰したらレバー・にら・生姜を入れ，再び沸騰したら塩・紹興酒を加える。

〈効能〉補血温経活血

当帰：辛・甘・苦・温。肝・脾・心経に入る。補血・活血。

生地黄：甘・苦・寒。心・肝・腎経に入る。清熱涼血・養陰生津。

川芎：辛・苦・温。肝・胆・心包経に入る。活血行気。

芍薬：苦・酸・微寒。肝・脾経に入る。養血平肝。

豚レバー：甘・苦・温。肝経に入る。補肝養血。

羊肉とにんじんの水餃子

〈材料〉羊肉200ｇ，にんじん１本，山椒６ｇ，ねぎ１本，生姜10ｇ，小麦粉300ｇ，紹興酒，醬油，塩

たれ：香菜（みじん切り）・にんにく・醬油・酢・ごま油・ラー油

〈作り方〉

①山椒は水150ccに10分間ほど漬けてから煎じ，薬汁を取る。

②羊肉・ねぎ・生姜に①をかけながら，包丁で叩いて挽き肉にする。

③にんじんはみじん切りにする。

④ボールに②③を入れて，紹興酒・醬油・塩を加えて混ぜ，具を作る。

⑤小麦粉と水180ccを混ぜ，よく練ってねかせる。餃子の皮を作り，具を包む。

⑥鍋に水を入れて火にかけ，沸騰したら餃子を茹でる。

〈効能〉温陽補血

にんじん：甘・平(微温)。肺・脾・胃・肝経に入る。養血健脾。

山椒：辛・温(熱)。脾・胃・腎経に入る。温中散寒・温経止痛。

Point

＊中医学の冷え症に対する認識と現代医学の冷え症に対する認識を比べてみよう。

＊冷えに共通する主症状を覚えよう。

＊虚実を見きわめ，気・血・津液の代謝や巡りを阻害している病因を取り除いたり補ったりする方法を考えよう。

15 むくみ

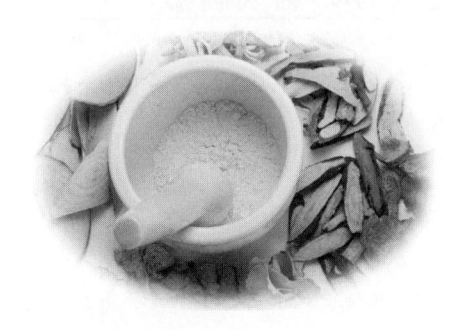

◇むくみの中医学的概念◇

古典にみる水腫

　中医学では，むくみのことを水腫という。水腫とは，瞼・顔・四肢および全身にむくみが現れる津液代謝異常の病症である。この病気は古くから，水・水気・湧水などといわれていた。
　『黄帝内経』では水腫は「水」と呼ばれ，症状の違いによって風水・石水・湧水と分類されていた。『金匱要略』では水腫を風水・皮水・正水・石水の4種類に分類し，「風水其脈自浮，外証骨節疼痛，悪風。皮水其脈也浮，外証胕腫，按之没指，不悪風，其腹如鼓，当発其汗。正水其脈沈遅，外証自喘。石水其脈自沈，外証腹満不喘」とあるように，それぞれの症状・脈象を記述している。
　『黄帝内経』至真要大論に「諸湿腫満皆属於脾」（すべての湿証・水腫・脹満の症状は脾に属する）と記載されており，また水熱穴論篇第六十一には「帝曰，腎何以能聚水而生病？　岐伯曰，腎者胃之関也，関門不利，故聚水而従其類也。上下溢于皮膚，故為胕腫。胕腫者，聚水而生病也」（なぜ水腫という病気は腎に関係するのか？　腎は胃の堰で，腎の開閉作用が異常になると水がたまってしまい，胕腫になる。胕腫とは全身の水腫のことである）とある。このように昔から水腫に関しては，脾の運化作用と腎の気化作用が影響していることがわかっていた。体内の正常な水分を津液といい，異常な水分は湿・痰飲・水という病理産物となり，これには脾と腎の機能が関係している。
　また『黄帝内経』逆調論篇第三十四に「腎者水臓，主津液，主臥与喘也」（腎は五行の水に属し，水臓といえる。津液を主り，病気のときに横になると，喘息の症状が現れる），同じく評熱病論篇第三十三に「諸有水気者，微腫先見于目下也……諸水病者，故不得臥，臥則驚，驚則咳甚也」（水腫はまず目の下にむくみがみられる……水病は，横

になることができない，横になると苦しくなり，驚悸して激しい咳になる）と水腫に関する症状の記載がある。

むくみの病因病機

『黄帝内経』水熱穴論篇第六十一に「腎汗出逢于風，内不得入于臓腑，外不得越于皮膚，客于玄府，行于皮裏，伝為胕腫，本之于腎，名曰風水」（風邪が体に侵入し，臓腑まで入り込んで皮膚から外に排出できず，毛孔に滞って発生した水腫を風水という）とある。また気厥論篇第三十七に「肺移寒于腎，為湧水。湧水者，按腹不堅，水気客于大腸，疾行則鳴濯濯，如嚢裹漿，水之病也」（寒邪が肺から腎に移ると，腹水の症状が現れ，湧水といわれる）などの記載があるように昔から水腫の原因は風邪・寒邪の関係が深く，脾と腎に大きな影響を与えていると考えられていた。

外因（六淫邪気）

①風寒邪が皮膚から侵入し体表に停滞し肺の機能である通調水道・下輸膀胱の働きが悪くなり，排尿異常が起きて水腫が現れる。
②湿邪の侵入により脾の運化作用に障害が起こり水が停滞する。さらに腎に影響し腎の排尿を主る働きが悪くなり水腫となる。
外邪によって起こる水腫は発病が速く実証が多いので陽水といわれる。

内因

①脾気虚により運化機能が低下し，水がたまる。
②腎気虚により気化作用が低下し，排尿が少なくなって，水腫が現れる。
③心気虚により血脈を主る機能が低下し，血流が緩慢になって，水腫が現れやすくなる。
④「肺は水の上源」であり，肺気虚によって肺気の宣発と粛降機能が失調すると，通調水道・下輸膀胱の働きができなくなり，水気が氾濫し，水腫となる。
⑤肝の疏泄失調により津液代謝を調節することができなくなり，水腫が起こりやすい。
内因によって起こされる水腫は慢性的で，虚証が多いので陰水といわれる。
⑥腎陽虚のむくみにより水が氾濫し，心・肺・肝機能に影響を及ぼす。
　・水気射肺：腎水が肺を犯す。咳嗽・痰が多く希薄・喘息・仰向けになれない。
　・水気凌心：腎水が心を犯す。心悸・汗・呼吸困難・喘息・不整脈。
　・肝気上逆：腎水が肝を犯す。少腹脹満疼痛・腹水・腹脹・吐き気・食欲がない。
　　腎陽虚により津液を気化・分散・利用などができない状態に陥り，水が臓腑・組織の間に停滞し，全身の水腫となり，他の臓腑に溢れてしまう。

◇むくみの薬膳処方◇

むくみの改善には，発汗・利尿の作用をもつものがよく使われるが，主に急性のむくみには発汗，慢性のむくみには利尿を行う。中医学的な治療では，ときに強烈な下剤を使うこともあるが，薬膳においてはそのような方法は避ける。弁証に従って，宣肺・健脾・補腎など，根本的に改善する方法を組み合わせる必要がある。

むくみによく用いる食材と中薬

作用	食材	中薬
宣肺発汗	生姜・ねぎ・大葉・にら・唐辛子・山椒	桂枝・紫蘇・防風・荊芥・肉桂・乾姜・羌活
健脾行気利湿	米・はと麦・あずき・とうもろこし・山いも・いんげん・とうがん・金針菜・鶏肉・蛙肉・コイ・鱧魚・アジ・サケ・マス・タラ・サバ・スズキ・カツオ・イシモチ	吉林人参・党参・黄耆・白朮・陳皮・枳殻・大腹皮・厚朴・木瓜・茯苓・冬瓜皮・玉米鬚
補腎利尿	鶏肉・羊肉・犬肉・熊肉・鹿肉・スズメ・ナマコ・エビ・イワナ	冬虫夏草・紫河車・淫羊藿・肉蓯蓉・杜仲・玉米鬚・茯苓・猪苓・冬瓜皮・沢瀉・鹿茸

実証①──風水証

[症状] 悪寒・発熱・肢体の痛み・咳・喘息・のどが腫れて痛い・苔薄白・脈浮緊など表証が出た後，急に顔・瞼から全身に広がるむくみ・皮膚のむくみ・尿が少ない。舌紅・脈浮数。
[証候分析] 風邪の侵入により，肺が水を分散する働きが低下し，膀胱の気化作用に影響を与え，むくみが現れる。
[立法] 発汗利水
[食材] 大葉・香菜・みょうが・生姜・ねぎ
[中薬] 桂枝・防風・紫蘇
[方剤] 越婢湯（麻黄・石膏・生姜・甘草・大棗）
　　　　防已黄耆湯（防已・黄耆・白朮・甘草）

生姜粥

〈材料〉米80g，生姜の薄切り（皮付き）10枚，大葉6枚，陳皮6g，塩

〈作り方〉
①大葉・生姜・陳皮はみじん切りにする。
②米と水800ccを鍋に入れ，粥を作る。
③最後に①と塩を入れて蒸らす。

〈効能〉発汗消腫

生姜：辛・温。発汗によりむくみを取り除く。
特に生姜皮は利尿作用をよく用いる。皮をむかないようにする。
大葉：辛・温。発汗により生姜を助ける。

実証②——水湿証

[症状] 腹部と下肢を中心とする全身のむくみ・だるい感じ・膨満感・食欲がない・吐き気・尿が少ない。苔白膩・脈沈。

[証候分析] 湿邪の影響により，脾の運化の働きが低下し，むくみが現れる。

[立法] 健脾化湿利水

[食材] はと麦・生姜・ねぎ・大豆・あずき・とうもろこし・とうがん・コイ・フナ・フグ

[中薬] 紫蘇・白豆蔻・砂仁・草果・菖蒲・茯苓・冬瓜皮

[方剤] 五苓散（茯苓・猪苓・沢瀉・白朮・桂枝）＋五皮飲（生姜皮・陳皮・茯苓皮・桑白皮・大腹皮）

里いもと大豆の炒め煮

〈材料〉里いも（小）5個，茹で大豆30g，乾燥菖蒲6g，白豆蔻3g，生姜10g，醬油，紹興酒，サラダ油

〈作り方〉
①里いもを茹でて皮をむく。
②菖蒲・白豆蔻を水300ccと合わせ，200ccになるまで煎じて薬汁を濾す。
③生姜を薄切りにする。
④鍋を熱くし，サラダ油を入れて生姜を炒め，里いもと大豆，紹興酒・醬油を入れて炒め，薬汁を加えて煮つめる。

〈効能〉健脾祛湿消腫

里いも：甘・辛・平。大腸・胃経に入る。消腫散結・化痰軟堅。
大豆：甘・平。健脾益胃・利尿祛湿。
菖蒲・白豆蔻は芳香行気で気の巡りをよくし，水湿を運んでいく。

虚証①——脾気虚証

[症状] 下肢のむくみが目立つ・尿が少ない・顔色萎黄・疲労・体がだるい・腹部の膨満感・食欲がない・下痢。舌淡胖苔白滑・脈沈遅。

[証候分析] 脾気虚により水の運化機能に障害が起こる。脾は四肢と筋肉を主っているので，水が四肢と筋肉にたまりやすくなる。

[立法] 補脾利水消腫

[食材] 穀類・山いも・かぼちゃ・らっきょう・とうがん・とうもろこし・大豆・あずき・鶏肉・白魚・コイ・フナ

[中薬] 補気：吉林人参・党参・黄耆・白朮・山薬・扁豆・甘草・茯苓

　　　利水滲湿：茯苓・薏苡仁・冬瓜皮・車前子・玉米鬚

　　　理気：陳皮・青皮・仏手・木香・大腹皮

[方剤] 実脾飲（附子・乾姜・白朮・甘草・厚朴・木香・草果・大腹皮・木瓜・生姜・大棗・茯苓）

　　　参苓白朮散（人参・茯苓・白朮・山薬・蓮子・薏苡仁・扁豆・陳皮・甘草・桔梗・砂仁）

あずきご飯

〈材料〉米100ｇ，あずき15ｇ，党参10ｇ，白扁豆10ｇ，塩

〈作り方〉
① あずき・白扁豆は一晩水に漬ける。党参をみじん切りにする。
② 材料をすべて合わせ，ご飯を炊く。

〈効能〉補気健脾消腫

あずき：甘・酸・平。心・小腸経に入る。利尿祛湿。
米・党参・白扁豆は益気健脾消腫に働く。

コイのスープ煮

〈材料〉コイの切り身300ｇ，はと麦30ｇ，とうもろこし30ｇ，生姜30ｇ，ねぎ１／２本，香菜１本，紹興酒30cc，醬油，塩，胡椒，片栗粉，サラダ油

〈作り方〉
① はと麦を半日500cc水に漬けてから30分煮る。
② コイの切り身に塩・胡椒をふって下味をつける。
③ 生姜を薄切り，ねぎをぶつ切りにする。香菜をみじん切りにする。
④ 鍋を熱くし，サラダ油を入れ，コイの両面に軽く片栗粉をつけて焼く。
⑤ 生姜・ねぎを④に入れて紹興酒をふりかけ，蓋をして少し蒸らす。

15　むくみ

⑥はと麦と汁・とうもろこしを入れて20分間煮込む。200ccぐらいに煮つめるように水の量を調節する。
⑦醬油で調味し，香菜を加える。
〈効能〉健脾利尿
コイ：甘・平。脾・腎経に入る。利水消腫。
はと麦・とうもろこしは利尿祛湿の効能をもち，益気健脾の働きもある。
生姜・ねぎ・香菜は行気温脾の働きがある。

虚証②──腎陽虚証

[症状] 腰以下または全身のむくみが目立つ・冷え・畏寒・足腰がだるい・下肢が重く感じる・顔色晄白・早朝の下痢。舌淡胖苔白・脈沈細。
[証候分析] 腎陽虚により津液を気化作用によって利用できなくなり，水腫になる。腎陽虚によって温煦作用も低下し，冷えの症状も目立つ。
[立法] 温腎健脾利水
[食材] 穀類・山いも・キャベツ・栗・黒豆・あずき・くるみ・羊肉・鹿肉・豚マメ・豚の骨・田ウナギ・ウナギ・スズキ・イワシ・カツオ・エビ・ナマコ
[中薬] 温腎補気健脾：淫羊藿・杜仲・山薬・吉林人参・党参・黄耆・白朮・扁豆・甘草
利水滲湿：茯苓・薏苡仁・冬瓜皮・車前子・玉米鬚
温裏：肉桂・乾姜・小茴香・胡椒・丁香
[方剤] 真武湯（茯苓・白朮・芍薬・附子・生姜）＋ 五苓散（茯苓・猪苓・沢瀉・白朮・桂枝）

羊肉とうもろこしスープ

〈材料〉羊肉（薄切り）100ｇ，とうもろこし（ひげつき）1／2本，とうがん50ｇ，ねぎ30ｇ，生姜30ｇ，紹興酒30cc，塩，胡椒
〈作り方〉
①ひげと皮がついたままのとうもろこしと，とうがんの皮・種を一緒に20分間茹でて濾す（汁500ccを取る）。
②とうがんは一口大に切る。とうもろこしは実を取る。ねぎ・生姜をぶつ切りにする。
③羊肉は一口大に切り，酒・塩・胡椒で下味をつける。
④①の茹で汁に②を入れて火にかけ，とうがんがやわらかくなったら羊肉を入れる。
⑤沸騰したら塩・胡椒で調味する。
〈効能〉温陽補腎利尿

羊肉：甘・大熱（温）。腎・脾・肝・胃経に入る。補腎温脾。
とうがんの皮と種，とうもろこしのひげと皮も一緒に使い，利尿消腫作用を強化する。
とうがんは涼性なので，煮る時間を長くするようにする。

鶏肉の香り煮込み

〈材料〉鶏もも肉（皮付き）100g，生栗80g，茯苓50g，ししとう1本，エリンギ2本，生姜30g，肉桂末0.5g，丁香1g，小茴香1g，胡椒1g，塩，醬油，ごま油

〈作り方〉

① 丁香・小茴香をから煎りにしてから粉末にする。肉桂末・胡椒と混ぜ合わせる。

② ししとう・エリンギを一口の大きさに切る。生姜をぶつ切りにする。

③ 鶏肉を一口大に切り，①・醬油・ごま油をまぶしてよく混ぜておく。

④ 鍋で③を軽く焼き，栗・茯苓・②・水500ccを入れて煮込む。

⑤ 鶏肉がやわらかくなったら，塩で調味する。

〈効能〉温陽補気消腫

鶏肉：甘・平（温）。脾・胃経に入る。補脾益気。

肉桂・丁香・小茴香・胡椒：辛・温（大熱）。腎・脾・心・肝経に入る。温陽燥湿。

茯苓：利湿健脾消腫。

ししとう：温中開胃消食。

栗：甘・温。脾・胃・腎経に入る。補腎健脾。

合わせて脾気を補い，湿を取り除き，下痢も改善する。

Point
* 陽水と陰水の区別を理解し，特徴をつかもう。
* 風水証と水湿証により影響を受ける臓腑，それぞれの症状の特徴を理解しよう。
* 実証と虚証の症状・薬膳処方を区別しよう。

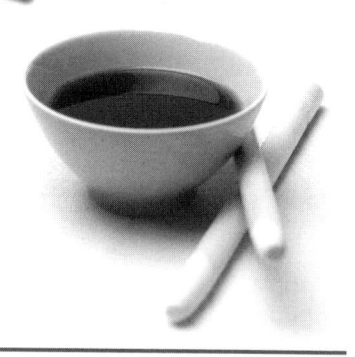

16 心疾患・脳血管疾患

◇心疾患・脳血管疾患の一般的概念◇

　心疾患・脳血管疾患とは，血液の循環系統機能の失調により起こる病理変化のことで，狭心症・心筋梗塞・心不全・不整脈などの心臓病，高血圧・動脈硬化・脳血栓・脳出血などの病気と，これらに関係する高脂血症をも含む（**図4**）。現代において心臓病と高血圧はがんに続き，それぞれ死因の2位と3位を占めているので，日常生活でこれらの疾患を防ぐ習慣を作ることは大切である。

　心と脳は血管・血流によりつながっている。血管は若いときに柔軟性があり，血液を心と脳に運び，それぞれの働きを維持している。老化あるいは生活習慣などのために，血管が固くなり弾力が落ちてしまうと，動脈硬化を起こし，心・脳血管疾患を発症しやすくなる。

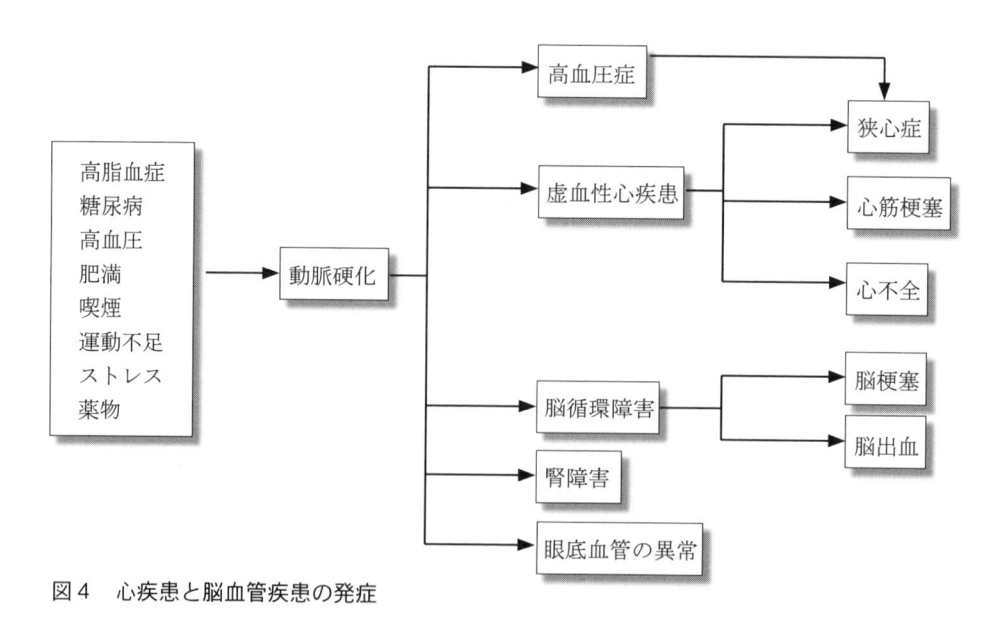

図4　心疾患と脳血管疾患の発症

◇心疾患・脳血管疾患の中医学的概念◇

　中医学において，心は血脈・神明を主っているので，心病の証候の特徴は主に血脈の運行障害と神志・精神活動異常の症状がみられる。また脳は精明の府，あるいは元神の府と呼ばれているので，脳病の症候の特徴は主に神志・精神活動障害がみられる。

　中医学における心・脳血管疾患の範疇は，「心悸」「胸痺」「心痛」「眩暈」「中風」「頭痛」など多岐にわたっている。

心悸・胸痺・心痛

　「胸」とは心・肺・胸廓を含む部分のことで，「痺」とは閉塞不通により引き起こされる，疼痛を主症とする疾病のことである。つまり「胸痺」とは，胸や背中の痛み・痞え・息切れなどを主症状とする疾病であり，「心悸」「心痛」などの証も「胸痺」の範疇に含まれる。臨床ではよく胃痛（もたれ・吐き気・嘔吐・げっぷ）・懸飲（持続性の胸痛・咳・痰・呼吸困難・咳をすると胸痛がひどくなる）に間違われ，命を落とすケースが少なくない。診断時には痛みの性質・範囲・放射痛およびそのほかの兼症を見落としてはならない。

　「胸痺」は現代病というわけではなく，すでに『黄帝内経』にも記載がある。『素問』蔵気法時論篇には「心病の症状は，胸が痛み，胸前，肋骨の末端部が膨満し，脇の下が痛み，胸膺部，背部，肩甲骨の間が痛み，両腕の内側が痛い」と，症状が詳しく書かれており，これは現在の胸痺証の症状とあまり変わっていない。

　漢代，張仲景が『金匱要略』胸痺心痛短気篇で初めて正式に「胸痺」という病名を記載し，症状・脈・治療方法および方剤を論述した。

　明代の『症因脈治』胸痛論では，胸痺の原因について，「内傷胸痛の原因は七情六欲により心・肺を傷め，ストレスにより肺を傷め，気鬱痰凝を起こす。辛熱のものの飲みすぎにより，瘀血を生じて肺を傷め，胸痛・胸悶を起こす」と分析し，精神的な原因で体内に痰・熱・瘀血などの病理産物が生成され，これが胸痺を引き起こすものと考えていた。

　胸痺・心痛の症状は，心臓の周りや胃の付近が痛む・顎が痛む・左肩まで放射状に広がる不快感・心臓の周りが痛む時間は１〜５分以内。しかし疼痛の発作を繰り返すうちに，発作の間隔が狭まったり，発作の程度が強くなり，症状が１〜２時間からひどい場合は10時間にまで及ぶこともある。また心悸・大汗・煩躁を伴い，心不全やショック状態に陥るケースもみられる。狭心症・心筋梗塞・高血圧・動脈硬化・高脂血症で上述の症状が現れたら，胸痺・心痛証に属する。

眩暈・頭痛・中風

　中医学における頭痛・眩暈（めまい）はそれぞれ独立した病証であると同時に，多くの急性・慢性疾患の症状の1つとして現れることもある。

　頭痛は外感頭痛と内傷頭痛に分類され，外感頭痛は実証，内傷頭痛は虚証に属している。

　「眩」とは目がくらむこと，「暈」とは頭がフラフラすることであり，これらの症状は同時に現れることもあれば，単独で現れることもあるが，総称して眩暈と呼んでいる。頭痛の病因が外感・内傷ともにあるのに対し，眩暈は内傷によるものが主で，虚証に偏ることが多い。

　中風証とは，風・火・痰・瘀などが原因となって脳血管の血流を阻害したり，また脳血管から出血したりして起こる病証のことである。発病は急で，症状は多方面にわたり，また変化も迅速で，「風」の特徴によく似ているため「中風」と呼ばれる。主な症状は突然卒倒し，人事不省になり，また口眼歪斜・半身不随・言語不利・顔面神経麻痺などが現れる。

　頭痛と眩暈は単独に出現することもあれば，同時に出現することもあり，また中風証の前兆として現れることもあるので，特に注意を払うと同時に，普段の生活でも予防を心がけることが重要である。

　頭痛・眩暈・耳鳴り・煩躁・感情の変化が目立つ，あるいは半身不随・言語不利などの症状が高血圧・動脈硬化・高脂血症などで現れたら，眩暈・頭痛・中風証に属する。

心疾患・脳血管疾患の病因病機

胸痺・心痛の主な原因

飲食不当：脂っこいものや酒などの摂りすぎで脾胃を損傷し，痰湿・瘀血を生み心脈を阻害する。

痰濁内盛：痰湿が心胸部を侵すと，清陽不昇・濁陰不降となり心脈を阻害する。

ストレス：肝失疏泄・肝脾不和により痰湿・瘀血を引き起こす。

老化：老化により五臓の機能が失調する。

- 腎陽は五臓の陽気の源なので，腎陽虚になると，五臓の陽気も虚衰し，心気不足・心陽不振を引き起こし，血脈の温煦作用が失調する。
- 腎陰は五臓を滋潤する源なので，腎陰虚になると，心陰も滋養できず，心陰虚となり，血脈を滋養できない。
- 心火が旺盛になると，津液を焼き尽くして痰となり，痰濁が心脈を阻害する。

寒邪内侵：もともと陽虚体質で寒邪に侵されると，胸陽不振になり心脈を阻害する。

瘀血阻絡：気血の運行がスムーズにいかず，「不通則痛」により痛証を引き起こす。

頭痛の主な原因

外感邪気の侵入：風・寒・暑・湿など外感の邪気が経絡に侵入し，気血の流れを阻滞する。

肝・脾・腎機能の失調：
- 肝失疏泄・肝陰不足・腎陰虧虚などは肝陽を制御できない。
- 飲食不摂や過労などで，脾失健運になると痰濁が生じ，清陽が上らず，濁陰が下がらなくなる。すると脳が清陽や精血を充たすことができず，痰湿と瘀血が脳絡を阻滞する。
- 先天不足や過労，あるいは化源不足などによって腎精が不足すると，脳髄を養うことができない。

外傷・長患い：外傷や長患いなどによって瘀血や気滞が生じ，血脈を阻滞する。

眩暈の主な原因

肝陽上亢：もともと陽盛の体質であったり，腎陰が不足した場合，肝陽を制御できない。

気血虧虚：長患い・出血証・脾胃虚弱などが原因で気血両虚になると，気虚により清陽が脳に行きわたらず，また血虚により脳の滋養作用も不足するので，眩暈が起こる。

腎精不足：老化・長患い・先天不足・房労過多などによって腎精不足になると，脳髄不足となる。

痰湿中阻：脾胃の機能が失調し，痰湿が発生すると，脳が清陽や精血を充たすことができない。

中風の主な原因

老化虚弱：老化や慢性病によって陰血が不足すると，陽を制御できなくなって内風が起こる。

脾失健運・痰濁内生：脾の運化作用の失調により，痰湿が生じ，内熱や瘀血と結びつく。

情志の刺激：七情の失調による肝失疏泄や心火旺盛から内風が生じる。

◇心疾患・脳血管疾患の薬膳処方◇

清熱平肝・滋陰潜陽・行気活血の作用があるものがよく使われる。

心疾患・脳血管疾患によく用いる食材と中薬

作用	食材	中薬
清肝瀉火	セロリ・白菜・にがうり・きゅうり・もやし・トマト・マコモ・すいか・バナナ・りんご・キウイフルーツ・びわ・さとうきび・緑豆・菱の実・豆腐	竹葉・淡竹葉・山梔子・夏枯草・車前子・茵蔯蒿・谷精草・荷葉・槐花
活血化瘀	くわい・きくらげ・チンゲン菜・酢・酒	桃仁・川芎・鬱金・姜黄・丹参・紅花・三七・山楂子
疏肝理気	そば・玉ねぎ・大根・えんどう豆・みかん・オレンジ・ゆず・ジャスミン	陳皮・薤白・枳殻・枳実・玫瑰花・青皮・仏手
利湿祛痰	あずき・はと麦・とうもろこし・里いも・へちま・とうがん・たけのこ・金針菜・海藻	玉米鬚・冬瓜皮・茯苓・車前子・竹筎
消食化積	そば・大根・かぶ・オクラ	山楂子・神麴・穀芽・麦芽・莱菔子
補気滋陰	いんげん・しいたけ・栗・松の実・黒ごま・卵・鴨肉・スッポン・貝類	西洋参・党参・黄耆・枸杞子・黄精・百合・桑椹・女貞子・麦門冬
益気養血	米・山いも・にんじん・ほうれん草・小松菜・ぶどう・豚レバー・鶏レバー・イカ	吉林人参・党参・黄耆・白朮・竜眼肉・何首烏・炙甘草・当帰・大棗

血瘀阻滞証

[症状] 胸あるいは頭が刺すように痛む・部位は固定しており夜に重くなる・半身不随。舌紫暗。

[証候分析]
　　①寒邪内侵により胸陽不振となる。
　　②心陽不振により温養ができず，気血の運行がスムーズにいかなくなる。
　　③瘀血阻絡のため気血の運行が阻害され，「不通則痛」により痛証が引き起こされる。
　　④ストレスなどによる肝脾不和が痰湿・瘀血を引き起こす。

[立法] 活血化瘀
[食材] チンゲン菜・甜菜・くわい・酢・酒
[中薬] 当帰・赤芍・川芎・桃仁・紅花・丹参・牡丹皮・鬱金
[方剤] 血府逐瘀湯（当帰・生地黄・赤芍・川芎・桃仁・紅花・枳殻・柴胡・牛膝・桔梗・甘草）
　　　　通竅活血湯（赤芍・川芎・桃仁・紅花・麝香・大棗・老葱・生姜・酒）
　　　　補陽還五湯（当帰尾・川芎・黄耆・桃仁・紅花・赤芍・地竜）

紅花酒

〈材料〉紅花50ｇ，酒（白酒・黄酒）500cc
〈作り方〉酒に紅花を入れる。半月たてば飲める。
〈効能〉温経活血止痛
　紅花：辛・甘・温。心・肝経に入る。活血化瘀・温経止痛。
　酒：辛・甘・苦。温・熱。心・肝・肺・胃経に入る。行気活血・散寒止痛。

紅花三七酒

〈材料〉紅花50ｇ，三七30ｇ，酒500cc
〈作り方〉酒に紅花と三七を入れる。2週間後から飲める。
〈効能〉温経活血・止血止痛
　紅花：辛・甘・温。心・肝経に入る。活血化瘀・温経止痛。
　三七：甘・微苦・温。肝・胃経に入る。化瘀止血・活血定痛
　合わせて活血化瘀・通絡の作用がある。

肝気鬱結証

[症状] 胸の隠痛・頭痛(部位は不定)・ため息。精神的に不安定なとき症状がひどくなる。
[証候分析] ストレスなどにより肝脾不和となり痰湿・瘀血を引き起こし，血流が悪くなる。
[立法] 疏肝理気
[食材] らっきょう・みかん・だいだい・かぼす・レモン・オレンジ・ジャスミン
[中薬] 枳殻・蘇梗・薤白・沈香・檀香・仏手・玫瑰花・緑萼梅
[方剤] 柴胡疏肝散（柴胡・陳皮・枳殻・芍薬・炙甘草・香附子・川芎）

梅花茶

〈材料〉緑萼梅3ｇ，玫瑰花3ｇ
〈作り方〉茶碗に材料を入れ，湯300ccを注ぐ。5分間蒸らしてから飲む。
〈効能〉疏肝理気
　緑萼梅（梅の花）：酸・渋・平。肝・胃・肺経に入る。玫瑰花と同じ疏肝解鬱の作用がある。

にんにくの漬けもの

〈材料〉にんにく3個，酢，塩，砂糖（好みで）

〈作り方〉

① にんにくは水に一晩漬けて取り出し，水切りする。

② 砂糖・酢・塩を混ぜた中に，にんにくを入れ，2週間ぐらい漬ける。

〈効能〉行気活血

にんにく：辛・甘・温。脾・胃・肺・大腸経に入る。辛味・温性により発散・行気の作用がある。

酢：酸・苦・温。肝・胃経に入る。活血散瘀の作用がある。合わせて行気活血となり，肝気鬱結を改善する。

痰濁内盛証

[症状] 胸痛・胸が詰まる感じ・頭痛・頭が重い・息が切れる・体が重い・肥満・痰が多い・吐き気。舌苔濁膩・脈滑。

[証候分析]

① 痰濁内盛により痰湿・痰火が結びつき，清陽不昇・濁陰不降となる。

② 飲食不当（脂っこいものや酒などの摂りすぎ）により，脾胃を損傷し，痰湿・瘀血を生む。

③ 老化により五臓の機能が失調する。

[立法] 祛痰開結・通陽止痛

[食材] 大根・里いも・たけのこ・へちま・からし菜・とうがん・梨・柿・びわ・昆布・クラゲ

[中薬] 栝楼・陳皮・茯苓・甘草・薤白・桔梗・杏仁・蘇子・海藻

[方剤] 栝楼薤白半夏湯（栝楼・薤白・半夏・白酒）

半夏白朮天麻湯（半夏・白朮・天麻・陳皮・茯苓・甘草・生姜・大棗）

こんにゃくの煮もの

〈材料〉こんにゃく1/2枚，大根5cm，みかんの皮1個分，ねぎ5cm，生姜15g，醬油，塩，胡椒

〈作り方〉

① ねぎ・生姜はみじん切りにする。みかんの皮は1cm角に切る。

② こんにゃくと大根は一口大に切る。

③ 鍋にこんにゃくと大根と水・醬油を入れて煮込み，途中でみかんの皮・生姜・ねぎを加えて，大根がやわらかくなるまで煮込む。

④最後に塩と胡椒で調味する。
〈効能〉行気消痰

　こんにゃく：辛・甘・寒。脾・肺・胃・大腸経に入る。清熱消腫・散結通便。
　大根：辛・甘・涼。行気消食・下気寛中・化痰散瘀。
　みかんの皮：辛・苦・温。行気化痰。
　合わせて行気祛痰によって気の巡りをよくする。時間をかけて煮込むと寒・涼性が緩和される。

山楂荷葉茶

〈材料〉山楂子15ｇ，荷葉12ｇ，決明子10ｇ
〈作り方〉材料をすべて合わせ，水500ccが300ccになるまで煎じる。2回煎じる。茶として一日中飲む。
〈効能〉消食化積・祛湿化痰

　山楂子：酸・甘・温。脾・胃・肝経に入る。消食化積・活血化瘀。
　荷葉：苦・淡・平。肝・脾・胃経に入る。清熱利尿。
　決明子：甘・苦・鹹・微寒。肝・胆・大腸経に入る。清肝明目通便。

陽虚陰盛証

[症状] 胸の痛みが背中まで至る・頭痛・寒気に遭うと痛みがひどくなる・自汗・少気・面色蒼白あるいは青紫・畏寒・冷え。舌淡または紫暗・脈沈細。
[証候分析] 寒邪内侵あるいは陽虚体質で寒邪内盛による胸陽不振を引き起こし，胸痛・頭痛となる。
[立法] 辛温通陽・活血通瘀
[食材] にら・くるみ・胡椒・山椒・唐辛子・黒砂糖・マス・アジ・サケ・酒
[中薬] 韮子・冬虫夏草・肉桂・乾姜・丁香・大茴香・小茴香
[方剤] 栝楼薤白白酒湯（栝楼・薤白・白酒）
　　　参附湯（人参・附子・生姜・大棗）
　　　右帰飲（熟地黄・山茱肉・枸杞子・附子・肉桂・杜仲・甘草）

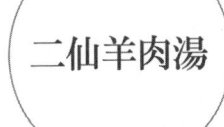

二仙羊肉湯

〈材料〉羊肉薄切り100ｇ，仙茅６ｇ，仙霊脾６ｇ，大茴香２かけ，小茴香３ｇ，ねぎ10cm，生姜薄切り５枚，醬油，紹興酒
〈作り方〉
①仙茅・仙霊脾・大茴香・小茴香は煎じて薬汁を取る。
②薬汁を沸騰させ，羊肉・ねぎ・生姜・調味料を加えて煮込む。

〈効能〉温陽補腎

羊肉は甘・温，体を温める。仙茅・仙霊脾は温腎壮陽祛寒。茴香と合わせ，腎を温めて寒邪を取り除き，痛みを改善する。

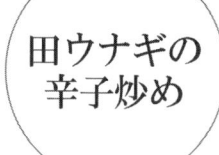

田ウナギの辛子炒め

〈材料〉田ウナギ(中)1尾，玉ねぎ(中)1個，生姜薄切り5枚，にんにく3かけ，唐辛子2本，醬油，紹興酒，胡椒，片栗粉，ごま油，サラダ油

〈作り方〉

① 田ウナギの内臓と骨を取り湯通しして洗い，粘液を取り除いて，細切りにする。
② 玉ねぎはせん切りにする。生姜・にんにくをみじん切りにする。
③ 鍋を熱し，サラダ油を入れて玉ねぎがやわらかくなるまで炒め，取り出す。
④ 鍋を熱し，サラダ油を入れて唐辛子を炒めてから田ウナギを炒める。
⑤ ④に玉ねぎ・生姜・調味料・水溶き片栗粉を加える。
⑥ にんにくとごま油で仕上げる。

〈効能〉通陽補腎祛風

田ウナギ：甘・温。肝・腎・脾経に入る。補虚除風・強筋壮骨。
生姜・にんにく・唐辛子：辛・温・熱性。陽気を助け，陰寒を取り除く。

気陰両虚証

[症状] 胸の隠痛・心悸・息切れ・疲労・面色少華・めまい。舌紅・脈細弱。
[証候分析] 老化あるいは病弱により，五臓の機能が失調し，気虚と陰虚が同時に起こる。
[立法] 益気養陰・活血通絡
[食材] 米・いも類・松の実・卵・牛乳・豚足・豚肉・鴨肉・カキ・ムール貝・ホタテ貝
[中薬] 西洋参・黄耆・白朮・茯苓・大棗・沙参・百合・麦門冬・玉竹・石斛
[方剤] 生脈散（人参・麦門冬・五味子）
人参養営湯（人参・甘草・当帰・白芍・熟地黄・肉桂・大棗・黄耆・白朮・茯苓・五味子・遠志・陳皮・生姜）

鶏肉とクラゲの和えもの

〈材料〉鶏のささみ100ｇ，塩クラゲ頭80ｇ，セロリ１／２本，白きくらげ・黒きくらげ各３ｇ，ねぎ少々，生姜少々，塩，酢，片栗粉，ごま油，サラダ油

〈作り方〉

① クラゲは塩分を洗い流して水を切り，酢に漬けておく。白きくらげ・黒きくらげは戻して太めの細切りにして湯通しする。
② セロリはせん切りにし，湯通しする。
③ ねぎ・生姜はみじん切りにする。
④ 鶏肉を細切りにし，ねぎ・生姜・塩・片栗粉で下味をつける。
⑤ 鍋を熱し，サラダ油を入れて，④を炒めてから取り出し，自然に冷ます。
⑥ すべての素材と塩・ごま油を和える。

〈効能〉益気滋陰

鶏肉の補気と白きくらげ・ごま油・サラダ油の滋陰とクラゲ・セロリの清熱を合わせ，気陰両虚証を改善する。

鳩肉と野菜の炒めもの

〈材料〉鳩肉１羽分，たけのこ（小）半分，豆苗少々，生姜少々，ねぎ少々，紹興酒，塩，片栗粉，太子参３ｇ，麦門冬６ｇ，五味子３ｇ

〈作り方〉

① 鳩肉はざく切りにし，塩・紹興酒で下味をつけ，炒めて取り出しておく。
② たけのこは薄く切り，豆苗は適当な長さに切って湯通しする。生姜とねぎはみじん切りにする。
③ 太子参・麦門冬・五味子を水500ccで200ccになるまで煎じて薬汁を取り，冷めてから塩・片栗粉を加える。
④ 鍋に油を熱し，生姜・ねぎを炒め，鳩肉・たけのこ・豆苗・紹興酒を加えて炒め，③を加える。

〈効能〉補気生津

鳩肉：鹹・平。脾・胃・腎経に入る。補気益腎。コレステロールの代謝を促進して動脈硬化と高血圧を防ぐ。

太子参：甘・微苦・平。脾・肺経に入る。補気生津。

麦門冬：甘・微苦・微寒。肺・心・胃経に入る。清心除煩・益胃生津・潤肺養陰。

五味子：酸・温。肺・心・腎経に入る。滋陰生津。

合わせて補気益陰。

心腎陰虚証

[症状] 胸痛・頭痛・めまい・心悸・盗汗・心煩不眠・足腰がだるい・耳鳴り・目がチカチカする・舌紅・脈細数。

[証候分析] 老化により五臓の機能が失調し，陰虚陽亢となり陰が陽を抑えられなくなって，陽気が上擾清空となる。

[立法] 滋陰益腎・養心安神

[食材] 松の実・卵・牛乳・豚足・豚肉・鴨肉・カキ・ムール貝・ホタテ貝

[中薬] 沙参・百合・麦門冬・玉竹・石斛・地黄・枸杞子

[方剤] 左帰飲（熟地黄・山茱肉・枸杞子・山薬・茯苓・甘草）

鶏ハツと百合根の炒めもの

〈材料〉鶏ハツ150ｇ，百合根１／２個，松の実15ｇ，きゅうり１本，生姜少々，ねぎ少々，塩，胡椒，紹興酒，ごま油

〈作り方〉
① 松の実はから煎りにする。百合根は１枚ずつはがし，きれいに洗って湯通しする。きゅうりは薄切りにする。
② 生姜・ねぎはみじん切りにする。
③ 鶏ハツは縦半分に切って裏を松笠切りにし，塩・胡椒・紹興酒で下味をつけ，油通しする。
④ 鍋を熱し油を入れ，②を炒め，鶏ハツを加えて炒める。
⑤ 百合根・松の実・きゅうりの順で加えて炒め，ごま油と塩で味をととのえる。

〈効能〉滋陰安神

鶏ハツ：甘・鹹・平。心・心包経に入る。養血補心・安神定志。鶏ハツと百合根の組み合わせは養心安神の作用がある。滋陰の松の実と清熱のきゅうりを合わせて滋陰清熱。

肝陽上亢証

[症状] 頭の脹痛・めまい・耳鳴り・心煩・怒りっぽい・脇痛・不眠・顔が赤い・目が赤い・口が苦い。舌苔薄黄・脈弦。

[証候分析] 老化のため五臓の機能が失調し，陰虚により陽気が上擾清空となる。

[立法] 平肝潜陽

[食材] トマト・きゅうり・セロリ・牛乳・豚足・豚肉・鴨肉・カキ・ホタテ貝

[中薬] 生地黄・石決明・牡蛎・真珠粉・天麻・釣藤鈎・百合・麦門冬・玉竹・枸杞子

[方剤] 天麻鈎藤飲（天麻・釣藤鈎・石決明・川牛膝・桑寄生・杜仲・山梔子・黄芩・益母草・朱茯神・夜交藤）
鎮肝息風湯（牛膝・竜骨・白芍・天門冬・麦芽・代赭石・牡蛎・玄参・川楝子・茵蔯蒿・甘草・亀板）

とうがんの五目蒸し

〈材料〉とうがん1/4個，豆腐1/2丁，しいたけ1個，たけのこ（小）1/2個，枸杞子6ｇ，決明子50ｇ，塩，ごま油，片栗粉

〈作り方〉
①決明子を水200ccに入れ，30分間煎じてから濾す。
②とうがんは皮をむかずに毛と汚いところを取り，1cmの厚さに切って，厚みの中央に切れ目を入れる。
③しいたけ・たけのこはみじん切りにして，つぶした豆腐と混ぜ合わせ，枸杞子・塩・ごま油・片栗粉を加え，具を作る。
④とうがんの切れ目に具を挟んで器に並べ，塩・水少々を加えて30分間蒸し，スープを別に取る。
⑤④の薬汁と③のスープを合わせて火にかけ，沸騰したら片栗粉でとろみをつけ，ごま油を加えて，とうがんにかける。

〈効能〉清肝潜陽

とうがん：甘・淡・微寒。肺・大腸・膀胱・小腸経に入る。清熱除煩・利水消腫。
豆腐：甘・寒。脾・胃・大腸経に入る。清熱解毒・生津潤燥。動脈硬化・肥満・高血圧の予防効果がある。
たけのこ：甘・寒。胃・大腸経に入る。清熱解毒・化痰・通便。
枸杞子：甘・平。肝・腎・肺経に入る。滋肝補腎・明目。
決明子：甘・苦・鹹・微寒。肝・胆・大腸経に入る。清肝明目・潤腸通便。

肝火上炎証

[症状] 頭痛・めまい・胸脇脹痛・煩躁・怒りっぽい・顔が赤い・口が苦い・多夢。舌紅苔黄膩・脈弦数。
[証候分析] ストレスの長期化により肝火上炎となり，熱の症状が現れる。
[立法] 清肝瀉火
[食材] じゅんさい・マコモ・トマト・牛乳・豚足・豚肉・鴨肉・カニ
[中薬] 竜胆草・山梔子・菊花・桑葉・夏枯草・生地黄・石決明・天麻・釣藤鈎・車前子

[方剤] 竜胆瀉肝湯（竜胆草・沢瀉・木通・車前子・当帰・柴胡・生地黄・黄芩・山梔子）

セロリとわかめの和えもの

〈材料〉セロリ1/2本，生わかめ50g，生姜薄切り2枚，塩，酢，ごま油

〈作り方〉
① セロリ・生姜はせん切りにし，セロリは湯通しする。
② わかめは適当な大きさに切り，湯通しする。
③ 材料をすべて和える。

〈効能〉利水清肝

セロリ：甘・辛・涼。肺・胃経に入る。清熱利尿。高血圧・糖尿病によく用いる。

わかめ：鹹・寒。肝・胃・腎経に入る。軟堅消痰・行水。

合わせて利尿により肝火を清める。

五君子湯

〈材料〉たけのこ（小）1/2個，生しいたけ2個，豆腐1/2丁，きくらげ3g，卵1個，塩，ごま油

〈作り方〉
① きくらげは戻し，きれいに洗ってから水切りし，細切りにする。
② たけのこは薄切り，しいたけはせん切りにする。
③ 豆腐はさいの目に切る。
④ たけのこ・しいたけを水に入れて火にかけ，沸騰させる。
⑤ 豆腐・きくらげを入れ，しばらく煮る。
⑥ 最後に溶いた卵を入れ，塩・ごま油で調味する。

〈効能〉清熱瀉火

たけのこ：甘・寒。胃・大腸経に入る。清熱化痰・解毒・滑腸通便。

しいたけ：甘・平。胃経に入る。補益胃気。

豆腐：甘・寒。脾・胃・大腸経に入る。益気和中・清熱解毒。

気血虚損証

[症状] 胸痛・頭痛・めまい・疲れるとひどくなる・心悸・疲れ・食欲減退・面色蒼白。舌淡苔薄・脈細弱。あるいは皮膚の感覚が鈍い・手足麻痺・顔面神経麻痺・言語不利・半身不随・関節痛・肢体が引きつる。

[証候分析] 老化・慢性の病気・虚弱・疲労などにより，気血虚弱を引き起こす。水穀

精微の生成が低下し，営養が不足し，血不養筋・麻痺などの症状が現れる。
[立法] 養血益気・祛風通絡
[食材] 米・いも類・にんじん・ほうれん草・小松菜・ぶどう・レバー・イカ
[中薬] 吉林人参・黄耆・白朮・茯苓・大棗・竜眼肉・当帰・何首烏・熟地黄・芍薬
[方剤] 帰脾湯（党参・黄耆・白朮・茯神・酸棗仁・竜眼肉・木香・炙甘草・当帰・遠志・生姜・大棗）

　　　大秦艽湯（秦艽・当帰・甘草・羌活・防風・白芷・熟地黄・茯苓・石膏・川芎・芍薬・独活・黄芩・生地黄・白朮・細辛）

紅景天酒

〈材料〉紅景天100ｇ，竜眼肉20ｇ，酒1000cc
〈作り方〉酒に材料を入れる。1週間後から飲める。1回の摂取量は約10cc。
〈効能〉補気養血
　紅景天：甘・渋・寒。肺・腎・脾経に入る。補気薬として気虚に使う。特に心筋・脳の酸素不足状態の改善に効果があり，高山病対策の1つとしてよく用いられる。扶正固本・活血化瘀の働きがある。
　竜眼肉：甘・温。心・脾・肝・腎経に入る。補益心脾・養心安神。

吉林人参鍋

〈材料〉鶏もも肉100ｇ，にんじん1/2本，山いも80ｇ，生しいたけ3個，絹さや3本，生姜薄切り5枚，ねぎ6cm，吉林人参10ｇ，当帰3ｇ，紹興酒，醬油，塩，胡椒
〈作り方〉
①材料は一口大に切り，絹さや以外の材料を土鍋に入れ，水を加えて30分間煮込む。
②最後に絹さやを入れて，塩・胡椒で調味する。
〈効能〉補気養血
　補気の吉林人参・鶏肉・山いも・しいたけと養血の当帰・にんじんを合わせ，補気養血により胸痛を緩和する。

メモ

[心疾患・脳血管疾患の養生法]

①飲食は理気・活血化瘀・清熱滋陰のものをよく用いるとよい。
②味が薄く，さっぱりしたものがよい。
③脂っこいもの・辛いもの・酒・タバコ・コーヒー・濃い茶は禁止。
④動物の油・内臓・鶏・卵・乳類・肉の量を控える。
⑤塩辛いものは陰液を傷つけるので加減する。
⑥いも・豆類はガスが出やすいので注意する。
⑦暴飲・暴食は禁止。
⑧調理法を工夫し，通便を保つようにする。

Point
＊心疾患・脳血管疾患についての中医学の認識を理解しよう。
＊血阻滞証・痰濁内盛証・陽虚陰盛証の特徴をとらえよう。
＊清熱平肝・滋陰潜陽・行気活血の食材・中薬に注目しよう。

17 肝炎

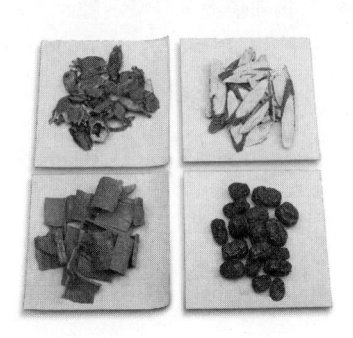

◇肝炎の一般的概念◇

　肝炎とは，ウイルス感染により引き起される，肝臓疾患の１つであり，急性と慢性がある。

　急性肝炎の病因は主に肝炎ウイルスの感染である。肝炎ウイルスは主にＡ型，Ｂ型，非Ａ型，非Ｂ型がある。主な感染経路はＡ型・Ｅ型が経口感染，Ｂ型が母児間感染や血液・体液感染，Ｃ型・Ｄ型が血液（体液）感染となっている。

　慢性肝炎の病因となるのは主にＢ型・Ｃ型肝炎ウイルスで，６カ月以上にわたって肝機能検査値の異常が持続していて，門脈域を中心とした肝の持続的な炎症を伴うものをいう。

　ウイルス性肝炎は，ウイルスに感染してもすぐ発病せず，潜伏期間がある。潜伏期間はＡ型が２～６週，Ｂ型が６週～６カ月，非Ａ非Ｂ型は６～12週とそれぞれ異なっている。また症状から，黄疸症状のある定型的急性肝炎と，黄疸症状のない急性無黄疸性肝炎に分けられる。

定型的急性黄疸型肝炎

- **黄疸前期**：悪寒・発熱・疲れ・食欲不振・吐き気・嘔吐・脂っこい食べものを嫌う・肝臓のあたりが痛い（脇痛）・腹部の脹満感・尿の色が濃い，などの症状が現れる。病程は約２週間以内。
- **黄疸期**：黄疸・白目が黄色くなる・小便が茶色い・大便の色が薄い・皮膚の痒み・肝臓が腫れるなどの症状が現れる。病程は約６週間以内。
- **回復期**：病程は約１カ月。

急性無黄疸性肝炎

疲れ・食欲不振・吐き気・嘔吐・脂っこい食べものを嫌う・肝臓のあたりが痛い（脇痛）・腹部脹満・肝臓が腫れる，などの症状がみられる。患者によっては自覚症状がなく，健康診断で初めてわかる人もいる。病程は約3カ月以内。

慢性肝炎

疲れ・食欲不振・肝臓のあたりが痛い（脇痛）・腹部脹満・肝臓が腫れるなどの症状が半年以上よくならず，疲れると症状が悪化し，肝機能も正常に戻らない場合は，慢性肝炎と診断される。予後が良好な非活動性慢性肝炎と，予後がよくない活動性慢性肝炎があり，むくみ・腹水・吐血・くも状血管腫・手掌紅斑などの症状を伴う場合もある。また慢性肝炎が進行すると，肝硬変・肝がんになることがある。
① 病理変化：炎症により肝細胞が変性・壊死する。繊維組織が増殖すると，肝硬変となる。
② 検査：肝機能検査には多種多様なものがあるが，その中でよく知られているのはGPTとGOT測定検査である。

◇肝炎の中医学的概念◇

肝胆病証

中医学において，肝炎に相当する病気は「黄疸」「脇痛」「腹脹・鼓脹」「積聚」などの肝胆病証に属している。

「黄疸」とは目と皮膚が黄色に染まり，尿も黄色となる湿熱証である。『黄帝内経素問』平人気象論篇に「尿の色が赤味を帯びた黄色で，かつ横になりたがるのは黄疸である」との記載がある。

「脇痛」とは片側あるいは両側の脇肋部に現れる痛みのことである。脇肋部は肝・胆経が循行するところであり，また右脇肋部は同名の臓腑があるところである。『黄帝内経素問』臓気法時論篇に「肝病の症状は，両脇下が痛み，それが下腹部に及んで引きつれ，怒りやすくなる」とある。

「腹脹」とは腹部に起きるガスのたまった状態である。「鼓脹」は腹部が腫れ，腹水のたまる病状である。『黄帝内経霊枢』水脹篇では鼓脹の症候について「腹部が脹大し皮膚

は蒼黄色で青筋が浮き出る」と書かれている。

「積聚」とは腹部にできた，痛みや腫れを伴う腫塊のことである。「積」とは有形で，位置や痛みが固定しているものをいい，「聚」は無形で，腫塊が現れたり，消えたりを繰り返し，また位置も固定しないものをいう。

肝炎の病因病機

中医学からみた肝胆病の病因病機は，以下のようにまとめることができる。

肝鬱気滞：ストレスや感情の激情が原因で，肝の疏泄機能が失調し，肝気鬱結・気滞血瘀になる。

肝血虚：過度の心労や考えすぎで鬱結した気が火と化す，あるいは病気が長期化して身体が虚弱になった場合，あるいは慢性の出血証などが原因で肝血が不足した場合。

肝陰不足：もともと陰虚の体質だったり，長患いから肝腎の陰虚や腎精不足となった場合，あるいは気鬱化火から陰虚火旺となる。

肝火上炎：気鬱化火から，あるいはもともと陽盛の体質から，陽熱が上にのぼる。

肝胆湿熱：湿熱の邪気が肝胆に侵入し，肝の疏泄機能を阻害して，胆汁が溢れ出る。

◇肝炎の薬膳処方◇

肝胆湿熱・肝火上炎の症状があるときには清熱・滲湿利尿作用のあるの食材や中薬を使って清熱瀉火・利湿退黄を行う。慢性化してしまったら，弁証に従って疏肝理気・養血滋陰柔肝・活血化瘀などの方法をとり，理気・理血・養血作用のある食材と中薬を選ぶようにする。

肝胆湿熱証

[症状] 胸・脇・腹の脹痛・食欲不振・吐き気・嘔吐・黄疸（黄疸の色が鮮やかなものを陽黄といい，暗いものを陰黄という）・尿が少ない，舌苔黄膩・脈弦滑。

[証候分析] 外感邪気・疫痢・不潔なものの飲食による。肝胆に湿熱の邪気が交蒸するため肝の疏泄機能が失調し，脾胃不和となる。

[立法] 清熱化湿・理気通絡

[食材] はと麦・あずき・じゅんさい・マコモ・にがうり・セロリ・きゅうり・白菜・とうがん・山くらげ・とうもろこし・すいか・緑豆・豆腐・タニシ・シジミ・ハマグリ・ドジョウ

[中薬] 金銀花・連翹・蒲公英・竹葉・夏枯草・山梔子・車前子
[方剤] 陽黄（熱重于湿，湿より熱の症状が重い）：茵蔯蒿湯（茵蔯・山梔子・大黄）
陰黄（湿重于熱，熱より湿の症状が重い）：茵蔯四苓湯（茵蔯・茯苓・猪苓・白朮・沢瀉）

緑豆入りシジミご飯

〈材料〉緑豆30g，シジミ100g，はと麦30g，とうもろこし粒20g，米100g

〈作り方〉
① 緑豆・はと麦に水を加え，10分ほど煮る。
② シジミを150ccの湯で煮だし，汁を取る。
③ 米ととうもろこしに①と②を加え，ご飯を炊く。

〈効能〉清熱利湿

シジミ：甘・鹹・寒。肝経に入る。清熱解毒・利湿退黄。
緑豆：甘・涼。心・胃経に入る。清熱解毒。
はと麦：甘・淡・涼。脾・胃・肺経に入る。利湿健脾・除痺・清熱排膿。
とうもろこし：甘・平。脾・胃・腎経に入る。健脾除湿・清熱利尿。
肝胆湿熱の黄疸・食欲不振・小便不利に効果がある。

肝炎によく用いる食材と中薬

作用	食材	中薬
清熱利湿退黄	はと麦・あずき・緑豆・白菜・薺菜・空心菜・セロリ・きゅうり・へちま・とうがん・大根・山くらげ・マコモ・りんご・オレンジ・梨・レモン・バナナ・すいか・牛乳・豆腐・タニシ・ドジョウ・シジミ	竹葉・淡竹葉・山梔子・茶葉・夏枯草・敗醤草・馬歯莧・茵蔯蒿・冬瓜皮・玉米鬚・蒲公英・車前子・白茅根
行気活血	香菜・生姜・ねぎ・薺菜・へちま・胡椒・黒豆・酢	陳皮・青皮・枳殻・枳実・仏手・玫瑰花・三七・川芎・紅花・丹参・鬱金・姜黄・桃仁
疏肝理気	グリーンピース・なた豆・大根・生姜・香菜・胡椒・みかん・オレンジ・ジャスミン	陳皮・青皮・枳殻・枳実・仏手・玫瑰花・薤白・薄荷・小茴香・麦芽
健脾消積	大根・黒くわい・おこげ・レモン・みかん・オレンジ・酢	山楂子・神麹・麦芽・穀芽・萊菔子・鶏内金
滋陰生津	トマト・きくらげ・れんこん・卵・牛乳・蜂蜜・カキ・ハマグリ・カラス貝	地黄・黄精・女貞子・桑椹子・枸杞子・亀板・鼈甲・百合・玉竹・石斛・麦門冬

肝鬱気滞証

[症状] 怒りやすい・ため息をよくつく・胸脇や少腹部の満痛・乳房脹痛・生理不順。
[証候分析] ストレスなどが原因で肝気鬱結になり，気機が失調する。
[立法] 疏肝理気
[食材] セロリ・大根・みかん・ゆず・オレンジ・きんかん・玫瑰花・ジャスミン
[中薬] 枳殻・青皮・陳皮・木香・香附子・仏手・砂仁・白豆蔻・草豆蔻・草果・柴胡・白芍・薄荷・香櫞・大茴香・小茴香
[方剤] 柴胡疏肝散（柴胡・陳皮・枳殻・芍薬・香附子・川芎・炙甘草）

きんかんとトマトのスープ

〈材料〉きんかん50ｇ，トマト１個，山楂子30ｇ，卵１個，塩，ごま油，片栗粉

〈作り方〉
①山楂子は水400ccで20分ほど煮て，薬汁を取る。
②卵をボールに割り入れ，よくかき混ぜておく。
③トマトは１cm角に切る。
④きんかんは種を取ってせん切りにする。
⑤薬汁を火にかけ，沸騰したらトマトを入れ，再び沸騰したら卵を入れる。
⑥塩で調味して，水溶き片栗粉でとろみをつけ，ごま油を入れる。
⑦きんかんをスープに入れ，火を止めた後，蓋をして５分ほど蒸らす。

〈効能〉疏肝理気

きんかん：甘・酸・辛・温。脾・肺・肝経に入る。理気解鬱調中。
トマト：甘・酸・微寒。肝・脾・胃経に入る。健胃消食。豊富なビタミンA・B_1・B_2・Cおよびカロチン・ニコチン酸・ミネラルなどを含み，コレステロールを低下させる働きもある。
きんかん・トマトと消食化瘀の山楂子を一緒に使うと行気健胃解鬱作用がある。

肝火上炎証

[症状] イライラして怒りっぽい・夢をよく見る・胸脇部の熱痛・耳鳴り・めまい・顔が赤い・目が充血・吐血・鼻血。舌紅苔黄・脈弦数。

[証候分析] 肝経の実熱が頭部に上炎する。火によって血流が乱れると出血の症状がある。

[立法] 清肝瀉火

[食材] じゅんさい・マコモ・にがうり・セロリ・きゅうり・白菜・とうがん・すいか・緑茶

[中薬] 芦根・淡竹葉・決明子・菊花・薄荷・馬歯莧・生地黄・牡丹皮

[方剤] 竜胆瀉肝湯（竜胆草・沢瀉・木通・車前子・当帰・柴胡・生地黄・山梔子・黄芩）

豆腐とすいかの皮のスープ

〈材料〉じゅんさい100ｇ，豆腐１／２丁，すいかの皮100ｇ，塩，ごま油

〈作り方〉

①豆腐はさいの目に切り，すいかの皮は固い部分を削って薄切りにする。

②豆腐と水300ccを鍋に入れて火にかけ，沸騰したらじゅんさい・すいかの皮を加えて２〜３分煮る。

③塩・ごま油で調味する。

〈効能〉清肝利尿瀉火

じゅんさい：甘・寒。肝・脾経に入る。清熱解毒瀉火。

豆腐：甘・寒。脾・胃・大腸経に入る。清熱瀉火。

すいかの皮は清熱利尿作用があるので尿から肝火を排泄する。

肝血虚証

[症状] 目の乾燥・手足が痺れる・口唇の色が淡い。舌淡苔薄白・脈細弱。

[証候分析] ストレス・慢性肝炎などが原因で血が消耗する。

[立法] 養血柔肝

[食材] ほうれん草・にんじん・落花生・ブドウ・ライチ・豚レバー・イカ・タコ・マナガツオ

[中薬] 当帰・白芍・何首烏・熟地黄・阿膠・竜眼肉

[方剤] 四物湯（当帰・熟地黄・白芍・川芎）

レバーと卵黄の粥

〈材料〉豚レバー100ｇ，茹で卵の黄身１個，米80ｇ，小松菜１株，紹興酒，醬油，塩

〈作り方〉

①レバーは血をきれいに洗って，みじん切りにし，紹興酒・醬油で下味をつける。

②小松菜はみじん切りにする。
　③茹で卵の黄身はつぶし，レバーと一緒に5分ぐらい煮る。
　④米と水800ccで粥を作り，途中で②③を加え，塩で調味する。
〈効能〉養血柔肝
　レバー：甘・苦・温。肝経に入る。補肝養血明目。
　黄身：甘・平。滋陰潤燥・養血熄風。

薬味煮卵

〈材料〉卵5個，落花生50g，大棗10個，五味子50g，山楂子30g，烏龍茶，醬油

〈作り方〉
　①卵は茹でて，殻をむいておく。
　②五味子・山楂子・烏龍茶は袋に入れる。
　③すべての材料を合わせて水を加え，卵が黒くなるまで煮る。

〈効能〉滋陰補血安神
　落花生：甘・平。脾・肺経に入る。養血健脾。
　五味子：酸・温。肝・心・腎経に入る。滋陰生津安神。
　山楂子：酸・甘・温。肝・脾・胃経に入る。消食化積・活血化瘀。
　烏龍茶：苦・甘・平。利尿解毒。
　卵：甘・平。滋陰潤燥・養血安神。

滋陰生津と養血補気によって肝機能を改善する。多めに作って毎日1個ずつ食べるとよい。

肝腎陰虚証

[症状] めまい・耳鳴り・目の乾燥・のぼせ・胸脇部の熱痛・五心煩熱・口が渇く。舌紅・脈弦細数。

[証候分析] 慢性肝炎による肝血虚あるいは津液の消耗のため，肝・腎の陰液が不足した症状が現れる。

[立法] 滋陰柔肝・養血通絡

[食材] セロリ・トマト・いちご・スッポン・亀肉・カキ・マテ貝・ムール貝・ホタテ貝・カニ・イカ

[中薬] 沙参・麦門冬・地黄・桑椹・枸杞子・女貞子・山薬・何首烏

[方剤] 一貫煎（沙参・麦門冬・当帰・生地黄・枸杞子・川棟子）

スッポンの煮込み

〈材料〉スッポン（中）1匹，干ししいたけ5個，きくらげ5g，金針菜10g，大棗6個，何首烏10g，熟地黄15g，五味子6g，生姜20g，ねぎ5cm，紹興酒，醬油，塩

〈作り方〉
① しいたけ・きくらげ・金針菜は水で戻す。
② 生姜・ねぎをぶつ切りにする。
③ スッポンは下ごしらえして，一口大に切り，湯通ししてから，表面の薄皮を取る。
④ 何首烏・熟地黄・五味子は袋に入れる。
⑤ 鍋に材料を全部入れ，最初は強火，沸騰したら弱火にして約2時間煮込む。

〈効能〉滋陰補腎・養血柔肝

スッポン：甘・平。肝経に入る。滋陰涼血・清熱散結。

何首烏・熟地黄：甘・苦・渋・微温。肝・腎経に入る。養血滋陰。

気滞血瘀証

[症状] 胸脇の固定性刺痛・夜になると痛みが増す・顔色が暗い。舌紫暗・脈沈弦。
[証候分析] 慢性肝炎のストレスで肝気鬱結となり血液循環が滞る。
[立法] 活血化瘀・行気止痛
[食材] チンゲン菜・にら・玉ねぎ・マッシュルーム・レモン・ゆず・みかん
[中薬] 桃仁・丹参・紅花・青皮・枳殻・香附子・薤白・陳皮・小茴香・山楂子
[方剤] 血府逐瘀湯（当帰・生地黄・赤芍・川芎・桃仁・紅花・枳殻・柴胡・牛膝・桔梗・甘草）

田七人参茶

〈材料〉刻み田七人参（別名：三七）3g，紅花3g，陳皮6g，蜂蜜10g

〈作り方〉
① 田七人参・紅花・陳皮は水400ccで20分ほど煎じて，薬汁を濾し取る。
② 薬汁に蜂蜜を入れて飲む。

〈効能〉活血化瘀・行気止痛

田七人参：甘・微苦・温。肝・胃経に入る。活血化瘀・止血定痛。

紅花：辛・甘・温。心・肝経に入る。活血去瘀通経。
陳皮：辛・苦・温。脾・肺経に入る。理気調中健脾。
蜂蜜：甘・平。脾・肺・大腸経に入る。補中緩急。
合わせて，活血行気によって痛みを緩和する。

肝脾（胃）不和証

[症状] うつ状態・脇痛・食欲不振・吐き気・嘔吐・疲れ・大便が薄く水っぽい。舌淡 苔薄黄あるいは黄膩・脈弦滑。
[証候分析] 肝鬱気滞により脾昇・胃降の機能が失調する。
[立法] 疏肝健脾和胃
[食材] あずき・はと麦・大根・キャベツ・玉ねぎ・マッシュルーム・オレンジ・みかん・落花生
[中薬] 白朮・砂仁・陳皮・木香・香附子・仏手・白芍・茯苓・炙甘草・小茴香
[方剤] 小柴胡湯（柴胡・黄芩・半夏・党参・炙甘草・生姜・大棗）

あずきといんげんの粥

〈材料〉米80ｇ，あずき30ｇ，いんげん3本，みかんの皮1/4個分

〈作り方〉
①あずきに水を加え，半分火が通るまで煮る。
②いんげんとみかんの皮をみじん切りにする。
③①に米と水を加えて（全体で800ccの水分になるように）粥にする。
③途中でいんげんを加え，火が通るまで煮る。最後にみかんの皮を入れる。

〈効能〉理気健脾
あずき：甘・酸・平。心・小腸経に入る。利水消腫・退黄解毒。
いんげん：甘・平。脾・胃経に入る。健脾化湿。
みかんの皮：辛・苦・温。理気調中健脾。

メモ

［肝炎のための養生法］

① 四高一低の食事がよい。四高とは高タンパク質・高エネルギー・高ビタミン・高糖分であり，一低とは低脂肪である。
② 果物・新鮮な野菜をよく摂る。
③ 酒をやめる。
④ 脂っこいものは控える。
⑤ もち米は消化しにくい。豆類はガスが出やすい。いも類は多食すると腹脹になりやすい。肉類は潤燥の効果があるが脂っこいので，これらのものは控える。

Point
＊肝の生理の特徴を把握しよう。
＊黄疸の分類を理解しよう。
＊肝胆湿熱証・肝鬱気滞証・肝血虚証・肝腎陰虚証・肝脾（胃）証を理解して覚えよう。
＊肝の疏泄機能や蔵血作用を改善する食材や中薬を覚えよう。
＊食生活の禁忌に注意しよう。

18 糖尿病

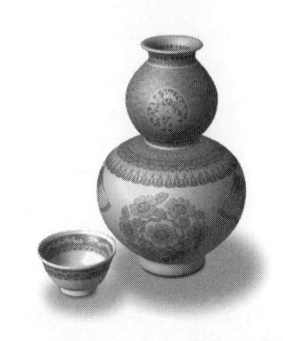

◇糖尿病の一般的概念◇

　糖尿病は，血液中のブドウ糖濃度（血糖値）が正常値（空腹時は80〜110mg／dl）より高い状態が持続する病気である。例えば食後2時間以上経過しているのに血糖値が200mg／dl以上あれば，糖尿病と診断される。

　糖尿病の発症は膵臓と関係している。膵臓は長さが12〜15cm，幅が3〜9cm，重さが65〜100gの臓器で，胃の裏，後腹膜の第1・2腰椎にあたる場所に位置する。外分泌機能と内分泌機能という2つの働きをもっている。

①外分泌：外分泌細胞・膵管上皮細胞が消化酵素を含む膵液を分泌する。
②内分泌：ランゲルハンス細胞がインスリンなどのホルモンを分泌して血糖を調節する。

　食事から吸収された糖分は，各組織・細胞に運ばれ利用されるほか，筋肉・肝臓に運ばれてグリコーゲンとして貯蔵され，血液中の糖分が少なくなると，ここから運び出されて，エネルギーを提供している。したがって，血液中の糖分は常に適当な濃度に保たれている。これが血糖値であり，血糖値が160〜180mg／dlに増えると，尿糖が陽性になる。血糖値が高いときは，膵臓のランゲルハンス細胞から分泌されているインスリンが，全身各組織のブドウ糖・グリコーゲンの利用・貯蔵を促進したり，筋肉・肝臓・脂肪組織の働きをよくして，血糖値を調節している。このため正常であれば食後約2〜3時間たてば，血糖値は下がるようになっている。

　食べすぎ・運動不足・肥満などが原因で膵臓に負担がかかり，インスリンの分泌が不足するか，インスリンの働きが十分でなくなると，糖分代謝のバランスが崩れてしまう。臨床では，糖尿病を大きく，インスリン依存型（I型糖尿病，児童・若者に多い）とインスリン非依存型（II型糖尿病）とその他（膵臓疾患・副腎皮質ホルモンの過剰使用など）の3つに分けている。

　症状は，のどが渇いて，水分を大量に摂る・よくお腹がすいて，きちんと食べていて

もだんだん痩せてくる・排尿の回数・尿量が増える・体がとてもだるく疲れやすい，などがある。

さらに，手足が痺れ，痛みが出る・目のかすみや立ちくらみがある・でき物ができやすく，化膿しやすく治りにくい・昏睡状態に陥ってしまうことがあるなどの症状が出た場合，糖尿病が進行して，合併症が起こり始めている証拠である。糖尿病の3大合併症としては，網膜症・腎症・神経障害があげられる。

◇糖尿病の中医学的概念◇

消渇

中医学では糖尿病は「消渇(しょうかつ)」に属しており，症状としては，三多一少(多飲・多食・多尿・消痩)，疲れやすい，または尿に甘味があり，泡立ちやすいなどが現れる。

「消渇」と最も関係の深い臓腑は肺・胃・腎で，主症となる三多一少のどの症状が比較的重いかによって上消(肺)・中消(胃)・下消(腎)の区別がある。

- 上消：多飲症状が顕著である。のどが渇き，水分を大量に摂りたがる。
- 中消：多食症状が顕著である。いくら食べても空腹感を覚え(消穀善飢)，次第に痩せてくる。
- 下消：多尿症状が顕著である。排尿の量・回数ともに増える。

糖尿病の病因病機

中医学では陰虚の体質は消渇病の最も大きな発病の内在素因となる。また，飲食不節・ストレス・房室過度・運動の不足などは消渇病を引き起こす主な原因である。

飲食不節：食べすぎたり，飲みすぎたりすると，脾胃運化の失調を招き，食積と燥熱が相結して，津液を消耗する。

ストレス：ストレスや，過度の緊張・不安により肝気鬱結となり，長期にわたると，肝火が生じて，肺・胃の津液を消耗して，燥熱により消渇になる。

房室過度：過度な性生活により精血を消耗され陰虚火旺となり，さらに津液を消耗して消渇となる。

中医学で考える「消渇」の主要な病機は陰虚が「本」であり，燥熱が「標」である。本証の初期は燥熱が主となることが多いが，病程が長期化すると燥熱・陰虚の症状がともにみられ，慢性化すると陰虚の症状が強く現れる。

関係の深い臓腑は肺・胃・腎であり，これらはお互いに影響を及ぼし合っている。例

えば肺は気を主り，水の上源で，津液の散布を行っている。もし肺が燥熱を受けると津液の散布作用が低下して，津液が直接尿として体外に排出されてしまう。すると五臓を潤す働きも無効となり口渇の症状が目立つようになる。また胃熱が旺盛になると過食症状がみられ，水穀精微が筋肉と四肢を養わなくなって痩せてくる。また肺・腎の津液をも消耗してしまう。また腎陰が不足し，腎が滋養作用を失い，虚火が上炎しても肺・胃の津液を焼き尽くしてしまう。腎の陰陽も消耗し，腎気不固となり，排尿の回数や尿量も増える。腰膝がだるい，体が乾燥して痩せる，などの状態に陥る。よって最終的に肺燥・胃熱・腎虚の症状である三多一少の症状が同時に現れることになる。

　以前は，医療技術が進んでおらず，また健康への不注意などにより，ほとんどが糖尿病の後期にようやく診断され，すでに肺・胃・腎の陰液不足（陰虚），燥熱内盛の重症であった。

　しかし現在では，健康志向が高まっているため，本人が症状を自覚しない段階で健康診断のときに見つかることが多く，昔のように単純に陰虚にまとめることはできない。治療も変わるべきである。ここでは，伝統的な治療方法の滋陰生津・清熱益気・調和陰陽の方法を紹介する。

◇糖尿病の薬膳処方◇

　陰虚内熱の段階に入ってから糖尿病と診断されたときには，滋陰清熱・益気生津・調和陰陽の食材や中薬を選択する。血は陰に属するので，滋陰のためには涼性・平性の養血の食材や中薬も使われる。

糖尿病によく用いる食材と中薬

作用	食材	中薬
滋陰	小松菜・白きくらげ・ごま・豆乳・牛乳・卵・豚肉・鴨肉・カキ・ホタテ貝	桑椹・枸杞子・黄精・玉竹・石斛・麦門冬・百合・女貞子・亀板・鼈甲
清熱	あわ・白菜・セロリ・チンゲン菜・にがうり・大根・チシャ・豆腐	竹葉・淡竹葉・荷葉・山梔子・天花粉・牡丹皮・生地黄
補気	米・燕麦・山いも・キャベツ・かぼちゃ・しいたけ・豆類・牛肉・カツオ・イワシ・タラ	吉林人参・紅景天・太子参・黄耆・山薬・白朮・蓮子
養血	ほうれん草・にんじん・落花生・豚レバー・豚足・イカ・タコ・マナガツオ	熟地黄・白芍・阿膠・何首烏

上消——肺熱津傷証

[症状] のどが渇き，水分を大量にとる・口が乾き舌が乾燥する・尿が頻繁で量が多い。舌辺尖紅苔薄黄・脈数。

[証候分析] 肺熱熾盛により津液が消耗する。

[立法] 清熱潤肺・生津止渇

[食材] セロリ・茶葉・白きくらげ・白ごま・牛乳・卵・鴨肉

[中薬] 麦門冬・百合・玉竹・沙参・生地黄・天花粉・金銀花

[方剤] 消渇方（天花粉・生地黄・藕節・黄連・牛乳）

緑豆にがうり茶

〈材料〉緑豆50g，にがうり（中）1/2本

〈作り方〉
① 緑豆をさっと茹でた汁を冷ます。
② にがうりを適当な大きさに切る。
③ ミキサーに①②を入れて薬茶を作る。

〈効能〉清熱止渇

緑豆：甘・涼。心・胃経に入る。解暑生津・清熱解毒。

にがうり：苦・寒。心・脾・胃経に入る。清熱止渇。

セロリ薬茶

〈材料〉セロリ1本，玉竹15g，麦門冬15g

〈作り方〉
① 玉竹・麦門冬を水500ccに入れ，20分間煎じてから濾す。
② セロリと①の薬液をミキサーにかけ，ジュースを作る。2回に分けて飲む。

〈効能〉滋陰清熱止渇

セロリ：甘・辛・涼。肺・胃経に入る。清熱。

玉竹：甘・平。肺・胃経に入る。養陰潤燥・生津止渇。

麦門冬：甘・微苦・微寒。肺・心・胃経に入る。清熱潤肺。

百合根とにんじんの粥

〈材料〉百合根1/2個，にんじん100g，米80g，塩

〈作り方〉
① 百合根は1枚ずつはがし，きれいに洗う。にんじんはさいの目に切る。
② 米と水800ccで粥を作り，半分まで火が通ったら①を入れ，さらに煮る。塩で調味する。

〈効能〉潤肺清心止渇

百合根：甘・微苦・微寒。肺・心経に入る。潤肺止咳・清心安神。

にがうりの松の実炒め

〈材料〉にがうり1本，松の実20ｇ，厚揚げ1／2枚，ねぎ2cm，塩，サラダ油

〈作り方〉
① 松の実は煎る。にがうり・厚揚げは薄切りにする。ねぎはみじん切りにする。
② 鍋を熱し，サラダ油を入れてねぎ・にがうりを炒め，厚揚げ・松の実を加えて，塩で調味する。

〈効能〉清熱益陰止渇

にがうり：苦・寒。心・脾・胃経に入る。清暑止渇・清肝明目。血糖値を下げる効果がある。

松の実：甘・温。肝・肺・大腸経に入る。養陰潤肺。

中消①——胃熱熾盛証

[症状] いくら食べても空腹感を覚える・だんだん痩せてくる・大便が硬い。舌紅苔黄・脈滑実有力。

[証候分析] 胃熱熾盛により水穀の腐熟が早くなり空腹を感じる。水穀精微の不足で消痩となり，津液が消耗すると便秘になる。

[立法] 清熱瀉火・養陰生津

[食材] あわ・セロリ・白菜・じゅんさい・マコモ・きゅうり・トマト・豆腐・牛乳・チーズ・卵・豚肉・鴨肉

[中薬] 麦門冬・石斛・沙参・玉竹・黄精・地黄・山薬

[方剤] 玉女煎（石膏・熟地黄・麦門冬・知母・牛膝）

天花粉スープ

〈材料〉豚ひき肉100ｇ，へちま2本，天花粉10ｇ，石斛10ｇ，ねぎ少々，生姜少々，塩，ごま油，片栗粉

〈作り方〉
① 天花粉・石斛を水500ccに入れて20分間煎じ，400ccになったら薬汁を濾し取る。
② ねぎ・生姜はみじん切りにする。へちまは薄切りにする。
③ 豚ひき肉にねぎ・生姜・塩・片栗粉を混ぜて団子を作る。
④ 薬汁を沸騰させ，③を入れる。
⑤ へちまを加え，沸騰したら水溶き片栗粉でとろみをつけて，塩・ごま油を加える。

〈効能〉清熱生津益胃

天花粉：甘・苦・微寒。肺・胃経に入る。清熱生津。

石斛：甘・微寒。胃・腎経に入る。養胃生津・滋陰除熱。
　豚肉：甘・鹹・平。脾・胃・腎経に入る。滋陰潤燥。
　へちま：甘・涼。肝・胃経に入る。清熱涼血。

くずきりと豚ひき肉の和えもの

〈材料〉くずきり50ｇ，豚ひき肉100ｇ，かぼちゃの種10ｇ，練りごま適量，レモン，醬油，塩，ごま油，サラダ油

〈作り方〉

①くずきりは茹でて，水で冷やす。水気をよく切り，ボールに入れる。

②かぼちゃの種はから煎りする。

③豚ひき肉に醬油・ごま油を加えて混ぜ合わせる。

④鍋を熱し，サラダ油を入れて③を炒める。

⑤練りごまに醬油・レモン汁を入れてよく混ぜる。

⑥すべての材料を混ぜ合わせる。

〈効能〉滋陰清熱益胃

　くず（葛根）：甘・辛・涼。脾・胃経に入る。解熱生津。
　豚肉：甘・鹹・平。脾・胃・腎経に入る。滋陰潤燥。
　かぼちゃの種：甘・平。胃・大腸経に入る。健脾益胃。

中消②──気陰両虚証

[症状] 口渇・食欲旺盛と下痢が同時にある・食欲低下・精神不振・四肢無力・消痩。舌質淡紅・舌苔白乾燥・脈弱。

[証候分析] 陰虚により胃熱が強くなり，気虚により脾の運化が低下する。

[立法] 益気健脾・生津止渇

[食材] 山いも・きゅうり・セロリ・白菜・こんにゃく・豆腐・牛乳・卵

[中薬] 西洋参・党参・黄耆・白扁豆・白朮・甘草・黄精・麦門冬・石斛・沙参・玉竹

[方剤] 生脈散（人参・麦門冬・五味子）＋七味白朮散（人参・白茯苓・白朮・甘草・藿香・木香・葛根）

山いもとほうれん草の粥

〈材料〉山いも100ｇ，米80ｇ，ほうれん草2株，塩

〈作り方〉

①山いもは皮をむいてさいの目に切る。ほうれん草は1cmの長さに切り，湯通ししておく。

②米と水800ccで粥を作り，途中で①を入れてやわらかくなるまで煮る。

③ほうれん草を加えて塩で調味する。

〈効能〉補気益陰

　山いも（山薬）：甘・平。肺・脾・腎経に入る。補気健脾・養陰益肺・補腎固精。

　ほうれん草：甘・渋・涼。胃・大腸・膀胱経に入る。養血滋陰潤燥。

下消①──腎陰虧虚証

[症状] 尿が頻繁で量が多い・尿が脂膏のように混濁している，または甘味がある。口が乾く・舌が乾燥する。舌紅苔黄・脈細数。

[証候分析] 糖尿病が悪化して，津液・血・精を消耗し腎陰虧虚になる。腎精を貯蔵することができず，漏れてしまう。

[立法] 滋陰固腎

[食材] あわ・小麦・黒豆・ごま・卵・亀肉・スッポン・カキ・ホタテ貝・アワビ

[中薬] 枸杞子・地黄・桑椹・女貞子・石斛・黄精・亀板・鼈甲・山茱肉・芡実

[方剤] 六味地黄丸（熟地黄・山茱肉・山薬・沢瀉・牡丹皮・茯苓）

チシャと卵の炒めもの

〈材料〉チシャ（茎）1本，卵2個，枸杞子10g，ねぎ少々，塩，サラダ油

〈作り方〉

①枸杞子は水で戻す。

②ねぎはみじん切り，チシャは薄切りにする。

③卵をボールに割り入れ，塩を加えてよく混ぜる。

④鍋を熱し，サラダ油を入れてねぎ・チシャを炒め，塩を加えて取り出す。

⑤再び鍋を熱し，サラダ油を入れて卵を炒め，枸杞子と④を加えて混ぜる。

〈効能〉滋陰補腎

　チシャ：甘・苦・涼。腸・胃経に入る。清熱利尿。葉にはカルシウム，ビタミンC・Eが豊富に含まれている。

　卵：甘・平。肺・心・脾・肝・腎経に入る。滋陰潤燥。

　枸杞子：甘・平。肝・腎経に入る。益精補腎養肝。

　合わせて滋陰清熱の作用がある。

れんこんと豚肉の煮もの

〈材料〉れんこん100ｇ，豚ヒレ肉100ｇ，きゅうり１/２本，ねぎ少々，塩，酢，片栗粉，サラダ油

〈作り方〉
①豚肉は薄切りにし，塩と片栗粉で下味をつける。
②れんこん・きゅうりは薄切りにする。
③ねぎはみじん切りにする。
④鍋に水200ccを入れてれんこんと肉を煮る。
⑤きゅうりを入れて少し煮てから，ねぎ・塩・酢・サラダ油を加える。

〈効能〉滋陰涼血清熱

れんこん：甘・寒。心・脾・胃経に入る。涼血清熱生津。
豚肉：甘・鹹・平。脾・胃・腎経に入る。滋陰潤燥。
きゅうり：甘・涼。脾・胃・大腸経に入る。清熱解毒・利水消腫・潤膚美容。

4 下消②――陰陽両虚証

[症状] 頻尿で量が多い・尿が脂膏のように混濁している・ひどくなると飲一尿一（飲むとすぐ排尿する）になる・顔色が黒くつやがない・耳たぶがカラカラに乾く・腰膝がだるい・冷え・インポテンス。舌淡苔白・脈沈細無力。

[証候分析] 糖尿病の晩期で，陰陽両虚となる。腎精の滋養ができず，腎気の固摂もできなくなる。

[立法] 温陽滋腎固渋

[食材] くるみ・松の実・胡麻・イワナ・エビ・ナマコ・貝類・卵・牛乳

[中薬] 黄精・熟地黄・肉蓯蓉・菟絲子・山茱萸・芡実・蓮子・五味子

[方剤] 腎気丸（熟地黄・山茱肉・山薬・沢瀉・牡丹皮・茯苓・桂枝・附子）

芡実とホタテ貝の粥

〈材料〉芡実50ｇ，ホタテ貝３個，米80ｇ，水菜１株，塩

〈作り方〉
①芡実は水に２時間つける。ホタテ貝は４つに切る。水菜はみじん切りにする。
②芡実と米・水900ccで粥を煮る。途中でホタテ貝を加える。
③最後に水菜と塩を加える。

〈効能〉補腎固精

芡実：甘・渋・平。脾・腎経に入る。益腎固精補脾。

蛙肉の五目炒め

〈材料〉食用蛙肉200ｇ，きゅうり１／２本，にんじん１／２本，くるみ50ｇ，卵の白身２個，生姜少々，ねぎ少々，紹興酒，塩，胡椒，サラダ油，片栗粉，ごま油

〈作り方〉

① にんじんはさいの目に切り，湯通しする。

② きゅうりは短冊切りにする。ねぎ・生姜はみじん切りにする。

③ 蛙肉は薄切りにする。卵の白身は片栗粉・紹興酒・塩と混ぜ，その中に蛙肉を入れて混ぜる。

④ くるみは軽く炒って細かくきざむ。

⑤ 鍋を熱し油を入れて，蛙肉を軽く炒めてから取り出す。

⑥ 少量の水・塩・胡椒・片栗粉で合わせ調味料を作る。

⑦ 鍋にサラダ油を熱し，ねぎ・生姜を炒め，⑤を入れて紹興酒を加え，⑥を入れ，大きく返してから，くるみ・にんじんときゅうりとごま油を加えて混ぜる。

〈効能〉滋陰補陽

蛙肉：甘・涼。肺・胃・肝・膀胱経に入る。補虚滋陰・清熱解毒。

きゅうり：甘・涼。脾・胃・大腸経に入る。清熱・潤膚。

にんじん：甘・平(微温)。肺・脾・胃・肝経に入る。養血明目。

くるみ：甘・温（熱）。腎・肺・大腸経に入る。補腎助陽・潤腸通便。

メモ

[糖尿病の養生法]

① 主食は定量にする。水は無制限。タンパク質・脂肪・糖質・ビタミン・ミネラルの補給に注意する。

② アルコールは禁止，タバコは控える。

③ 揚げもの・焼きもの・脂っこいもの・カレーなどは控える。

④ 辛いもの・甘いもの・果物・穀類・いも類・動物の内臓などは控える。

⑤ 毎日，食後１～２時間たってから20～30分歩くとよい。

Point

＊糖尿病に関する西洋医学的な知識ももとう。

＊上消・中消・下消の主な症状と弁証論治を把握しよう。

＊薬膳処方における注意事項を確認しよう。

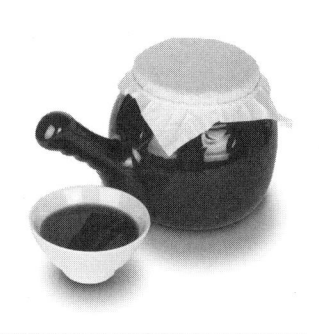

19 更年期障害

◇更年期障害の一般的概念◇

　更年期障害とは，老化に伴って女性ホルモンの分泌が減少し，臓器機能の障害や身体の諸機能の不調和が起こり，自律神経失調症を中心とした症状が現れることである。男性にも同じく更年期がある。

　女性の更年期年齢は，「初潮の年齢＋30±5」という簡単な計算でわかる。例えば，15歳に初潮があった場合は，早い人で40歳，遅い人で50歳が更年期年齢となる。

　更年期障害の症状には，次下のような不定愁訴がある。イライラ・興奮しやすい・不安感・元気がない・神経質・不眠・抑うつ・物忘れ・頭痛・頭が重い・ほてる・熱感・汗をかきやすい・口が乾く・冷え症・めまい・ふらつき・動悸・息切れ・腹脹・手足の痺れ・感覚が鈍い・皮膚に蟻が這うような感じがする・疲れやすい・肩こり・腰痛，など。

◇更年期の中医学的概念◇

　更年期障害は，中医学的には五臓の老化と密接に関係している。

腎との関係

　腎は人間の発育・成長・成熟・老化を支配している。両親から与えられた腎精は「先天の本」であり，「後天の精」により引き続き補充され，陰陽の源として腎に蓄えられ，全身を巡っている。女性の場合は7歳ごとに腎気の働きが活発化し，14歳で天癸（ホルモンに相当）が充実して月経が起こり，49歳で腎気が衰弱し，天癸が絶えて月経が止まる。男性は8歳ごとに発育が活発化して，64歳で肝腎虚弱となって更年期の時期に入る。その他，虚弱体質・慢性病などが原因で，腎の陰陽虚証を引き起こすこともある。

肝との関係

　肝は疏泄を主り，気機を調節している。また蔵血の働きがあるので，気血の循環に関わっている。ストレスなどが原因で肝気が鬱結し，うつ症状が長引くと，肝火旺盛・気滞血瘀・血虚血瘀などが引き起こされる。あるいは肝陰不足により肝陽上亢が生じる。

脾との関係

　脾は水穀を主って精微物質を作り，気血を生化するところであり，統血を主る働きがある。脾気虚になると気血不足になり，不正出血などの症状が出る。

気・血との関係

　気は血の帥であり，血は気の母である。女性は月経・妊娠・出産などの生理的特徴から，常に血が不足し，気が余る状態になっている。気は気化作用により，血を作りながら，推動作用によって血を循環させている。血は気に栄養を提供しながら，気を載せて全身を巡っている。このように，気と血は互いに化生し依存する関係をもっているので，病気のときにも互いに影響を与え合う。特に更年期には，気滞血瘀証が多く現れる。

◇更年期障害の薬膳処方◇

　更年期の症状は肝腎陰虚・腎虚の症状が多いので滋陰補陽・養血柔肝の治療方法をとり，滋陰類の食材や中薬を選ぶ。老化によって脾胃の働きが低下し，気血両虚の症状もよくあるため，補気養血の食材や中薬も使う。同時に気血の巡りをよくすることも行う。

腎虚証

[症状] ①腎気虚：足腰がだるい・頻尿・小便清長・残尿感・夜間の頻尿・生理不順・経血量が少ない・経血の色が薄い・おりものが多い。舌淡苔白・脈沈細弱。
　　　　②腎陽虚：足腰の冷え・だるさ・疼痛・下痢・浮腫・頻尿。舌淡白苔白・脈沈細弱。
[証候分析] 老化により腎気虚となる。進行すると腎陽虚の症状が現れる。
[立法] 益気温腎補陽
[食材] にら・くるみ・唐辛子・羊肉・イワナ・エビ・ナマコ
[中薬] 杜仲・冬虫夏草・肉蓯蓉・淫羊藿・菟絲子・肉桂
[方剤] 腎気虚：帰腎丸（熟地黄・山薬・山茱萸・茯苓・当帰・枸杞子・杜仲・菟絲子）
　　　　腎陽虚：右帰丸（熟地黄・山薬・山茱萸・当帰・枸杞子・杜仲・菟絲子・鹿角・肉桂・附子）

更年期障害によく用いる食材と中薬

作用	食材	中薬
滋陰補陽	松の実・くるみ・ごま・白きくらげ・牛乳・卵・豚肉・鴨肉・烏骨鶏・スッポン・エビ・ナマコ・アワビ・ホタテ貝・カキ・マテ貝・ムール貝	淫羊藿・肉蓯蓉・黄精・女貞子・桑椹・枸杞子・亀板・百合・玉竹・石斛・麦門冬
清熱	あわ・小麦・大麦・セロリ・白菜・マコモダケ・にがうり・きゅうり・へちま・トマト・メロン・りんご・梨・バナナ・キウイフルーツ・豆腐・ゆば	竹葉・淡竹葉・荷葉・山梔子・天花粉・生地黄・地骨皮
補気	穀類・いも類・豆類・キャベツ・いんげん・カリフラワー・かぼちゃ・しいたけ・蜂蜜・鶏肉・牛肉・カツオ・イシモチ・イワシ・タラ・サバ・タチウオ	吉林人参・党参・西洋参・黄耆・山薬・扁豆・白朮・蓮子
養血	ほうれん草・にんじん・ぶどう・ライチ・竜眼肉・落花生・豚レバー・イカ	何首烏・熟地黄・当帰・白芍・阿膠
行気活血	そば・玉ねぎ・らっきょう・えんどう豆・大根・チンゲン菜・くわい・柑橘類・ジャスミン・酢・酒	陳皮・枳殻・仏手・玫瑰花・紅花・丹参・鬱金・姜黄

豚マメと杜仲の炒めもの

〈材料〉豚マメ2個，杜仲15g，チンゲン菜1株，にんじん少々，ねぎ1本，生姜薄切り5枚，にんにく3かけ，サラダ油，紹興酒，醬油，塩，胡椒，片栗粉，ごま油，酢

〈作り方〉

①豚マメは横から包丁を入れて開き，中の白い筋をきれいに取る。水に漬け，ときどき水を替えながら10分ほど置いて血抜きをする。水切りしてから格子状に切れ目を入れ，一口大の菱形に切る。酢で洗い，再び水に10分ほどさらす。さっと茹でて，熱いうちに紹興酒・醬油・胡椒・片栗粉・ごま油で味をつける。

②ねぎ・生姜・にんにくをみじん切りにする。

③杜仲を500ccの水で30分間煎じ，約100ccになったら薬汁を濾し，冷めてから片栗粉を加える。

④チンゲン菜は一口大に切り，にんじんは薄切りにして別々に湯通しする。

⑤鍋を熱し，サラダ油を入れて，ねぎ・生姜・にんにくを香りが出るまで炒める。

⑥豚マメを加えて手早く炒め，チンゲン菜・にんじん・薬汁・塩・酢・ごま油を入れて混ぜる。

〈効能〉補腎壮陽

豚マメ：鹹・平。腎経に入る。補腎壮陽。
杜仲：甘・温・肝。腎経に入る。補肝益腎・強筋壮骨・安胎。
チンゲン菜：辛・甘・涼。肺・肝・脾経に入る。活血化瘀・清熱解毒。
にんじん：甘・平・肺。脾・胃・肝経に入る。養血明目健脾。

肝気鬱結証

[症状] うつ・イライラ・怒りっぽい・頭痛・めまい・口が乾燥しのどが乾く・ため息・両脇脹痛・食欲不振，生理不順・生理痛・血塊がある。
[証候分析] ストレス・悩みなどによる情緒不安定・躁うつ症・食欲異常・疲労などにより肝気鬱結となる。
[立法] 疏肝解鬱
[食材] そば・らっきょう・みかん・ゆず・えんどう豆・きんかん・ジャスミン・梅の花・薄荷
[中薬] 陳皮・青皮・枳殻・木香・仏手・玫瑰花・香橼・香附子
[方剤] 逍遙散（柴胡・当帰・芍薬・白朮・茯苓・甘草・生姜・薄荷）

陳皮甘麦大棗茶

〈材料〉陳皮6ｇ，甘草3ｇ，小麦15ｇ，大棗5個
〈作り方〉
①大棗をきざむ。
②材料と水500ccを一緒に300ccまで煎じて飲む。
〈効能〉理気安神

陳皮：辛・苦・温。脾・肺経に入る。理気疏肝健脾。
甘草：甘・平。脾・胃・肺・心経に入る。補脾益気・緩急止痛。
小麦：甘・涼。心・脾・胃経に入る。養心除煩・利尿。
大棗：甘・温。脾・胃経に入る。補中益気・養血安神・緩和薬性。

カリフラワーの素炒め

〈材料〉カリフラワー6個，生しいたけ2個，マッシュルーム3個，にんじん少々，グリーンピース10ｇ，ねぎ10cm，生姜薄切り5枚，塩，片栗粉，サラダ油，ごま油
〈作り方〉
①カリフラワー・しいたけ・マッシュルーム・にんじんは適当な大きさに切る。

②カリフラワーとにんじんを別々に湯通しする。
③ねぎ・生姜はみじん切りにする。
④鍋を熱し油を入れ，ねぎ・生姜を炒めて香りが出たら，しいたけ・マッシュルーム・グリーンピースの順で炒める。
⑤にんじんとカリフラワーを入れて炒め合わせ，水を加えて少し煮る。
⑥塩で調味し，片栗粉でとろみをつけ，ごま油で仕上げる。

〈効能〉補気行気・健脾和胃

　カリフラワー：甘・平。腎・脾・胃経に入る。補脾和胃・補腎強筋。
　しいたけ：甘・平。胃経に入る。補気健脾。
　マッシュルーム：甘・平。理気化瘀。
　グリーンピース：甘・平。脾・胃経に入る。行気健脾。

肝腎両虚証

[症状] 目の疲れ・元気がない・物忘れ・耳鳴り・めまい・のぼせ・ほてり・足腰がだるい・生理不順・不眠症。舌紅苔少・脈沈細数。
[証候分析] 慢性の病気・老化・虚弱体質により肝腎陰虚の症状が現れる。
[立法] 滋陰養血補腎
[食材] 山いも・セロリ・白菜・豆腐・ゆば・卵・牛乳・豚肉・貝類
[中薬] 枸杞子・地黄・黄精・百合・玉竹・石斛・杜仲・菟絲子
[方剤] 左帰丸（熟地黄・山薬・山茱萸・枸杞子・菟絲子・亀板・鹿角・川牛膝）
　　　一貫煎（沙参・麦門冬・当帰・生地黄・川楝子・枸杞子）
　　　定経湯（柴胡・当帰・芍薬・荊芥・茯苓・山薬・熟地黄・菟絲子）

セロリ餃子

〈材料〉セロリ1本，豚ひき肉100g，卵1個，小麦粉200g，生姜少々，ねぎ少々，醬油，塩，胡椒，サラダ油，ごま油

〈作り方〉
①小麦粉に水を少しずつ入れて混ぜ，よく練って生地を作る。しばらくねかせてから，餃子の皮を作る。
②セロリはみじん切りにし，塩をふってしばらく置き，出てきた水気を手でよく絞る。絞った汁はとっておく。
③鍋を熱し，サラダ油で卵を炒める。
④豚ひき肉に卵・みじん切りにした生姜・ねぎ・醬油・塩・胡椒・ごま油とセロリの汁少々を加えてよく混ぜて具を作る。

⑤餃子を作る寸前に具にセロリを加え，よく混ぜ合わせる。
⑥具を皮で包んで蒸すか，水餃子にする。
〈効能〉滋陰清熱
　セロリ：甘・辛・涼。胃・肺経に入る。清熱。
　豚肉：甘・鹹・平。脾・胃・腎経に入る。滋陰潤燥。
　卵：甘・平。滋陰潤燥・養血安神・清利咽喉。

マテ貝の炒めもの

〈材料〉マテ貝6個，ねぎ2cm，生姜薄切り3枚，にんにく1かけ，塩，オリーブ油

〈作り方〉
①マテ貝は洗って塩水に浸け，砂を吐かせる。
②ねぎ・生姜・にんにくはみじん切りにする。
③鍋にオリーブ油を熱し，ねぎ・生姜を入れて香りが出たらマテ貝を入れ，手早く炒める。
④塩を加え，最後ににんにくを加える。

〈効能〉滋陰養血清熱
　マテ貝：甘・鹹・寒。肝・腎経に入る。滋陰養血・清熱除煩。

トマトとカキのスープ

〈材料〉カキ5個，トマト（中）1個，卵1個，ねぎ2cm，生姜薄切り3枚，塩，胡椒，酢，ごま油

〈作り方〉
①ねぎ・生姜はみじん切りにする。トマトを角切りにする。
②卵をボールに割り入れ，箸でよくかき混ぜる。
③カキを塩水できれいに洗う。
④鍋に水400ccを沸騰させて，カキ・トマトを入れ，再び沸騰したら卵を加える。
⑤塩・胡椒・酢・ごま油・ねぎ・生姜を加え，味をととのえる。

〈効能〉滋陰清熱
　カキ：甘・鹹・平。肝・腎経に入る。滋陰養血・安神鎮静。
　トマト：甘・酸・微寒。肝・脾・胃経に入る。清熱生津健胃。
　卵：甘・平。肝・脾・胃経に入る。滋陰潤燥・養血安神。

家常豆腐

〈材料〉豆腐1丁，豚ひき肉50g，ねぎ2cm，生姜薄切り3枚，塩，紹興酒，醬油，片栗粉，サラダ油，ごま油

〈作り方〉
①豆腐はさいの目に切り，湯通しする。
②ねぎ・生姜はみじん切りにする。
③豚ひき肉にねぎ・生姜・塩・紹興酒を加え，よく混ぜる。
④鍋を熱し油を入れて，③を水分がなくなるまで炒める。

⑤豆腐と醬油と水200ccを加えて煮込む。
⑥最後に水溶き片栗粉でとろみをつけて，ごま油を加える。

〈効能〉滋陰清熱

豆腐：甘・寒。脾・胃・大腸経に入る。清熱生津潤燥。

豚肉：甘・鹹・平。脾・胃・腎経に入る。潤燥・滋陰。

脾気虚証

[症状] 顔色が萎黄・少気・疲れ・四肢の倦怠・痩せる・食欲がない・胃腹脹満・大便溏薄・月経不順・不正出血。舌淡苔薄白・脈沈弱。

[証候分析] 加齢や病弱な体質，飲食不節により，脾気虚の症状が現れる。水穀精微が生成不足となる。

[立法] 補脾益気・養血調経

[食材] 穀類・山いも・じゃがいも・キャベツ・カリフラワー・しいたけ・鶏肉・牛肉・スズキ・イワシ・イシモチ・マナガツオ

[中薬] 吉林人参・党参・太子参・黄耆・扁豆・大棗・炙甘草

[方剤] 加減八物湯（人参・当帰・芍薬・白朮・茯苓・炙甘草・陳皮・香附子・牡丹皮）

ゆば饅頭

〈材料〉さつまいも30ｇ，百合根１／２個，蓮子３ｇ，干ししいたけ１個，金針菜（戻さない），ぎんなん３個，ゆば10×10cm 4枚，塩，片栗粉，サラダ油

〈作り方〉
①蓮子はやわらかくなるまで煮て，細かく切る。
②さつまいもはさいの目に切る。しいたけは戻してあられ切りにする。百合根・ぎんなんは細かく切る。これらの材料を少量のサラダ油で軽く炒める。
③しいたけの戻し汁を②に入れ，沸騰したら蓮子・塩・片栗粉を加える。
④ゆばはぬれ布巾で包んでやわらかくする。③の具をゆばで包んで，金針菜で縛って留める。
⑤皿に並べ，水80ccを入れて，蒸し器で20分間蒸す。

〈効能〉補気健脾

さつまいも：甘・平。肺・脾・腎・肝経に入る。補脾益気・利腸通便。

蓮子：甘・渋・平。脾・腎・心経に入る。補脾止泄・益腎固精・養心安神。

しいたけ：甘・平。胃経に入る。補脾益胃。
金針菜：甘・涼。肝・胃経に入る。健胃安中。
百合根：甘・微苦・微寒。肺・心経に入る。寧心安神・養陰潤肺。

気滞血瘀証

[症状] うつ・怒りっぽい・頭痛・イライラ・両脇脹痛あるいは刺痛・不正出血。舌有瘀点苔薄白・脈沈弦。
[証候分析] 肝気鬱結により，血流が滞る。
[立法] 疏肝理気・活血化瘀
[食材] チンゲン菜・にら・らっきょう・みかん・ゆず・酢・酒
[中薬] 川芎・赤芍・鬱金・姜黄・桃仁・紅花・三七・陳皮・青皮・枳殻・玫瑰花
[方剤] 血府逐瘀湯（当帰・生地黄・赤芍・川芎・桃仁・紅花・枳殻・柴胡・牛膝・甘草・桔梗）

にらとアジのカレー風味

〈材料〉アジ2尾，にら1本，卵1個，塩小さじ1/2，カレー粉，胡椒，紹興酒，サラダ油，片栗粉
〈作り方〉
①にらはみじん切りにする。
②卵をボールに割り入れ，にら・カレー粉・紹興酒を混ぜる。
③アジの骨を取り，塩・胡椒・片栗粉をふって，②をつける。
④鍋にサラダ油を入れ，アジの両面を香りが出るまで焼く。
〈効能〉温経活血理気
にら：辛・温。肝・胃・腎経に入る。行気活血。
アジ：甘・温。胃経に入る。温胃和中。
カレー・胡椒・酒と合わせると，行気活血の働きが強くなる。

メモ

［食生活の注意事項］

①辛熱性・刺激性の食物に注意する。唐辛子・胡椒・カレー・わさび・山椒・にんにく・にら・ねぎ・生姜・コーヒー・濃い茶・チョコレート・揚げもの・ステーキ類・焼きもの・羊肉・牛肉・スズメ・エビ・竜眼肉・みかん・ライチ・杏・すももなど。
②消化しやすく栄養を豊富に含む野菜・果物を多く摂るようにする。
③紅参・肉桂・附子・乾姜・鹿茸・十全大補丸などの大辛・大熱・大苦の中薬は禁忌である。

Point
＊更年期障害と腎・肝・脾また気血との関係を理解しよう。
＊更年期障害の弁証論治および各証の施膳を把握しよう。
＊食生活における注意事項を覚えよう。

20 生理痛

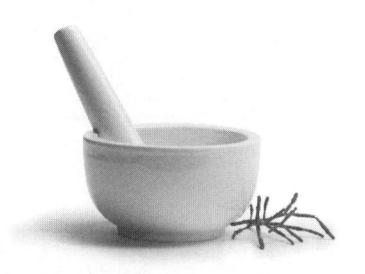

◇生理痛の中医学的概念◇

古典にみる生理痛

　生理痛に関する最も早い記載は『金匱要略』婦人雑病脈証併治「帯下，経水不利，少腹満痛，経一月再見」（おりもの，生理不順，少腹部の痛みが月ごとに現れる）にみられる。また『諸病源候論』には「月水来腹痛候」（生理がくると腹痛になる）とあり，生理痛が昔からある病気であることがわかる。

　生理痛が起こる原因については，『景岳全書』婦人規に「生理痛には虚証と実証がある。実証の原因には，寒邪・血・気・熱の阻滞によるものがあり，虚証の原因には，血虚と気虚がある。生理前に痛みがあり，出血してから痛みが緩和されるのは実証で，出血があっても痛みが緩和されない，あるいはさらに痛みが増すのは虚証である。押すか揉むことによって腹痛が和らぐものは虚証で，さらに痛くなるものは実証である」と説明がある。

生理痛の病因病機

　生理痛の病因には，寒邪の侵入，血流と気機の滞り，熱の影響，血虚・気虚などがあげられる。中医学には「不通則痛」（通じないと痛む）「不栄則痛」（営養が不足すると痛む）という「痛み」に対する法則があり，疼痛の症状は気血の巡りの阻滞や，滋養作用の低下が関係していると考えられている。

　以下に生理痛の主な病因病機を示す。

　気滞血瘀：思・憂・鬱などの七情の乱れにより，気機が阻滞されて血流不暢となる。

寒湿凝滞：寒邪・湿邪の侵入。生ものや冷たいものの食べすぎで，寒湿邪気が体に侵入し，子宮に影響を与えて血流凝滞・血流不暢となる。

陽虚陰盛：陽虚体質，あるいは慢性的な病気によって陽気が虚損し，体内の陰寒が盛んになって，血流が停滞する。

気血虚弱：気血虚弱の体質，あるいは慢性的な病気の影響により，月経の出血で血海が空虚になり，胞脈失養，沖脈・任脈の栄養不足になる。

◇生理痛の薬膳処方◇

生理痛の原因は陽虚が最も多いが，ほかに寒湿・気滞血瘀・気血両虚もあるので，補腎温陽・散寒止痛・理気活血・補気養血の作用がある食材と中薬も用いるようにする。

生理痛によく用いる食材と中薬

作用	食材	中薬
補腎暖宮	にら・唐辛子・山椒・栗・黒ごま・松の実・くるみ・黒砂糖・鶏肉・羊肉・熊肉・鹿肉・田ウナギ・ナマコ・エビ・イワナ	冬虫夏草・淫羊藿・肉蓯蓉・益智仁・菟絲子・杜仲・桑寄生・桂枝・乾姜・小茴香・肉桂
散寒祛湿	生姜・ねぎ・にら・唐辛子・山椒・さくらんぼ・黒砂糖・アジ・サケ・マス・コイ・フナ	丁香・高良姜・桂花・羌活・独活・木瓜・茯苓・猪苓・五加皮・桑寄生・肉桂
理気活血	そば・玉ねぎ・らっきょう・チンゲン菜・なた豆・えんどう豆・みかん・酢・酒	川芎・姜黄・三七・紅花・当帰・桃仁・牛膝・陳皮・青皮・枳殻・厚朴・香附子・赤芍
補気養血	米・山いも・じゃがいも・かぼちゃ・キャベツ・いんげん・にんじん・ほうれん草・小松菜・ぶどう・栗・蜂蜜・鶏肉・牛肉・豚レバー・イカ・タコ・田ウナギ	吉林人参・党参・黄耆・白朮・当帰・熟地黄・白芍・阿膠・何首烏

腎陽虚証

[症状] 初潮の年齢が遅い・小腹部疼痛・腰が痛い・冷え・温めるとよくなる。舌淡苔白・脈沈弱。

[証候分析] 子宮の発育は，全身の陽気のもとでの腎陽の働きによって促進される。虚弱な体質で腎陽虚が起きると，冷え・生理痛が起きる。

[立法] 温補腎陽

[食材] 補陽：くるみ・羊肉・鹿肉・エビ・ナマコ・イワナ

　　　　温裏：にら・らっきょう・胡椒・唐辛子
[中薬] 補陽：鹿角・杜仲・冬虫夏草・蛤蚧・菟絲子・韮子
　　　　温裏：肉桂・乾姜・薤白・小茴香・丁香
[方剤] 腎気丸（乾地黄・山薬・山茱萸・沢瀉・茯苓・牡丹皮・桂枝・附子）
　　　　地黄飲子（熟地黄・当帰・杜仲・山茱萸・牛膝・炙甘草）

四物烏骨鶏鍋

〈材料〉
A：当帰3g，白芍3g，熟地黄10g，川芎3g，肉桂3g，杜仲10g
B：烏骨鶏（小）1羽，鹿茸6g，生姜薄切り10枚，ねぎ10cm，紹興酒，醬油，黒砂糖

〈作り方〉
①Aを水800ccに30分間漬けてから火にかける。最初は強火で沸騰したら弱火にして15分間煎じる。
②①を濾して，薬汁にBを入れ，水を加減し，強火で煮る。沸騰したら弱火にして1時間煮込む。

〈効能〉温陽補腎・活血止痛
補血の四物湯（当帰・白芍・熟地黄・川芎），温陽補腎の肉桂・杜仲，補肝益腎の烏骨鶏を合わせて腎を補い，生理痛を緩和する。

子宮寒湿証

[症状] 生理前または生理中の腹痛・小腹部が重たい感じ・経血の量が少ない・経血の色が黒い。舌苔白膩・脈沈遅。
[証候分析] 寒邪や湿邪が侵入して陽気を傷めると，体を温める働きが低下して生理痛を引き起こす。または陽虚のために気血の巡りが悪くなると，水湿がたまって体の内部から寒湿が生じて生理痛となる。おりものも多くなる。
[立法] 温経散寒・祛湿止痛
[食材] 米・はと麦・ねぎ・大葉・生姜・うど・香菜・花椒・黒砂糖
[中薬] 乾姜・薤白・紫蘇・小茴香・艾葉・桂枝・肉桂・白芷・細辛・当帰・川芎・蒼朮・木瓜・紅花・菖蒲
[方剤] 当帰四逆湯（当帰・桂枝・芍薬・細辛・木通・炙甘草・大棗）

艾葉生姜茶

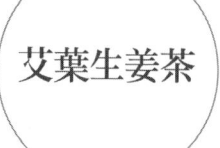

〈材料〉生姜薄切り5枚，艾葉10g，肉桂粉末0.5g，黒砂糖

〈作り方〉

①艾葉は水500ccに20分間漬けてから，約10分間煎じる。

②①を濾して黒砂糖・みじん切りにした生姜・肉桂粉末を入れて10分間蒸らし，温かいうちに飲む。

〈効能〉温経散寒

艾葉：辛・苦・温。肝・脾・腎経に入る。温経散寒止痛。子宮を温め，生理痛を緩和する。生理の1週間前から飲むとよい。

気滞血瘀証

[症状] 生理前の乳房脹痛・生理前または生理中の腹痛・少腹部の膨満感・疼痛があり，もんでも緩和しない・出血の量が少ない・経血の色が黒い・血の塊が出ると痛みがよくなる。舌紫暗・脈沈弦。

[証候分析] 肝は疏泄と蔵血を主るので，肝気が暢達することによって生理も順調になる。ストレスなどによって気の巡りが停滞し，血の流れが滞ると，「不通則痛」によって生理痛が起こる。血の塊が出ると痛みが和らぐ。

[立法] 理気活血・通絡止痛

[食材] にら・ねぎ・チンゲン菜・唐辛子・らっきょう・なた豆・えんどう豆・みかん・オレンジ・ジャスミン

[中薬] 枳殼・青皮・陳皮・香附子・桃仁・丹参・紅花・三七・木瓜・地竜・当帰・大茴香・小茴香・玫瑰花・荔枝核

[方剤] 血府逐瘀湯（当帰・生地黄・赤芍・川芎・桃仁・紅花・枳殼・柴胡・牛膝・桔梗・甘草）

通竅活血湯（赤芍・川芎・桃仁・紅花・老葱・生姜・大棗・麝香・黄酒）

八物湯（当帰・熟地黄・赤芍・川芎・川楝子・木香・檳榔・延胡索）

かぶときんかんのスープ

〈材料〉かぶ（小）1/2個，きんかん5個，卵1個，紅花3g，塩，ごま油

〈作り方〉

①きんかんは種を取って，せん切りにする。

②かぶはせん切りにする。

③卵をボールに割り入れ，よく混ぜる。

④鍋に水と紅花を入れ，最初強火で沸騰したら弱火にして10分間煎じる。

⑤④にきんかんとかぶを加え，沸騰したら卵を入れる。
⑤塩・ごま油を加え，火を止めて5分間蒸らす。
〈効能〉活血行気
　温経活血の紅花と理気止痛のかぶ・きんかんを合わせ，行気活血作用により，生理痛を緩和する。

益母草膏

〈材料〉益母草30ｇ，鶏血藤30ｇ，玫瑰花6ｇ，蜂蜜100ｇ
〈作り方〉
①中薬は水800ccに漬けておく。
②①を火にかけ，最初強火で，沸騰したら弱火にして30分間煎じ，500ccの薬汁を濾し取る。
③中薬に水800ccを加え，もう一度煎じて，500ccの薬汁を取る。
④煎じた薬汁2回分を合わせて蜂蜜を入れ，500ccになるまで煮つめる。
⑤15ccずつ1日3回飲む。
〈効能〉補血活血行気
　益母草：辛・苦・微寒。心・肝・膀胱経に入る。活血祛瘀止痛。鶏血藤は補血活血，玫瑰花は行気止痛。合わせて行気活血・止痛作用がある。

気血両虚証

[症状] 生理の出血が少ない・生理中または生理後に腹部が痛くなる・顔色が悪い・心悸・眠れない・夢をよく見る・疲れ・食欲不振・腹痛・下痢しやすい。舌淡白・脈沈細。
[証候分析] もともと気血が足りないところに生理の出血が加わって，さらに虚証が進むことによって生理痛が起きる。生理が終わる頃の痛みが目立つ。
[立法] 益気養血止痛
[食材] うるち米・山いも・じゃがいも・干ししいたけ・にんじん・ほうれん草・落花生・ぶどう・ライチ・栗・蜂蜜・鶏肉・豚の胃袋・豚マメ・豚レバー・牛肉・田ウナギ・ナマコ・イカ
[中薬] 当帰・熟地黄・何首烏・阿膠・竜眼肉・吉林人参・山薬・黄耆・大棗
[方剤] 参耆四物湯（党参・黄耆・当帰・川芎・白芍・熟地黄）

人参竜眼補血膏

〈材料〉 吉林人参50g，竜眼肉250g，大棗100g，蜂蜜200g

〈作り方〉

① 吉林人参・竜眼肉・大棗（種を取ったもの）を水1000ccに入れて火にかけ，30分間煎じてから濾す。これを2回繰り返す。
② 中薬と薬汁適量をミキサーにかける。
③ 2回分の薬汁と②を合わせて弱火で煮つめ，蜂蜜を加えてシロップ状になるまで煮つめる。

〈効能〉 補気養血

吉林人参：甘・微苦・微温。肺・脾経に入る。大補元気。
竜眼肉：甘・温。心・脾・肝・腎経に入る。養血安神。
大棗は補気養血の作用があり，気血両虚証に使う。

Point

＊生理痛の病因・病機を把握しよう。
＊各証の痛みの特徴を理解し，正確な弁証を心がけよう。
＊各証の治療方法と薬膳処方を理解しよう。

21 貧血

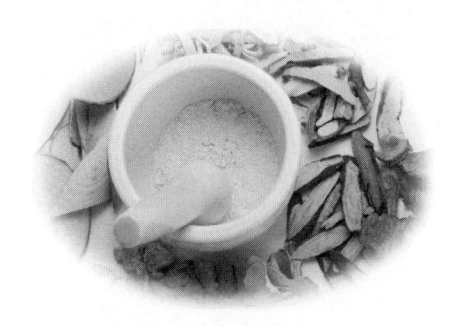

◇貧血の一般的概念◇

　日常生活で，めまい・頭痛・疲れやすい・心悸・眠れない・夢を多く見る・生理の出血が多い・顔色が悪いなどの症状がある場合，病院で検査すると，赤血球・ヘモグロビンが少なく，貧血と診断されることが多い。

　貧血には急性貧血と慢性貧血がある。急性貧血は大出血・やけど・化学物質や薬物による中毒・アレルギーなど，原因がはっきりとしており，症状も目立つので，診断と治療が明確である。

　慢性貧血の場合，原因はさまざまだが，一番多いのは鉄欠乏性貧血である。これは，鉄分が不足し，ヘモグロビンの合成が減少してしまうために起きるもので，特に女性の発病率が高い。

　鉄欠乏性貧血の主な原因は，次の3つである。
①鉄分の需要が高い，成長期の子供，または妊娠中・授乳期などの時期に栄養のバランスを考えないと貧血が起こる。
②鉄分の摂取不足・慢性の胃腸の病気・胃腸の手術後・歯の病気・食欲不振などで，鉄分の吸収障害が生じ，貧血が起こる。
③潰瘍・痔・生理など出血量が多い，分娩時の出血の回復不良，消化器中の寄生虫などが原因で，鉄分を失ってしまう。

◇貧血の中医学的概念◇

　中医学からみると，貧血は多くの臓腑と関連している。なかでも特に脾胃虚弱と関連が深い。『黄帝内経霊枢』決気篇に「中焦受気取汁，変化而赤，是謂血」とある。中焦と

は脾胃のことであり，脾胃の働きにより，飲食物は水穀精微に変わり，血液生化の源が充実する。脾胃虚弱になると，この消化吸収の働きが低下してしまい，血液の生成不足が引き起こされる。

五臓は血液の栄養を受け取ってから働き始める。心は血脈を主り，肝の蔵血作用などは血と関連している。また「精血同源」と言われるように腎精から血を生じる。

また，血液の生成は気との関連も深い。「気は血の帥，血は気の母」といわれており，気虚は血虚を引き起こし，また血虚が長く続いても気虚を招くことになる。

◇貧血の薬膳処方◇

貧血で最も多くみられるのは，脾胃気虚による血の生成不足である。関係する臓腑は心・肝・腎で，補益作用のある食材や中薬がよく使われる。特に血虚・陰虚・気虚に効く食材や中薬を使うことが多い。滋陰作用のある中薬は，養血作用ももつ。また，行気作用のある中薬も合わせるようにする。

貧血によく用いる食材と中薬

作用	食材	中薬
補気	うるち米・山いも・じゃがいも・干ししいたけ・栗・蜂蜜・鶏肉・牛肉・豚マメ・豚の胃袋・田ウナギ・ナマコ	吉林人参・党参・太子参・山薬・黄耆・大棗・飴糖
養血	にんじん・ほうれん草・ぶどう・ライチ・落花生・豚レバー・豚ハツ・豚足・イカ	当帰・熟地黄・何首烏・阿膠・竜眼肉
滋陰	白きくらげ・松の実・黒ごま・牛乳・卵・鴨肉・烏骨鶏・豚肉・亀肉・スッポン・カキ・マテ貝・ムール貝・ホタテ貝	麦門冬・百合・枸杞子・桑椹・黄精

心血虚証

[症状] 心悸・不眠・夢をよく見る・めまい・健忘・顔色が淡白か蒼白または萎黄・唇が淡色。舌淡・脈細弱。

[証候分析] 心血虚により血の栄養作用が低下する。心血が養う神志も不安定となる。

[立法] 養血安神

[食材] にんじん・ほうれん草・ライチ・落花生・豚ハツ・イカ・タコ

[中薬] 竜眼肉・当帰・川芎・熟地黄・白芍・麦門冬・百合・大棗

[方剤] 帰脾湯（党参・黄耆・白朮・茯神・酸棗仁・竜眼肉・木香・炙甘草・当帰・遠志・生姜・大棗）

イカとトマトの炒め煮

〈材料〉イカ1杯，トマト2個，小松菜2株，玉ねぎ1/2個，生姜薄切り3枚，にんにく1かけ，片栗粉，塩，胡椒，紹興酒，ごま油，サラダ油

〈作り方〉

① イカは下ごしらえし，斜めに薄く切って，紹興酒・塩・ごま油・片栗粉で下味をつける。少量の油で炒めておく。

② 小松菜は1cmの長さに切り，玉ねぎは薄切りにし，生姜・にんにくはみじん切りにする。

③ トマトは湯通しして皮をむき，みじん切りにする。

④ 鍋に油を熱し，生姜・にんにくを炒め，次に玉ねぎ・小松菜を加えて炒める。

⑤ トマトを入れて，塩・胡椒で調味し5分間煮る。

⑥ イカを入れて手早く炒め，水溶き片栗粉でとろみをつけ，ごま油を加える。

〈効能〉補血安神

　イカ：鹹・平。肝・腎経に入る。養血滋陰。

　トマト：甘・酸・微寒。肝・脾・胃経に入る。健脾生津。

肝血虚証

[症状] 緊張・不安・顔色が淡白または蒼白・爪の色が薄い・めまい・耳鳴り・目のかすみ・視力低下・不眠・夢をよく見る・四肢の痺れ・震え・痙攣・関節不利・生理不順。舌淡苔白・脈弦細弱。

[証候分析] 肝血虚により目・脳・筋に滋養不足の症状が現れる。

[立法] 養血柔肝

[食材] ぶどう・ライチ・豚レバー・イカ・タコ・赤貝

[中薬] 何首烏・熟地黄・阿膠・当帰・川芎・地黄・白芍

[方剤] 四物湯（当帰・川芎・熟地黄・白芍）

鶏レバーの黒ごま揚げ

〈材料〉鶏レバー100g，ほうれん草1束，枸杞子6g，卵1個，ねぎ少々，生姜少々，炒り黒ごま，紹興酒，塩，胡椒，小麦粉，サラダ油

〈作り方〉

① 枸杞子は水で戻す。

② ねぎ・生姜はみじん切りにする。

③ほうれん草（根つき）を湯通ししてから切って炒め，塩で調味して，皿に盛る。
④鶏レバーは2つに切り，紹興酒・塩・胡椒・ねぎ・生姜で下味をつける。
⑤鶏レバーに小麦粉をまぶし，溶き卵をつけて，両面に黒ごまをまぶして，軽くたたく。
⑥170～180℃の油で揚げる。
⑦ほうれん草の上にレバーを盛って，枸杞子を散らす。
〈効能〉補血養肝
　レバー：甘・苦・温。肝経に入る。補肝養血明目。
　ほうれん草：甘・涼。胃・大腸経に入る。斂陰潤燥・養血止血。
　枸杞子：甘・平。肝・腎・肺経に入る。滋陰補肝明目。

ライチデザート

〈材料〉ライチ（缶詰）5個，大棗10個，干しぶどう20ｇ，蜂蜜適量
〈作り方〉水300ccに材料を入れて，20分煎じてから蜂蜜を加える。
〈効能〉補血養心
　ライチ：甘・酸・温。脾・肝経に入る。補脾養血・理気止痛。
　干しぶどう：甘・酸・平。脾・腎経に入る。補脾養血。

腎陰虚証

[症状] 腰膝に力がない・物忘れ・のぼせ・ほてり・めまい・耳鳴り・不眠・悪夢・性欲過多・遺精・生理が少ない・無月経・痩せる・五心煩熱・潮熱・盗汗・口が渇く・頬が赤い・尿が黄色い・便秘。舌紅・脈細数。
[証候分析] 血虚の悪化により腎陰虚が発生する。
[立法] 滋陰補腎
[食材] 松の実・黒ごま・牛乳・卵・烏骨鶏・鴨肉・豚肉・豚足・亀肉・スッポン・カキ・ホタテ貝
[中薬] 枸杞子・桑椹・黄精・百合・女貞子・麦門冬
[方剤] 六味地黄丸（熟地黄・山薬・山茱萸・沢瀉・茯苓・牡丹皮）

酸棗仁粥

〈材料〉黒米50ｇ，米50ｇ，酸棗仁30ｇ，枸杞子15ｇ，落花生50ｇ，干しぶどう15ｇ，蜂蜜

〈作り方〉

①酸棗仁を20分間煎じて，薬汁を濾し取る。

②黒米と米に水と薬汁を加えて粥を作る。途中で枸杞子・干しぶどうを入れる。

③落花生をから煎りして，香りが出たら火を止めて冷まし，細かく切る。

④蜂蜜と落花生を粥に加える。

〈効能〉養血滋陰安神

　黒米：甘・平。脾・胃経に入る。補中益気。

　落花生：甘・平。脾・肺経に入る。養血補脾和胃。

　酸棗仁：甘・酸・平。心・肝・胆・脾経に入る。補肝安神。

　ぶどう：甘・酸・平。脾・腎・肺経に入る。補気養血。

気血両虚証

[症状] 顔色淡白または萎黄不華・息切れ・自汗・疲れやすい・声が小さく低い・めまい・心悸・頭痛・不眠。舌淡嫩・脈細弱。

[証候分析] 気血は常に同行し，互いに変化し合っている。気虚あるいは血虚があると互いに影響し合い，気血両虚となる。

[立法] 補気養血

[食材] 穀類・山いも・じゃがいも・にんじん・ほうれん草・しいたけ・落花生・栗・鶏肉・牛肉・豚の胃袋・豚マメ

[中薬] 吉林人参・太子参・党参・山薬・黄耆・甘草・大棗・当帰・熟地黄・何首烏

[方剤] 帰脾湯（党参・黄耆・白朮・茯神・酸棗仁・竜眼肉・木香・炙甘草・当帰・遠志・生姜・大棗）

いわし団子の牛乳スープ

〈材料〉イワシ２尾，山いも100ｇ，にんじん１/４本，ピーマン少々，生姜薄切り２枚，牛乳100cc，片栗粉，胡椒，塩，酒

〈作り方〉

①イワシの骨と皮を取り，すり身にする。片栗粉・胡椒・塩・酒を加えて団子を作る。

②鍋に水400ccとイワシ団子・生姜を入れて，最初は強火にかけ，沸騰したら弱火で煮る。

③にんじんとピーマンはさいの目に切る。にんじんはやわらかくなるまで茹でる。
④山いも（皮付き）をすりおろす。
⑤鍋の生姜を取り出して山いもを入れ，弱火にかけながらよく混ぜる。
⑥牛乳を加え，沸騰する前に火を止める。
⑦塩・胡椒で調味し，にんじんとピーマンを加える。

〈効能〉補気養血

　イワシ：甘・温。脾経に入る。補気養血。
　山いも：甘・平。脾・肺・腎経に入る。補脾益肺養陰。
　にんじん：甘・平・微温。肺・脾・胃・肝経に入る。養血健脾。
　牛乳：甘・平。心・肺・胃経に入る。補肺益胃生津。

> **Point**
> ＊脾胃の血の生成と貧血の関係を理解しよう。
> ＊五臓と血の関係および気と血の関係を理解し，貧血の治療に役立てよう。
> ＊弁証における各証の主な症状とその特徴を把握しよう。
> ＊貧血によく使われる食材および中薬の特徴を把握しよう。

22 皮膚疾患

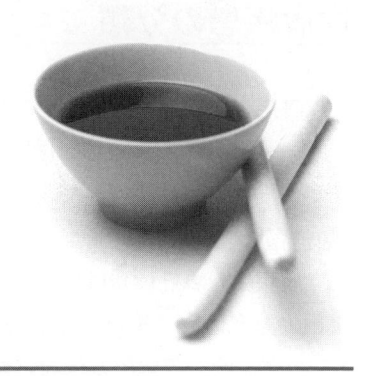

◇皮膚疾患の中医学的概念◇

古典にみる皮膚疾患

『黄帝内経』生気通天論篇には，皮膚病について「汗をかいたときに水を浴びると発疹・にきび・吹き出物が出る。脂っこいものや味の濃いものを食べすぎると癰痒瘡瘍などの皮膚疾患が現れる）とある。また至真要大論篇には「すべての吹き出物・化膿症・痒みなどは心に属する」とあり，瘡瘍などの病気は心と関連し，邪気の侵入や食べものの偏りによるものであるとされている。

『諸病源候論』には「風邪・熱邪・湿邪・毒を受けると皮膚に瘡ができる」と書かれており，生活環境の厳しさが皮膚疾患の発病に関係することが多かったことがうかがわれる。

皮膚疾患を起こす外因としては，風・寒・暑・湿・燥・火の邪気のほかに，昆虫や毒

外因	風・寒・暑・湿・燥・火の邪気 / 昆虫 / 毒
内因	怒・思・憂
飲食労倦	
臓腑機能の失調	

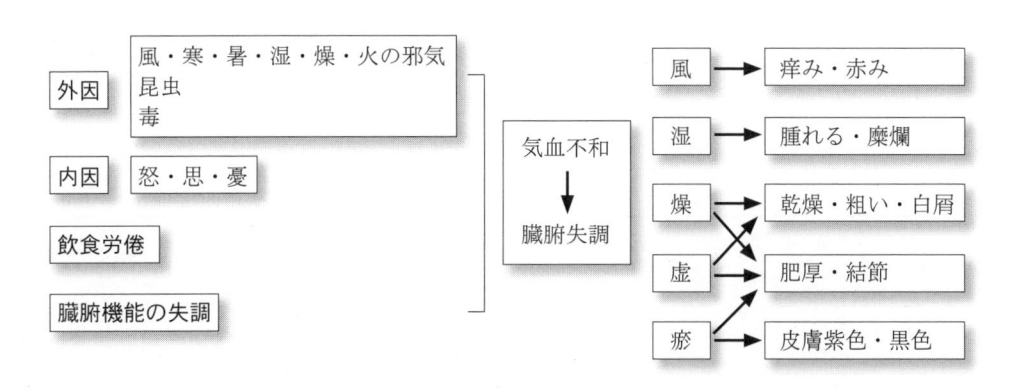

→ 気血不和 → 臓腑失調

- 風 → 痒み・赤み
- 湿 → 腫れる・糜爛
- 燥 → 乾燥・粗い・白屑
- 虚 → 肥厚・結節
- 瘀 → 皮膚紫色・黒色

図5　皮膚疾患の病医病機

もあげられる。怒・思・憂などの七情も内因として皮膚疾患の発症に関わる。さらに，飲食労倦・臓腑機能の失調なども皮膚疾患を引き起こす原因となる（**図5**）。

皮膚疾患の分類

皮膚疾患は皮膚・粘膜などの体表に現れる病気であり，主に皮膚の痒み・きめが粗い・赤み・風団・発疹・疱疹・膿疱・糜爛・痂（かさぶた）・結節・皮屑・色素沈着・苔癬様変化・瘢痕などの症状が出る。中医学では搔痒・瘡・瘍・癬・疥癬・疔・痤・疣などの病名がつけられている。

皮膚疾患の急性段階は邪気が直接皮膚に損傷を与え，痒みとともに発疹・発斑・風団などの原発性皮膚損傷が現れる（**表5**）。そこに治療を加え，皮膚の損傷が慢性化すると，白屑・痂・苔癬様変化などの続発性皮膚損傷が生じる（**表6**）。

表5　原発性皮膚損傷

	斑疹	丘疹	疱疹	膿疱	結節	風団
疹	盛り上がらない	豆，針の先のような疹で，盛り上がる	盛り上がる	盛り上がる	大きくなると盛り上がる	盛り上がる
色	赤または白	赤	透明または赤	黄色		赤または白
充血	ある					ある
出血	ある	ある	ある			
原因	熱毒熾盛・気滞血瘀・血虚	血熱・風熱	血熱・熱毒	湿熱・熱毒	気滞血瘀	風寒・風熱
病気	丹毒・薬物性皮膚炎 白癜風（しろなまず）	麻疹・湿疹・接触性皮膚炎・牛皮癬	小：湿疹 薬物性皮膚炎 大：丹毒 接触性皮膚炎	膿疱瘡	下肢の結節・膠原病（全身性エリデマトーデス，SLE）	風疹・蕁麻疹

表6　続発性皮膚損傷

症状	白屑	糜爛	痂	搔いた跡	肌荒れ	色素沈着	苔癬様変化	傷痕
原因	余熱未清 血虚・湿熱	湿熱	熱毒未清 血熱・湿熱	風盛血熱・血虚風燥	血虚風燥	気血不和 肝火・腎虚	血虚風燥	気滞血瘀

◇皮膚疾患の薬膳処方◇

　皮膚疾患は，初期の対応が最も重要である。風・湿・熱の邪気に対して，清熱瀉火・清熱解毒・滲湿利尿の方法を取り入れ，清熱作用や祛湿作用のある食材や中薬を使うことが多い。慢性の場合には弁証に従って食材と中薬を選ぶ。

皮膚疾患によく用いる食材と中薬

作用	食材	中薬
清熱瀉火解毒	セロリ・マコモ・トマト・きゅうり・へちま・とうがん・にがうり・緑豆・椰子・菱の実	山梔子・竹葉・知母・石膏・金銀花・連翹・苦参・土茯苓・馬歯莧
祛風利尿除湿	はと麦・黒豆・あずき・なずな・白うり・ひょうたん・金針菜・さくらんぼ	荊芥・防風・蝉退・桑枝・鶏血藤・忍冬藤・蒼朮・車前子・薏苡仁・木通・沢瀉・茯苓・玉米鬚
行気活血	チンゲン菜・空心菜・なす・くわい・きくらげ・ジャスミン・酢	陳皮・枳殻・仏手・玫瑰花・紅花・丹参・鬱金・姜黄
補気養血	米・玄米・しいたけ・ぶどう・ライチ・蜂蜜・鶏肉・牛肉・豚レバー・豚足・ドジョウ・ナマコ	吉林人参・党参・黄耆・白朮・何首烏・熟地黄・竜眼肉・当帰・白芍・阿膠
滋補肝腎	ごま・白きくらげ・豚肉・鴨肉・スッポン	黄精・女貞子・桑椹・枸杞子・亀板・百合・玉竹・石斛・麦門冬

風邪犯表証

[症状] 発病が急で，消えるのも速い。痒みは全身に出るが，特に頭部・上半身の症状がよくみられる。
　　　風寒証：皮膚の傷害部が白い・寒気に遭うとひどくなる。苔薄白・脈浮緊。
　　　風熱証：皮膚の傷害部が赤い・熱気に遭うとひどくなる。苔薄黄・脈浮数。
[証候分析] 風邪・寒邪が皮膚・毛髪に侵入し，皮膚の傷害が現れる。
[立法] 風寒証：疏風散寒
　　　風熱証：疏風清熱
[食材] 大葉・食用菊・葛・ねぎ・生姜
[中薬] 防風・桂枝・紫蘇・菊花・桑葉・薄荷
[方剤] 桂枝湯（桂枝・芍薬・甘草・生姜・大棗）
　　　銀翹散（金銀花・連翹・牛蒡子・桔梗・薄荷・鮮竹葉・荊芥・淡豆豉・甘草・鮮芦根）

紫蘇茶

〈材料〉紫蘇（中薬）3g・生姜薄切り3枚・黒砂糖適量

〈作り方〉

①せん切りにした生姜を湯に入れて火にかけ，沸騰したら火を止める。

②紫蘇・黒砂糖を加え，蓋をしてしばらく蒸らす。

〈効能〉辛温発表

紫蘇：辛・温。肺・脾経に入る。発表散寒・行気寛中。

生姜：辛・微温。肺・脾経に入る。発汗解表・温肺止咳。

黒砂糖：甘・温。肝・脾・胃経に入る。補虚温中・緩急止痛。

湿邪内盛証

[症状] 水疱・糜爛などの病程が長い・胸の膨満・食欲不振・疲れ・舌苔白・脈濡緩。

[証候分析] 外湿の侵入や飲食不節により脾胃を傷め，肝脾不和による内湿が生じ，皮膚・筋肉に傷害が出る。

[立法] 健脾利湿

[食材] はと麦・あわ・あずき・金針菜・とうがん・白うり・白菜・コイ

[中薬] 茯苓・車前子・冬瓜皮・玉米鬚

[方剤] 萆薢滲湿湯（萆薢・当帰尾・薏苡仁・黄柏・赤茯苓・牡丹皮・沢瀉・滑石・通草）
参苓白朮散（白扁豆・人参・白朮・白茯苓・炙甘草・山薬・蓮子・桔梗・薏苡仁・砂仁）

白菜の蒸し餃子

〈材料〉白菜1/4個，豆腐1/2丁，小麦粉200g，塩，ごま油

〈作り方〉

①豆腐をくずして水切りする。

②白菜はみじん切りにし，塩をふってしばらく置き，出てきた水分を手でよく絞る。

③豆腐・白菜・塩・ごま油をよく混ぜ合わせる。

④小麦粉と湯160ccで生地を作り，ねかせてから餃子の皮を作る。

⑤餃子の皮で具を包み，蒸す。

〈効能〉清熱利湿

白菜：甘・平。胃・大腸経に入る。清熱除煩・通利胃腸。

熱邪内盛証

[症状] 皮膚の色が赤い・糜爛・膿疱・熱感がある・痒み・疼痛・発熱・口が渇く・便秘・尿赤。舌苔黄・脈数。
[証候分析] 外感と内傷の心火・肺熱・肝火・脾胃実熱による。
[立法] 清熱涼血解毒
[食材] セロリ・白菜・じゅんさい・タンポポ・にがうり・きゅうり・トマト・緑豆・茶葉
[中薬] 芦根・竹葉・荷葉・山梔子・地黄・金銀花・魚腥草
[方剤] 黄連解毒湯（黄連・黄芩・黄柏・山梔子）
化斑解毒湯（升麻・石膏・連翹・牛蒡子・人中黄・黄連・知母・玄参）

白菜とりんごの和えもの

〈材料〉白菜芯5枚，りんご1/4個，にんじん少々，塩
〈作り方〉
① 白菜とりんごを細切りにし，塩でもんで水分を切る。
② にんじんはせん切りにして湯通しする。
③ 材料を合わせ，塩で調味する。
〈効能〉清熱通便
　白菜：甘・平。胃・大腸経に入る。清熱通便。
　りんご：甘・微酸・涼。脾・胃・心経に入る。清熱生津潤肺。

疥癬虫瘙痒証

[症状] 皮膚の瘙痒・糜爛・食欲不振・腹痛・腹瀉。
[証候分析] 疥癬虫・水虫・寄生虫などによる皮膚の損傷。
[立法] 清熱解毒・殺虫止痒
[食材] 白菜・食用菊・緑豆・豆腐
[中薬] 金銀花・連翹・蒲公英・土茯苓・紫草・山梔子
[方剤] 烏梅丸（烏梅・細辛・乾姜・当帰・附子・山椒・桂枝・黄柏・黄連・人参）

水菜と豆腐のスープ

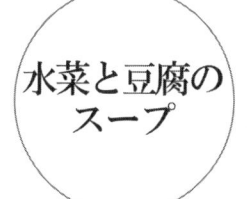

〈材料〉水菜2株，豆腐1/2丁，きくらげ3g，生姜少々，ねぎ少々，塩，ごま油

〈作り方〉

①水菜はみじん切りにする。

②きくらげは水で戻し，みじん切りにする。

③生姜・ねぎをみじん切りにする。

④豆腐をさいの目に切る。

⑤鍋に水400ccを入れて火にかけ，沸騰したら豆腐・きくらげ・生姜・ねぎを入れて，2～3分煮る。

⑥水菜を入れ，塩とごま油で調味する。

〈効能〉清熱解毒

豆腐：甘・寒。脾・胃・大腸経に入る。清熱解毒・益気和中・生津潤燥。

水菜：清熱解毒・瀉火通便・滋陰潤燥。

中毒皮損証

[症状] 突然発病する・症状を繰り返す・皮膚の傷害部が赤く腫れる・丘疹・水疱・糜爛・膨疹・瘙痒・疼痛・発熱。舌苔黄膩・脈滑数。

[証候分析] 薬物中毒・食中毒・虫の毒・化学物質による中毒などの原因で皮膚の傷害を起こす。

[立法] 清熱涼血解毒

[食材] タンポポ・緑豆・茶葉

[中薬] 金銀花・蒲公英・敗醬草・牡丹皮・紫草・山梔子

[方剤] 仙方活命飲（白芷・貝母・防風・赤芍・当帰・甘草・皂角刺・穿山甲・天花粉・乳香・没薬・金銀花・陳皮）

甘蔗あずき粥

〈材料〉米80g，さとうきび20cm，あずき30g，はと麦30g

〈作り方〉

①さとうきびは皮をむいてさいの目に切り，ミキサーにかけて汁を濾す。

②あずき・はと麦は半分火が通るまで煮て，米を加え，さらに煮る。

③粥が煮えたら，①の甘蔗汁を加える。

〈効能〉清熱利尿消腫

さとうきび：甘・寒。滋陰潤燥・和胃止嘔・清熱解毒。

あずき：甘・酸・平。心・小腸経に入る。解毒排膿・利尿消腫。
はと麦：甘・淡・涼。脾・胃・肺経に入る。清熱利水・健脾滲湿。

気滞血瘀証

[症状] 皮膚の傷害部が紫色・瘀点・瘀斑・毛細血管が拡張する・静脈瘤・色素沈着。皮膚の結節・塊・肥厚・硬くなる・生理不順。舌の瘀斑・脈濡渋。

[証候分析] 病程が長くなると，気血の巡りが滞り，皮膚の症状は瘀血を中心としたものになる。

[立法] 活血化瘀行気

[食材] チンゲン菜・甜菜・くわい・酢

[中薬] 川芎・紅花・桃仁・鬱金・姜黄・青皮・陳皮・枳殻

[方剤] 桃紅四物湯（地黄・赤芍・当帰・川芎・桃仁・紅花）
血府逐瘀湯（地黄・赤芍・当帰・川芎・桃仁・紅花・枳殻・柴胡・甘草・桔梗・牛膝）

チンゲン菜とくわいの炒めもの

〈材料〉チンゲン菜１株，くわい３個，黒きくらげ３ｇ，白きくらげ３ｇ，紅花３ｇ，陳皮６ｇ，塩，片栗粉，ごま油

〈作り方〉
①きくらげは水で戻す。
②チンゲン菜は縦に６等分に切る。
③くわいの皮をむいて薄切りにする。
④紅花・陳皮を水300ccに入れ，150ccになるまで煎じる。濾してから薬汁を冷まし，片栗粉を入れる。
⑤鍋に油を熱し，チンゲン菜・くわい・きくらげを炒め，塩と薬汁を加える。ごま油で仕上げる。

〈効能〉清熱散血

チンゲン菜：辛・甘・涼。肺・肝・脾経に入る。清熱解毒・散血消腫。
くわい：苦・甘・微寒。心・肝・肺経に入る。活血利尿。
紅花：辛・甘・温。肝・心経に入る。活血祛瘀。
陳皮：辛・苦・温。脾・肺経に入る。理気健脾。

血虚風燥証

[症状] ①血虚が強い場合：病程が長い。皮膚の乾燥・肥厚・きめが粗い。白屑・瘙痒・めまい・顔色が蒼白。舌苔白・脈濡。
　　　②風燥が強い場合：皮膚の乾燥・瘙痒がひどい・頭痛・顔色が赤い・怒りやすい・口苦咽乾。舌紅苔黄・脈弦数。
[証候分析] 長い病程により，血が不足して皮膚を営養することができなくなり，乾燥・痒みなどの症状が現れる。
[立法] 養血祛風潤燥
[食材] にんじん・ほうれん草・小松菜・百合根・ぶどう・豚の皮
[中薬] 当帰・地黄・何首烏・竜眼肉
[方剤] 四物湯（熟地黄・芍薬・当帰・川芎）
　　　地黄飲子（熟地黄・巴戟天・山茱萸・石斛・肉蓯蓉・附子・五味子・官桂・白茯苓・麦門冬・菖蒲・遠志）
　　　増液湯（玄参・蓮心・麦門冬・細地黄）
　　　益胃湯（沙参・玉竹・麦門冬・細地黄・氷砂糖）
　　　天麻鈎藤飲（天麻・釣藤鈎・石決明・川牛膝・桑寄生・杜仲・山梔子・黄芩・益母草・朱茯神・夜交藤）

いちじくと豚肉の蒸しもの

〈材料〉いちじく3個，れんこん100g，豚肉200g，生姜少々，ねぎ少々，醤油，塩
〈作り方〉材料を全部一口大に切り，器に入れて，1時間ぐらい蒸す。
〈効能〉清熱涼血潤燥
　いちじく：甘・平。消腫解毒。
　れんこん：甘・寒。心・脾・胃経に入る。
　　　（生：涼血散瘀・清熱生津。熟：健脾開胃・養血生肌・止瀉）
　豚肉：甘・鹹・平。脾・胃・腎経に入る。滋陰・潤燥。

肝腎不足証

[症状] 皮膚の乾燥・肥厚・きめが粗い。白屑・瘙痒・色が黒い・脱毛・爪に光沢がない。舌紅舌苔白・脈沈細。
[証候分析] 肝は蔵血，腎は蔵精の働きがあるが，邪気の侵入による皮膚の損傷が長引くと，精血を消耗する。皮膚の損傷がひどくなると同時に，肝腎陰虚・腎陽虚

の症状が現れる。

[立法] 滋陰降火・温補腎陽
[食材] 白きくらげ・松の実・ごま・鴨肉
[中薬] 地黄・沙参・麦門冬・百合・石斛・黄精
[方剤] 大補陰丸（熟地黄・亀板・黄柏・知母）
　　　 知柏地黄丸（熟地黄・山茱萸・山薬・沢瀉・茯苓・牡丹皮・知母・黄柏）
　　　 腎気丸（熟地黄・山茱萸・山薬・沢瀉・茯苓・牡丹皮・桂枝・附子）

黒米粥

〈材料〉黒米80ｇ，百合根1／2個，蓮子10ｇ，大棗5個，蜂蜜
〈作り方〉黒米を水800ccで煮て，沸騰したら蓮子・大棗を加え，粥にする。途中で百合根を入れて，最後に蜂蜜を加える。
〈効能〉滋陰益気

黒米：甘・平。脾・胃経に入る。補中益気。
百合根：甘・微苦・微寒。心・肺経に入る。清心安神・滋陰潤肺。
大棗：甘・温。脾・胃経に入る。補益脾胃・養血安神・緩和薬性。
蓮子：甘・渋・平。脾・腎・心経に入る。補脾・養心安神・益腎固精。

スペアリブの枸杞子煮

〈材料〉スペアリブ200ｇ，小松菜1株，枸杞子15ｇ，麦門冬12ｇ，玉竹10ｇ，塩，紹興酒
〈作り方〉
①スペアリブは湯通しする。
②小松菜を2cmの長さに切る。
③土鍋に水500ccと小松菜以外の材料を全部入れて煮込む。
④最後に小松菜を入れて塩で調味する。
〈効能〉滋陰養肝

枸杞子：甘・平。肝・腎・肺経に入る。益精補腎養肝。
麦門冬：甘・微苦・微寒。肺・心・胃経に入る。清熱生津除煩。
玉竹：甘・微寒。肺・胃経に入る。養陰潤燥。
スペアリブ（豚肉）：甘・鹹・平。益脾補腎・滋陰潤燥・長筋肉・生津液・潤皮膚。

Point
＊アトピー性皮膚炎の原因や特徴，主症を中医学的に理解しよう。
＊各証の弁証論治・薬膳処方をしっかりと把握しよう。
＊特に内因による皮膚炎（気滞血瘀証・血虚証・肝腎陰虚証）の薬膳処方を覚えよう。

23 がん

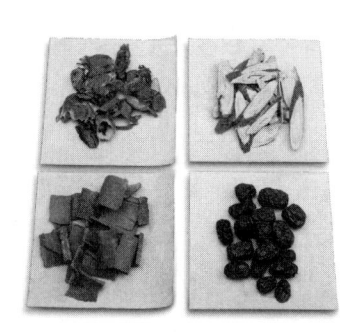

◇がんの一般的概念◇

　現在，伝染病・肺炎・結核・脳血管疾患などに変わり，がんが死因の第１位を占めている。その原因は社会が発展するにつれ，都市化・工業化が進み，大気汚染の悪化，発がんの可能性のある化学物質の増加，さらに食生活の欧米化・ストレスの長期化・免疫能力の低下などにより，疾病構造が変化したためである。

　総合的にいうと，がんになる原因の50％は食事にあると考えられる。例えば，熱いもの・硬いものの食べすぎ，酒・カビが混入した食べもの，肉類・脂肪類の摂りすぎ，添加物を使用した食品の摂りすぎなどがあげられる（**表７**）。

　しかし一方では，がんの診断・治療技術なども進化しており，現在では早期発見が可能で，適切な治療を受ければ，がんの治癒率も低いものではなくなっている。

　がんの発病率は年齢とともに高くなっており，60歳以上の発がん率は12％であるという調査結果もある。

肺がん：がんによる死因の中で１位の肺がんは，40歳以上の男性に多発する。その原因は大気汚染と喫煙だといわれている。特に喫煙指数（１日の喫煙本数×喫煙年数）が400以上の人の肺がんの発病率は，急激に高くなる。

胃がん：胃がんに罹りやすいのは，漬けもの・硬いもの・塩辛いものが好きな人である。

食道がん：食道がんは男性に多発し，女性の約４倍である。熱いもの・酒・漬けもの・タバコなどを好む人が罹りやすい。

大腸がん：大腸がんは直腸とＳ状結腸の部位に発生しやすい。原因としては，脂っこいものを好んで食べ，食物繊維の摂取が減っていることなどがあげられる。

肝臓がん：肝臓がんは，昔は日本人の肝炎の発病率がきわめて高かったせいか，発病率は欧米人の10倍といわれている。

子宮がん：子宮がんが発症する危険な年齢は35歳以上と考えられている。原因としては，早婚・早育（低年齢の出産）・多育（出産回数が多い）・子宮糜爛・ウイルスの

感染などがある。

乳がん：乳がんは，現代では，女性が結婚しない・子供を産まない傾向が強まったことにより，発病率が高くなっている。いずれ女性のがんによる死因の1位を占めるであろうと予想されている。また乳がんは女性だけでなく，男性が罹ることもある。

表7　食生活とがんの発病率の関係

高脂肪食	呼吸器官のがん・女性のがん・前立腺がん
高タンパク食	泌尿器官のがん
栄養不足	肝臓がん
漬けもの アルコール	消化器官のがん
タバコ	肺がん・消化器官のがん・子宮がん・泌尿器官のがん

◇がんの中医学的概念◇

古典にみるがん

　甲古文にすでに「瘤」の文字がみられ，後漢の『説文解字』では「瘤は，腫れる固まりの病気」と説明している。

　隋代の『諸病源候論』には「石癰は，乳房にある小さい固まりで，皮膚は赤くなく微熱と軽い痛みがある。足陽明胃経が虚弱で風寒邪気が侵入し，血流が悪くなるのが石癰の原因である」という，乳がんについての記述がある。

　宋代の『婦人大全良方』には「はじめに乳房に石のような固まりができ，皮膚は赤くなく痛みもない。歳月をかけて大きくなり，岩崩れのように，また熟したざくろが割れるように表面が破れる。根が深いものは乳岩という。その原因は肝鬱乗脾・気血両虚である」とある。また『聖済総論』には「瘤は『滞る』という意味」，『衛済宝書』には「癌の初期は特に症状はなく，筋肉痛と微熱があるだけが，だんだん皮膚が腫れ，色が青暗となる」という記述がある。

　清代の『瘍科心得集』には「腎岩は陰茎の先に発疹・結節のような固まりができて，破れると膿が流れ，悪臭がある（陰茎は腎に属するため陰茎がんも腎臓がんに属する）。肝腎虚弱の体質で，悲・憂・思・怒などの七情により肝血を傷め，虚火内盛・火邪鬱結のため筋肉を灼傷するのが原因である」という記載がある。

　このように，伝統中医学の認識では，がんは「局部が固くなり変形するもの」とされ，「石癰」「瘤」「岩」「癌」などの病名で呼ばれている。

がんの病因病機

さまざまな原因により邪熱火毒・肝気鬱結・気滞血瘀・痰湿積聚・経絡瘀阻・気血虚損および臓腑の働きのバランスが崩れるなどの原因が長引くと，がんが発生しやすくなる。

邪気侵入

従来，風・寒・暑・湿・燥・火の六淫邪気が体に侵入して長く留まると，臓腑の気血陰陽の失調を引き起こし，熱毒・気滞・血瘀・痰濁が生じて固まりの症状が発生するとされている。現代では，これに加えて，大気汚染・水質汚染・土壌汚染・放射能などの毒邪気の侵入も，がん発生の新しい外因となっている。

情志失調

悲・憂・思・怒などの七情により気滞血瘀を引き起こし，津液の代謝が停滞し，痰湿・瘀血を生じてがんになる。

飲食不節

食生活の乱れや，塩辛いもの・酒・漬けもの・揚げもの・焼きものなどを多く摂ると脾胃を傷め，受納・腐熟・運化機能が低下して，水穀精微の生成が不足となる。そのため，身体の正気が虚弱になるとともに脾胃の昇降機能も悪くなり，津液の代謝も停滞して，痰湿を生じることからがんとなる。

老化

中高年者では，老化により臓腑の働きが低下し，正気が虚弱になって免疫力も低下することから，がんの発病が多くなる。

臓腑機能の失調

体質・他の病気の影響・養生不足などで臓腑の働きが失調し，陰陽バランスが崩れる。気血の巡りも滞り，痰湿・気滞・血瘀・食積が生じて邪気がたまり，がんが発生する。

◇がんの薬膳処方◇

前述のように，食生活はがんの発生と密接に関連しているので，普段の生活で注意していれば，がんの発生を抑えることは可能だと考えられる。しかし，いったんがんと診断されると，主な治療方法は手術・化学療法・放射線療法・対症療法・中医中薬などであり，それに合わせて献立を立てるようにする。

抗がん作用のある食材

食材	効能
カリフラワー・キャベツ・もやし・チシャ・かぼちゃ・グリーンピース	ビタミンC・Eを含み，発がん物質の発生を抑える。
ほうれん草・にんじん・大根・白菜・山東菜・セロリ・ししとう（少量）	カロチンがビタミンAに転化し，細胞を保護してがん化を抑え，正常な細胞の再生を助ける。
じゃがいも・大根・にんじん・にんにく・白菜・ほうれん草・セロリ・香菜・もやし・かぼちゃ・グリーンピース・大豆・チシャ	ビタミンA・C・Eを含み，リンパ細胞の増殖と分化を促進して免疫機能を増強することにより，抗がん作用を発揮する。
トマト・じゃがいも・大根・ししとう・大豆	粘膜を保護し，がんを予防する。繊維が豊富で便通を保ち，発がん物質の排出を促進する。
しいたけ・きくらげ	インターフェロンを誘発し，細菌とウイルスの感染・増殖を抑制することができる。同時に正常細胞のがん化とがんの移転を抑える。
あわ・しいたけ・にんにく・とうもろこし・玉ねぎ	セレン（Se）を含み，がんの発生を抑制する。
緑黄色野菜・卵・牛乳・レバー・肉	粘膜を強化し，がんに対する抵抗力を高める。
穀類・豆類・いも類・とうもろこし	腸の動きをよくし，便通を改善することにより，腸がんを予防する。がん細胞を抑制するヌクレイン酸（核酸）やミネラルを含む。

抗がん作用のある中薬

作用	中薬
清熱瀉火	夏枯草・山梔子・児茶・天花粉
清熱解毒	魚腥草・蚤休（七葉一枝花）・草河車・山豆根・敗醬草・金銀花・蒲公英・板蘭根・山慈姑・半辺蓮・半枝蓮・土茯苓・白頭翁・馬歯莧・鴉胆子・紅藤・石見穿・蛇苺・白毛藤・鬼針草・鳳尾草・白花蛇舌草
清熱燥湿	苦参・黄柏・黄芩・野菊・馬尾連
清熱涼血	紫草根
祛風除湿	腫節風
利水滲湿	薏苡仁・小葉金銭草・茵蔯・虎杖
瀉下	大黄
化痰	半夏・栝楼・土貝母・黄薬子・海藻
活血化瘀	穿山甲・莪朮・土鱉虫（䗪虫）・降香
息風止痙	蜈蚣・全蝎
補益	冬虫夏草・南沙参・大棗
収渋	石榴皮
攻毒殺虫	蟾酥・蜂房・木芙蓉
民間薬	喜樹・白英・竜葵・藤梨根・天葵・鉄樹葉・胡桃樹枝・断腸草・椿根皮・鵝不食草

気虚証

[症状] 疲れ・無気力・息切れ・声が低い・咳・食欲がない・痩せ・顔色蒼白・悪風やカゼを引きやすい。舌質淡・苔白・脈細弱。

[証候分析] 手術後の回復期や抗がん剤治療・放射線治療，臓腑機能の低下などで，気虚証を引き起こしやすい。

[立法] 益気温陽

[食材] 穀類・山いも・じゃがいも・しいたけ・栗・くるみ・蜂蜜・鶏肉・豚の胃袋・豚マメ・牛肉・田ウナギ・ナマコ

[中薬] 吉林人参・西洋参・党参・山薬・黄耆・扁豆・炙甘草・大棗

[方剤] 十全大補湯（人参・茯苓・白朮・甘草・当帰・熟地黄・白芍・川芎・黄耆・肉桂）

吉林人参黄耆ご飯

〈材料〉吉林人参30g，黄耆50g，当帰50g，枸杞子30g，米100g

〈作り方〉

①黄耆・当帰・枸杞子は水500ccで煎じ，薬汁200ccを取り，水加減してご飯を炊く。

②吉林人参は単独で煎じて，薬汁を取り，炊いたご飯にかける。

〈効能〉補気養血

吉林人参：甘・微苦・微温。脾・肺経に入る。大補元気・補脾益肺・生津止渇・安神。

黄耆：甘・微温。脾・肺経に入る。補気昇陽・益衛固表・托毒生肌・利水退腫。

当帰：甘・辛・温。肝・心・脾経に入る。補血活血止痛・潤腸。

枸杞子：甘・平。肝・腎・肺経に入る。滋補肝腎。

野菜と木の実のサラダ菜包み

〈材料〉かぼちゃ・にんじん・なす・ピーマン（緑・赤）・玉ねぎ・サラダ菜・落花生・アーモンド（すべて少量ずつ），塩，胡椒，甜麺醬，サラダ油

〈作り方〉

①かぼちゃ・にんじん・なす・ピーマン（緑・赤）・玉ねぎはさいの目切りにする。

②①の野菜を油で炒め，塩・胡椒を加える。

③落花生・アーモンドはみじん切りにして，から煎りする。

④②と③を合わせ，サラダ菜で包む。甜麺醬をつけて食べる。

〈効能〉補気健脾

かぼちゃ：甘・温。脾・胃経に入る。補気健脾。

なす：甘・涼。脾・胃・大腸経に入る。清熱消腫・健脾和胃。
にんじん：甘・平（微温）。肺・脾・胃・肝経に入る。養血健脾。
落花生：甘・平。肺・脾経に入る。養血補血・健脾潤肺。

陰陽両虚証

[症状] 足腰や身体がだるい・冷え・四肢不温・心悸・睡眠が浅い・微熱・喀血・のどが渇く・盗汗・五心煩熱・むくみ・下痢・便秘。舌質赤・苔黄・脈沈細数。
[証候分析] 手術時の出血・抗がん剤治療・放射線治療，臓腑機能の低下などによって体の陰陽が消耗し，虚証になる。
[立法] 補陽養陰
[食材] ぶどう・ライチ・白きくらげ・竜眼肉・松の実・黒ごま・落花生・牛乳・卵・烏骨鶏・鴨肉・豚肉・豚足・豚レバー・豚ハツ・亀肉・スッポン・カキ・イカ・ホタテ貝
[中薬] 熟地黄・黄精・女貞子・麦門冬・百合・枸杞子・桑椹
[方剤] 生脈散（人参・麦門冬・五味子）＋百合固金湯（百合・生地黄・麦門冬・貝母・当帰・白芍・甘草・玄参・桔梗）

鴨の冬虫夏草蒸し

〈材料〉冬虫夏草10ｇ，鴨１／２羽，ねぎ５cm，生姜薄切り３枚，紹興酒，醬油，塩

〈作り方〉
①鴨は下ごしらえし，湯通しする。
②ねぎはぶつ切りにする。
③容器にすべてを一緒に入れて１時間ほど蒸す。

〈効能〉滋陰補陽

冬虫夏草：甘・温。腎・肺経に入る。益腎補肺・壮陽益精。
鴨：甘・鹹・涼。脾・胃・肺・腎経に入る。滋陰養胃・利水消腫・健脾補虚。

きくらげと大棗と豚肉の煮込み

〈材料〉白きくらげ10ｇ，黒きくらげ10ｇ，大棗10個，黄精10ｇ，豚肉250ｇ，ねぎ５cm，生姜薄切り３枚，紹興酒，醬油，サラダ油

〈作り方〉
①きくらげ（黒・白）・大棗は水で戻す。
②豚肉は一口大に切る。
③ねぎはぶつ切りにする。

④鍋を熱し油を入れ，生姜を炒めてから肉を入れる。紹興酒・ねぎ・生姜・醬油の順に加えて炒め，土鍋に移す。

⑤土鍋に水・黄精を加え，最初は強火，そのあと弱火で半ば火が通るまで煮る。

⑥きくらげ・大棗を加え，弱火でやわらかくなるまで煮込む。

〈効能〉滋陰補気

黄精：甘・平。脾・肺・腎経に入る。滋陰潤肺・補脾益気。

白きくらげ：甘・淡・平。肺・胃・腎経に入る。滋陰潤肺・養胃生津。

黒きくらげ：甘・平。胃・大腸経に入る。涼血止血。

大棗：甘・温。脾・胃経に入る。補中益気・養血安神。

豚肉：甘・鹹・平。脾・胃・腎経に入る。滋陰潤燥。

熱毒証

[症状] 微熱・盗汗・ときに高熱・喀血・皮下出血・胸痛・不眠・のどが渇く・食欲不振・口臭・腹脹・便秘・血便。舌質赤・苔黄厚・脈細数または洪大。

[証候分析] 臓腑機能の低下や抗がん剤治療・放射線治療などによって陰陽バランスが崩れ，熱がこもる。

[立法] 清熱涼血解毒

[食材] はと麦・白菜・セロリ・せり・きゅうり・小松菜・トマト・にがうり・豆腐

[中薬] 鮮竹葉・鮮芦根・金銀花・連翹・山梔子・牡丹皮・蒲公英・魚腥草・板藍根・馬歯莧

[方剤] 五味消毒飲（金銀花・野菊花・蒲公英・紫花地丁・紫背天葵）

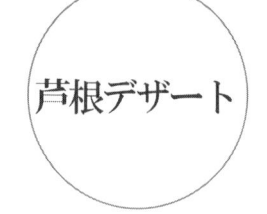

芦根デザート

〈材料〉芦根30g，はと麦30g，緑豆30g，砂糖

〈作り方〉

①芦根は30分間煎じ，薬汁を取る。

②薬汁にはと麦と緑豆を入れ，弱火でやわらかくなるまで煮る。

③食べるとき好みで砂糖を加える。

〈効能〉清熱解毒

芦根：甘・寒。肺・胃経に入る。清熱生津・止嘔・除煩。

はと麦：甘・淡・涼。脾・胃・肺経に入る。利水滲湿・健脾除痺・清熱排膿。

緑豆：甘・涼。心・胃経に入る。清熱解毒・消暑利尿。

梨と魚腥草のデザート

〈材料〉梨1個，魚腥草（ドクダミ）60ｇ，氷砂糖，ゼラチン10ｇ

〈作り方〉
① 魚腥草は水500ccで戻して30分間煎じ，薬汁300ccを取る。
② 梨は皮をむいてさいの目に切る（無農薬の場合は皮ごと）。
③ 薬汁に梨を入れ，弱火でやわらかくなるまで煮る。最後に氷砂糖とゼラチンを加え，よく混ぜる。冷めてから冷蔵庫に入れ，冷やし固める。

〈効能〉清熱解毒排膿

梨：甘・微酸・涼。肺・胃経に入る。清熱化痰・生津潤燥。

魚腥草：辛・苦・微寒。肺経に入る。清熱解毒・排膿・利尿。

食欲不振

理気開胃・滋潤通便作用により，食欲を増進する。

松の実しゅうまい

〈材料〉豚ひき肉100ｇ，干ししいたけ２枚，松の実30ｇ，枸杞子10ｇ，陳皮10ｇ，小麦粉200ｇ，醬油，ごま油，胡椒，サラダ油

〈作り方〉
① 小麦粉に湯を加え，冷めてからよく練って，生地を作る。しばらくねかせておく。
② 陳皮は煎じて薬汁を取り出す。
③ 豚ひき肉に醬油・ごま油・胡椒・薬汁を加え，下味をつける。
④ 鍋を熱し，サラダ油を入れて，③を炒める。
⑤ 干ししいたけは水で戻し，みじん切りにする。松の実と枸杞子は適度な大きさに切る。
⑥ 冷ました④に⑤を加え，よく混ぜて具を作る。
⑦ 生地を伸ばして皮を作り，具を包んでしゅうまいにして蒸す。

〈効能〉補気養陰健胃

しいたけ：甘・平。胃経に入る。益胃補気・止血。コレステロールを低下させる効果がある。子宮がんによい。

陳皮：辛・苦・温。脾・肺経に入る。理気調中・燥湿化痰。

松の実：甘・温。肝・肺・大腸経に入る。潤肺潤燥・滑腸通便。

小麦粉：甘・涼。心・脾・腎経に入る。清熱除煩・補益脾胃。

枸杞子：甘・平。肝・腎・肺経に入る。滋補肝腎・明目・潤肺。

ひじき押麦餅

〈材料〉ひじき（生）60g，押麦30g，オクラ2本，卵1個，小麦粉90g，塩，胡椒，オリーブ油

〈作り方〉

① 押麦と水300ccで，粥を作るように20分間炊く。
② オクラを1cmの長さに切る。
③ ①を冷まし，小麦粉を入れて糊状になるまでよく混ぜる。卵を入れてさらによく混ぜる。
④ ③にひじき・オクラ・塩を加えてよく混ぜる。
⑤ フライパンにオリーブ油少々を熱し，④の半量を入れ，伸ばしながら両面を焼く。同様にもう1枚を焼く。

〈効能〉健脾消食

ひじき：鹹・寒。肝・胃・腎経に入る。軟堅散結。
押麦：甘・鹹・涼。脾・胃経に入る。消食和胃。
オクラ：辛・苦・涼。肺・肝・胃経に入る。健脾消食・潤腸通便。

香菜と牛肉の炒めもの

〈材料〉香菜1束，牛肉200g，ねぎ3cm，生姜薄切り5枚，にんにく2かけ，塩，醬油，紹興酒，砂糖，片栗粉，サラダ油，ごま油

〈作り方〉

① にんにく・ねぎ・生姜はみじん切りにする。
② 牛肉は細切りにし，にんにく半量・ねぎ・生姜・塩・醬油・紹興酒・砂糖・片栗粉で下味をつける。
③ 香菜は2～3cmの長さに切る。
④ 鍋を熱し油を入れ，残りのにんにくを炒めて香りが出たら，牛肉を入れて炒める。
⑤ 香菜を加えて手早く炒め，ごま油を加える。

〈効能〉補脾消食

牛肉：甘・平。脾・胃経に入る。益気補脾養血強筋。
香菜：辛・温。肺・胃経に入る。消食下気・発汗透疹。

出血

蓮葉粥

〈材料〉蓮の葉1枚，米80ｇ
〈作り方〉米と水800ccで粥を作り，炊き上がる少し前に蓮の葉をかぶせ，弱火で蒸らす。
〈効能〉清熱涼血
　蓮の葉：苦・淡・平。肝・脾・胃経に入る。清熱解暑・昇陽止血。

発熱

トマトとバナナのジュース

〈材料〉トマト（中）1個，バナナ1／2本
〈作り方〉トマトとバナナを適当な大きさに切り，水を少量足し，ミキサーにかけてジュースを作る。
〈効能〉清熱解毒・利尿通便
　トマト：甘・酸・微寒。肝・脾・胃経に入る。清熱生津止渇。
　バナナ：甘・寒。胃・大腸経に入る。清熱解毒・潤腸通便。

金銀花ドリンク

〈材料〉金銀花30ｇ，生甘草3ｇ
〈作り方〉金銀花・生甘草は15分間煎じ，煎じ汁を飲む。煎じ終わった中薬に湯を注いで繰り返し飲む。
〈効能〉清熱解毒
　金銀花：甘・寒。肺・胃・大腸経に入る。清熱解毒。細菌・ウイルスに対する抑制作用がある。がん細胞への直接的な作用はないが，肝臓を保護する働きがある。
　生甘草：甘・平。心・脾・肺・胃経に入る。清熱解毒。

> **メモ**
>
> ### [がん予防のための養生法]
>
> ※免疫力を高める
>   ①情緒を安定させ，七情は適度に保ち，常に愉快な気持ちでいるようにする。
>   ②適度な睡眠と運動を心がける。
>   ③過度に日光に当たらないようにし，過労を避ける。
>   ④生活習慣を見直し，禁煙する。
>   ⑤胸や背の按摩をよく行って，筋肉の疲れと緊張を取る。
>   ⑥慢性疾患があれば積極的に治療する。
>
> ※食生活の注意
>   ①偏食・過食をしない。
>   ②塩辛いものに注意し，焦げたものを食べない。
>   ③アルコールの摂取量に注意する。
>   ④残った食べものを何度も温め直して食べない。
>   ⑤カビの生えたもの・腐ったものを食べない。
>   ⑥適量のビタミンA・Eと繊維をよく摂るようにする。

Point
* がんと食の関係に注意しがんの予防に役立てよう。
* 各症状・各治療に合わせた薬膳処方を考え，適切で効果的な食生活を組みたてよう。
* がんによく使われる食材やよく効く中薬をしっかりと覚えよう。

〈付録1〉食材と中薬の効能一覧

穀類

名称	四気五味	帰経	効能	適応症	分類
粳米(うるち米)	甘・平	脾・胃	補中益気・健脾和胃・除煩止渇	中気不足・脾胃不和・津傷煩渇	補気
糯米(もち米)	甘・温	脾・胃・肺	補中益気・健脾止瀉・固表止汗	脾胃虚弱・肺虚自汗	補気
燕麦(オートミール)	甘・平	脾・胃	補中益気・通便止血	食欲不振・便秘	補気
大麦	甘・鹹・涼	脾・胃	清熱消食和胃・利水消腫止泄	食積脹満・下痢・水腫・小便不利・排尿痛・消渇	消食
麦芽(大麦の芽)	甘・平	脾・胃・肝	消食和中・授乳後の断乳・疏肝理気	穀類の食積不化・乳汁不通・肝脾不和・肝気鬱結	消食
鍋巴(おこげ)	苦・甘・平	脾・胃	補気健脾・消食止瀉	気虚消化不良・慢性下痢	消食
はと麦(薏苡仁)	甘・淡・涼	脾・胃・肺	健脾補肺・清熱排毒・利水滲湿	小便不利・水腫・脚気・脾虚泄瀉・風湿痺痛・四肢痙攣・肺癰・腸癰	利水滲湿
そば	甘・涼	脾・胃・大腸	開胃寛腸・下気消積	食積・下痢・帯下・肥満・消渇	理気
とうもろこし	甘・平	脾・肝・腎・膀胱	清熱利湿・健脾益肺	水腫脹満・疲労・食欲不振・黄疸・排尿困難	利水滲湿
あわ	甘・鹹・涼	腎・脾・胃	清熱和中・利尿通淋	脾胃虚熱・嘔吐・下痢・淋病・消渇	清熱
きび	甘・平	脾・肺	補益脾肺・清熱和中	咳・げっぷ・消渇	清熱
小麦	甘・涼	心・脾・腎	清熱除煩・養心安神・補益脾胃	躁うつ・消渇・下痢・食欲不振	清熱

いも類

名称	四気五味	帰経	効能	適応症	分類
山いも・長いも(山薬)	甘・平	脾・肺・腎	補益脾肺・養陰固精	脾虚気弱の食少・便溏・肺虚喘咳・腎虚遺精・頻尿・帯下	補気
さつまいも	甘・平	脾・肺・腎・肝	補気健脾和胃・通便	食欲不振・疲労・無気力・便秘	補気
じゃがいも	甘・平	胃・大腸	補気健脾	脾気虚・悪心・嘔吐・便秘	補気
里いも	甘・辛・平	大腸・胃	化痰軟堅・消腫散結・益胃寛腸通便	痰・腫塊・血便・消渇・下痢・消化不良・便秘	化痰

| こんにゃく | 辛・甘・寒 | 肺・脾・胃・大腸 | 清熱解毒・消腫散結・通便 | 腫毒・消渇・便秘 | 清熱 |

豆類

名称	四気五味	帰経	効能	適応症	分類
大豆	甘・平	脾・胃・大腸	健脾益胃・潤燥利尿	消瘦・水腫脹満・下痢・妊娠中毒症	利水滲湿
豆乳	甘・平	肺・脾・大腸・膀胱	補益脾肺・潤肺化痰・平喘・利尿・通便	慢性咳嗽・喘息・痰・咽喉乾燥・水腫・小便不利・便秘	化痰
豆腐	甘・寒	脾・胃・大腸	益気和中・生津潤燥・清熱解毒	肺熱咳嗽・喘息・水腫・消渇・便秘・麻疹・吐血	清熱
ゆば	甘・淡・平	肺・脾・胃	益気和中・清熱解毒・祛痰	肺熱・痰湿咳嗽・喘息・食欲不振・消渇	清熱
おから	甘・涼	心・大腸	清熱止血・健脾和胃	血便・瘡瘍・黄疸・肥満	止血
黒豆	甘・平	脾・腎	滋陰補血・祛風・利水・活血解毒	水腫脹満・生理不順・リウマチ・湿疹・水虫・吹き出物・薬物中毒	利水滲湿
緑豆	甘・涼	心・胃	清熱解毒・解暑利尿	暑熱煩渇・痢疾・熱淋（排尿時の灼熱痛）・水腫・消渇・各種中毒	清熱
あずき(赤小豆)	甘・酸・平	心・小腸	利水除湿・解毒排膿	水腫・腹水・脚気・熱毒瘡瘍	利水滲湿
そら豆	甘・平	脾・胃	健脾利湿・補中益気	食欲不振・水腫脹満・小便不利	利水滲湿
なた豆(刀豆)	甘・温	肺・脾・胃・腎	温中下気・降気止嘔・益腎補元	虚寒嘔吐・げっぷ・腹脹・腎虚腰痛	理気
えんどう豆	甘・平	脾・胃	健脾益気・利湿・生津・通乳・解毒	嘔吐・下痢・乳汁不通・こむら返り・水虫・吹き出物	理気
いんげん(扁豆)	甘・平	脾・胃	健脾化湿・消暑和中	脾虚湿盛・暑湿吐瀉	補気
長ささげ(豇豆)	甘・平	脾・腎	益気健脾・補腎止帯	脾胃虚弱・腎虚・血尿・消渇	補気
白いんげん豆	甘・鹹・平	脾・胃	健脾祛湿・補腎	食欲不振・下痢・腰膝酸軟	補気

野菜

名称	四気五味	帰経	効能	適応症	分類
生姜	辛・微温	肺・脾	発汗解表・温胃止嘔・温肺止咳・魚介類中毒の解毒	風寒カゼ・咳・胃寒嘔吐・中毒（魚・カニ・半夏・天南星）	辛温解表
にんにく	辛・甘・温	肺・脾・胃・大腸	散寒健胃・解毒消腫・殺虫	風寒カゼ・食欲不振・瘡瘍腫毒・皮膚炎・寄生虫・下痢	
みょうが	辛・温	肺・大腸・膀胱	発汗解表・散寒通陽・解毒散結	風寒カゼ・瘡瘍腫毒・生理不順・口内炎	辛温解表
らっきょう（薤白）	辛・苦・温	肺・胃・大腸	通陽散結・行気導滞	陰寒胸痺・脘腹冷痛・下痢・胸痺・喘息・咳	理気
大根	辛・甘・涼	肺・胃	順気消食・下気寛中・清化熱痰・散瘀止血	食積脹満・肺熱咳嗽・出血・便秘	消食
かぶ	辛・甘・苦・平	心・肺・脾・胃	下気寛中・清利湿熱	消化不良・脘腹脹満・黄疸・消渇	消食
にんじん	甘・平（微温）	肺・脾・胃・肝	養血明目・斂肺止咳・健脾化滞	血虚目渋・脾虚・咳嗽	補血
萵苣（チシャ・やまくらげ）	甘・苦・涼	腸・胃	清熱利尿・通乳	小便不利・血尿・腹水・腹痛・乳腺腫痛	利水滲湿
マコモ	甘・寒	肝・脾	清熱解毒・除煩止渇・利湿・通便	煩熱・目赤・黄疸・淋病・便秘	清熱
れんこん	甘・寒	心・脾・胃	〈生〉涼血散瘀・清熱生津〈熟〉健脾開胃・養血生肌・止瀉	目赤疼痛・熱病煩渇・各種出血・脾胃虚弱・血虚	止血
ねぎ（葱白）	辛・温	肺・胃	発汗解表・散寒通陽・解毒散結	風寒カゼ・陰寒腹痛・瘡瘍腫毒	辛温解表
大葉（紫蘇）	辛・温	肺・脾	発表散寒・行気寛中・魚介類中毒の解毒	風寒カゼ・咳・脾胃気滞・胸悶・嘔吐・魚やカニの中毒	辛温解表
香菜（芫荽）	辛・温	肺・胃	発汗透疹・消食下気	麻疹・食滞胃痛・脘腹痞満	辛温解表
にら	辛・温	肝・胃・腎	温陽解毒・下気散血・食欲増進	胸痺・脘腹冷痛・出血・食欲不振	温裏
ミント（薄荷）	辛・涼	肝・肺	疏散風熱・清利頭目・宣毒透疹・疏肝解鬱	風熱カゼ・温病の頭痛・目赤・麻疹・肝気鬱結・胸脇脹満	辛涼解表
春菊	辛・甘・平	肺・胃	清肺化淡・疏肝和胃	痰熱咳嗽・二便不利・胸脇脹痛・食欲減少	化痰

〈付録1〉食材と中薬の効能一覧

薺菜（ナズナ）	甘・涼	肝・胃	清熱利水・平肝・涼血止血	下痢・水腫・淋病・出血・目赤腫痛・眩暈	利水滲湿
ヒユ菜	甘・涼	大腸・小腸	清熱利湿・透疹	下痢・瘀血・麻疹・排尿痛	清熱
セロリ	甘・辛・涼	肺・胃	清熱・利尿・止血	カゼの熱・肺熱咳・黄疸・出血	清熱
せり	甘・辛・涼	肝・胃	平肝清熱・祛風利湿	肝陽上亢・黄疸・リウマチ・血尿・便秘・皮膚病	清熱
白菜	甘・平	胃・大腸	清熱除煩・通利腸胃	胸痞・煩熱・肺熱咳・便秘・消渇	清熱
山東菜	甘・平	大腸・胃	清熱除煩・通利腸胃	咳・便秘・消渇	清熱
ほうれん草	甘・涼	胃・大腸・膀胱	養血止血・斂陰潤燥	血虚・貧血・出血・消渇・便秘・神経衰弱	補血
チンゲン菜	辛・甘・涼	肺・肝・脾	散血消腫・清熱解毒	出血・瘡瘍・瘀血	活血
空心菜	甘・寒	大腸・胃	涼血止血・滑腸通便・清熱利湿	血熱出血・浮腫・便秘・帯下	止血
からし菜	辛・温	肺・胃	宣肺豁痰・利膈開胃・散寒解表	寒飲咳喘・胸痞・胃寒腹痛・咽痛	化痰
キャベツ	甘・平	胃・腎	補中益気	脾胃虚弱・疲労	補気
カリフラワー	甘・平	腎・脾・胃	補脾和胃・補腎健脳強筋	脾胃虚弱・疲労・耳鳴・健忘・発育遅緩	補気
たけのこ	甘・寒	胃・大腸	清熱化痰・解毒透疹・滑腸通便	痰熱咳嗽・胸膈痞満・麻疹・便秘	化痰
かぼちゃ	甘・温	脾・胃	補気・健脾	脾気虚・悪心・嘔吐・潰瘍・便秘	補気
にがうり	苦・寒	心・脾・胃	清暑止渇・清肝明目	熱射病・熱病煩渇・下痢・目赤・熱毒腫瘡	清熱
きゅうり	甘・涼	脾・胃・大腸	清熱解毒・利水消腫・潤膚美容	熱病煩渇・咽喉腫痛・下痢・水腫・皮膚の赤み	清熱
とうがん	甘・淡・微寒	肺・大腸・小腸・膀胱	清熱解毒・利尿	暑熱煩渇・下痢・水腫	利水滲湿
白うり	甘・寒	肺・大腸・膀胱	清熱解毒・利水消腫・生津除煩	暑熱煩渇・下痢・水腫・痰喘	利水滲湿
へちま	甘・涼	肝・胃	清熱化痰・涼血・通乳通絡	煩熱口渇・痰熱・咳・乳汁不通・下痢・血便・痔・血尿	化痰
トマト	甘・酸・微寒	肝・脾・胃	生津止渇・健胃消食	熱病煩渇・食欲不振	清熱

名称	四気五味	帰経	効能	適応症	分類
なす	甘・涼	脾・胃・大腸	清熱止血・消腫利尿・健脾和胃	血熱出血・水腫・黄疸	止血
きくらげ（木耳）	甘・平	胃・大腸	涼血止血	各種出血・瘡瘍・眩暈・肥満・便秘	止血
白きくらげ（銀耳）	甘・淡・平	肺・胃・腎	滋陰潤肺・養胃生津	肺虚燥咳・皮膚乾燥・神経衰弱	滋陰
金針菜	甘・涼	肝・腎	清熱利湿・涼血解毒・安中和胃	尿黄・小便不利・黄疸・胸膈煩熱・不眠・歯痛	利水滲湿
干ししいたけ	甘・平	胃	益胃気・托痘瘡・止血	脾胃気虚疼痛・出血・カゼ	補気
百合根（百合）	甘・微苦・微寒	肺・心	潤肺止咳・清心安神	肺虚咳嗽・喀血・心悸・不眠・多夢	滋陰
くわい	苦・甘・微寒	心・肝・肺	行血通淋・化痰止咳・滑胎利竅	喀血・産後血閉・淋病・難産・結石	活血
黒くわい	甘・微寒	肺・胃・大腸	清熱生津・明目・化痰・消積・潤腸通便	口渇・咳嗽・咽喉腫痛・腫塊・血痢・淋病・黄疸・消化不良・便秘	化痰

果物

名称	四気五味	帰経	効能	適応症	分類
すいか	甘・寒	心・胃・膀胱	清熱解暑・除煩止渇・利尿	暑熱煩渇・尿短赤・口内炎・目赤腫痛・咽喉腫痛	清熱
りんご	甘・微酸・涼	脾・胃・心	清熱生津・止瀉通便	暑熱・慢性下痢・消化不良・二日酔い・便秘	清熱
梨	甘・微酸・涼	肺・胃	清熱化痰・生津潤燥	煩熱口渇・消渇・痰熱咳嗽・喀血・咽喉疼痛・便秘	止咳平喘
柿	甘・渋・寒	心・肺・大腸	清熱潤肺・生津止渇	咳嗽・喀血・口渇・口内炎・便秘	止咳平喘
桃	甘・酸・温	肺・肝・胃・大腸	補気養血・生津潤燥	気血両虚の顔色不華・口渇・便秘	補気
びわ	甘・酸・涼	肺・胃・脾・肝	潤肺止咳・生津止渇・下気止嘔・平肝清熱	肺熱咳嗽・喀血・血便・口渇・しゃっくり	止咳平喘
ぶどう	甘・酸・平	脾・肺・腎	補気養血・強筋壮骨・利尿	気血虚弱・咳嗽・水腫・リウマチ・煩渇	補血
バナナ	甘・寒	胃・大腸	清熱・潤腸・解毒	煩渇・便秘・痔・咳嗽	清熱
キウイフルーツ	甘・酸・寒	腎・胃	清熱止渇・降逆和胃	煩熱・消渇・黄疸・石淋・痔・食欲不振・消化不良	清熱
さくらんぼ	甘・温	肝・胃・腎	補中益気・祛除風湿・潤膚	虚弱下痢・風湿痺痛・しもやけ・食欲不振・顔色不華	祛風湿

〈付録1〉食材と中薬の効能一覧

名称	四気五味	帰経	効能	適応症	分類
ざくろ	甘・酸・渋・温	肺・肝・胃・大腸・腎	生津止渇・収斂止瀉・殺虫	口渇・慢性下痢・寄生虫・声嗄れ・不正出血・肺癆の咳・口舌生瘡・遺尿	収渋
すもも	甘・酸・苦・平	肝・腎・脾	生津利水・清泄肝熱	消渇・水腫・微熱	利水滲湿
ライチ	甘・酸・温	脾・肝	補脾養血・生津止渇・理気止痛	脾虚下痢・血便・津傷口渇・胃痛・げっぷ・貧血	補血
マンゴー	甘・酸・涼	肺・胃	清熱止渇・止嘔・利尿	煩熱・消渇・小便不利	清熱
さとうきび	甘・寒	肺・胃	清熱生津・下気和中・清肺潤燥	煩熱口渇・げっぷ・空咳・便秘	清熱
スターフルーツ	甘・酸・温	胃	生津止渇・収斂止瀉・清熱解毒・利尿通淋	口渇・慢性下痢・消渇・風熱の咳・口舌生瘡・熱淋	収渋
レモン	酸・甘・平（涼）	脾・胃・肺	生津止渇・祛暑・安胎	口渇・暑熱・妊娠悪阻・胎動不安	収渋
みかん	甘・酸・温	肺・脾	理気健胃・燥湿化痰・止渇潤肺	胸腹脹満・嘔吐・食欲不振・下痢・咳嗽・痰多	理気
オレンジ	甘・酸・涼	胃・肺	生津止渇・開胃理気・潤肺止咳	胸腹脹満・嘔吐・食欲不振・口渇・発熱・空咳	理気
ゆず	甘・酸・寒	胃・肺	健脾消食・止咳化痰・解酒	食欲不振・消化不良・咳嗽・痰多・二日酔い	理気
だいだい（枳実・枳殻）	辛・苦・温	肝・胆・脾・胃	破気化痰消積	脘腹脇脹痛・便秘・痰咳・呼吸困難・下痢	理気
なつめ（大棗）	甘・温	脾・胃	補中益気・養血安神・緩和薬性	脾胃虚弱・心血不足の顔色萎黄・臓躁・貧血・出血・心悸・不眠・多夢	補気
かりん・ぼけの実（木瓜）	酸・温	肝・脾	舒筋活絡・化湿和胃	風湿痺痛・脚気腫痛・痙攣・湿濁吐瀉・消化不良	祛風湿

種・乾果

名称	四気五味	帰経	効能	適応症	分類
オニバスの実（芡実）	甘・渋・平	脾・腎	補脾祛湿・益腎固精	慢性下痢・遺精・滑精・頻尿・帯下・尿失禁	収渋
菱の実	甘・涼	腸・胃	〈生〉清暑熱・除煩・止渇〈熟〉益気健脾	痔・下痢・月経過多・暑熱の息切れ・身熱・浮腫・疲労	清熱
蓮の実（蓮子）	甘・渋・平	脾・腎・心	補腎止瀉・益腎固精・養心安神	脾虚久瀉・食欲不振・腎虚遺精・滑精・虚煩・心悸・不眠・不正出血・帯下	収斂
かぼちゃの種	甘・平(温)	胃・大腸	健脾利湿・通乳・殺虫	腹脹・浮腫・産後乳汁不通・腸の寄生虫	その他

名称	四気五味	帰経	効能	適応症	分類
ぎんなん(銀杏)	甘・苦・渋・平・小毒	肺・腎	斂肺定喘・収斂止帯	慢性咳喘・帯下・遺精・頻尿・血便	止咳平喘
桑の実(桑椹)	甘・寒	心・肝・腎	滋陰補血・生津・潤腸	陰血虚損の眩暈・不眠・白髪・便秘・津傷口渇・消渇	滋陰
榧子(かやの実)	甘・平	肺・胃・大腸	殺虫・消積・潤燥・止血	腸の寄生虫・痔・食欲不振・腹脹・腸燥便秘・咳	その他
榛子(はしばみの実)	甘・平	脾・胃・肝	調中開胃・明目・殺虫消積・潤燥	食欲不振・腸の寄生虫・疲労・消痩・気短乏力・腹脹・眩暈	その他
松の実	甘・温	肝・肺・大腸	養液熄風・潤肺止咳・潤腸通便	陰液不足・眩暈・肺燥空咳・腸燥便秘	滋陰
ひまわりの種	甘・淡・平	脾・大腸	滋陰補脾・止痢潤腸・発散透疹	虚弱頭痛・血痢・麻疹・眩暈・不眠・耳鳴・便秘	滋陰
黒ごま(黒芝麻)	甘・平	肝・腎	滋補肝腎・潤燥滑腸・養血益精	肝腎不足・精血虧損の白髪・眩暈・空咳・便秘	滋陰
白ごま(白芝麻)	甘・寒	肺・脾・大腸	清熱滑腸・行気通脈	皮膚乾燥・便秘・筋肉の無力・痰・赤み・頭痛・眩暈	滋陰
栗	甘・温	脾・胃・腎	健脾止瀉・補腎強筋・活血止血	脾虚・腎虚・出血	補気
落花生	甘・平	肺・脾	補血養血・補肺止血・潤肺止咳・和胃止嘔	血虚浮腫・脾虚出血・咳嗽・便秘・貧血・浮腫	補血
くるみ(胡桃)	甘・温(熱)	腎・肺・大腸	補腎強腰・固精止瀉・温肺定喘・潤腸通便	腎虚腰痛膝酸・虚寒咳・喘・腸燥便秘	補陽

〈付録1〉食材と中薬の効能一覧

茶・花

名称	四気五味	帰経	効能	適応症	分類
茶葉	苦・甘・涼	心・肺・胃	清熱降火・明目・生津止渇・消食・利尿消腫・解毒・止利	頭痛・眩暈・煩渇・消化不良・小便不利・水腫・下痢・肥満・黄疸・血尿	清熱
ジャスミン(茉莉花)	苦・辛・甘・温	肝	理気和中・疏肝解鬱	抑うつ・脇肋脹痛・下痢・腹痛	理気
ハマナス(玫瑰花)	甘・微苦・温	肝・脾	行気解鬱・和血散瘀	肝胃不和の脇痛脹満・胃脘不適・生理不順・外傷疼痛・心痛	理気
梅の花(緑萼梅)	酸・渋・平	肝・胃・肺	疏肝解鬱・理気和胃・生津除煩	肝胃不和・梅核気・脇肋脹痛・食欲不振・暑熱煩渇	理気

海藻

名称	四気五味	帰経	効能	適応症	分類
わかめ	鹹・寒	肝・胃・腎	消痰軟堅・利水消腫	瘰癧・癭瘤・脚気浮腫・水腫	化痰
昆布	鹹・寒	肝・胃・腎	消痰軟堅・利水消腫	瘰癧・癭瘤・脚気浮腫・水腫・げっぷ・血便	化痰
のり	甘・鹹・寒	肺	化痰軟堅・清熱利尿	水腫・小便不利・脚気・不眠・瘰癧・癭瘤・淋病	化痰

肉類・卵

名称	四気五味	帰経	効能	適応症	分類
豚肉	甘・鹹・平	脾・胃・腎	滋陰・潤燥	虚弱・消渇・燥咳・便秘・乳汁分泌不足・病気の回復	滋陰
豚レバー	甘・苦・温	肝	補肝・養血・明目	視力低下・夜盲症・浮腫・貧血	補血
豚ハツ	甘・鹹・平	心	養血補心・安神定志	血虚心悸・自汗・不眠・眩暈・顔色蒼白・不安感	補血
豚の肺	甘・平	肺	補肺止咳	肺虚咳嗽・喀血・肺癰瘍	化痰
豚マメ	鹹・平	腎	補腎強腰	腎虚陽萎遺精・不妊・頻尿・腰膝酸痛	補気
豚の胃袋	甘・温	脾・胃	健脾益胃・補益虚損	脾胃虚弱・虚労・遺精・帯下・白なまず	補気
豚足	甘・鹹・平	胃・肺	補血潤膚通乳・托瘡生肌	産後乳少・慢性の瘡瘍・出血・皮膚の乾燥・貧血	補血
豚の骨	鹹・平	腎	補腎強骨	腎虚の足腰疼痛・打撲	補気
中国ハム（金華ハム）	鹹・温	脾・胃	健脾開胃・生津益血・固精壮陽	虚労・下痢・食欲不振・眩暈・精力不足	補気
豚の血（血豆腐）	鹹・平	肝・脾・胃・大腸	清熱解毒・祛風利湿・補血	頭痛・眩暈・胸やけ・腹脹・帯下	清熱
豚の胆汁	苦・寒	肺・肝・胆	清肺化痰・清熱解毒・止咳平喘・泄熱通便・清肝明目	肺熱咳嗽・痰・喘息・百日咳・目赤・咽喉疼痛・黄疸・赤痢・熱結便秘	化痰
猪肉	甘・鹹・平	肺・脾・大腸	滋陰補虚・祛風解毒	陰虚の疲労・眩暈・盗汗・乾燥・癲癇・血便・痔	滋陰
牛肉	甘・平	脾・胃	益気補脾・養血強壮	脾気虚・血虚・腰膝酸軟	補気
羊肉	甘・大熱（温）	腎・脾・肝・胃	益気補虚・温中暖下・通乳治帯	虚労・脾胃虚寒・冷え・足腰冷痛・母乳分泌不足	補陽
犬肉	鹹・酸・温（熱）	腎・脾・胃	補中益気養血・温腎助陽	脾胃虚寒腹痛・足腰冷痛・浮腫・勃起不全・不眠症	補陽

馬肉	甘・酸・寒	肝・脾	強壮筋骨・除熱下気	足腰虚弱・熱性便秘	滋陰
鹿肉	甘・鹹・温（平）	腎・脾・胃	補益五臓・調理血脈	虚労羸痩・産後虚弱・疲労・不妊症・冷え症	補陽
熊肉	甘・温	腎・脾	補益虚弱・強壮筋骨	筋骨麻痺・疼痛・足腰虚弱	補陽
ロバ肉	甘・酸・平	心・肝	補益気血・熄風安神	虚弱・眩暈・不安・皮膚の痒み	滋陰
兎肉	甘・涼	脾・胃・大腸	滋陰涼血解毒・補中益気	腸風便血・胃熱嘔吐・消渇痩弱	滋陰
鶏肉	甘・平(温)	脾・胃	補中益気・補精益髄・降気止逆	脾胃虚弱・虚労・咳・消渇	補気
烏骨鶏	甘・平	肝・腎	補益肝腎・養陰退熱・補中益気	肝腎不足・脾虚下痢・神経衰弱・不妊症・貧血	滋陰
鴨肉	甘・鹹・涼	脾・胃・肺・腎	滋陰養胃・利水消腫・健脾補虚	陰虚労熱骨蒸・咳嗽・吐血・浮腫・下痢	滋陰
鳩肉	鹹・平	脾・肝・腎・胃	補腎益気・祛風解毒	虚弱・消渇・血虚閉経・皮膚病	補気
ガチョウ肉	甘・平	脾・肺	益気補虚・和胃止瀉	虚弱・消渇・自汗・胃もたれ	補気
ウズラ肉	甘・平	脾・胃・大腸	益気健脾・消積止脱	下痢・消化不良・湿痺・腹脹・四肢無力・慢性咳	補気
スズメ	甘・温	肝・腎	補腎壮陽・益精縮尿・止崩祛帯	腎虚腰痛・陽萎・頻尿・帯下・不正出血	補陽
鶏卵	甘・平	肺・心・脾・肝・腎	滋陰潤燥・清咽開音・養血安神	陰虚燥咳・咽喉痛・目赤・胎動不安・リウマチ・貧血	滋陰
蛙肉	甘・涼	肺・胃・肝・膀胱	利水解毒・利水消腫・補虚滋陰	虚性浮腫・下痢・身熱・陰虚歯痛・腰痛	利水滲湿
ヘビ（白花蛇・烏梢蛇）	甘・鹹・温	肝	祛風通絡・活血・定驚	風湿痺痛・四肢痙攣・半身不随・痺れ・皮膚病・瘙痒・破傷風	祛風湿
鴨の卵	甘・涼	胃・脾	滋陰清熱・止咳・止痢	身熱・燥咳・咽喉痛・下痢	滋陰
ウズラの卵	甘・平	脾・肝・腎	補虚強骨・補気益血	足腰虚弱・眩暈・記憶力低下・消痩・精神不安	滋陰
牛乳	甘・平	心・肺・胃	補虚損・益肺胃・生津液・潤大腸	気血虚弱・消渇・血虚便秘・盗汗	滋陰
チーズ	甘・酸・平	肺・肝・脾	補肺・潤腸・養陰・止渇	虚熱・消渇・喀血・便秘・皮膚病	滋陰

〈付録1〉食材と中薬の効能一覧

魚介類

名称	四気五味	帰経	効能	適応症	分類
田ウナギ	甘・温	肝・脾・腎	補虚損・除風湿・強筋骨	虚労・リウマチ・足腰無力・脱肛・貧血・咳嗽	補気
ウナギ	甘・温(平)	肝・脾・腎	補虚除風・強壮筋骨・活血通絡・補肺益胃	虚労・リウマチ・足腰無力・咳嗽・貧血	補気
ドジョウ	甘・平	脾・肺	補中益気・利水除湿	中気不足・水腫・黄疸	補気
イワナ	甘・温	腎・肝	補腎益精	腎虚消渇・疲労羸痩	補陽
鰱魚	甘・温	脾・肺	温中益気・利水消腫・止咳祛痰	脾胃虚寒下痢・食欲不振・水腫・咳嗽・眩暈	温裏
草魚	甘・温	脾・胃	暖胃祛寒・補虚利湿	胃寒冷痛・風寒頭痛・虚労・動悸・健忘・痺痛	温裏
マス	甘・温	胃	暖胃和中	胃痛・生理痛・しもやけ	温裏
アジ	甘・温	胃	温胃和中	胃寒疼痛・食欲不振	温裏
コイ	甘・平	脾・腎	利水消腫・下気・通乳・健脾和胃	水腫脹満・咳嗽・小便不利・黄疸・母乳不足・胃痛	利水滲湿
フナ	甘・平(温)	脾・胃・大腸	健脾利湿・通乳	脾虚水腫脹満・疲労・食少・下痢・崩漏・乳汁不通	利水滲湿
鱧魚（黒魚）	甘・寒	脾・胃・肺	健脾利水・清肝（胆）明目	湿痺・水腫・脚気・痔・目の腫れ・目赤	利水滲湿
白魚	甘・平	脾・胃・肺	補脾潤肺・利水	水腫脹満・咳嗽	利水滲湿
フグ	甘・温	脾・肝・肺	補虚祛湿・殺虫	下肢水腫・痔・皮膚病	利水滲湿
サバ	甘・平	胃・肺	補肺健脾	肺虚咳嗽・脾虚水腫脹満・食少	補気
タチウオ	甘・鹹・温	脾・胃	補益肝腎・和中開胃・祛風殺虫	肝腎虚労・食欲不振・皮膚乾燥・瘙痒	補気
マナガツオ	甘・淡・平	脾・胃	益気養血・強筋・健脾利尿	咳嗽・水腫脹満・食少・足腰酸軟・リウマチ・煩渇	補気
スズキ	甘・平(温)	脾・胃・肝・腎	補益脾胃・滋補肝腎・安胎・利尿・止咳	浮腫・足腰酸軟・風湿疼痛・胎動不安	補気
ナマズ	甘・温	脾・胃・腎	滋陰補虚利尿	食欲不振・乳少・浮腫	補気
イシモチ	甘・平	腎・胃	補腎益精・利尿・健脾	腎虚・浮腫・食欲不振・頻尿・疲労	補気
イワシ	甘・温	脾	補益気血	気血虚弱・浮腫・息切れ	補気

カツオ	甘・平	腎・脾	補腎益精・利尿健脾	腎虚・浮腫・食欲不振	補気
サメ	甘・鹹・平	肺・脾	補益五臓・調補気血	五臓虚損・気血不足・足腰のだるさ・記憶力低下	補気
タラ	鹹・平(温)	肝・腎・脾	補益気血・活血化瘀・止血	打撲・脚気・喀血・息切れ・疲労・自汗・眩暈・動悸	補気
サケ	甘・温	脾・胃	補益気血・健脾温胃和中	気血虚弱・胃痛・食欲不振・疲労・眩暈・浮腫	温裏
イカ	鹹・平	肝・腎	養血滋陰	血虚閉経・出血・帯下・貧血	補血
タコ	甘・鹹・寒	脾・肝	養血益気・収斂・生津・生肌止渇	気血虚弱・慢性瘡瘍	補血
エビ	甘・温	肝・腎・脾・肺	補腎壮陽・通乳・托毒	腎虚陽萎・腰膝酸軟・乳少・口瘡・冷え・胃痛	補陽
ナマコ	鹹・温(平)	心・腎・肺	補腎益精・壮陽療萎・養血潤燥	腎虚・精血虧損・血虚便秘・消渇・冷え症	補陽
ウニ	鹹・平	心・肺	制酸止痛・軟堅散結・化痰止咳	胃腹疼痛・疔瘡腫毒・咳嗽	その他
赤貝	甘・温	脾・胃・肝・腎	養血潤膚・温中健胃	血虚痿軟・消化不良・慢性下痢・血便	補血
カキ	甘・鹹・平	肝・腎	滋陰養血・寧心安神・清熱解毒	虚労・煩熱不眠・心神不安・腫塊	滋陰
マテ貝	甘・鹹・寒	肝・腎	滋陰養血・清熱除煩	産後虚損・盗汗・煩熱口渇・湿熱水腫・耳鳴	滋陰
ムール貝	鹹・温	肝・腎	補肝温腎・益精養血・軟堅散結	肝腎不足・精血虧損・癭瘤・不妊症・月経不順	滋陰
ハマグリ	甘・鹹・寒	肺・胃・肝	滋陰利水・化痰軟堅	消渇・水腫・痰湿・咳・痔・梅核気	利水滲湿
ドブ貝	甘・鹹・寒	肝・腎	清熱滋陰・明目解毒	虚熱心煩・目赤・血崩・帯下・のぼせ・盗汗	清熱
巻貝	甘・寒	膀胱	清熱利水・明目・止淋排濁	黄疸・水腫・淋濁・痢疾・消渇・目赤・痔・腫毒	清熱
ホタテ貝	甘・鹹・平	肝・脾・胃・腎	滋陰補虚・調中開胃	腎虚陰虧・食欲不振・消化不良・咽乾・喀血	滋陰
カニ	鹹・寒	肝・腎	清熱・散血	筋骨損傷・火傷	清熱
クラゲ	鹹・平	肝・腎	清熱化痰・消積潤腸	痰・喘息・痞満・便秘・瘰癧・瘡瘍	化痰

〈付録1〉食材と中薬の効能一覧

香辛料

名称	四気五味	帰経	効能	適応症	分類
クローブ(丁香)	辛・温	脾・胃・腎・肺	温中降逆・温腎助陽・散寒止痛	脘腹疼痛・嘔吐・陽萎・生理痛・冷えの胃痛	温裏
フェンネル(小茴香)	辛・温	肝・脾・胃・腎	温腎散寒・理気止痛・和胃止嘔	脘腹冷痛・嘔吐・食少・下痢・腸のヘルニア・リウマチ・腎虚腰痛	温裏
八角(大茴香)	辛・温	肝・脾・胃	温腎散寒・理気止痛・和胃止嘔	脘腹冷痛・嘔吐・食少・下痢・腸のヘルニア・リウマチ・腎虚腰痛	温裏
山椒(花椒)	辛・温(熱)・小毒	脾・胃・腎・肺	温中散寒・燥湿除痺・温経止痛・殺虫	脾胃寒証の疼痛・嘔吐・下痢・食欲増進・リウマチ・生理痛・寄生虫による腹痛	温裏
胡椒	辛・熱	胃・大腸	温中止痛・食欲増進	脾胃寒証の疼痛・嘔吐・泄瀉・食欲不振	温裏
唐辛子	辛・熱	心・脾	温中散寒・健脾消食	寒滞腹痛・食欲不振	温裏

調味料

名称	四気五味	帰経	効能	適応症	分類
酒	辛・甘・苦・温	心・肝・肺・胃	行気活血・散寒止痛	風寒湿痺痛・筋脈痙攣・心腹冷痛	祛風湿
酢	酸・苦・温	肝・胃	活血散瘀・消食化積・消腫軟堅・解毒殺虫・療瘡	咽喉腫痛・出血・寄生虫・食中毒・食欲不振・消化不良	活血
醬油	鹹・寒	胃・脾・腎	解熱除煩・涼血解毒	飲食停滞・吹き出物・外傷	その他
塩	鹹・寒	胃・腎・大腸・小腸	清熱涼血・解毒湧吐・引経	飲食停滞・痰湿・歯齦出血・咽喉疼痛・吹き出物・外傷	その他
黒砂糖	甘・温	肝・脾・胃	温中補虚・緩急止痛・活血化瘀	虚寒腹痛・生理不順・産後腹痛・食欲不振・疲労	温裏
砂糖	甘・平	脾・肺	潤肺生津・緩急止痛	空咳・口渇・胃痛	その他
氷砂糖	甘・平(涼)	脾・肺	潤肺生津・補中益気	空咳・口渇・痰・胃痛	その他
水飴(飴糖)	甘・温	脾・胃・肺	補脾益気・緩急止痛・潤肺止咳	労倦傷脾の疲労・食欲不振・虚寒腹痛・肺虚咳嗽・息切れ・喘息	補気

その他

名称	四気五味	帰経	効能	適応症	分類
蟒蛇酒	甘・温	肝・脾・心	祛風・殺虫	リウマチ・麻痺状態・皮膚病	祛風湿
蜂蜜	甘・平	脾・肺・大腸	補中緩急・潤肺止咳・滑腸通便・解毒	脾胃虚弱の疲労・肺虚咳嗽・空咳・息切れ・胃痛・便秘・皮膚の乾燥	補気
ローヤルゼリー（蜂乳・蜂王漿）	甘・酸・平	肝・脾	益肝補脾・滋補強壮	虚弱・疲労・食欲不振・眩暈・健忘・不眠症	補気

中薬

名称	四気五味	帰経	効能	適応症	分類
阿膠（ロバのニカワ）	甘・平	肺・肝・腎	補血止血・滋陰潤肺	血虚眩暈・心悸・出血・陰虚心煩・不眠・虚労喘咳・陰虚燥咳	補血
郁李仁（ニワウメ・コニワザクラの種）	辛・苦・甘・平	大腸・小腸・脾	潤腸通便・利水消腫	腸燥便秘・水腫・腹脹・排尿困難	潤下
飴糖（水飴）	甘・温	脾・胃・肺	補脾益気・緩急止痛・潤肺止咳	労倦傷脾の疲労・食欲不振・虚寒腹痛・肺虚咳嗽・息切れ・喘息	補気
茵蔯蒿（カワラヨモギ）	苦・微寒	脾・胃・肝・胆	清熱利湿・退黄疸	黄疸・瘡瘍腫毒・あせも・湿疹・湿瘡・尿の色が濃い	利水滲湿
淫羊藿（仙霊脾・イカリソウ）	辛・甘・温	肝・腎	補腎壮陽・祛風除湿・強筋壮骨・止咳平喘祛痰	腎陽不足の冷え・陽萎遺精・頻尿・腰膝酸痛・リウマチ・麻痺・咳・喘息	補陽
鬱金（ショウガ科・玉金）	辛・苦・寒	心・肝・胆	涼血清心・活血止痛・行気解鬱・利胆退黄	肝気鬱結・血瘀内阻の脹痛・生理不順・生理痛・癥瘕積聚・痰湿・肝熱の黄疸・出血	活血
烏梢蛇（ヘビ）	甘・鹹・平	肝	祛風除湿・活血通絡・定驚	風湿痹痛・四肢痙攣・半身不随・痺れ・皮膚病・瘙痒	祛風湿
烏賊骨（イカの軟骨）	鹹・渋・微温	肝・腎	収斂止血・固精止帯・制酸止痛・収湿斂瘡	喀血・吐血・血便・外傷出血・遺精・帯下・胃酸過多・湿疹・潰瘍	収斂
烏梅（梅）	酸・平	肝・脾・肺・大腸	斂肺止咳・渋腸止瀉・生津止渇・安蛔	肺虚久咳・慢性下痢・虚熱消渇・蛔厥腹痛・嘔吐	収渋

〈付録1〉食材と中薬の効能一覧

益母草（メハジキ）	辛・苦・微寒	心・肝・膀胱	活血祛瘀・利尿消腫・清熱解毒	血瘀の生理不順・生理痛・産後の腹痛・出血・捻挫・小便不利・水腫・瘡瘍腫毒・瘙痒	活血
黄耆（キバナオオギ）	甘・微温	脾・肺	補気昇陽・益衛固表・托毒生肌・利水退腫	脾肺気虚・中気下陥・表虚自汗・慢性潰瘍・浮腫・尿量減少	補気
	沙苑子は黄耆の種。補腎固精・養肝明目				
黄精（ナルコユリ）	甘・平	肺・脾・腎	潤肺滋陰・補脾益気・補腎益精	肺虚の燥熱咳嗽・腎虚の腰膝酸軟・眩暈・気陰両虚の疲労・食欲不振	滋陰
王不留行（ナデシコ科）	辛・甘・平	肝・胃	活血・通乳	生理不順・生理痛・乳癰腫痛・乳汁不通	活血
薤白（らっきょう）	辛・苦・温	肺・胃・大腸	通陽散結・行気導滞	陰寒胸痺・脘腹冷痛・下痢・胸痺	理気
槐花（エンジュ）	苦・涼	肝・大腸	涼血止血・清肝降火	出血・目赤疼痛・瘡瘍・皮膚病	止血
海金砂（カニクサの胞子）	甘・寒	膀胱・小腸	利水消沖通淋	各種の小便不利・水腫	利水滲湿
海蛤殻（ハマグリの殻）	苦・鹹・寒	肺・胃・肝	清肺化痰・軟堅散結・利水消腫	肺熱咳嗽・黄痰・喘息・胸膈疼痛・瘰癧・癭瘤	化痰
艾葉（ヨモギ・モグサ）	辛・苦・温	肝・脾・腎	温経止血・散寒止痛	虚寒性出血・月経過多・下焦虚寒の腹痛・生理痛	止血
海馬（タツノオトシゴ）	甘・鹹・温	肝・腎	補腎壮陽・温肺止喘・活血散結・消腫止痛	腰痛膝酸・陽萎・虚寒咳喘・尿漏れ・腫塊	補陽
海浮石（カルイシ）	鹹・寒	肺	清肺化痰・軟堅散結・消石通淋	肺熱咳嗽・黄痰・瘰癧・癭瘤・血尿・尿路系結石	化痰
瓦楞子（赤貝の殻）	鹹・平	肺・胃・肝	化痰軟堅散結・平肝和胃・制酸止痛	熱咳・胸やけ・腫塊・肝胃不和や気滞血瘀による胃痛	化痰
夏枯草（ウツボグサ）	苦・辛・寒	心・胃・小腸・肝・胆	清熱除煩・清肝散結・利尿	肝火上炎の目赤腫痛・頭痛・眩暈・痰火鬱結の瘰癧・癭瘤	清熱瀉火
何首烏（ツルドクダミ）	苦・甘・渋・微温	肝・腎	補益精血・截瘧・解毒・潤腸通便	精血虚損の眩暈・白髪・腸燥便秘・瘧疾（マラリア）・癰疽・瘰癧	補血
莪朮	辛・苦・温	肝・脾	破血祛瘀・行気止痛	気滞血瘀の生理痛・腫塊・脘腹部の疼痛	活血
	莪朮は鬱金や姜黄とともにショウガ科多年生宿根植物に属す。鬱金は心経に入り・治血を主とする。姜黄は脾経にも入り，気血の両方に効く。莪朮は肝経に入り・気中の血を兼治する。				

花椒（山椒）	辛・温(熱)・小毒	脾・胃・腎・肺	温中散寒・燥湿除痺・温経止痛・殺虫	脾胃寒証の疼痛・嘔吐・下痢・リウマチ・生理痛・寄生虫による腹痛・四肢疼痛・麻痺	温裏
藿香（パチュリ）	辛・微温	脾・胃・肺	芳香解暑・化湿・止嘔	湿阻中焦の脘腹脹満・食欲不振・嘔吐・暑湿や湿温の発熱・頭痛	芳香化湿
葛根	辛・甘・涼	脾・胃	発表解肌・昇陽透疹・解熱生津	頭痛・頸項疼痛。風疹・麻疹の熱・口渇	辛涼解表
火麻仁（アサ・大麻仁・麻子仁）	甘・淡・平	脾・胃・大腸	補虚滋養・潤腸通便	津液不足・血虚便秘	潤下
荷葉（蓮の葉）	苦・淡・平	肝・脾・胃	清熱解暑・昇発清陽・止血利尿	暑邪頭痛・胸悶・口渇・下痢・水腫・小便不利・各種出血・熱射病	清熱瀉火
栝楼（カラスウリ）	甘・寒	肺・胃・大腸	〈皮〉清肺化痰・利気寛胸〈仁〉潤肺化痰・滑腸通便	肺熱咳嗽・痰多（出にくい）胸痺・胸膈痞満・大便不調・便秘・咳・粘稠の黄痰	化痰
乾姜	大辛・大熱	心・肺・脾胃・腎	回陽通脈・温肺化痰・温中祛寒	心腹冷痛・吐瀉・四肢厥冷・脈微欲絶・肺寒の咳	温裏
甘草（ウラルカンゾウ）	甘・平	心・脾・肺・胃	補脾益気・潤肺止咳・緩急止痛・緩和薬性・清熱解毒	脾胃虚弱の疲労・食欲不振・泥状便・肺虚咳嗽・息切れ・瘡瘍腫毒・脘腹部疼痛・四肢疼痛	補気
桔梗	苦・辛・平	肺	開宣肺気・祛痰排膿	咳嗽・痰が多い・咽喉疼痛・胸膈痞満・肺癰	化痰
菊花	辛・甘・微苦・微寒	肝・肺	疏風清熱・清肝明目・清熱解毒	風熱カゼ・温病の目赤腫痛・頭痛・眩暈	辛涼解表
桑寄生（ヤドリギ）	苦・平	肝・腎	祛風除湿・補肝強腎・養血安胎	風湿痺痛・腰膝酸軟・流産	祛風湿
枳実・枳殻（だいだい）	辛・苦・温	肝・胆・脾・胃	破気化痰消積	脘腹脇脹痛・便秘・下痢・痰咳・呼吸困難	理気
橘皮（陳皮・みかんの皮）	辛・苦・温	脾・肺	理気調中・健脾燥湿化痰	脾胃気滞・湿阻中焦による胸悶・脘腹脹痛・げっぷ・吐き気・嘔吐・食欲不振・大便不調	理気
	みかんの種：苦・平・肝。行気散結止痛。乳房の疼痛・睾丸の疼痛・腸のヘルニア。 みかんの白筋：苦・平・肝・肺。宣通経絡・行気化痰。咳嗽・胸痛。 みかんの葉：辛・苦・平・肝。疏肝行気・消腫散結。乳房の疼痛・腫塊・脇痛。				

〈付録1〉食材と中薬の効能一覧

亀板（亀の甲）	甘・鹹・寒	肝・腎・心	滋陰潜陽・益腎健骨・養血補心	陰虚陽亢・熱病傷陰の眩暈・痺れ・微熱・腎虚の腰膝酸軟・心悸・不眠・健忘	滋陰
韮子（にらの種子）	辛・甘・温	肝・腎	壮陽補腎・固精止帯	足腰および脘腹の冷痛・帯下・勃起不全・頻尿・遺尿	温裏
杏仁（あんずの種）	苦・微温	肺・大腸	止咳平喘・潤腸通便	咳嗽・喘息・腸燥便秘	止咳平喘
姜黄（ターメリック）	辛・苦・温	肝・脾	破血祛瘀・行気止痛	気滞血瘀の胸脇腹部疼痛・生理不順・生理痛・無月経・五十肩・リウマチ・外傷損傷・癰腫疼痛	活血
魚腥草（ドクダミ・十薬）	辛・苦・微寒	肺・胃・大腸・肝	清熱解毒・排膿・清熱利尿	肺癰の咳・咳血・痰・瘡瘍腫毒・排尿時の灼熱感・排尿痛・下痢	清熱解毒
玉竹（アマドコロ）	甘・微寒	肺・胃	滋陰潤肺・生津養胃	肺胃陰傷の燥熱咳嗽・口乾・食欲不振	滋陰
玉米鬚（とうもろこしのひげ）	甘・平	肝・腎・膀胱・心・小腸	清熱解毒・利水消腫・排膿・退黄疸	水腫脹満・腹水・脚気・熱毒瘡瘍・黄疸・小便不利	利水滲湿
金銀花（スイカズラ）	甘・寒	肺・胃・大腸	清熱解毒・疏散風熱	痢疾・癰腫瘡毒・あせも・発熱・口渇・咽喉腫痛	清熱
金銭草（カキドウシ）	甘・淡・平	肝・胆・膀胱・腎	利水通淋・除湿退黄・解毒消腫・排石止痛	泌尿器の結石・黄疸・瘡瘍腫毒・蛇毒の中毒	利水滲湿
銀杏（ぎんなん）	甘・苦・渋・平・(小毒)	肺・腎	斂肺定喘・収斂止帯	慢性咳喘・帯下・遺精・頻尿・血便	止咳平喘
藕節	甘・渋・平	肝・肺・胃	収斂止血・化瘀	各種出血	止血
枸杞子	甘・平	肝・腎・肺	滋補肝腎・養肝明目・潤肺止咳	肝腎精血虧損の足腰無力・眩暈・耳鳴・視力低下・咳嗽・喘息	滋陰
黒砂糖	甘・温	肝・脾・胃	温中補虚・緩急止痛・活血化瘀	虚寒腹痛・生理不順・産後腹痛	温裏
桂花（キンモクセイ）	辛・甘・温	心・脾・肝・胃	温中散寒・理気止痛・化痰止咳・芳香除臭	脘腹冷痛・痰多・咳嗽・喘息・口臭・風湿痺痛	温裏
桂枝	辛・甘・温	心・肺・膀胱・脾・肝・腎	発汗解表・温経通陽	外患風寒の表虚証・風寒湿痺・痰飲証・胸痺・心悸・無月経・生理痛	辛温解表
鶏内金（鶏の砂袋内膜）	甘・平	脾・小腸・胃・膀胱	健脾消積・固精止遺・化結消石	食積・結石・遺尿・遺精・嘔吐・腹脹	消食

芡実（オニバスの実）	甘・渋・平	脾・腎	補脾祛湿・益腎固精	慢性下痢・遺精・滑精・頻尿・帯下	収渋
決明子（エビスグサ・ハブ草）	甘・苦・微寒	肝・大腸	清肝明目・潤腸通便	肝熱の眩暈・頭痛・目赤・便秘	平肝熄風
月季花	甘・温	肝	活血調経・消腫解毒・疏肝解鬱	肝気鬱滞の生理不順・脹痛・瘰癧	活血
紅花（キク科・ベニバナ）	辛・甘・温	心・肝	活血祛瘀・温経止痛	血瘀の生理不順・生理痛・産後の腹痛・出血・捻挫・熱性発斑	活血
	蔵紅花：サフラン。イチハツ科。甘・寒・心・肝経。涼血祛瘀の作用もある。熱病に効く。				
合歓花（ネムの花）	甘・平	心・肝・肺	安神解鬱・活血消腫・止痛生肌	虚煩不安・うつ・健忘不眠・胸痛・膿性痰	安神
蛤蚧（オオヤモリ）	鹹・平（温）	肺・腎	補肺益腎・納気定喘・助陽益精	肺虚咳喘・腎虚喘息・陽萎	補陽
香薷（ナギナタコウジュ）	辛・微温	肺・脾・胃	発汗解表・和中化湿・利水消腫	夏カゼ・暑湿悪寒・頭痛・胸悶・嘔吐・下痢・水腫・小便不利・無汗	辛温解表
高良姜	辛・熱	脾・胃	温中散寒・行気止痛	脾胃寒証の疼痛・嘔吐・泄瀉・腹脹	温裏
五加皮	辛・苦・温	肝・腎	祛風除湿・補肝益腎・強筋健骨・利水	風湿痺痛・四肢痙攣・腰膝酸軟・水腫	祛風湿
穀芽	甘・平	脾・胃・肝	消食和中・健脾開胃・断乳	消化不良・腹脹・回乳	消食
黒芝麻（黒ごま）	甘・平	肝・腎	滋補肝腎・養血益精・潤燥滑腸	肝腎不足・精血虧損の白髪・眩暈・空咳・便秘	滋陰
黒豆	甘・平	脾・腎	滋陰補血・祛風・利水・活血解毒	眩暈・耳鳴・水腫・生理不順・リウマチ・湿疹・水虫・吹き出物・薬物中毒	利水滲湿
谷精草（オオホシクサ）	甘・平	肝・胃	疏散風熱・清肝明目	肝火上炎の目赤腫痛・かすみ目・発熱・頭痛	清熱瀉火
胡桃（くるみ）	甘・温（熱）	腎・肺・大腸	補腎助陽・温肺定喘・潤腸通便	腎虚腰痛膝酸・冷え・虚寒咳喘・腸燥便秘	補陽
琥珀	甘・平	心・肝・膀胱・肺・脾・小腸	定驚安神・活血散瘀・利尿通淋	驚風・癲癇・心悸・不眠・多夢・瘀血による無月経・癥瘕疼痛・小便不利	安神
牛蒡子	辛・苦・寒	肺・胃	疏散風熱・利咽消腫・透疹解毒	外患風熱・咳・咽痛・麻疹・風疹・吹き出物	辛涼解表
五味子	酸・温	肺・腎・心	斂肺滋腎・生津斂汗・渋精止瀉・寧心安神	久咳虚喘・津傷口渇・自汗盗汗・遺精・滑精・久瀉不止・心悸・不眠・多夢	収渋

〈付録1〉食材と中薬の効能一覧

葫芦(ユウガオ)	甘・淡・平	肺・心・小腸	利水消腫	水腫・腹水・黄疸・尿少	利水滲湿
	苦葫芦：真中が細い。苦・寒。利水消腫の作用が強い。				
酒	辛・甘・苦・温	心・肝・肺・胃	行気活血・散寒止痛	風寒痺痛・筋脈痙攣・心腹冷痛	祛風湿
蚕沙(蚕砂・カイコのフン)	甘・辛・温	肝・脾・胃	祛風除湿・和胃化濁	風湿痺痛・半身不随。湿疹瘙痒。こむら返り	去風湿
山楂子	酸・甘・苦・温	脾・胃・肝	消食化積健胃・活血化瘀	肉の過食によるもたれ・腹痛・下痢・生理痛・産後出血・肥満・胸痛・嘔吐	消食
三七(田七・田七人参)	甘・微苦・温	肝・胃	化瘀止血・活血定痛	瘀血性出血・外傷の出血・捻挫・怪我の腫痛	止血
	栽培3年以上のものがよい。立秋前後10日以内・種ができる前のもののほうが質がよい。				
山茱萸	酸・微温	肝・腎	補益肝腎・収澁固涩収斂止血	肝腎虚損の眩暈・陽萎・遺精・滑精・小便失禁・虚汗不止・不正出血	収渋
酸棗仁(サネブトナツメ)	甘・酸・平	心・肝・胆・脾	養心益肝・安神・斂汗	心悸・不眠・多夢・自汗・盗汗	安神
山薬(山いも・長いも)	甘・平	脾・肺・腎	補益脾肺・養陰固精	脾虚気弱の食少・泥状便・肺虚喘咳・腎虚遺精・頻尿・帯下	補気
紫河車(胎盤)	甘・鹹・温	肺・肝・腎	補腎益精・養血益気	腎陽不足・精血衰少・気血虚損・肺腎両虚の喘咳	補陽
地骨皮(クコの根皮)	甘・淡・寒	肺・腎・肝	清肺降火・涼血退蒸	空咳・喘息・虚火歯痛・消渇・潮熱・温病後期の微熱・熱性出血	清虚熱
紫蘇(大葉)	辛・温	肺・脾	発表散寒・行気寛中・魚介類中毒の解毒	風寒カゼ・咳・脾胃気滞・胸悶・嘔吐・魚やカニの中毒	辛温解表
紫草(シコン・ムラサキ)	甘・鹹・寒	心・肝	涼血止血・解毒透疹	温熱病の斑疹・麻疹・湿疹・瘡瘍腫毒	清熱涼血
柿蒂(柿のへた)	苦・渋・平	胃・肺	降気止嘔鎮咳	嘔吐・げっぷ・咳・喘息	理気
芍薬	苦・酸・微寒	肝・脾	養血滋陰・柔肝止痛・平肝抑陽	生理不順・生理痛・無月経・盗汗・肝鬱の脇肋脘腹痛・四肢疼痛・肝陽上亢頭痛・眩暈・顔色不華・不眠	補血
沙参(ハマボウフウ)	甘・微苦・微寒	肺・胃	養陰清肺・益胃生津	燥咳痰粘・労嗽喀血・胃陰不足の咽喉乾燥・食欲不振	滋陰

砂仁（縮砂）	辛・温	脾・胃・腎	化湿行気・温中止瀉・安胎	湿阻中焦の脘腹脹満・食欲不振・脾虚下痢・妊娠悪阻・胎動不安	芳香化湿
車前子（オオバコ）	甘・淡・寒	腎・肝・肺・小腸	利水通淋・止瀉・清肝明目・化痰止咳	小便不利・水腫・淋病・暑湿泄瀉・目赤・視力低下・肺熱咳嗽・痰多	利水滲湿
熟地黄	甘・微温	肝・腎・心	養血滋陰・補精益髄	血虚・腎陰虚の眩暈・足腰酸痛・耳鳴・盗汗・動悸	補血
小茴香（フェンネル）	辛・温	肝・脾・胃・腎	温腎散寒・理気止痛・和胃止嘔	脘腹冷痛・嘔吐・食少・下痢・腸のヘルニア・リウマチ・腰痛・生理痛	温裏
生姜	辛・微温	肺・脾	発汗解表・温胃止嘔・温肺止咳・魚介類中毒の解毒	風寒カゼ・咳・胃寒嘔吐・中毒（魚・カニ・半夏・天南星）	辛温解表
小薊（アザミ）	甘・苦・涼	肝・心	涼血止血・解毒消腫	血熱証による出血証・熱毒癰瘡・黄疸・子宮筋腫	止血
菖蒲	辛・苦・温	心・胃・脾	化湿健胃・開竅寧神	意識不明・健忘・痴呆・耳鳴・難聴・癲癇・胸腹脹満・疼痛・食欲不振・嘔吐・舌苔厚膩	芳香化湿・開竅
女貞子（トウネズミモチの果実）	甘・苦・涼	肝・腎	滋補肝腎・烏髪明目	肝腎陰虚の眩暈・腰膝酸軟・白髪・微熱・視力低下・耳鳴・目のかすみ	滋陰
地竜（蚯蚓・ミミズ）	鹹・寒	肝・脾・膀胱	清熱熄風・平喘・通絡・利尿	壮熱・抽搐・痙攣・痰多・喘息・熱痺・膀胱湿熱	平肝熄風
神麹	辛・甘・温	脾・胃	消食健胃	食積不化・下痢・腹脹・げっぷ・嘔吐	消食
酢	酸・苦・温	肝・胃	活血散瘀・消食化積・消腫軟堅・解毒殺虫・療瘡	食欲不振・咽喉腫痛・出血・寄生虫	活血
青果（カンラン）	甘・酸・平	肺・胃	清熱解毒・利咽消腫・生津	咽頭痛・咳・口渇	清熱解毒
青蒿（カワラニンジン）	苦・辛・寒	肝・胆・腎	清虚熱・解骨蒸・解暑・截瘧	瘧疾（マラリア）の寒熱・温病後期の微熱・陰虚の夜熱朝涼・暑熱カゼ	清虚熱
青皮（未熟なみかんの皮）	辛・苦・温	肝・胆・脾・胃	疏肝破気・消積化滞	脘腹脇脹痛・うつ・イライラ・吐き気・嘔吐・食欲不振・大便不調	理気
西洋参	苦・微甘・寒	心・肺・腎	補気養陰・清火生津	陰虚火旺・喘咳痰血・気陰両傷の煩倦・口渇・津液不足の口渇	補気

〈付録1〉 食材と中薬の効能一覧

赤小豆(あずき)	甘・酸・平	心・小腸	利水除湿・解毒排膿	水腫・腹水・熱毒瘡瘍	利水滲湿
石榴皮	酸・渋・温	肝・胃・大腸	渋腸止瀉・殺虫	慢性下痢・腸の寄生虫・脱肛	収渋
石斛（ラン科）	甘・微寒	胃・腎・肺	養胃生津・滋陰除熱	陰虚津少の口渇・虚熱不退・視力低下・足腰のだるさ	滋陰
石決明（アワビの殻）	鹹・寒	肝・腎	平肝潜陽・清肝明目	陰虚陽亢の眩暈・頭痛・目赤腫痛・視力低下	平肝熄風
全蠍（サソリ）	甘・辛（有毒）・平	肝	熄風止痙・解毒散結・通絡止痛	癲癇・抽搐・痙攣・瘡瘍腫毒・瘰癧・難治性頭痛・リウマチ	平肝熄風
川芎(コウホネ・マルバトウキ)	辛・苦・温	肝・胆・心包	活血行気・祛風止痛	気滞血瘀の眩暈・生理不順・生理痛・無月経・難産・産後腹痛・胸脇腹部の疼痛・頭痛・リウマチ	活血
旋覆花(キク科・オグルマ)	苦・辛・鹹・微温	肺・脾・胃・大腸	消痰行水・降気止嘔	痰多・咳嗽・喘息・胸膈痞満・げっぷ・しゃっくり	化痰
草果	辛・温	脾・胃	温中燥湿・除痰截瘧	痰多・胸悶・脘腹脹満・食欲不振・嘔吐	芳香化湿
桑枝	苦・平	肝	祛風通絡・利水消腫	風湿痺痛・四肢痙攣・浮腫	祛風湿
桑椹(クワの実)	甘・寒	心・肝・腎	滋陰補血・生津潤燥	陰血虚損の眩暈・耳鳴・不眠・白髪・便秘・津傷口渇・消渇	滋陰
草豆蔲	辛・温	脾・胃	燥湿健脾・温中止嘔	湿阻中焦の脘腹脹満・食欲不振・嘔吐・胃痛	芳香化湿
葱白（ねぎ）	辛・温	肺・胃	発汗解表・散寒通陽・解毒散結	風寒カゼ・陰寒腹痛・瘡瘍腫毒	辛温解表
桑葉	苦・甘・寒	肺・肝	疎風清熱・清肝明目	カゼの熱・頭痛・眩暈・咳嗽・咽痛・目赤・肝陰不足の目のかすみ	辛涼解表
側柏葉	甘・渋・寒	肺・肝・大腸	涼血止血・祛痰止咳	各種熱性出血・咳嗽・痰多	止血
蘇子（チリメンジソの種）	辛・温	肺・大腸	止咳平喘・潤腸通便	痰多気逆・咳嗽・気喘・腸燥便秘	止咳平喘
大茴香（八角）	辛・温	肝・脾・胃・腎	温腎散寒・理気止痛・和胃止嘔	脘腹冷痛・嘔吐・食少・下痢・腸のヘルニア・腎虚腰痛	温裏
大薊	甘・苦・涼	心・肝	涼血止血・散瘀消癰	熱性出血・瘡瘍腫毒	止血

太子参（ワダソウ）	甘・微苦・平	脾・肺	補気生津	脾虚気弱・泥状便・疲労・心悸・自汗・肺虚咳嗽・口渇	補気
玳瑁（ウミガメ）	甘・鹹・寒	心・肝	平肝定驚・清熱解毒	高熱の煩躁・意識不明・痙攣・発疹・瘡瘍	平肝熄風
大棗（ナツメ）	甘・温	脾・胃	補中益気・養血安神・緩和薬性	脾胃虚弱・心血不足の顔色萎黄・臓躁・貧血・不眠	補気
大腹皮（ビンロウジュ）	辛・微温	脾・胃・大腸・小腸	行気寛中・利水消腫・止痛	脘腹脹痛・大便不爽・水腫・水虫	理気
丹参	苦・微寒	心・心包・肝	活血祛瘀・涼血消癰・養血安神	血熱の心腹疼痛・生理不順・生理痛・癥瘕積聚・肢体疼痛・癰腫疼痛・高熱による意識混乱・小児麻疹	活血
淡竹葉	甘・淡・寒	肝・胆・心・胃・小腸	清熱瀉火・除煩・利尿	口内炎・排尿時の灼熱感・排尿痛・熱病の煩熱・口渇	清熱瀉火
淡豆豉	辛・甘・微苦・涼	肺・胃	解表・除煩・調中	風熱カゼ・熱病の胸中煩悶・不眠・食欲不振・胃脘脹満	辛涼解表
竹茹	甘・微寒	肺・胃・胆	清熱化痰・除煩止嘔・涼血安胎	肺熱咳嗽・黄色痰・煩躁・不眠・胃熱嘔吐・妊娠嘔吐	化痰
竹葉	甘・淡・寒	心・肺・胃・小腸	清熱除煩・生津利尿	熱病の煩熱・口渇・口内炎・排尿時の灼熱感・排尿痛	清熱瀉火
茶葉	苦・甘・涼	心・肺・胃	清熱降火・明目・生津止渇・消食・利尿消腫・解毒・止利	頭痛・眩暈・煩渇・消化不良・小便不利・水腫・下痢・肥満	清熱
地楡	苦・酸・微寒	肝・胃・大腸・肺	涼血止血・解毒斂瘡	熱性出血・血便・痔・火傷・湿疹・瘡瘍腫毒	止血
丁香（丁字・丁子・クローブ）	辛・温	脾・胃・腎・肺	温中降逆・温腎助陽・散寒止痛	脘腹疼痛・嘔吐・陽萎・生理痛・冷えの胃痛	温裏
釣藤鈎	甘・微寒	肝・心包	熄風止痙・清熱平肝	癲癇・抽搐・肝熱の眩暈・頭痛・高熱	平肝熄風
珍珠（真珠）	甘・鹹・寒	心・肝	鎮心定驚・清肝除翳・収斂生肌・解毒	心悸・癲癇・驚風・目赤腫痛・角膜混濁・慢性潰瘍・疼痛	平肝熄風
通草（カミヤツデの茎）	甘・淡・微寒	肺・胃	清熱利水・通気下乳	小便不利・尿短赤・疼痛・乳汁不通	利水滲湿
天花粉（シナカラスウリ）	苦・微甘・微寒	肺・胃	清熱生津止渇・消腫排膿・潤肺止咳	消渇・肺熱咳嗽・喀血・瘡瘍腫毒・熱病口渇	清熱瀉火

〈付録1〉 食材と中薬の効能一覧

甜杏仁	甘・平	肺・大腸	潤肺祛痰・止咳平喘・潤腸通便	虚労咳嗽・喘息・咽喉乾燥・血便・痔・便秘	止咳平喘
天麻（オニヤガラ）	甘・微寒	肝・心包	熄風止痙・清熱平肝	肝熱の癲癇・抽搐・陰虚陽亢の眩暈・頭痛・痺れ	平肝熄風
冬瓜子（とうがんの種）	甘・涼	肺・大腸・小腸	清肺化痰・消癰排膿・利湿	痰熱咳嗽・胸膈痞満・肺癰・腸癰・淋病・帯下	化痰
当帰（ミヤマトウキ・セリ科）	甘・辛・温	肝・心・脾	補血調経・活血止痛・潤腸通便	血虚の眩暈・心悸・生理不順・生理痛・無月経・虚寒腹痛・瘀血疼痛・打撲・リウマチ・知覚麻痺・癰疽瘡瘍・血虚便秘	補血
党参（ヒカゲノツルニンジン）	甘・平	脾・肺	補中益気・生津養血・補益肺気	便溏・疲労・咳嗽・喘息・口渇・無気力・心悸・眩暈・顔色萎黄	補気
灯心草（イグサ科）	甘・淡・微寒	肺・心・小腸	利水通淋・清心除煩	小便不利・尿痛・口内臭・不眠・子供の夜泣き	利水滲湿
刀豆（なた豆）	甘・温	肺・脾・胃・腎	温中下気・降気止嘔・益腎補元	虚寒嘔吐・げっぷ・腹脹・腎虚腰痛	理気
冬虫夏草(虫草)	甘・温（平）	肺・腎	補肺益腎・壮陽益精・止咳化痰・止血化痰	慢性咳・痰血・腰膝酸痛・腎虚陽萎遺精	補陽
桃仁	苦・甘・平	心・肝・肺・大腸	活血行瘀・潤燥滑腸・止咳平喘	血瘀の生理不順・生理痛・無月経・産後腹痛・出血・外傷瘀血・肺癰・腸癰・便秘	活血
菟絲子（ヒルガオ科マメダオシ）	辛・甘・平(温)	肝・腎・脾	補陽益陰・固精安胎・縮尿止瀉・養肝明目	腎陽不足の腰膝酸痛・冷え・陽萎遺精・頻尿・脾虚下痢・視力低下・不妊	補陽
杜仲	甘・温	肝・腎	温補肝腎・強壮筋骨・安胎	肝腎不足の冷え・陽萎遺精・頻尿・腰膝酸痛・眩暈・難聴・妊娠中の不正出血	補陽
独活（うど）	辛・苦・微温	肝・腎・膀胱	祛風除湿止痛	風寒湿痺（特に下半身）・少陰頭痛・皮膚湿痒	祛風湿
茄子根	甘・辛・涼	脾・胃・腎	清熱祛風・消腫利尿・散瘀止痛	血熱出血・水腫・黄疸・関節疼痛	止血
肉桂	辛・甘・大熱	腎・脾・肝・心	補火助陽・温暖脾胃・温通経脈・祛寒止痛	腎脾陽虚の冷え・腹痛・陰疽・リウマチ	温裏
肉蓯蓉（淡大雲・ホンオニク）	甘・鹹・温	腎・大腸	補腎助陽・潤腸通便・益精養血	腎陽不足・精血衰少の冷え・耳鳴・陽萎遺精・不妊・頻尿・腰膝酸痛・便秘	補陽

肉豆蔻（肉果・ニクズク・ナツメグ）	辛・温	脾・胃・大腸	温中行気・渋腸止瀉	慢性下痢・虚寒気滞の食欲不振・脘腹部脹痛・嘔吐・慢性下痢・脱肛	収渋
人参（吉林人参）	甘・微苦・微温	脾・肺	大補元気・補脾益肺・生津止渇・安神増智	気虚欲脱・大出血・吐瀉・脾気不足・肺気不足・津液不足の口渇・消渇・心神不安・不眠多夢・心悸・健忘	補気
敗醤草（オミナエシ）	辛・苦・微寒	胃・大腸・肝	清熱解毒・消疽排膿・祛瘀止痛	瘡瘍腫毒・虫垂炎・瘀血の胸腹疼痛	清熱解毒
貝母（アミガサユリ）	苦・甘・微寒	肺・心	化痰止咳・清熱散結	肺虚久咳・痰少・黄色痰・咽喉乾燥・瘰癧・瘡瘍腫毒・肺癰・乳癰	化痰
佩蘭（フジバカマ）	辛・平	脾・胃・肺	芳香化湿・解暑	湿阻中焦の脘腹脹満・食欲不振・嘔吐・暑湿・湿温のカゼ	芳香化湿
麦芽（大麦の芽）	甘・平	脾・胃・肝	消食和中・回乳・疏肝理気	穀類の食積不化・乳汁不通・乳房脹痛・断乳	消食
白芥子	辛・温	肺	温肺祛寒・利気散結・通絡止痛	寒性の咳嗽・喘息・薄い痰・胸満脇痛・関節疼痛・麻痺・陰疽腫痛・瘰癧・痰核	化痰
白芝麻（白ごま）	甘・寒	肺・脾・大腸	清熱潤燥滑腸	皮膚乾燥・便秘	滋陰
麦門冬（ジャノヒゲ）	甘・微苦・微寒	肺・心・胃	養陰潤肺・益胃生津・清心除煩	燥咳痰粘・労嗽喀血・胃陰不足の咽喉乾燥・心煩不眠・腸燥便秘	滋陰
馬歯莧（スベリヒユ）	酸・寒	大腸・肝・脾	清熱解毒・涼血止血・消腫・利尿	痢疾・血尿・排尿痛・血便・熱毒腫瘡	清熱
薄荷（ミント）	辛・涼	肝・肺	疏散風熱・清利頭目・宣毒透疹・疏肝解郁	風熱カゼ・頭痛・目赤・麻疹・ため息・胸脇脹満	辛涼解表
板藍根（タイセイ）	苦・寒	心・胃・肺	清熱解毒・涼血・利咽	各種瘡瘍腫毒・咽痛・熱性斑疹・温熱病の発熱	清熱解毒
番瀉葉（センナ）	甘・苦・寒	大腸	瀉下導滞	実熱便秘・腹水・浮腫	攻下
胖大海（バクダイ）	甘・寒	肺・胃・大腸	清宣肺気・清腸通便	痰熱咳・頭痛・目赤・声嗄れ・便秘・咽頭腫脹	化痰
華菝（コショウ科）	辛・熱	胃・大腸	温中散寒・行気止痛・食欲増進	寒証疼痛・嘔吐・泄瀉・食欲増進	温裏
百合（百合根）	甘・微苦・微寒	肺・心	潤肺止咳・清心安神	肺虚咳嗽・喀血・心悸・不眠・多夢・少痰	滋陰
白花蛇（ヘビ）	甘・鹹（有毒）・温	肝	祛風通絡・活血・定驚	風湿痺痛・四肢痙攣・半身不随・痺れ・皮膚病・瘙痒・破傷風	祛風湿

〈付録1〉食材と中薬の効能一覧

生薬	性味	帰経	効能	主治	分類
白僵蚕（僵蚕・カイコ）	鹹・辛・平	肝・肺・胃	熄風止痙・祛風止痛・解毒散結	壮熱・抽搐・痙攣・顔面神経麻痺・頭痛・目赤・咽喉腫痛・歯痛・瘰癧・痰核・瘡瘍・腫毒	平肝熄風
白豆蔲	辛・温	肺・脾・胃	化湿行気・温中止嘔	湿阻中焦の脘腹脹満・食欲不振・嘔吐	芳香化湿
白茅根（チガヤ）	甘・寒	肺・胃・膀胱	涼血止血・清熱利尿・清肺胃熱	熱性出血・血尿・熱淋・水腫・小便不利・黄疸・咳	止血
茯苓（サルノコシカケ）	甘・淡・平	心・脾・腎・肺	利水滲湿・健脾・安神	小便不利・水腫・停飲脾虚・心悸・不眠・健忘	利水滲湿
浮小麦（未成熟の小麦）	甘・涼	心	益気・除熱・止汗	自汗・盗汗・骨蒸労熱	収渋
仏手	辛・苦・温	肝・脾・胃・肺	疏肝理気・和中化痰	胸脇脹痛・胃痛・嘔吐・咳嗽・痰多	理気
鼈甲（スッポンの甲）	鹹・寒	肝・腎	滋陰潜陽・軟堅散結	熱病傷陰の眩暈・痺れ・微熱・瘧疾・無月経・癥瘕	滋陰
扁豆（いんげん）	甘・平	脾・胃	健脾化湿・消暑和中	脾虚湿盛・暑湿吐瀉・帯下	補気
蟒蛇	甘・温	肝・脾・心	祛風・殺虫	リウマチ・麻痺・皮膚病	祛風湿
蜂蜜	甘・平	脾・肺・大腸	補中緩急・潤肺止咳・潤腸通便・解毒	脾胃虚弱の疲労・肺虚咳嗽・空咳・息切れ・胃痛・便秘・烏頭の中毒	補気
蒲公英（タンポポ）	苦・甘・寒	肝・胃	清熱解毒・消癰散結・利湿通淋	熱毒腫瘡・黄疸・排尿痛・血尿	清熱
牡丹皮	苦・辛・微寒	肝・心・腎	清熱涼血・祛瘀止痛	温熱病の微熱・斑疹・出血・生理痛・無月経・怪我の瘀血疼痛・瘡瘍腫毒	清熱涼血
玫瑰花（ハマナス）	甘・微苦・温	肝・脾	行気解鬱・活血散瘀	肝胃不和の脇痛脹満・胃もたれ・生理不順・外傷疼痛・心痛	理気
茉莉花（ジャスミン）	苦・甘・辛・温	肝	理気和中・疏肝解鬱	抑うつ・脇肋脹痛・下痢・腹痛・胃痛・ため息	理気
木瓜（カリン・ボケの実）	酸・温	肝・脾	舒筋活絡・化湿和胃	風湿痺痛・脚気腫痛・痙攣・湿濁吐瀉・消化不良	祛風湿
木香	辛・苦・温	脾・胃・大腸・肺・肝・胆・三焦	行気止痛・健脾消食	脾胃気滞・湿阻中焦の胸悶・脘腹脹満・嘔吐・食欲不振・下痢・肝脾不和の脇痛・黄疸	理気
益智仁（ハナショウガ科）	辛・温	腎・脾	暖腎固精・温脾開胃摂唾	脾腎陽虚の冷え・腹痛・下痢・食欲不振・唾多・遺精・頻尿・帯下	補陽

夜交藤	甘(微苦)・平	心・肝	養心安神・祛風通絡	心血不足の不眠症・多夢・リウマチ・瘡瘍・湿疹	安神
薏苡仁(はと麦)	甘・淡・涼	脾・胃・肺	健脾補肺・清熱排毒・利水滲湿	小便不利・水腫・脚気・下痢・風湿痺痛・四肢痙攣・肺癰・腸癰・黄痰	利水滲湿
荔枝核(ライチの種)	辛・渋・温	肝・胃・腎	理気止痛・袪寒散滞	腸のヘルニア・睾丸腫痛・肝胃不和の脇痛脹満・生理痛・産後腹痛・疝気	理気
莱菔子(大根の種)	辛・甘・平	脾・胃・肺	消食化積・降気化痰	消化不良・脹満・腹痛・腹瀉・咳嗽・喘息・痰多	化痰
羅漢果	甘・涼	肺・脾	清肺止咳・潤腸通便・生津止渇	痰火咳嗽・咽喉腫痛・腸燥便秘・口渇・空咳	止咳平喘
竜眼肉(桂圓)	甘・温	心・脾・肝・腎	補益心脾・養心安神	心脾両虚・気血不足による驚悸・怔忡・不眠・出血・貧血・健忘	補血
竜骨(哺乳動物の化石)	甘・渋・平	心・肝・腎・大腸	鎮静安神・平肝潜陽・収斂固渋・生肌斂瘡	陰虚肝陽の眩暈・頭痛・躁うつ・驚風・癲癇・心悸・不眠・多夢・遺精・帯下・生理不順・多汗・陰嚢湿疹	安神
凌霄花(ノウゼンカズラ)	辛・微寒	肝・心包	活血破瘀・涼血祛風	血瘀閉経・癥瘕・血熱の瘙痒・湿疹・風疹・血便	活血
緑萼梅(梅の花)	酸・渋・平	肝・胃・肺	疏肝解鬱・理気和胃・生津除煩	肝胃不和・梅核気・ため息・げっぷ・暑熱煩渇	理気
緑豆	甘・涼	心・胃	清熱解毒・解暑利水	暑熱煩渇・痢疾・熱淋(排尿時の灼熱痛)・水腫・消渇・各種中毒・瘡瘍腫毒	清熱
蓮子(蓮の実)	甘・渋・平	脾・腎・心	補脾止瀉・益腎固精・養心安神	脾虚久瀉・食欲不振・腎虚遺精・滑精・虚煩・心悸・不眠・不正出血	収斂
芦薈(アロエ)	苦・寒	肝・胃・大腸・心	瀉下・清肝・殺虫	実熱便秘・消化不良・皮膚病・頭痛・急燥・蛔虫	攻下
鹿茸(鹿の角)	甘・鹹・温	肝・腎	補陽益精・強筋壮骨・養血調経・温陽托毒	冷え・陽萎遺精・不妊・頻尿・腰膝酸痛・眩暈・難聴・疲労・小児発育の遅れ・生理不順・慢性瘡瘍	補陽
芦根	甘・寒	肺・胃	清熱生津・止嘔・除煩	熱病の口渇・嘔吐・咳・身熱・不安	清熱瀉火

＊「穀類」〜「その他」の名称の（　）内は別名または中薬名を表す。
＊「中薬」の名称の（　）内は別名または一般名を表す。

〈付録1〉食材と中薬の効能一覧

〈付録2〉症状から選ぶ食材と中薬

主な症状		兼症	選択
カゼ	風寒カゼ(発熱・無汗・鼻水・鼻づまり・頭痛)	胸が苦しい・吐き気・咳嗽	生姜・紫蘇
		食欲不振・腹痛・下痢	ねぎ・香菜
		体の痛み・肩こり	桂枝
	寒湿カゼ	寒け・食欲不振・腹痛・下痢	香薷・藿香
	風熱カゼ(軽い悪風寒・発熱・くしゃみ)	眩暈・頭痛・目赤・目の痒み	薄荷・菊花
		のどの痛み・のどの渇き	葛根
		軽い咳嗽	桑葉
		うつ状態・不眠	淡豆豉
咳嗽・喘息	痰が希薄・白痰	胸が苦しい・胸痛・便秘	杏仁・蘇子
		痰多・胸が苦しい・のどの痛み	桔梗
	痰が濃い・白痰	胸の冷痛・胸が苦しい・腹痛	からし菜
		痰多・慢性の癧腫瘡毒	桔梗
		痰多・腹部脹満・大便不爽	萊菔子
	痰が黄色	高熱・汗・のどの渇きと腫痛	すいか・へちま・竹葉
		胸痞・食欲不振・嘔吐・便秘	トマト・白菜・芦根・栝楼
		胸痛・喀血	荷葉・生地黄
	痰が緑色で臭い	胸が苦しい・胸痛・肺癰	冬瓜仁・栝楼
	痰の塊	リンパや頸部の腫れ・疼痛	里いも・海藻・クラゲ・海蛤殻
		梅核気	瓦楞子・川貝母
	無痰・のどの渇き	咳嗽の声が高い・嘔吐	びわ・枇杷葉・柿
		胸痛・のどの痛み・声嗄れ	梨・羅漢果・馬蹄・胖大海・生甘草
		胸痛・煩躁・不眠	竹筎
		胸膈脹満・便秘	たけのこ
	空咳	のどの渇き・喀血・盗汗	白きくらげ・黒ごま・沙参・麦門冬・玉竹
		不眠・不安・便秘	百合根・牛乳
		自汗・息切れ	もち米・黄耆・吉林人参・蜂蜜
		慢性咳嗽・喀血	ぎんなん・豚の肺・烏梅・黄精

主な症状		兼症	選択
不眠	心悸・不安	寝つきが悪い・多夢・健忘	牡蛎・柏子仁・酸棗仁
	緊張・躁うつ	自汗・盗汗	夜交藤・合歓花（皮）
	頭痛・眩暈・耳鳴	目赤・多夢・健忘・遺精・盗汗	カキ・アワビ・ホタテ貝・決明子・珍珠母
		顔色蒼白・萎黄・健忘・生理不順	にんじん・ほうれん草・ぶどう・竜眼肉
異常発汗	自汗	疲労・無気力・産後の汗	黄耆・浮小麦
		慢性咳嗽・心悸・頻尿	五味子
	盗汗	のぼせ・ほてり・不眠	卵・鴨肉・貝類
		白髪・肢体麻痺	黒ごま・スッポン・鼈甲
		のどの渇き・視力低下・空咳	石斛・女貞子・枸杞子
食欲不振	吐気・嘔吐	痰が多い	草果
		げっぷ・しゃっくり	丁香・柿蒂
		胃のもたれ・胃腹脹満・口が甘く感じる	白豆蔻・草豆蔻・砂仁
		腹部脹満	おこげ・麦芽・穀芽・山楂子
胃痛	喜按	冷え・喜暖	唐辛子・山椒・胡椒・薤白
		下痢・おりもの	そば
		脹痛・痰が多い	仏手・陳皮
		腹痛・下痢	ジャスミン
		両脇疼痛・脹満	玫瑰花・緑萼梅
		無気力・疲労	山いも・神麹
	拒按	胸やけ・喜冷・口臭	大根・莱菔子
冷え	性機能低下	発育遅緩・インポテンス・遺尿	鹿茸・冬虫夏草・淫羊藿
		生理不順・生理痛・不妊	茴香・肉桂・黒砂糖・羊肉・エビ
	背中・胸の冷え	慢性咳嗽・喘息・頻尿・遺精	ナマコ・紫河車・蛤蚧
		胸痛・四肢厥冷・脈微欲絶	乾姜
	腹部の冷え	腹痛・下痢・腸のヘルニア	小茴香
		頻尿・インポテンス・遺精・滑精	山茱萸・桑螵蛸
	足腰がだるい	四肢の冷え・疼痛	淫羊藿・杜仲・冬虫夏草
		耳鳴・視力低下	沙苑子
黄疸	陽黄	発熱・全身の黄疸・痒み・排尿痛	セロリ・マコモ・じゅんさい・緑豆・茶・蒲公英・山梔子・金銭草・ニジ・ナマズ
	陰黄	浮腫・下痢	はと麦・金針菜・コイ

〈付録2〉 症状から選ぶ食材と中薬

主な症状		兼症	選択
痺証	顔	顔面神経麻痺・眩暈・癲癇	天麻
	四肢	麻痺・痙攣	草魚・地竜・全蠍
		虚弱無力・走行不便	鶏肉・牛肉・豚の胃袋・豚マメ
	足腰	疼痛・ふくらはぎの痙攣	独活・木瓜・五加皮
		疼痛・痙攣	烏梢蛇・蟒蛇
出血	吐血・咳血・鼻血・皮下出血・血尿・血便・不正出血	発熱・のどの渇き	なす・れんこん・空心菜・黒きくらげ・槐花
	皮下出血・血尿・血便・不正出血	眩暈・疲労	亀肉・スッポン・鼈甲・烏賊骨
	皮下出血・不正出血	生理痛・固定性疼痛・血塊	チンゲン菜・酢・三七・桃仁・川芎・艾葉・紅花
	血尿	排尿痛・頻尿	あわ・なずな・チシャ・小薊・白茅根・生地黄・海金砂
下痢	水様便	腹痛・冷え・喜暖・喜按	うるち米・長いも・乾姜・肉桂・芡実・蓮子
		朝の下痢・腹痛・足腰の冷え	干ししいたけ・肉豆蔻・小茴香・補骨脂
		緊張すると下痢をする	柴胡・陳皮・防風・白朮
	泥状便	食欲不振・腹部脹満・疲労	栗・扁豆・白朮
		便が悪臭・腹部脹満・ガスが多い	白菜・大根・こんにゃく・金銀花・大黄
便秘	口臭・のどの渇き	咽喉疼痛・歯痛・腹脹・黄疸	マコモ・番瀉葉
		皮膚の痒み・空咳・口苦・目赤・頭痛	バナナ・芦薈
	無気力	足腰がだるい・冷え・性機能低下	くるみ・肉蓯蓉
		痩せ・ほてり・白髪	豚肉・火麻仁・何首烏・桑椹
痴呆	健忘・耳鳴・聴力低下		菖蒲
産後の不調	乳汁不通		えんどう豆・豚足・鶏肉
	疲労・多汗・食欲不振		烏骨鶏・鶏肉・卵
	腹痛・腰痛		当帰
瘡瘍	熱毒	目赤腫痛・皮膚の腫れと赤み	にがうり・きゅうり・あずき・豆腐・車前子

〈付録3〉病名別にみる食養生

病名	項目	食品他
肝炎	適応	穀類・無脂肪牛乳・肉の赤身・兎肉・魚・鶏肉・卵白・野菜・果物・豆製品・海藻
	節制	成分無調整牛乳・ソーセージ・ハム・ガチョウ・動物性脂肪・酒・卵の黄身・刺激性のあるもの
	調理方法	煮もの・蒸しもの・炒めもの・粥
肝硬変	適応	牛乳・卵・精肉・兎肉・豆製品・やわらかい野菜
	節制	脂肪類・固いもの・繊維が多い食物
	禁忌	骨付きの肉・骨付きの魚・辛いもの・香りの強いもの・生もの・固いもの・酒
	調理方法	煮もの・蒸しもの・粥・麺類
胆囊炎・胆囊結石・慢性膵炎	適応	野菜・果物・豆製品・さとうきび・無脂肪牛乳・鶏肉・魚・肉の赤身・兎肉・卵白・植物油（少量）・蜂蜜・海藻
	節制	雑穀・玉ねぎ・乾燥豆・成分未調整牛乳・北京ダック・動物の内臓・卵黄・イクラ・タラコ
	禁忌	動物性脂肪・揚げもの・辛いもの・酒
	調理方法	煮もの・蒸しもの・サラダ
急性膵炎	適応	重湯・粥・麺類・パン・ビスケット・藕粉（れんこんの粉）・杏仁茶・果物や野菜のジュース・さとうきび・黒砂糖・蜂蜜・卵白
	禁忌	肉類・魚のスープ・牛乳・卵黄・酒・脂肪類。暴飲暴食は禁忌
慢性胃炎	適応	野菜・牛乳・卵・豆乳・肉の赤身・魚・鶏肉・レバー・豚マメ
	禁忌	肉の脂身・バター・揚げもの・唐辛子・玉ねぎ・カレー粉・胡椒・わさび・濃いコーヒー・タバコ・酒・炭酸飲料・海藻・芋類
胃・十二指腸潰瘍	適応	ソーダクラッカー・藕粉・牛乳・豆乳・卵・やわらかい肉・白身魚
	禁忌	雑穀・豆類・木の実類・繊維が多い野菜（たけのこ・セロリ・にら・もやし・大根・玉ねぎ）・パイナップル・イチゴ・山楂子・揚げもの・唐辛子・カレー粉・コーヒー・濃い茶・炭酸飲料・酒・タバコ
	調理方法	煮もの・蒸しもの・粥
	注意事項	1日数回に分け，1回の量を少なくする
慢性腸炎・下痢	適応	肉の赤身・鶏肉・魚・豆腐・にんじん・山芋・蓮の実・生姜・茶
	禁忌	牛乳・豆乳・にら・セロリ・ほうれん草・ごぼう・たけのこ・雑穀・揚げもの・脂っこいもの・タコ・イカ・貝類
	調理方法	蒸しもの・煮もの・煮込み・しゃぶしゃぶ

便秘	適応	雑穀・豆類・野菜・果物・寒天・こんにゃく・水・海藻・蜂蜜
	禁忌	酒・コーヒー・濃い茶・唐辛子・柿
高脂血症	適応	雑穀・野菜（葉もの）・玉ねぎ・にんにく・干ししいたけ・きくらげ・昆布・のり・こんにゃく・茶・山楂子・果物・肉の赤身・皮なし鶏肉・海の魚・大豆製品
	節制	大豆油・とうもろこし油・卵の黄身（1週間3個以内なら可）・砂糖
	禁忌	動物性脂肪・動物の内臓・強い酒・食べすぎ
心臓病（狭心症・心筋梗塞）	適応	野菜・果物・木の実類・茶・大豆製品・低脂肪牛乳・卵の白身・肉の赤身・鶏肉・兎肉・魚・海藻
	節制	成分未調整牛乳・卵の黄身（1週間に3個以内なら可）・植物油・塩分
	禁忌	動物性脂肪・動物の内臓・砂糖・チョコレート・魚卵・辛いもの
高血圧	適応	野菜・果物・大豆製品・牛乳・肉の赤身・鶏肉・水産品
	節制	塩・動物性脂肪・動物の内臓・卵の黄身（1週間に3個以内なら可）・酒・塩分
慢性心不全	適応	精白米・小麦・野菜・果物・大豆製品・牛乳・肉の赤身・鶏肉・兎肉・魚・卵の白身・少量の植物油
	節制	塩またはイーストを含む主食・雑穀・菓子・北京ダック・鶏肉の皮・ソーセージ・ハム・ベーコン・肉のでんぶ・塩味の缶詰・動物性脂肪・卵の黄身・ピータン・塩卵・玉ねぎ・大根・乾燥豆・塩分・酒
咳嗽・喘息	適応	各種主食・あずき・白いんげん・黒豆・黒きくらげ・白きくらげ・とうがん・へちま・大根・セロリ・くわい・黒くわい・梨・りんご・みかん・ツバメの巣
	節制	海の魚・エビ・カニ・ハマグリ・脂っこいもの
肺結核	適応	野菜・果物・豆製品・豚肉・鶏肉・乳類・卵・水産品
	節制	にら・玉ねぎ・胡椒・唐辛子・わさび・生姜・タバコ・酒
急性腎炎	適応	穀類・山いも・れんこん・とうがん・いんげん・果物・卵・牛乳・肉の赤身（少量）・植物油・あずき・にがうり
	節制	塩・塩味のパン・そうめん・豆類・豆製品
ネフローゼ症候群	適応	穀類・山いも・れんこん・とうがん・いんげん・果物・卵・鶏肉・豚肉・魚・植物油
	節制	塩・漬物・動物性脂肪・唐辛子・わさび・胡椒・加工食品・水分
慢性腎不全	適応	小麦粉・とうもろこしの粉・じゃがいもの粉・いも類・れんこん・黒くわい・かぼちゃ・野菜・果物（カリウムが多く含まれているものを除く） ＊1日のタンパク質の摂取量は30～40ｇとする。 お腹が空いたときは小麦粉・じゃがいも・さつまいもがよい。
	節制	主食・肉類・卵・牛乳
	禁忌	大豆・豆製品・麩・落花生・すいかの種・ひまわりの種

病名		内容
腎不全（透析治療中）	適応	穀類・野菜・果物・卵・乳製品・精肉
	節制	塩・ジュース類・乾燥豆・豆製品・落花生・すいかの種・ひまわりの種・動物性脂肪・唐辛子・わさび・胡椒.
泌尿器の結石（尿石症）・カルシウム結石	適応	各種主食・肉類・卵・魚・大量の水
	節制	牛乳・チーズ・桜エビ・豆製品・ごま味噌・野菜（葉もの）
シュウ酸カルシウム結石	適応	大量の水
	節制	ほうれん草・ヒユナ・空心菜・にんにくの苗・玉ねぎ・マコモ・たけのこ（アク抜きすれば可）
尿酸結石	適応	野菜・果物・牛乳・大量の水
	節制	動物の内臓・乾燥豆・肉のスープ
肥満	適応	雑穀・野菜・こんにゃく・豆腐・海藻・きのこ
	節制	揚げもの・植物油・動物性脂肪・卵黄・牛乳・乳製品・落花生・くるみ・ひまわりの種・砂糖・黒砂糖・ブドウ糖・甘い菓子・ジュース類・酒・穀類・果物・肉類・卵・乾物豆・豆製品
糖尿病	適応	雑穀：そば・とうもろこし・燕麦・莜麦（カラス麦によく似た麦の一種）・野菜・大豆・大豆製品・海藻・きのこ・魚介類
	節制	じゃがいも・長いも・里いも・れんこん・玉ねぎ・にんじん・落花生・くるみ・ひまわりの種・卵の黄身・豚マメ・豚の脳みそ・レバー・動物性脂肪・穀類・果物
	禁忌	砂糖・黒砂糖・ブドウ糖・蜂蜜・甘い菓子・揚げもの・辛いもの・酒
骨粗鬆症	適応	発酵させた穀類・緑黄色野菜・果物・牛乳・豆製品・鶏肉・魚・精肉・卵・植物油・ナッツ類・海藻
	節制	ほうれん草・空心菜・マコモ・たけのこ（アク抜きすれば可）・酒・動物性脂肪
がん	適応	新鮮な野菜（にんじん・キャベツ・カリフラワー・しいたけ・トマト・アスパラガス・にんにく）・昆布・のり・穀類・豆類・芋類・果物
	節制	古い落花生・油脂・ハム・炭焼肉・熱い食事・多量の酒・カビがはえた食品
ウィルソン病（肝レンズ核変性症）	適応	野菜・果物・牛乳・乳製品・卵白
	節制	雑穀・卵黄・精肉
	禁忌	レバー・エビ・カニ・貝類・乾燥豆・木の実類・干ししいたけ・チョコレート
フェニルケトン尿症	適応	小麦粉・とうもろこしの粉・じゃがいもの粉・藕粉・さつまいも・野菜・果物・植物油・飴
	節制	穀類（1日50g以内なら可）・牛乳・乳製品・卵・肉類・豆・落花生の種・ひまわりの種

〈付録3〉 病名別にみる食養生

重症筋無力症	適応	新鮮な果物や野菜で作ったジュース
	節制	固く，消化しにくいもの
	調理方法	流動食・半流動食
パーキンソン病	適応	新鮮な果物・野菜・精進料理・薄い塩味
	節制	肉類・牛乳・乳製品・卵・豆・豆製品
痛風・リウマチ	適応	精白米・麦・野菜・果物・牛乳・卵・煮込んだ肉・鶏類（スープは飲まない）・魚
	禁忌	動物の内臓・濃厚な肉のスープ，鶏肉のスープ・イワシ・タラコ・イクラ・乾燥豆
甲状腺機能亢進症	節制	昆布・海の魚・のりなどの海産物
くる病	適応	野菜・果物・豆製品・牛乳・卵・動物の内臓
	節制	刺激の強い調味料・繊維の多い野菜・消化しにくい野菜・くるみ・はしばみ
鉄欠乏性貧血	適応	発酵させた穀物（饅頭(マントウ)・花巻・あんまんなど）・新鮮な野菜・豆製品・牛乳・卵・レバー・動物の血・肉の赤身
	節制	空心菜・マコモ・チシャ（湯通しすれば可）・濃い茶
子供の貧血	適応	新鮮な果物・野菜（葉もの）・豆製品・動物の内臓・肉の赤身・卵黄・豚の血・鶏の血
	節制	刺激の強い食物・繊維の多い食物
拒食症	適応	各種主食・いんげん・豆腐・山楂子・麦芽・大根・山いも・ひまわりの種・かぼちゃの種・蓮の実・檳榔
	節制	脂っこいもの・揚げもの
流行性耳下腺炎（おたふくかぜ）	節制	烏梅・五味子・生姜・ねぎ・唐辛子・カレー粉・海の魚・エビ・カニ・ハマグリ
水痘（水ぼうそう）	適応	麺類・あずき・緑豆・野菜・果物・鴨肉の赤身・肉の赤身・コイ・大量の水
	節制	胡椒・唐辛子・わさび・生姜・にら・玉ねぎ
痔	適応	穀類・豆類・きのこ類・とうがん・れんこん・黒くわい・百合根・スベリヒユ・なずな・果物・きくらげ・牛乳・フナ・ウナギ
	節制	羊肉・犬肉・ねぎ・生姜・にんにく・にら・唐辛子・胡椒

参考文献

1. 劉海洋．薬膳は健康を守る．健友館，2001．
2. 施奠邦．中医食療営養学．人民衛生出版社，1988．
3. 凌一揆ほか．中薬学．上海科学技術出版社，1984．
4. 成都中医学院．中薬学．上海人民出版社，1977．
5. 印会河ほか．中医基礎理論．上海科学技術出版社，1984．
6. 張伯臾ほか．中医内科学．上海科学技術出版社，1985．
7. 張賢媛ほか．中医老年病学．上海科学技術出版社，1992．
8. 王玉川ほか．中医養生学．上海科学技術出版社，1992．
9. 翁維健ほか．中医飲食営養学．上海科学技術出版社，1992．
10. 秦明珠．中医食療．東南大学出版社，1996．
11. 叶橘泉．食物中薬与便方．江蘇人民出版社，1977．
12. 張健民ほか．常用食物的薬用与宜忌．広西民族出版社，1991．
13. 張湖徳．老年薬膳．中国科学技術出版社，1995．
14. 孟慶軒ほか．金盾出版社，1990．
15. 明和．四季食療．広東旅遊出版社，1998．
16. 小田島充ほか．健康科学概論．中央法規出版，1993．
17. 筒井末春．ストレス状態と心身医学的アプローチ．(株)診断と治療，1989．
18. 上田敏．一般医学．ミネルヴァ書房
19. 平馬直樹ほか．中医学の基礎．東洋学術出版社，1995．
20. 児島五郎．高血圧．法研，1994．
21. 板倉弘重．高脂血症．法研，1993．
22. 稲葉允．胃と腸の病気．法研，1993．
23. 大岩孝誌．腎臓病．法研，1992．
24. 浅野浩．心臓病．法研，1993．
25. 穴沢園子ほか．糖尿病．法研，1993．
26. 鵜沼直雄．肝臓病．法研，1993．
27. 李保真ほか．中草薬保健飲料．渡假出版社有限公司，1992．
28. 漢光編集組．中国薬膳食譜．漢光文化事業公司・上海科学技術出版社，1992．
29. 戴麗蜍．百類中薬防病食譜．海濱図書公司，2000．
30. 李銀煥．百類中薬補療食譜．海濱図書公司，2000．
31. 杜紹鵬．百類中薬保健食譜．海濱図書公司，2000．
32. 黄菲莉ほか．中医美容学．人民衛生出版社，2000．
33. 付杰英．中医美容．北京科学技術出版社，2000．
34. 烹飪原料知識．中国商業出版社，1993．
35. 烹調技術．中国商業出版社，1993．
36. 陳泗傳．果蔬療法大全．上海科学技術文献出版社，1992．

索 引

証 候

あ行

胃陰虚	157, 263
胃熱	262
胃熱熾盛	341
胃熱傷脾	284
陰寒内盛	301
陰虚	93, 95, 152, 207, 279
陰虚火旺	175, 224, 230
陰虚陽亢	219, 242
飲食停滞	257, 269
陰陽両虚	344, 381
鬱証	167
営衛不和	230
瘀血	264, 294
温燥	59

か行

疥癬虫瘙痒	371
肝胃不和	258
肝陰虚	154
肝鬱気滞	331
肝火	199
肝火上炎	208, 214, 225, 323, 331
肝気鬱結	171, 317, 349
肝血虚	150, 332, 363
寒湿	292
寒湿下痢	267
寒湿困脾	163
寒邪困脾(胃)	254
寒証	280
肝腎陰虚	247, 295, 333
肝腎不足	374
肝腎両虚	350
肝胆湿熱	165, 329
肝脾(胃)不和	259, 270, 335
肝陽上亢	322
気陰両虚	240, 320, 342
気鬱	93, 98
気鬱化火	173
気虚	93, 96, 137, 278, 380
気血虚損	324
気血両虚	210, 216, 231, 249, 359, 365
気滞	276
気滞血瘀	211, 215, 233, 250, 302, 334, 353, 358, 373
気滞痰鬱	173
血瘀	93, 97
血瘀阻滞	316
血虚	93, 95, 148, 279
血虚気鬱	238
血虚血瘀	303
血虚風燥	374

さ行

子宮寒湿	357
子宮虚寒	299
湿邪内盛	370
湿証	159
湿盛困脾(胃)	255
湿熱	293
湿熱下痢	268
邪熱内蒸	232
心陰虚	155
心気虚	138, 240
心血虚	150, 362
心腎陰虚	322
心神不安	174
心胆両虚	223
心脾両虚	175, 222, 242
心陽虚	145, 298
腎陰虧虚	343
腎陰虚	156, 364
腎気虚	141
腎虚	347
腎精不足	217
腎陽虚	146, 272, 294, 299, 310, 356
水湿	308

た行

大腸陰虚	157
大腸湿熱	164
痰飲	217
痰湿	93, 98, 198
痰湿内盛	233, 286
痰濁内盛	318
痰熱	199
痰熱内擾	225

中毒皮損……………… 372

な行

熱邪内盛……………… 371
熱証…………………… 275
熱毒…………………… 382

は行

肺陰虚………… 155, 196
肺気虚………… 139, 229
肺腎気虚……………… 197
肺熱津傷……………… 340

脾胃気虚……… 260, 271
脾胃虚寒……………… 261
脾胃湿熱……………… 163
脾気虚……… 140, 309, 352
脾気下陥……………… 140
脾虚湿困……………… 287
脾虚湿盛……………… 165
脾腎陽虚……………… 288
脾不統血……………… 140
脾陽虚………… 146, 298
風寒…………… 194, 206
風湿…………………… 205
風邪犯表……………… 369
風水…………………… 307

風燥…………………… 195
風熱…………… 194, 204

や行

陽虚…………… 93, 95, 143, 206, 298
陽虚陰盛……………… 319
陽盛…………………… 93, 97

ら行

涼燥…………………… 59

治　法

あ行

安神定志……… 222, 223, 224
益胃生津……… 60, 182, 187
益気安神定志………… 223
益気温腎補陽………… 347
益気温陽……………… 380
益気温陽補腎………… 86
益気活血……………… 71
益気健脾……………… 57, 116, 165, 260, 342
益気健脾祛湿………… 185
益気固表止汗………… 229
益気滋陰……………… 321
益気止咳平喘………… 193
益気潤肺……………… 60
益気昇陽……………… 140
益気通便……………… 278
益気補血……… 175, 242
益気補血養目………… 249
益気補肺斂汗………… 230
益気補脾……………… 96

益気養陰……… 320, 381
益気養陰安神………… 240
益気養陰補肺………… 62
益気養血……… 105, 316
益気養血止痛………… 359
益気養血理気………… 105
益脾潤腸……………… 113
温胃健脾……………… 255
温胃散寒……… 254, 268
温胃散寒止痛………… 254
温胃止痛……………… 255
温胃補脾止痛………… 262
温経活血……… 251, 317
温経活血止痛………… 317
温経活血理気………… 353
温経散寒……… 182, 188, 292, 293, 298, 357, 358
温経補気益腎………… 108
温経補血益気………… 108
温経補腎……………… 103
温腎活血止痛………… 294
温腎強筋壮骨………… 87

温腎健脾……… 272, 288
温腎健脾利水………… 310
温腎散寒調経………… 299
温腎補脾……………… 288
温腎補陽……………… 300
温中祛寒……………… 30
温中下気……………… 302
温中散寒調経………… 301
温中補虚……………… 298
温中補腎祛寒………… 302
温中理気……………… 129
温肺散寒止咳………… 194
温脾益気祛湿………… 58
温脾健胃……………… 76
温脾行気健胃………… 79
温脾散寒……………… 146
温補…………………… 18
温補心気……………… 145
温補心陽……………… 298
温補腎陽……… 299, 356, 375
温補腎陽止痛………… 295
温補脾胃……… 261, 271

温補脾陽…………… 146	活血通絡………… 302, 320	行気解鬱………… 113, 172
温補陽気…………… 144	活血理気…………… 294	行気活血… 318, 330, 348, 369
温陽…………………… 28	緩急止痛…………… 263	行気活血化瘀……… 233
温陽化飲…………… 218	強筋壮骨…………… 33	行気活血止痛……… 211
温陽行気……… 128, 275	祛湿…………… 124, 128	行気活血通絡……… 215
温陽行気補腎……… 86	祛湿化痰…………… 319	行気祛湿健脾……… 58
温陽散寒……… 189, 298	祛湿減肥…………… 288	行気祛痰…………… 198
温陽散寒止痛… 206, 207	祛湿止痛…… 292, 293, 357	降気祛痰…………… 174
温陽滋腎固渋……… 344	祛湿消腫…………… 128	行気健脾……… 69, 79, 286
温陽通便…………… 280	祛湿止痢…………… 165	行気止痛… 171, 254, 256, 334
温陽補気散寒… 189, 301	祛湿退黄…………… 165	行気消食止痛……… 257
温陽補気消腫……… 311	祛痰開結…………… 318	降気消食導滞……… 269
温陽補血…………… 304	祛風…………… 124, 127	行気消痰…………… 319
温陽補心…………… 146	祛風止痒…………… 128	行気燥湿…………… 184
温陽補腎…… 85, 86, 95, 107, 115, 272, 320, 357	祛風除湿…… 33, 299, 379	行気通便…………… 164
	祛風通絡…………… 325	降気通便…………… 277
温陽補腎利尿……… 310	祛風利尿除湿……… 369	行気明目…………… 251
温裏………………… 64	解表………………… 30	行気利湿…………… 57
温裏散寒…………… 75	解表散寒…………… 267	行気利湿健脾……… 77
温裏散寒止痛……… 256	解表清肺…………… 195	降気和胃…………… 163
	健脾益胃…………… 115	攻毒殺虫…………… 379
か行	健脾益気…… 75, 115, 117, 268, 284, 287	固渋止瀉…………… 272
化湿止痢…………… 268	健脾益気止痛……… 261	
化湿和営…………… 232	健脾益気祛湿……… 287	**さ行**
化痰………………… 379	健脾開胃…………… 117	殺虫止痒…………… 371
化痰祛湿止痛… 209, 210	健脾化湿利水……… 308	散寒祛湿…………… 356
化痰散結…………… 129	健脾化痰……… 218, 229	散寒止痛…………… 206
化痰通便減肥……… 286	健脾祛湿…… 163, 184, 204, 214, 254	滋陰………… 19, 28, 64, 113, 124, 339, 362
化痰平喘止咳……… 193		
化痰利肺…………… 218	健脾祛湿止痛……… 256	滋陰安神…………… 322
活血温胃止痛……… 265	健脾祛湿消腫……… 308	滋陰益気…………… 375
活血化瘀…… 33, 72, 113, 124, 129, 264, 292, 303, 316, 334, 353, 379	健脾祛痰止咳……… 198	滋陰益腎…………… 322
	健脾減肥…………… 288	滋陰温肺…………… 60
	健脾消食…… 75, 268, 384	滋陰化痰止咳……… 193
活血化瘀行気……… 373	健脾消積…………… 330	滋陰活血益腎……… 87
活血祛瘀止痛……… 254	健脾清熱祛湿……… 57	滋陰降火……… 230, 375
活血行気………… 72, 97, 234, 359	健脾燥湿和胃……… 161	滋陰固腎…………… 343
	健脾通便…………… 284	滋陰瀉火…………… 231
活血行気止痛……… 265	健脾養心……… 175, 242	滋陰柔肝……… 207, 333
活血止痛……… 211, 357	健脾利湿……… 307, 370	滋陰柔肝明目……… 248
活血通瘀…………… 319	健脾利尿…………… 310	滋陰潤燥補肺……… 125
活血通経…………… 104	健脾和胃……… 115, 350	滋陰潤腸…………… 275

滋陰潤腸通便……… 157, 279	滋陰養血補腎……… 109, 350	清肝瀉火………… 173, 214,
滋陰潤肺………… 60, 156,	滋陰養目…………… 248	316, 323, 332
182, 187, 196	滋陰涼血清熱……… 344	清肝瀉火安神……… 225
滋陰潤肺止咳……… 196	止血止痛…………… 317	清肝瀉火止咳……… 199
滋陰清胃…………… 263	滋補肝腎……… 295, 369	清肝瀉火止痛… 208, 209
滋陰清肝…………… 70	滋補美顏…………… 33	清肝泄胃…………… 232
滋陰生津…………… 330	瀉下………………… 379	清肝泄火…… 204, 214, 222
滋陰清熱…… 50, 55, 74, 95,	柔肝養血…………… 219	清肝潛陽…………… 323
116, 118, 126, 153,	收澀………………… 379	清肝利尿瀉火……… 332
154, 175, 187, 208,	收斂益氣…………… 239	清肝和胃…………… 258
239, 242, 351, 352	收斂止汗……… 229, 230	清心安神…………… 106
滋陰清熱安神… 155, 224	順氣降逆…………… 171	生津止渴………… 54, 182,
滋陰清熱益胃… 157, 342	順氣行滯…………… 277	185, 340, 342
滋陰清熱益腎……… 88	順氣和胃止痛……… 258	清心瀉火…… 71, 73, 176
滋陰清熱止渴……… 340	潤燥………………… 30	生津潤肺…………… 116
滋陰清熱潤肺… 60, 80, 187	潤燥通便…………… 60	清腸通便…………… 276
滋陰清熱通便… 127, 276	潤腸通便…… 113, 115, 280	清熱………… 30, 339, 348
滋陰清肺祛痰……… 84	潤肺降氣…………… 80	清熱安神…………… 73
滋陰潛陽………… 214, 219,	潤肺清心止渴……… 340	清熱安定…………… 102
220, 224, 229	潤肺通腸…………… 81	清熱益胃…………… 254
滋陰平肝潛陽……… 243	潤肺補氣…………… 81	清熱益陰止渴……… 341
滋陰平肝明目……… 249	潤膚美肌…………… 125	清熱解暑…… 54, 182, 185, 186
滋陰補肝明目……… 249	峻補………………… 18	清熱解暑化濕……… 57
滋陰補氣…… 241, 381, 382	消食化積…… 114, 316, 319	清熱化濕…………… 329
滋陰補血安神……… 333	消食健胃…………… 254	清熱化痰…… 199, 222, 225
滋陰補血益腎……… 217	消食導脹…………… 269	清熱化痰止咳……… 199
滋陰補血助陽……… 65	消食和胃止痛……… 257	清熱化痰定志……… 226
滋陰補血生肌……… 126	消脹止痛…………… 260	清熱祛濕…………… 164
滋陰補腎………… 85, 89, 113,	助陽………… 19, 113, 124	清熱祛痰…………… 193
156, 157, 176, 222, 224,	助陽補腎……… 204, 298	清熱祛風止痛… 204, 205
248, 334, 343, 364	辛温解表…… 50, 182, 183,	清熱解毒…… 51, 54, 104,
滋陰補髓…………… 217	188, 189, 204	124, 127, 128, 165, 371,
滋陰補肺…………… 61	辛温解表解痰……… 193	372, 379, 382, 385
滋陰補肺美白……… 125	辛温解表止咳……… 194	清熱解毒排膿……… 383
滋陰補陽… 64, 107, 345, 348	辛温散寒…………… 268	清熱散血…………… 373
滋陰養胃……… 78, 264	辛温通陽…………… 319	清熱止渴…………… 340
滋陰養肝…………… 375	辛温發表…………… 370	清熱瀉火…… 103, 173, 200,
滋陰養血…… 60, 154, 204	滲濕健脾祛痰……… 193	215, 229, 232, 243, 284,
滋陰養血柔肝……… 154	辛涼解表… 50, 182, 183, 204	285, 324, 341, 379
滋陰養血潤肺……… 61	辛涼解表解痰……… 193	清熱瀉火解毒… 50, 173, 369
滋陰養血清熱……… 351	清胃瀉火…………… 263	清熱潤燥…………… 196
滋陰養血通便……… 279	清胃瀉火止痛……… 262	清熱潤腸…………… 275
滋陰養血補肝……… 69	清肝安神…………… 68	清熱潤腸通便……… 158

清熱潤肺…………… 188, 340	疏風散寒……………… 369	補気益陰…………… 241, 343
清熱潤肺化痰…………… 81	疏風散寒止痛………… 206	補気益心……………… 71
清熱潤肺止咳………… 195	疏風清熱……………… 369	補気益腎……………… 142
清熱定志……………… 73		補気益肺………… 80, 83
清熱除湿退黄………… 165	── た行 ──	補気益陽……………… 380
清熱除湿通便………… 164		補気温胃……………… 255
清熱生津……………… 54	調気健脾……………… 109	補気温経散寒………… 301
清熱生津益胃………… 341	調気和血……………… 235	補気温腎通便………… 280
清熱生津解毒………… 186	調理気血……………… 30	補気温肺……………… 83
清熱宣肺止咳………… 194	調和陰陽……………… 52	補気温脾……………… 77
清熱燥湿………… 184, 379	調和営衛……………… 230	補気健脾…… 76, 77, 138,
清熱通便…… 275, 276, 284, 371	鎮心安神………… 175, 242	219, 353, 380
清熱通便減肥………… 285	通便減肥……………… 285	補気健脾祛湿………… 205
清熱平肝……………… 68	通陽止痛……………… 318	補気健脾消腫………… 309
清熱補肺……………… 61	通陽補腎祛風………… 320	補気健脾利水………… 271
清熱養胃……………… 157	通絡止痛……… 207, 294, 358	補気行気………… 141, 350
清熱利湿……… 163, 164, 268,		補気行気通便………… 278
269, 292, 294, 330, 370	── な行 ──	補気滋陰………… 118, 316
清熱利湿止痛………… 293		補気潤肺………… 139, 197
清熱利湿退黄………… 330	軟堅化痰………… 124, 129	補気生血………… 96, 216
清熱利水……………… 288		補気生血安神………… 223
清熱利尿解暑………… 186	── は行 ──	補気清心……………… 71
清熱利尿消腫………… 372		補気生津……………… 321
清熱利尿通便………… 97	発汗祛湿……………… 185	補気通便……………… 278
清熱涼血…… 62, 128, 379, 385	発汗消腫……………… 308	補気養陰健胃………… 383
清熱涼血解毒… 371, 372, 382	発汗利水……………… 307	補気養血………… 50, 106,
清熱涼血潤燥………… 374	平肝潜陽……………… 322	175, 204, 210, 214, 216,
清肺化痰……………… 83	平肝熄風……………… 115	222, 229, 242, 248, 275,
清肺瀉火……………… 84	平肝補脾……………… 51	298, 325, 356, 360, 365,
清補…………………… 18	平補肝腎……………… 102	366, 369
宣肺発汗……………… 307	平補…………………… 18	補気養血活血………… 114
燥湿化痰………… 233, 286	芳香解鬱……………… 98	補気養血止痛………… 210
疏肝安神……………… 105	芳香化湿……… 57, 163, 182,	補気養血明目………… 250
疏肝解鬱… 170, 171, 172, 349	184, 255, 267, 268	補気利水健脾……… 79, 271
疏肝健脾………… 259, 270	芳香化湿止痛………… 205	補血…………………… 64
疏肝健脾和胃………… 335	補益…………………… 30, 379	補血安神………… 174, 363
疏肝理気…… 68, 103, 173,	補益強身……………… 33	補血温経活血………… 303
211, 239, 268, 275,	補益心気……… 138, 139, 240	補血温陽益腎………… 66
284, 302, 316, 317,	補益心脾安神………… 222	補血活血行気………… 359
330, 331, 353	補肝益腎……… 116, 126, 292	補血行気………… 149, 239
疏肝理気止痛…… 254, 259	補気……… 19, 28, 64, 113,	補血潤肺……………… 82
疏肝和胃………… 75, 258	124, 339, 348, 362	補血養陰止痛………… 296
息風止痙……………… 379	補気安神……………… 240	補血養肝……………… 364

424

補血養心……………… 364		
補腎益肝強腰……… 65		
補腎益気……………… 141		
補腎益精……………… 214		
補腎益肺……………… 197		
補腎温陽……………… 300		
補腎温陽除湿………… 295		
補腎温裏……………… 147		
補腎固精……………… 344		
補腎助陽……………… 146		
補腎壮陽…… 299, 300, 349		
補腎壮陽益陰………… 66		
補腎壮陽散寒………… 303		
補腎暖宮……………… 356		
補腎通陽……………… 145		
補腎納気止喘………… 193		
補腎利尿……………… 307		
補肺益腎……………… 197		
補肺益気……………… 139		
補脾益胃……………… 254		
補脾益胃止痛………… 261		
補脾益気………… 75, 137, 140, 162, 239, 352		
補脾温胃……………… 78		
補脾温胃止痛………… 260		
補脾祛湿………… 166, 256		
補脾消食……………… 384		
補脾摂血……………… 140		
補脾養胃……………… 141		
補脾利水消腫………… 309		
補陽…………………… 64		
補陽益陰……………… 65		

や行

養陰益胃………… 75, 263
養陰温陽……………… 105
養陰潤燥……………… 62
養陰潤肺………… 113, 155
養陰生津……………… 341
養陰清熱……………… 155
養血…………… 19, 28, 113, 124, 339, 348, 362
養血安神………… 73, 115, 150, 239, 362
養血安神理気………… 238
養血益陰補腎………… 88
養血益気…… 149, 303, 325
養血益気止汗………… 231
養血温肝……………… 151
養血祛風潤燥………… 374
養血滋陰安神………… 365
養血柔肝…… 68, 70, 150, 332, 333, 334, 363
養血潤腸通便………… 279
養血清熱……………… 116
養血調経……………… 352
養血通絡……………… 333
養血補肝……………… 51
養血補気……………… 232
養心安神…… 54, 71, 74, 117, 170, 174, 224, 322
養精明目……………… 116
抑肝扶脾……………… 270

ら行

理気…………………… 64
理気安神………… 171, 349
理気解鬱………… 124, 129
理気解鬱化痰………… 173
理気化痰……………… 98
理気化痰止咳………… 193
理気活血…… 105, 107, 130, 204, 214, 216, 298, 356, 358
理気活血明目………… 250
理気祛湿……………… 162
理気健脾………… 271, 335
理気健脾止痛………… 260
理気降逆……………… 172
理気止痛……………… 264
理気消食通下………… 258
理気通便減肥………… 286
理気通絡……………… 329
理気明目……………… 251
理気養心安神………… 239
理気和中……………… 163
利湿…………………… 30
利湿祛痰………… 233, 316
利水祛湿…… 284, 287, 288
利水滲湿………… 219, 379
利水清肝……………… 324
利尿通便……………… 386

わ行

和中安神……………… 225

【著者略歴】

辰巳　洋（たつみ・なみ）
医学博士

1953年　中国甘粛省生まれ。
1975年　北京中医学院（現北京中医薬大学）卒業。
　　　　軍医・中国中医研究院（現中国中医科学院）医師を経て「中西医結合雑誌」編集者。
1989年　来日。専門学校講師（中医学・薬膳学）・病院漢方アドバイザー・出版社編集協力者。
2002年　本草薬膳学院開設。
2004年　日本国際薬膳師会・日本国際茶藝会設立。会長。
現　在　本草薬膳学院院長。中国薬膳研究会（北京）国際薬膳師資格認定審査員・常務理事。世界中医薬学会連合会（本部北京）常務理事。
著　作　『薬膳が健康を守る』（健友館，2001年），『用果蔬去除您肝臓的脂肪』（共著，人民軍医出版社，2005年），『冬季進補与養生康復』（共著，人民軍医出版社，2006年），『薬膳茶』（共著，文芸社，2006年），『薬膳素材辞典』（主編，源草社，2006年），『薬膳の基本』（緑書房，2008年），『実用中医学』（源草社，2009年），『一語でわかる中医用語辞典』（主編，源草社，2009年），『こども薬膳』（緑書房，2010年），『薬膳お菓子』（共著，緑書房，2012年），『防癌抗癌の薬膳』（源草社，2012年）

実用中医薬膳学

2008年4月8日	第1版第1刷発行
2013年6月10日	第4刷発行

著　者　　辰巳　洋
発行者　　井ノ上　匠
発行所　　東洋学術出版社
　　　　　（本　　社）〒272-0822　千葉県市川市宮久保3-1-5
　　　　　（販　売　部）〒272-0823　千葉県市川市東菅野1-19-7-102
　　　　　　　　　　　電話047（321）4428　FAX 047（321）4429
　　　　　　　　　　　e-mail：hanbai@chuui.co.jp
　　　　　（編　集　部）〒272-0021　千葉県市川市八幡2-11-5-403
　　　　　　　　　　　電話047（335）6780　FAX 047（300）0565
　　　　　　　　　　　e-mail：henshu@chuui.co.jp
　　　　　（ホームページ）http://www.chuui.co.jp

印刷・製本―――モリモト印刷株式会社

◎定価はカバーに表示してあります　　◎落丁，乱丁本はお取り替えいたします

©2008 Printed in Japan　　　　ISBN978-4-924954-00-7 C3047

中医食療方
──病気に効く薬膳

瀬尾港二・宗形明子・稲田恵子著
Ａ５判並製　356頁　　　　　　　　　　　定価 2,940 円
「薬食同源」は中医学の基本。薬効のある食べ物と，おいしく食べられる生薬を組み合わせて摂ることで，治療効果が高まる。西洋医学的の病名ごとに中医学的な証分けをし，それぞれに効く薬膳レシピを満載。食事指導に最適。

中医学ってなんだろう
①人間のしくみ

小金井信宏著
Ｂ５判並製　２色刷　336頁　　　　　　　定価 5,040 円
やさしいけれど奥深い，中医学解説書。はじめて学ぶ人にもわかりやすく，中医学独特の考え方も詳しく紹介。

標準 中医内科学

張伯臾主編　董建華・周仲瑛副主編
鈴木元子・福田裕子・藤田康介・向田和弘訳
Ｂ５判並製　424頁　　　　　　　　　　　定価 4,830 円
老中医たちが心血を注いで編纂した，定評ある「第五版教科書」の日本語版。日常の漢方診療に役立つ基本知識が確実に身につく標準教科書。

中医内科学ポイントブック

鄒大同編著
Ｂ５判並製　384頁　２色刷　　　　　　　定価 5,670 円
中医内科学のポイントを整理し，図表を中心にまとめた参考書。臨床でよく見られる 72 内科病証を取り上げる。

やさしい中医学入門

関口善太著
Ａ５判並製　204頁　　　　　　　　　　　定価 2,730 円
入門時に誰もが戸惑う中医学の発想法を，豊富なイラストと図表で親切に解説。３日で読める中医学の入門書。本書に続いて『中医学の基礎』に入るのが中医学初級コース。

中医学の基礎

平馬直樹・兵頭明・路京華・劉公望監修
Ｂ５判並製　340頁　　　　　　　　　　　定価 5,880 円
日中共同編集による「中医学基礎理論」の決定版。日本の現状を踏まえながら推敲に推敲を重ねた精華。各地の中医学学習会で絶賛好評を博す。『針灸学』[基礎篇] を改訂した中医版テキスト。

中医診断学ノート

内山恵子著　Ｂ５判並製　184頁　　　　　定価 3,360 円
チャート式図形化で，視覚的に中医学を理解させる画期的なノート。中医学全体の流れを俯瞰的に理解できるレイアウト。平易な文章で要領よく解説。増刷を重ねる好評の書。

［CD-ROMでマスターする］
舌診の基礎
（CD-ROM 付き）

高橋楊子著
Ｂ５判並製　カラー刷　CD-ROM 付き　88頁　定価 6,300 円
CD-ROM を使った新しい舌診ガイド。舌診の基礎と臨床応用法を詳説。付属 CD-ROM との併用で，舌診を独習できる画期的なテキスト。繰り返し学習することで，舌診の基礎をマスターできる。著者は，中国の代表的な診断学研究室の出身で，確かな内容。

書名	著者・判型・頁数	定価
「証」の診方・治し方 ― 実例による 　　トレーニングと解説 ―	呉澤森・高橋楊子著 B5判並製　328頁	定価 3,990円

厳選した30の実症例を例に，呈示された症例をまず自力で解き，その後に解説を読むことで「証」を導く力を鍛える。経験豊富な著者らによる丁寧かつ実践的な解説は鍼灸・湯液2つの面から行われており，初学者から中級者のトレーニング用として，また症例集としてすべてのレベルの人におすすめできる。

［新装版］ 中医臨床のための方剤学	神戸中医学研究会編著 A5判並製　664頁	定価 7,560円

中医方剤学の名著が大幅に増補改訂して復刊。復刊にあたり，内容を全面的に点検し直し，旧版で収載し漏れていた重要方剤を追加。

［新装版］ 中医臨床のための中薬学	神戸中医学研究会編著 A5判並製　696頁	定価 8,190円

永久不変の輝きを放つ生薬の解説書。1992年の刊行以来，入門者からベテランまで幅広い読者の支持を獲得してきた「神戸中医学研究会」の名著が，装いを新たに復刊。

［新装版］中医学入門	神戸中医学研究会編著 A5判並製　364頁	定価 5,040円

中医学の全体像を1冊の本にまとめた解説書としてすでに高い評価を獲得し，30年にわたって版を重ねてきた名著の第3版。陰陽論や，人体を構成する基礎物質に対するとらえかたなどで，旧版とは一新。

漢方方剤ハンドブック	菅沼伸・菅沼栄著 B5判並製　312頁	定価 4,200円

日本の漢方エキス製剤と日本で市販されている中国の中成薬136方剤を解説。各方剤の構成と適応する病理機序・適応症状の相互関係を図解し，臨床応用のヒントを提示する。同著者の『いかに弁証論治するか』の姉妹篇。

わかる・使える漢方方剤学 ［時方篇］［経方篇1］	小金井信宏著	
	［時方篇］B5判並製　352頁	定価 4,410円

今までにない面白さで読ませる方剤学の決定版。名方20処方を徹底解説。

	［経方篇1］B5判並製　340頁	定価 4,410円

各方剤を図解・表解・比較方式で系統的に解説。経方11処方の解説。

傷寒論を読もう	髙山宏世著　A5判並製　480頁	定価 4,200円

必読書でありながら，読みこなすことが難しい『傷寒論』を，著者がやさしい語り口で条文ごとに解説。初級者にも中級者にも，最適。40種の患者イラスト入り「重要処方図解」付きで，臨床にも大いに参考になる。

［実践講座］中医弁証

楊亜平主編　平出由子訳
Ａ５判並製　800頁　　　　　　　　　　　　定価6,090円

医師と患者の会話形式で弁証論治を行う診察風景を再現。対話の要所で医師の思考方法を提示しているので，弁証論治の組み立て方・分析方法・結論の導き方を容易に理解できる。本篇114，副篇87，計201症例収録。

［新装版］実践漢薬学

三浦於菟著
Ａ５判並製　462頁　　　　　　　　　　　　定価5,880円

生薬の入門書であり，臨床の場ですぐに役立つ実践書。生薬の効能や特徴を表化。薬能の類似した生薬を比較しているので理解が深まる。

［詳解］中医基礎理論

劉燕池・宋天彬・張瑞馥・董連栄著　浅川要監訳
Ｂ５判並製　368頁　　　　　　　　　　　　定価4,725円

Q＆A方式で質問に答える奥行きのある中医学基礎理論の解説書。設問は212項目。中医学基礎理論をもう一歩深めたい人のための充実した解説書。中国では大学院クラスの学生が学習する中級用テキスト。症例に対する弁証論治は初級から中級へ進む人の必読内容。

中医病因病機学

宋鷺冰著　柴﨑瑛子訳
Ａ５判並製　608頁　　　　　　　　　　　　定価5,880円

病因病機は中医学の核心中の核心。患者の証候を分析し，病因と病態メカニズムを明らかにすることによって，治療方針を立てるのが中医学の最大の特徴。その病因病機を専門に解説した名著の１冊。

中医弁証学

柯雪帆著　兵頭明訳
Ａ５判並製　544頁　　　　　　　　　　　　定価5,355円

証を羅列的・静止的に捉えるのではなく，立体的・動態的に捉える画期的な解説書。１つの証がどのような経過をたどり，どのような予後にいたるかを予想してはじめて，現実性のある臨床を行うことができる。

症例から学ぶ中医弁証論治

焦樹徳著　生島忍訳
Ａ５判並製　272頁　　　　　　　　　　　　定価3,675円

「弁証論治」は中医学の核心であり，根本精神。名老中医・焦樹徳教授が，入門者にも理解できるように，弁証論治の考え方と方法を，症例を中心にしながら噛み砕いて解説した名著。

症例から学ぶ中医婦人科
――名医・朱小南の経験

朱小南著　柴﨑瑛子訳
Ａ５判並製　312頁　　　　　　　　　　　　定価3,990円

20世紀前半に上海で活躍した中医婦人科の筆頭名医・朱小南の経験を医論と医案に分けて整理。80余に及ぶ豊富な医案を通じて，朱小南の臨機応変に弁証論治する発想とそのプロセスを知ることができる。

中医学の
ハードルを
超える。

中医学の基本用語約3,500語を収載。
難解な中医学の専門用語を,平易な説明文で解説。
はじめて中医学を学ぶ人も,中医学の
基礎がしっかり身に付く。

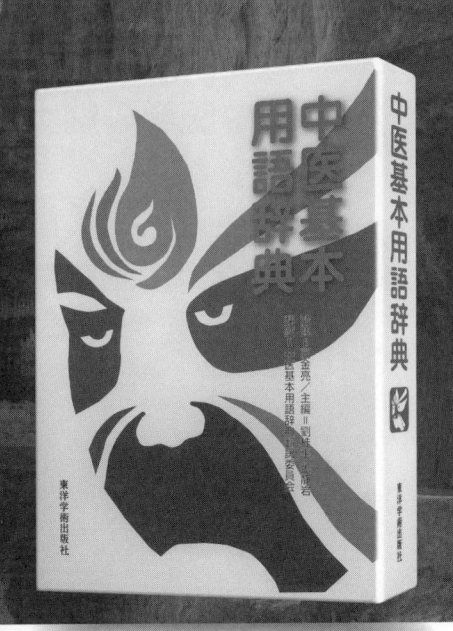

中医基本
用語辞典

監修=**高金亮**・主編=**劉桂平・孟静岩**・翻訳=**中医基本用語辞典翻訳委員会**

A5判／872頁／ビニールクロス装・函入り／定価…本体**8,000**円＋税（送料420円）

■中医学を学ぶ人なら,必ず手元に置きたい「基本用語辞典」

東洋医学・中医学の初学者、および臨床家にぴったりの辞典。医師・薬剤師・鍼灸師・
看護師・栄養士など幅広い医療従事者、ならびに医学生・薬学生・鍼灸学生や,
薬膳・気功・太極拳・中医美容など,中医学を学ぶ人すべての必携参考書。

■中医学を臨床で実践する人も,この1冊があればとても便利。

中医病名に,代表的な弁証分型を併記。病名の解説とあわせて弁証分型ごとの
治法・方剤名・配穴など,治療の際の参考になる情報がすぐに得られる

中医学を学ぶための雑誌『**中医臨床**』(季刊) ますます面白く,実用的な内容になっています。

東洋学術出版社

販売部:〒272-0823 千葉県市川市東菅野1-19-7-102 電話047-321-4428
フリーダイヤルFAX 0120-727-060　E-mail:hanbai@chuui.co.jp
ホームページ http://www.chuui.co.jp

中医学の魅力に触れ，実践する

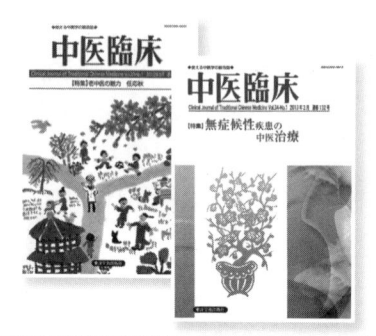

[季刊] 中医臨床

●――湯液とエキス製剤を両輪に

中医弁証の力を余すところなく発揮するには，湯液治療を身につけることが欠かせません。病因病機を審らかにして治法を導き，ポイントを押さえて処方を自由に構成します。一方エキス剤であっても限定付ながら，弁証能力を向上させることで臨機応変な運用が可能になります。各種入門講座や臨床報告の記事などから弁証論治を実践するコツを学べます。

●――中国の中医に学ぶ

現代中医学を形づくった老中医の経験を土台にして，中医学はいまも進化をつづけています。本場中国の経験豊富な中医師の臨床や研究から，最新の中国中医事情に至るまで，編集部独自の視点で情報をピックアップして紹介します。翻訳文献・インタビュー・取材記事・解説記事・ニュース……など，多彩な内容です。

●――薬と針灸の基礎理論は共通

中医学は薬も針も共通の生理観・病理観にもとづいている点が特徴です。針灸の記事だからといって医師や薬剤師の方にとって無関係なのではなく，逆に薬の記事のなかに鍼灸師に役立つ情報が詰まっています。好評の長期連載「弁証論治トレーニング」では，共通の症例を針と薬の双方からコメンテーターが易しく解説しています。

●――古典の世界へ誘う

『内経』以来2千年にわたって連綿と続いてきた古典医学を高度に概括したものが現代中医学です。古典のなかには，再編成する過程でこぼれ落ちた智慧がたくさん残されています。しかし古典の世界は果てしなく広く，つかみどころがありません。そこで本誌では古典の世界へ誘う記事を随時企画しています。

- ●定　　価　1,650円（送料別210円）
- ●年間予約　6,600円（4冊分・送料共）
- ●3年予約　18,000円（12冊分・送料共）

フリーダイヤルFAX
0120-727-060

東洋学術出版社

〒272-0823　千葉県市川市東菅野1-19-7-102
電話：(047) 321-4428
E-mail：hanbai@chuui.co.jp
URL：http://www.chuui.co.jp